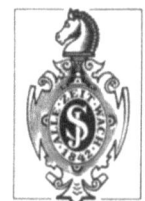

Therapie in der Augenheilkunde

Von
E. Aulhorn W. Böke D. Friedburg
W. Leydhecker O.-E. Lund
H. Neubauer A. Nover H. Pau
H.-J. Thiel R. Witmer J. Wollensak

Herausgegeben von H. Pau

Springer-Verlag
Berlin Heidelberg New York 1977

Professor Dr. med. Hans Pau
Direktor der Universitäts-Augenklinik
Moorenstraße 5, D-4000 Düsseldorf

ISBN-13: 978-3-642-66690-2   e-ISBN-13: 978-3-642-66689-6
DOI: 10.1007/978-3-642-66689-6

Library of Congress Cataloging in Publication Data. Main entry under title: Therapie in der
Augenheilkunde. Bibliography: p. Includes index. 1. Therapeutics, Ophthalmological. I.
Aulhorn, E. II. Pau, Hans. RE 991. T48   617.7'06   77-22047

© by Springer-Verlag Berlin Heidelberg 1977.
Softcover reprint of the hardcover 1st edition 1977

Vorwort

In der Ophthalmologie gibt es – wie in allen klinischen Fächern – eine nicht übersehbare Anzahl von therapeutischen Vorschlägen.

In diesem Buche sollte nun der Versuch gemacht werden
a) darzustellen, was an konservativer Therapie gesichert ist und
b) zahlreiche fragliche Behandlungsmethoden kritisch zu beleuchten.

Dem therapeutischen Optimisten wird in diesem Buche möglicherweise zu wenig, dem therapeutischen Pessimisten dagegen zuviel gebracht worden sein. Ziel des Buches ist nicht Vollständigkeit, sondern kritische Auswahl nach persönlicher Erfahrung. Damit wird das Buch selbst wieder Kritik herausfordern.

Ich bitte, die – hoffentlich zahlreichen – Anregungen und Diskussionsbeiträge direkt an die Autoren der einzelnen Kapitel zu schicken.

Düsseldorf, im Oktober 1977   Hans Pau

Inhaltsverzeichnis

Autorenverzeichnis

Professor Dr. Elfriede Aulhorn
Universitäts-Augenklinik
Abteilung III
Schleichstraße 12
7400 Tübingen

Professor Dr. Wilhelm Böke
Zentrum Operative Medizin II
Abteilung Ophthalmologie
Hegewischstraße 2
2300 Kiel

Professor Dr. Dieter Friedburg
Universitäts-Augenklinik
Moorenstraße 5
4000 Düsseldorf

Professor Dr. Dr. h. c. Wolfgang Leydhecker
Augenklinik und Poliklinik
im Kopfklinikum
Josef-Schneider-Straße 11
8700 Würzburg

Professor Dr. Otto-Erich Lund
Augenklinik der Universität
Mathildenstraße 8
8000 München 2

Professor Dr. Hellmut Neubauer
Augenklinik der Universität
Lindenburg
5000 Köln-Lindenthal

Professor Dr. Arno Nover
Universitäts-Augenklinik
Langenbeckstraße 1
6500 Mainz

Professor Dr. Hans Pau
Universitäts-Augenklinik
Moorenstraße 5
4000 Düsseldorf

Professor Dr. Hans-Jürgen Thiel
Zentrum Operative Medizin II
Abteilung Ophthalmologie
Hegewischstraße 2
2300 Kiel

Professor Dr. Rudolf Witmer
Augenklinik und Poliklinik
Rämistraße 100
CH-8006 Zürich

Professor Dr. Josef Wollensak
Augenklinik und Poliklinik
der Freien Universität Berlin
im Klinikum Charlottenburg
Spandauer Damm 130
1000 Berlin 19

Kapitel 1

Refraktionsstörungen

E. Aulhorn

Jedes Mißverhältnis zwischen der Brechkraft des optischen Systems des Auges und der Augapfellänge führt dazu, daß ein unscharfes Netzhautbild entsteht, gleichgültig, ob der Fehler in einer anomalen Brechkraft bei normaler Augapfellänge oder einer anomalen Augapfellänge bei normaler Brechkraft oder in einer fehlerhaften Ausbildung beider Faktoren liegt. Während die Myopie und die Hyperopie durch alle drei Arten des Mißverhältnisses bedingt sein können, entsteht der Astigmatismus dagegen immer nur durch eine fehlerhafte, nämlich nicht radial-symmetrische Wölbung der brechenden Flächen.

Der Ausgleich der Refraktionsfehler wird ausschließlich durch Veränderungen der Brechkraft des optischen Systems bewirkt, also durch Eingriffe oder Beeinflussungen an den vorderen Abschnitten des Auges, nicht aber durch Veränderungen der Augapfellänge, auch wenn diese es ist, die fehlerhaft angelegt ist. Die Therapie der Refraktionsstörungen greift also nicht immer am Ort des Fehlers an. Dennoch gehört sie zu den erfolgreichsten und vollkommensten Behandlungsmöglichkeiten, die der Augenarzt zur Verfügung hat. So versetzt z. B. eine richtig angepaßte Brille den myopen oder hyperopen Patienten in einen Zustand, als sei er nicht myop oder hyperop, sondern emmetrop, und das, ohne im geringsten einen Schaden bewirken zu können. Nicht viele Therapiearten in der Medizin vereinigen solche Vorzüge in sich!

Bei der Behandlung von Refraktionsfehlern muß man zwischen den Maßnahmen unterscheiden, die den bestehenden Fehler ausgleichen, und denen, die das Entstehen oder die Zunahme des Fehlers verhindern sollen.

Im folgenden sollen vor allem die Maßnahmen besprochen werden, die dem Ausgleich von Refraktionsfehlern dienen. Da bei den prophylaktischen Methoden, die das Entstehen oder die Zunahme verhindern sollen, vorläufig ein positiver Effekt noch nicht eindeutig bewiesen werden konnte, werden diese Methoden nur

ganz kurz am Ende dieses Kapitels erörtert werden.

Therapie

Zum Ausgleich von Refraktionsfehlern können sehr unterschiedliche Methoden angewandt werden:
1. Brillen
2. Kontaktlinsen
3. Intraokulare Kunststofflinsen
4. Operative Verfahren zur Änderung des Brechungszustandes.

1. Brillen

Für die *Anpassung* von Brillen gilt ganz allgemein, daß sie umso besser sind, je exakter der Brechungsfehler vorher diagnostiziert wurde. Die verschiedenen Methoden zur Feststellung der Brechungsfehler sind allgemein bekannt und sollen in diesem der Therapie gewidmeten Buch nicht im einzelnen erörtert werden. Es soll nur betont werden, daß die Diagnostik der Refraktionsfehler in unserer Zeit einer Wandlung unterliegt, nachdem sie in den letzten 100 Jahren fast unverändert geblieben war. Während früher praktisch nur subjektive Untersuchungsmethoden bestanden (Feststellung der Refraktionsfehler mit Hilfe des Indikators ,,Sehschärfe"), geht die Tendenz jetzt mehr zu den halbobjektiven Methoden (Refraktometrie, Skiaskopie), und in jüngster Zeit gewinnen die vollobjektiven Methoden mehr und mehr an Bedeutung. Bei den *subjektiven Methoden* ist die gute Mitarbeit des Patienten eine Conditio sine qua non. Dies bedingt Einschränkungen. So können diese Methoden z. B. bei Kleinkindern nicht angewandt werden. Bei den *halbobjektiven Methoden* hat der Patient keine Angaben zu machen, vielmehr hängt die Messung des Refraktionsfehlers allein vom Können des Arztes ab. Bei den modernen *vollobjektiven Methoden* ist auch der Arzt ausgeschaltet; die Messung wird mit Hilfe eines automatischen Refraktometers durchgeführt. Je besser dieses ist, umso genauer ist die Refraktionsbestimmung. Einige Geräte sind schon auf dem Markt, viele sind noch in der Entwicklung. Die kommenden Jahrzehnte werden entscheiden, ob diese sog. Refraktionsautomaten eine entscheidende Verbesserung für die Bestimmung von Refraktionsfehlern darstellen werden.

Bei der *Verordnung* von Brillengläsern müssen folgende Gesichtspunkte bedacht werden:
1. Brechkraft der Brillengläser
2. Lichtabsorption der Brillengläser
3. Farbige Tönung der Brillengläser
4. Glas oder Kunststoff?
5. Brillenfassung
6. Prismatische Brillengläser
7. Aniseikonieausgleich.

Der Augenarzt muß bei seiner Verordnung nicht in allen diesen Punkten Entscheidungen treffen. So geht z. B. die Brillenfassung in der Regel nicht in die Verordnung ein. Aber er sollte über alle genannten Punkte Bescheid wissen, um den Patienten richtig beraten zu können. Im folgenden sollen deshalb diese Punkte bei den einzelnen Brillenarten, wie Fernbrille, Lesebrille, Arbeitsbrille, Schutzbrille und Sportbrille — soweit zutreffend —, besprochen werden.

1.1 Fernbrille

1.1.1 Brechkraft der Brillengläser

In den meisten Fällen muß die Brechkraft der Brillengläser genau dem für die Ferne ermittelten Refraktionsfehler entsprechen. In diesen Fällen ist die Verordnung der Dioptrienwerte unproblematisch und soll hier nicht erörtert werden. Von dieser Regel gibt es aber einzelne Abweichungen:
Fernbrille bei latenter Hyperopie,
Fernbrille bei Anisometropie,
Fernbrille bei höherer Myopie,
Fernbrille bei Strabismus concomitans der Kinder.

Fernbrille bei latenter Hyperopie. Definitionsgemäß ist die latente Hyperopie derjenige Anteil der Hyperopie, der bei der Refraktionsbestimmung ohne Zykloplegie latent bleibt. Da die Akkommodationsfähigkeit, die der Latenz

zugrunde liegt, mit zunehmendem Alter nachläßt, nimmt auch der latente Anteil der Gesamthyperopie mit dem Alter ab, allerdings bei verschiedenen Menschen in verschiedenem Ausmaß. Hier spielen konstitutionelle Momente, aber auch Erschöpfung, vegetative Labilität und dergl. eine große Rolle. Auch können eine Commotio oder Contusio cerebri oder andere zerebrale Erkrankungen eine Änderung oder eine hohe Labilität der Akkommodationsfähigkeit und damit des latent bleibenden Anteiles einer Hyperopie bewirken. Der Augenarzt kann also — selbst wenn er vermutet, daß eine latente Hyperopie vorliegt — nicht etwa aus dem manifesten Anteil der Hyperopie und dem Alter quantitative Rückschlüsse auf den latenten Anteil einer Hyperopie ziehen.

Noch weniger übersichtlich ist es, wann und in welchen Situationen bei latenter Hyperopie asthenopische Beschwerden auftreten. Die Tatsache, daß eine Hyperopie ganz oder teilweise durch Akkommodation kompensiert wird, bedeutet keineswegs, daß der dazu notwendige Akkommodationsaufwand beschwerdefrei toleriert wird. Andererseits ist es auch nicht so, daß Menschen, die in besonders hohem Maße ihre Hyperopie durch Akkommodation kompensieren, immer asthenopische Beschwerden bekommen. Das Auftreten oder die Stärke der Asthenopie entspricht also nicht unbedingt dem Ausmaß des Akkommodationsaufwandes, bezogen auf das Alter, sondern hier besteht eine große Variationsbreite.

Nicht allzu selten kommt es — insbesondere bei jungen Mädchen — auch vor, daß nicht nur die gesamte vorhandene Hyperopie durch Akkommodation ausgeglichen wird, sondern noch darüber hinaus so stark akkommodiert wird, daß eine Myopie resultiert. Solche als „Akkommodationskrämpfe" anzusehende überschießenden Akkommodationen können starke Beschwerden wie Kopfschmerzen, Ermüdungsgefühle, Abgeschlagenheit, Augenbrennen usw. auslösen.

Der Augenarzt muß deshalb vor der Brillenverordnung in allen Fällen, in denen er eine latente Hyperopie vermutet, zwei Maßnahmen ergreifen:
1. Refraktionsbestimmung ohne Zykloplegie, wobei die höchste Dioptrienzahl des Konvexglases bewertet werden soll, die unter Einsatz der Vernebelungsmethode und zusätzlich mit binokularer Prüfung vom Patienten angenommen wird.

2. Refraktionsbestimmung in vollständiger Zykloplegie.

Es muß dann ein Konvexglas verordnet werden, das zwei Anforderungen erfüllt: Einerseits muß seine Brechkraft so groß sein, daß der Patient nur einen Teil (und zwar einen mit zunehmendem Alter abnehmenden Anteil) seiner altersmäßig vorhandenen Akkommodationskraft zum Ausgleich seiner Hyperopie einzusetzen braucht. Andererseits sollte der verordnete Dioptrienwert nicht über dem vom Patienten ohne Zykloplegieanwendung angenommenen Wert liegen, da sonst das Glas nicht toleriert wird. Liegt der zur Vermeidung einer Asthenopie notwendige Dioptrienwert höher, so muß der Patient durch eine längere, Tage oder Wochen dauernde Atropin- oder Homatropintherapie an die notwendige Verringerung seines Akkommodationsaufwandes gewöhnt werden.

Die Wahl der richtigen Brillenstärke für die verschiedenen Altersstufen bei Patienten mit Hyperopie muß sehr individuell durchgeführt werden und erfordert vom Arzt viel Erfahrung und Fingerspitzengefühl.

Fernbrille bei Anisometropie. Der Akkommodationsimpuls, der bei der latenten Hyperopie, aber auch beim Astigmatismus hyperopicus eine so entscheidende Rolle zur Verbesserung der retinalen Bildschärfe spielt, betrifft immer beide Augen in etwa gleichem Ausmaß. Anisometropien, bei denen ein oder beide Augen hyperop sind, können also nicht beidseitig durch die Akkommodation voll ausgeglichen werden. Ohne Brillenkorrektur richtet sich der akkommodative Aufwand natürlich immer nach dem Auge, das weniger hyperop ist, so daß das andere Auge um den gesamten Differenzwert fehlkorrigiert bleibt. Das kann entweder zu einer Amblyopie führen oder — falls die Differenz nicht sehr stark ist — zu mehr oder weniger starken asthenopischen Beschwerden, meist mit eingeschränktem Stereosehen. Das unscharfe Netzhautbild löst nämlich immer wieder zusätzliche Akkommodationsimpulse aus, die aber sofort gestoppt werden, weil dadurch das Netzhautbild des anderen Auges unscharf wird. Offenbar sind diese frustranen Akkommodationen die wesentliche Ursache der subjektiven Beschwerden. Beschwerdefrei wird der Patient nur dann sein, wenn das stärker hyperope Auge exkludiert wird; damit ist dann aber die Grundlage für eine Amblyopie gelegt. Da wir dies unter allen

Umständen verhindern wollen, muß die Regel lauten: Bei einem Augenpaar mit anisometroper Hyperopie muß die Differenz der Dioptrienerte — soweit noch mit normalem Binokularsehen zu rechnen ist – möglichst voll ausgeglichen werden.

Wird bei jugendlichen Hyperopen (hier sind nicht die Schielkinder gemeint) auf dem weniger hyperopen Auge nicht die Vollkorrektur angenommen, so muß dies berücksichtigt, aber dennoch die Differenz voll ausgeglichen werden. Hat z. B. ein 20jähriger Patient eine Hyperopie von rechts +3,0 und links +5,0 sph, und er nimmt ohne Zykloplegie rechts nur +1,0 sph an, so sollte die Brillenkorrektur rechts +1,0 und links +3,0 sph betragen.

Bei einseitiger mäßiger Myopie oder unterschiedlich starker mäßiger Myopie beider Augen ist die Gefahr der Amblyopie — und auch der asthenopischen Beschwerden — geringer, weil meist das nicht oder weniger myope Auge für die Ferne und das stärker myope Auge für die Nähe benutzt werden. Auch wird das Binokularsehen durch diesen Typ der Anisometropie nicht so leicht gestört, wohl weil es in diesen Fällen einen mittleren Abstand gibt, in dem die Sehobjekte für beide Augen gar nicht oder nur geringfügig, aber seitengleich unscharf sind. — Bei solchen Anisometropien braucht der Differenzbetrag des Dioptrienwertes also nicht unbedingt voll ausgeglichen zu werden, solange keine subjektiven Beschwerden bestehen. — Mit zunehmendem Alter kommt es allerdings auch bei dieser Gruppe der Anisometropien häufig zu Asthenopien; dann muß natürlich der Versuch der Vollkorrektur gemacht werden.

Bisher wurde nur über Anisometropien geringen Ausmaßes gesprochen, bei denen der Bildgrößenunterschied nach der Korrektur so gering ist, daß er ohne weiteres toleriert wird. Die Toleranzgrenze liegt individuell außerordentlich verschieden. Je jünger die Menschen bei Korrekturbeginn sind, umso höher liegt sie. Kleinkinder mit einseitiger Myopie oder Hyperopie kann man mit Brillen bis zu 6 oder sogar bis zu 8 dptr Refraktionsdifferenz korrigieren, ohne daß das Binokularsehen dadurch leidet. Je älter die Kinder sind, umso niedriger liegt die Toleranzgrenze, und bei Erwachsenen liegt sie selten über 3–4 dptr. Diese biologischen Gesetzmäßigkeiten gelten für Myopien und Hyperopien gleichermaßen.

Ist die Anisometropie so hoch, daß die dadurch bedingte Aniseikonie nicht mehr tole-

riert wird (Indikatoren sind das einwandfreie Binokularsehen oder subjektive Beschwerden), so muß die Aniseikonie gemessen werden. Dabei sollte nicht nur eine objektive Bestimmung erfolgen (z. B. durch echographische Methoden und nachfolgender Berechnung der Netzhautbildgrößen), sondern auch eine subjektive Bestimmung (z. B. mit den Space-Eikonometern oder mit dem Phasendifferenzhaploskop). Danach kann dann die richtige Wahl von Brillenglas oder Kontaktlinse oder eine geeignete Kombination beider Korrekturarten – evtl. unter Hinzuziehung von Aniseikoniegläsern – dazu führen, daß der Refraktionsunterschied und die Aniseikonie gleichzeitig behoben werden und die Vollkorrektur beider Augen trotz höherer Anisometropie toleriert wird. Bei der Berechnung der geeigneten Verteilung der Korrektur auf die drei Korrektionsmöglichkeiten ist der Computereinsatz nach Gernet [11] sicher ein vielversprechender Weg. Es muß aber bedacht werden, daß gelegentlich subjektive und objektive Aniseikonie auseinanderfallen, und daß für die binokulare Fusion das Ausmaß der subjektiven Aniseikonie entscheidend ist.
Näheres über den Aniseikonieausgleich findet sich in 1.1.7 (S. 9).

Fernbrille bei höherer Myopie. Es gibt eine alte augenärztliche Regel, wonach die höheren Myopien nicht voll auskorrigiert werden sollen. Diese Forderung hat sicher zwei verschiedene Ursachen. Die eine gilt für jüngere Menschen, die bei der Refraktionsbestimmung dazu neigen, ihre Akkommodationsfähigkeit einzusetzen, und sich dann erheblich überkorrigieren lassen. Die andere gilt für die presbyopen Menschen, die im Nahraum mit einer unterkorrigierten Myopie besser zurechtkommen als mit Vollkorrektur (z. B. Hausfrauen beim täglichen Hantieren im Haushalt).
Diese Regel ist heute, im Zeitalter des Kraftfahrens, nicht mehr richtig. Die Myopiebrille, die zum Autofahren benutzt wird, muß den vorhandenen Brechungsfehler voll auskorrigieren, damit das Netzhautbild des Kraftfahrzeugführers optimale Schärfe hat. – Dann wird auch die Zahl der sog. Nachtmyopien geringer sein; denn ein großer Teil der Menschen, die im Dunkeln (besonders beim nächtlichen Autofahren) scheinbar eine höhere Myopie haben als im Hellen, ist in Wirklichkeit im Hellen nicht voll auskorrigiert, benötigt aber unter den schlechten Sehbedingungen des nächtli-

chen Kraftfahrens die vollständige Korrektur. Daß die Vollkorrektur bei hellem Tageslicht oft nicht entbehrt wird, liegt an der außerordentlich guten Tiefenschärfe, die das menschliche Auge bei engen Pupillen hat. Im Dunkeln kommt der Refraktionsfehler dann jedoch bei weiter Pupille voll zum Tragen. – Es sollte also vermieden werden, den Myopen aus Furcht vor einer Überkorrektur mit einer „Unterkorrektur" zu versehen, sondern stattdessen sollte durch eine sehr exakte Refraktionsbestimmung, u. U. mit Zykloplegie, eine Vollkorrektur erreicht werden. An dieser Stelle sei auch auf den Einsatz von Rot-Grün-Testen zum exakten Feinabgleich hingewiesen. – Den presbyopen Myopen, die gerne im Nahraum etwas unterkorrigiert sind, muß für das Autofahren eine zweite Brille mit Vollkorrektur verordnet werden. Der Augenarzt sollte vor der Verordnung einer Fernbrille immer danach fragen, ob der Patient Autofahrer ist.

Eine echte Nachtmyopie kommt meistens nur bei skotopischen Adaptationsleuchtdichten vor (unter 0,1 asb), also nicht beim nächtlichen Autofahrer, denn hierbei befindet sich der Kraftfahrer beim Blick auf die im Lichte des eigenen Scheinwerfers liegende Straße meist im mesopischen Sehbereich. In Ausnahmefällen kommen aber – besonders bei Myopien – doch auch im mesopischen Sehbereich echte Nachtmyopien zustande. Wenn dieser Verdacht besteht, muß das Sehvermögen im mesopischen Bereich mit und ohne zusätzliche Konkavgläser untersucht werden (dies ist z. B. mit dem Mesoptometer möglich). Gegebenenfalls muß dann für das nächtliche Autofahren eine entsprechende Brille verordnet werden (meist – 1,0 oder 1,5 dptr zusätzlich zur Fernkorrektur, die unter photopischen Sehbedingungen gefunden wurde).

Die Fernbrille bei Strabismus concomitans. Die Forderung, daß bei Strabismus convergens concomitans unbedingt jede Hyperopie voll ausgeglichen werden muß, ist für den Augenarzt so selbstverständlich, daß sie kaum erwähnt zu werden braucht. An dieser Stelle soll nur kurz darauf hingewiesen werden, daß zur Ermittlung des vollen Ausmaßes der Hyperopie eine vollständige Zykloplegie unbedingte Voraussetzung ist, die bei kleinen Kindern wegen der außerordentlich großen Akkommodationsbereitschaft oft nur sehr schwer zu erreichen ist. Die modernen Zykloplegika, die bei Erwachsenen zu einer guten Zykloplegie führen, reichen bei jenen oft nicht aus. – Nach unserer Erfahrung ist es bei Kleinkindern notwendig, mindestens 3 Tage lang 3mal tgl. 0,5%iges Atropin zu verordnen und den Eltern genaueste Anweisungen über die Tropfeninstillation zu geben. Auch dann kann es noch vorkommen, daß noch ein Rest der Akkommodationsfähigkeit übrig bleibt, so daß eine geringere Hyperopie resultiert, als tatsächlich besteht. Oft führt erst eine Wiederholung der Atropin-Skiaskopie nach längerem Brillentragen dazu, das volle Ausmaß der Hyperopie zu ermitteln. Da die Vollkorrektur der Hyperopie bei den Schielkindern den wichtigsten Teil der Therapie darstellt, sollte der Augenarzt keine Mühe scheuen, das ständige Tragen einer vollkorrigierenden Brille zu erreichen. Unter Umständen ist hierbei ein „Einschleichen" mit Atropin notwendig. Daß bei Schielkindern sehr häufig auch Bifokalbrillen günstig sind, nämlich in allen Fällen von akkommodativ ausgelöster Konvergenzzunahme in der Nähe, sei hier nur der Vollständigkeit halber erwähnt.

Bei den Brillen der Schielkinder ist es ganz besonders wichtig, daß sie gut vor den Augen sitzen und daß ein „Drüberwegschauen" nicht möglich ist. Die Gestelle sollten „kindorgerecht" sein, ohne Berücksichtigung modischer Aspekte. Bei Bifokalbrillen muß nach Möglichkeit eine horizontal verlaufende Begrenzungslinie zwischen Nah- und Fernteil gewählt werden, damit im gesamten Nahbereich keine Notwendigkeit zur Akkommodation mehr besteht.

1.1.2 Lichtabsorption der Brillengläser

Die Zahl der Krankheiten, bei denen die Lichtscheu ein typisches und ständig vorkommendes Krankheitssymptom darstellt, ist sehr klein, und diese Krankheiten sind sehr selten, z.B. Albinismus fundi oder Achromatopsie. In diesen Fällen müssen die Brillengläser natürlich eine hohe Lichtabsorption besitzen, um den Patienten bei Tageslicht einigermaßen beschwerdefrei zu halten (70–90% Lichtabsorption). – Manchmal verursachen auch Erkrankungen der vorderen Abschnitte eine erhöhte Lichtempfindlichkeit – meist aber nur in Blendungssituationen –, z.B. Hornhautnarben, bestimmte Arten der Linsentrübung, Aphakie oder dergleichen. Auch dann muß zumindest in den Blendungssituationen eine Lichtschutzbrille benutzt werden, die aber meist eine geringere Lichtabsorption haben kann (50–60%). Alle hierher gehörenden Erkrankungen werden in Kap. 5 genau erörtert werden.

Aber auch gesunde Augen benötigen Lichtschutz, nämlich immer dann, wenn sie abnorm hellem Licht in großen Gesichtsfeldbereichen ausgesetzt sind. Das gilt für den Aufenthalt in Schneelandschaften (Skifahrer), Landschaften mit großen Sand- oder Wasserflächen (Urlauber, Wassersportler), in Situationen, in denen der helle Himmel große Teile des Gesichtsfeldes ausfüllt (z.B. Autofahrer im Sommer) oder in denen der Mensch gezwungen ist, in Richtung des einfallenden Sonnenlichtes zu blicken (z.B. Autofahrer bei der abendlichen Fahrt nach Westen).

In solchen oder ähnlichen Fällen entstehen die subjektiven Beschwerden wohl im wesentlichen durch folgenden Mechanismus: Die Pupillen sind bereits maximal eng, das Netzhautbild ist aber immer noch so hell, daß weitere frustrane Impulse auf den M. sphincter pupillae ausgelöst und zusätzlich noch weitere Hilfsmechanismen eingesetzt werden. Der M. orbicularis oculi wird zu lang andauernden Kontraktionen veranlaßt. Die nun vor der Hornhaut liegenden Wimpern nehmen dann zwar einen Teil des einfallenden Lichtes weg, aber die Dauerkontraktion wird als ermüdend und unangenehm empfunden. – Die Sonnenschutzbrille kann in solchen Fällen dann wohltuend helfen! Bei sehr starkem UV-Anteil des Lichtes (im Hochgebirge, Schnee) ist die UV-absorbierende Sonnenschutzbrille natürlich auch zur Vermeidung von UV-Schäden an Hornhaut und Bindehaut notwendig.

Wie steht es aber mit der ständig zunehmenden Zahl von Menschen mit gesunden Augen, die in normal heller Umgebung (Stadt, Straße oder sogar Innenraum) nach einer Verringerung des einfallenden Lichtes verlangen, die oft fast den ganzen Tag Filtergläser (Lichtdurchlässigkeit 80% oder mehr) oder sogar Sonnenschutzgläser (Lichtdurchlässigkeit weniger als 80%) tragen? Was ist die Ursache für dieses Phänomen? Mode? – Erfolgreiche Industriewerbung? – Oder besteht beim heutigen zivilisierten Menschen, der sich vorwiegend in geschlossenen oder wenig hellen Räumen aufhält, tatsächlich eine größere Lichtempfindlichkeit? Dann würde es sich um einen Akt der Lichtentwöhnung handeln. Wenn dies so ist, sollen wir Augenärzte dieser Entwicklung folgen oder uns dagegen stellen? – Keiner von uns kann diese Fragen allgemeingültig beantworten. Ich meine aber, der Augenarzt sollte nicht kritiklos in jedem Fall dem Wunsche des Patienten nach Sonnenschutzbrillen folgen, ihn aber auch nicht pauschal ablehnen, sondern nach dem Grund für diesen Wunsch suchen. Oft liegen organische Ursachen vor: Chronische Bindehautentzündungen oder beginnende Linsentrübung, die besonders bei Zerklüftung oder Wasserspalten in der Rinde Blendungserscheinungen verursachen können. – Oft ist die Ursache auch mehr psychogener Natur. Der Mensch versteckt sich hinter der dunklen Brille, er will vermeiden, daß seine Gemütsregungen wahrgenommen werden. Oder es handelt sich um den Wunsch nach Wirkung, nach Modischsein. – Es bleibt dann immer noch eine große Zahl von Patienten, bei denen der Augenarzt keinen Grund für die erhöhte Lichtempfindlichkeit finden kann, die aber betonen, daß sie das normale Tageslicht „nicht vertragen" können. Bei all diesen Fällen von „Lichtscheu" ohne organische Ursache sollte der Augenarzt von der Dauerbenutzung einer lichtabsorbierenden Brille möglichst abraten.

Werden lichtabsorbierende Gläser verordnet, so muß man zwischen solchen mit und ohne brechende Wirkung unterscheiden. In der Masse gefärbte Gläser dürfen nur bei Gläsern ohne oder mit nur geringer optischer Wirkung verordnet werden, da nur dann die Gläser in allen Bereichen etwa gleiche Dicke haben. Wird bei höheren Myopien oder Hyperopien ein in der Masse gefärbtes Glas für die Korrektur benutzt, so ist die Lichtabsorption bei verschiedenen Blickrichtungen durch das Glas sehr unterschiedlich stark. Bei Konvexgläsern resultiert dann die größte Lichtabschwächung beim Geradeausblick, bei Konkavgläsern beim Blick durch die peripheren Anteile des Glases. Aus diesem Grunde muß die Lichtabsorption bei Korrekturgläsern unbedingt durch Oberflächenschichten erfolgen. Hier sind z. B. die Umbra-Punktal- und die Filter-ET-Gläser der Firma Carl Zeiss sowie die Perfa-Color-Gläser der Firma Rodenstock zu nennen, bei denen die Absorption durch Beschichtung im Vakuum erzielt wird. Auch die anderen Brillenglas herstellenden Firmen liefern solche Gläser. – Bei Kunststoff-Brillengläsern werden gleichmäßig über die gesamte Glasfläche absorbierende Schichten durch Tauchfärbung gewonnen. Lichtabsorption durch Polarisation wird mit Polarisationsfolien erzielt; sie können sowohl mit Silikat- wie mit Kunststoff-Brillengläsern zu einem „Sandwich" kombiniert werden und ihrer physikalischen Natur nach keine geringeren Absorptionen als 50% haben. Beim Autofahren haben sie jedoch den Nachteil, daß sie die Windschutzscheibe des eigenen oder entgegenkommenden Autos leicht fleckig erscheinen lassen, weil diese häufig spannungsdoppelbrechend sind. Da das Himmelslicht immer teilpolarisiert ist, wirkt die Polarisationsbrille wie ein Analysator in einem optischen Spannungsprüfer und läßt die Zonen unterschiedlicher Verspannung als Flecken von oft sehr unterschiedlicher Lichtabsorption im Gesichtsfeld erscheinen. Das kann zu erheblichen subjektiven und auch objektiven Störungen führen. Polarisationsbrillen sollten deshalb nicht zum Kraftfahren benutzt werden.

Die Sonnenschutz- und Filtergläser, die beim Autofahren bei Tag sinnvoll und nützlich sind, müssen bei Nachtfahrten unbedingt durch Klarglasbrillen ersetzt werden. Da Sehschärfe und Lichtunterschiedsempfindlichkeit im mesopischen Sehen während der Nachtfahrt ohnehin stark herabgesetzt sind, sollte jede weitere Verringerung des Lichteinfalls ins Auge vermieden werden. Bei gesunden Augen können beim nächtlichen Fahren höchstens sehr geringe Lichtreduktionen bis zu 15% oder im Ausnahmefall 20% (Lichtreduktion = Lichtverlust durch Absorption und Reflexion an den Glasoberflächen) erlaubt werden. Hierzu hat die Deutsche Ophthalmologische Gesellschaft 1972 folgende Richtlinien erlassen: „Allen Kraftfahrern ist dringend davon abzuraten, beim Führen eines Kraftfahrzeuges in der Nacht Sonnenschutzgläser aller Art (weniger als 80% Transmission) zu benutzen, weil dadurch das Dämmerungssehvermögen in gefährlicher Weise verschlechtert werden kann. Die Verwendung von Filtergläsern mit einer Transmission von 85% und mehr ist in der Regel als unbedenklich anzusehen, jedoch nicht bei Kraftfahrern, deren Dämmerungssehvermögen an der Eignungsgrenze liegt. Die vorgenannten Richtwerte für den Transmissionsgrad gelten sinngemäß auch für fototrope Brillengläser."[1]

Von Brillen mit stärkerer Lichtabsorption sollte bei der Nachtfahrt unbedingt abgeraten werden, auch dann, wenn die Patienten meinen, daß sie mit Hilfe solcher Brillen die Blendungserscheinungen durch die Scheinwerfer entgegenkommender Kraftfahrer bei Nacht verringern könnten. Nach Untersuchungen von Aulhorn u. Mitarb. [3] wird die Blen-

---

[1] Ergänzung zu den Richtlinien der DOG zur Fahreignung: Ber. dtsch. ophthal. Ges. **72**, 542. Zus. Hamburg 1972. München: Bergmann 1974

dung durch solche Gläser zwar geringer, aber gleichzeitig wird auch die Erkennbarkeit von Sehobjekten erheblich vermindert. Diese Verminderung ist stärker als die Besserung, die durch die Abschwächung der Blendung erreicht wird, so daß insgesamt unter Blendungsbedingungen mit Sonnenschutzbrille ein schlechteres Erkennen der Sehdinge resultiert als ohne Sonnenschutzbrille. Dies gilt natürlich auch für die für solche Zwecke speziell angebotenen Blendschutzbrillen.

In diesem Zusammenhang sei noch auf die Reflexminderung bei Brillengläsern hingewiesen, die durch die neue sog. Superentspiegelung noch verbessert worden ist. Bei nicht entspiegelten Brillengläsern beträgt der Lichtverlust an den beiden Glasoberflächen je 4%, bei einfach entspiegelten je 1,5% und bei superentspiegelten nur 0,5%. Die Entspiegelung verbessert also die Lichttransmission der Gläser und kann außerdem gerade beim nächtlichen Autofahren durch Unterdrückung von Lichtschleiern und Nebenbildern den Bildkontrast verbessern.

1.1.3 Farbige Tönung der Brillengläser

Da jede farbige Tönung eines Glases den Lichteinfall mehr oder weniger verringert, gelten die im vorigen Abschnitt besprochenen Vor- und Nachteile der lichtabsorbierenden Gläser auch für die farbigen Gläser. In diesem Abschnitt soll über Gläser gesprochen werden, deren Hauptwirkung eine Farbänderung des einfallenden Lichtes ist. Von sehr vielen Menschen wird leicht gelblich, bräunlich oder rötlich getöntes Licht angenehmer empfunden als mehr bläulich oder grünlich getöntes Licht. Offenbar wird also im Spektrum eine Verschiebung zu den längeren Wellenlängen hin vorgezogen. Viele Menschen stört z. B. das mehr bläuliche Licht der Leuchtstofflampen („Neonlicht" in Werkräumen). Eine gelbgetönte Brille, die die Umwelt „sonniger", wärmer erscheinen läßt, wird dann als angenehm empfunden. Gegen die Benutzung solcher Brillen ist nichts einzuwenden; nur selten wird aber eine medizinische Indikation zur Verordnung bestehen.

Abgeraten werden muß jedoch von Brillen, die eine echte Farbverfälschung ergeben. Solche Brillen können z. B. bei der Benutzung im Straßenverkehr zu Gefahrenquellen werden. Es ist deshalb vor allen Brillen zu warnen, die bestimmte Wellenlängen des sichtbaren Spektrums völlig absorbieren.

Weiterhin ist für die Benutzung im nächtlichen Straßenverkehr von Brillengläsern abzuraten, bei denen die Farbtönung mit einer ins Gewicht fallenden Lichtverringerung verbunden ist.

Daß leicht gelblich getöntes Licht eine größere Sichtweite bei Dunst und Nebel ergibt, wird nicht nur subjektiv empfunden, sondern ist auch in Versuchen objektivierbar. Beim Autofahren im Nebel muß aber andererseits bedacht werden, daß solche stärker gelb getönten Brillen auch eine erhebliche Lichtverringerung ergeben; bei Nebelsituationen in der Dämmerung oder gar im Dunkeln dürfen solche Brillen also in keinem Fall getragen werden [9]

1.1.4 Glas oder Kunststoff?

Brillengläser aus Kunststoff sind erheblich leichter als Glaslinsen gleicher Stärke. Sie haben aber andererseits die Eigenschaft, daß ihre Oberfläche sehr leicht zerkratzt wird. Vor der Verordnung einer Kunststoffbrille müssen also individuell Vor- und Nachteil dieser Brille für den Patienten abgewogen werden. Bei Patienten mit stärkeren Korrekturen, die also in Glasausführung recht schwer sein würden, sollte − wenn es sich um empfindliche Patienten, vor allem auch Patientinnen handelt − zu Kunststoff geraten werden. − In den letzten Jahren wurde von der optischen Industrie ein neues Glasmaterial für Brillengläser entwickelt, das aufgrund eines hohen Brechungsindex Brillengläser ergibt, die erheblich dünner sind, als die üblichen Gläser. Zusätzlich hat dieses Glas (Schwerflint 64) noch ein geringeres spezifisches Gewicht, so daß die Brillengläser auch dadurch leichter werden. Dieses Glas wird z. B. als „Tital" von der Firma Zeiss und als „Rodalent" von der Firma Rodenstock verwendet. Schwerflintglas läßt sich vorläufig noch nicht als Bifokalglas und auch nicht als Prismenglas verarbeiten, was die Anwendung natürlich erheblich einschränkt. Außerdem ergeben sich bei schrägem Durchblick durch das Glas farbige Ränder an den Konturen, die subjektiv störend sein können. Auch im Preis liegt es noch ungünstiger als Kunststoffgläser. Trotzdem sind bei sehr hohen Korrekturen die Vorteile des geringeren Gewichtes wohl wesentlicher als die genannten Nachteile.

Bei Kleinkindern sollten Kunststoffgläser nicht nur wegen des geringen Gewichtes, sondern auch wegen der Unzerbrechlichkeit vorgezogen werden. Dies ist wichtig sowohl, wenn die

Kinder die Brillen fallen lassen, was naturgemäß häufig vorkommt, als auch, wenn die Brillen im lebhaften Spiel, beim Sport, bei Stürzen und dergl. vor dem Auge zerbrechen könnten. Tatsächlich gibt es nur eine verschwindend kleine Zahl von Augenverletzungen durch zerbrochene Brillen, aber die Eltern sind ruhiger, wenn sie wissen, daß ihre Kinder unzerbrechliche Brillengläser tragen, und der Augenarzt sollte sich nicht scheuen, aus diesem Grunde solche Gläser zu verordnen.

1.1.5 Brillenfassung

Die Brille wurde im letzten Jahrzehnt von den Herstellern von Jahr zu Jahr hübscher, abwechslungsreicher, interessanter gestaltet. Damit ist sie zu einem Modeattribut geworden. Nicht zuletzt verdanken wir es diesem glücklichen Umstand, daß sie jetzt vom Patienten leichter angenommen wird. Die Eltern schielender Kinder weigern sich nicht mehr, die für die Behandlung so wichtige Brillenkorrektur bei ihren Kindern durchzuführen. – Junge Mädchen mit Myopie tragen jetzt die notwendige Korrektur meist ohne Schwierigkeiten, während sie früher aus kosmetischen Gründen die Brille oft unbenutzt in der Schublade ließen und lieber das schlechte Sehen in Kauf nahmen.

Wir Augenärzte sollten deshalb dem modischen Brillengestell eher· befürwortend gegenüberstehen. Nur müssen wir verhindern, daß Brillengestelle benutzt werden, die das Sehen beeinträchtigen. So sollten allzu breite oder zu tief ansetzende Ohrbügel vermieden werden, da sie den temporalen Anteil des peripheren Gesichtsfeldes einengen. Dieser Gesichtsfeldbereich ist z. B. beim Autofahren wichtig, wenn es gilt, rechtzeitig wahrzunehmen, daß sich ein Auto zum Überholen links neben das eigene Fahrzeug geschoben hat. – Die Brillenfassungen sollten nicht so breit sein, daß sie störende blinde Zonen im Gesichtsfeld erzeugen.

Bei den Gestellen von Brillen mit höherer Korrektur (über + oder −5,0 sph) gibt es aber noch einen anderen wichtigen Punkt zu beachten, auf den vor allem Comberg [6] und später Hager [12] hingewiesen haben. Bekanntlich haben stärkere Konvexgläser auf das Netzhautbild einen merklich vergrößernden und stärkere Konkavgläser einen merklich verkleinernden Effekt. Infolgedessen ist der Umweltausschnitt, der durch ein Konvexglas gesehen wird, kleiner, während der Umweltausschnitt, der durch ein Konkavglas gesehen wird, größer ist. Da der außerhalb des Glases gesehene Teil der Umwelt in seiner Größe unverändert bleibt, entsteht im Gesichtsfeld bei stärkeren Konvexgläsern eine ringförmige Skotomzone und bei stärkeren Konkavgläsern eine ringförmige Doppelbildzone. Diese Störzonen sind allein durch die Optik der Gläser bedingt und sind also auch bei Brillengläsern ohne Fassung vorhanden. Sie sind dem Gesichtsfeldzentrum umso näher, je größer der Abstand Auge – Brillenglas ist, und je kleiner das Brillenglas gewählt wurde.

Bei der ringförmigen Skotomzone entspricht die äußere Begrenzung dem Glasrand, während bei der ringförmigen Doppelbildzone die innere Begrenzung dem Glasrand entspricht. Wenn ein Konvexglas nun zusätzlich noch eine breite Fassung aufweist, so verbreitert sich das Ringskotom um einen entsprechenden Betrag nach außen. Der ringförmige Gesichtsfeldausfall kann bei starken Konvexgläsern und bei breiten Fassungen schon beträchtliche Ausmaße annehmen (10–20°) und – besonders beim Autofahren – recht störend sein. Wenn dagegen ein Konkavglas eine breite Fassung besitzt, so wird dadurch die Doppelbildzone schmaler, ein Informationsverlust tritt aber nicht auf, da derjenige Umweltausschnitt, der außerhalb des Brillenglases gesehen wird, ja bis an den inneren Rand der Störzone heranreicht. Eine breite Fassung kann also u. U. die störende Doppelbildzone in eine Zone des Einfachsehens verwandeln. So wird nach Hager [12] die Doppelbildzone eines Konkavglases mit −6,0 sph durch einen 2,2 mm breiten Fassungsrand „aufgehoben", während bei einer Myopie von −21 dptr dafür ein 6,6 mm breiter Rand notwendig ist. Die Doppelbildzone wird nur vorhanden sein, wenn die starken Konkavgläser ungerahmt sind oder einen sehr schmalen Rahmen besitzen. Sie kann subjektiv sehr störend sein, während die Skotomzone des Hyperopen keine subjektive Störung bewirkt, dafür aber Informationsverlust zur Folge haben kann.

Aus diesen Überlegungen resultiert die Forderung, daß die Fassung von Konvexgläsern umso schmaler sein muß, je höher die Dioptrienzahl ist, während die Fassung von Konkavgläsern umso breiter sein muß, je stärker das Glas ist.

1.1.6 Prismatische Brillengläser

Die Prismentherapie beim Strabismus concomitans hat in den letzten Jahren erheblich an Bedeutung zugenommen. Hierüber wird in Kap. 7 berichtet. — An dieser Stelle soll nur über den Einsatz von Prismen bei Heterophorien, also bei sensorisch normalem Binokularsehen gesprochen werden.

Ob eine Heterophorie zu subjektiven Störungen führt oder nicht, läßt sich aus der Stärke der Phorie nicht ablesen. Hier bestehen starke individuelle Unterschiede. Es gibt Fälle, in denen erhebliche Phorien für die Ferne ohne Schwierigkeiten ständig kompensiert werden. Solange keine Beschwerden bestehen und das Binokularsehen in keiner Weise gefährdet ist, ist nach unserer Meinung die Verordnung von Prismen unnötig. Auch bei Nahblick sollte eine Prismenverordnung nur erfolgen, wenn Beschwerden angegeben werden oder wenn das Binokularsehen nicht mehr normal ist. Wenn allerdings echte Konvergenzinsuffizienzen nachgewiesen werden und entsprechende Beschwerden bestehen, sollte man mit der Verordnung von Prismen nicht zögern. Voraussetzung für die Prismenverordnung bei Heterophorien und bei Konvergenzinsuffizienz ist aber eine exakte Untersuchung des Binokularstatus mit modernen diagnostischen Methoden, um eine genaue Kenntnis über das Ausmaß einer Phorie oder einer Konvergenzinsuffizienz zu haben. Außerdem sollten vor einer Verordnung auch alle in Sehschulen zur Verfügung stehenden therapeutischen Methoden ausgeschöpft sein. Näheres über das therapeutische Vorgehen in solchen Fällen ist dem Kap. 7 (S. 36) zu entnehmen.

Ob die von den amerikanischen Optometristen [13] in den letzten Jahrzehnten praktizierten Untersuchungsverfahren, die das Akkommodations-Konvergenz-Verhältnis (ACA) · genau analysieren, in jedem Fall zu therapeutisch günstigeren Prismenordinationen führen als die herkömmlichen Methoden der Phoriemessung, könnte nur ein systematischer Vergleich zeigen. Gelegentlich hat man den Eindruck, daß mit Hilfe der modernen Untersuchungsmethoden häufiger Prismen verordnet werden, als es unbedingt nötig ist.

1.1.7 Aniseikonieausgleich

Wie schon in 1.1.1 (S. 2) erörtert, wird die durch Anisometropie bedingte Aniseikonie bis zu einem bestimmten, individuell sehr unterschiedlichen Ausmaß vom ZNS toleriert, ohne daß das normale Binokularsehen darunter leidet. Höhere Anisometropien müssen nach Möglichkeit so ausgeglichen werden, daß keine oder nur eine sehr geringe Aniseikonie zustandekommt. Andernfalls würde das normale Binokularsehen zerfallen bzw. nicht mehr wiederhergestellt werden können.

Die Verringerung oder Aufhebung von Aniseikonien muß bei den Fällen, die durch Unterschiede in der Achsenlänge beider Augen bedingt sind, auf andere Weise erfolgen als bei Aniseikonien, die bei gleicher Achsenlänge durch unterschiedliche Brechkraft beider Augen entstehen (z. B. bei der Aphakie). Bei Achsenanisometropien muß die Hauptebene des brechenden Systems nach Möglichkeit so verschoben werden, daß die Bildweiten (Abstand zwischen Hauptebene und Netzhaut) auf beiden Augen gleich sind. Das wird bei Achsenmyopien am besten durch Konkavbrillen, bei Achsenhyperopien durch Konvexbrillen erreicht, während es bei Benutzung von Kontaktlinsen nicht zu einer ins Gewicht fallenden Hauptebenenverlagerung kommt, so daß die volle Aniseikonie bestehen bleibt.

Andererseits ist es bei der Korrektion einer refraktionsbedingten Anisometropie, bei der die Achsenlänge beider Augen ja gleich ist, unbedingt wichtig, daß die Hauptebenen dabei nicht verschoben werden. Deshalb dürfen solche Anisometropien nicht durch Brillen, sondern nur durch Kontaktlinsen oder intraokulare Linsen ausgeglichen werden (z. B. bei einseitiger Aphakie).

Da bei höheren Achsenanisometropien trotz der Brillenkorrektur, die die Hauptebene mehr oder weniger stark verschiebt, gelegentlich noch eine erhebliche Restaniseikonie resultiert, ist es in solchen Fällen notwendig, die Korrektionsbrille mit Spezialgläsern zu versehen, die neben der Korrektionswirkung zusätzlich noch eine größenändernde Wirkung besitzen. Die Größenänderung wird im Prinzip durch planparallele Glasplatten erreicht, wobei die Dicke des Glases das Ausmaß der Größenänderung bestimmt. — Aniseikoniegläser sind also Korrekturgläser, die durch geeignete Formgebung der Begrenzungsflächen und geeignete Dicke zusätzlich den Effekt der Grö-

ßenänderung aufweisen. Solche Gläser werden
in Deutschland auf Anforderung von der
Firma Zeiss in Einzelanfertigung hergestellt.
– Aniseikoniegläser haben den Nachteil, sehr
dick zu sein, was sich natürlich ungünstig auf
ihr Gewicht auswirkt, und außerdem können
sie u. U. bei der Raumwahrnehmung zu störenden Verzerrungen führen. Aniseikoniegläser können auch bei den Mischformen der
Anisometropien, die sowohl Unterschiede in
der Bulbuslänge als auch in der Brechkraft
beider Augen aufweisen, günstig sein. Meist
führt in Fällen von „gemischter Anisometropie" allerdings auch schon eine Korrektur mit
einer geeigneten Verteilung der brechenden
Wirkung auf Brille und Kontaktlinse zum Ziel
der Bildgrößengleichheit.

Gernet [11] hat eine offenbar sehr exakte Methode entwickelt, bei der er mit Hilfe der
Echographie die Abstände der optisch wirksamen Flächen jedes Auges mißt und danach die
Lage der Hauptebene berechnet. Er zieht daraus Rückschlüsse auf das Ausmaß der resultierenden Aniseikonie. Durch eine entsprechende
Programmierung eines Computers kann er
dann aus allen diesen optischen Daten die
Korrektur berechnen, die Bildgrößengleichheit
erzeugt. Diese Korrektur kann im Einzelfall
aus einer Kombination von Kontaktlinse,
Brille und Aniseikonieglas bestehen, wobei die
brechende Wirkung ganz unterschiedlich verteilt wird.

In Einzelfällen, z. B. bei Kleinkindern, vor allem bei der Korrektur einer einseitigen Aphakie, mag dieses Messungs-, Berechnungs- und
Korrektursystem von Gernet [11] die einzige
Möglichkeit sein, eine stärkere Aniseikonie zu
erfassen und damit den Verfall des Binokularsehens zu verhindern.

Es bleibt aber zu bedenken, daß für das Binokularsehen nicht die objektiv erfaßbare, optisch ermittelte Aniseikonie, sondern die subjektive Aniseikonie entscheidend ist; und diese
braucht nicht mit der aus den optischen Daten
errechneten Aniseikonie übereinzustimmen. –
So gibt es Fälle, in denen eine deutliche Mikropsie oder Makropsie eines Auges besteht,
ohne daß die Augapfellängen der beiden Augen unterschiedlich sind; z. B. können nach
Blutungen, Ödemen oder Amotionen im Ma-
kulabereich Netzhautveränderungen zurückbleiben, die bei gutem Visus eine Verlagerung
der Sinneszellen im Sinne der Zusammenschie-
bung oder der Auseinanderzerrung bewirken
und damit zu einer Makropsie bzw. Mikropsie

führen. Obwohl in solchen Fällen die Aniseikonie sehr erheblich sein kann, wird die objektive Messung durch Echographie keinen
Bildgrößenunterschied ergeben.

Bei Patienten, die zu guten subjektiven Angaben fähig sind, ist deshalb die subjektive An-
iseikoniemessung umfassender. Sie hat außerdem den Vorteil, daß sie den Bildgrößenunterschied in horizontalen, vertikalen und schrägen
Achsen getrennt ermitteln kann.

Die subjektive Messung der Aniseikonie ist
mit Eikonometern oder mit dem Phasendifferenzhaploskop leicht und schnell durchzuführen. Ist die Aniseikonie durch eine Anisometropie bedingt, so kann man zusätzlich eine objektive Bulbuslängenmessung durchführen
(z. B. durch Echographie), um leichter die
richtige Korrekturart wählen zu können. Hier
kann die Gernet-Methode eine wesentliche
Hilfe sein. Danach sollte dann aber unbedingt
durch subjektive Messung überprüft werden,
ob die Aniseikonie durch die gewählte Korrek-
turverteilung wirklich aufgehoben ist, oder ob
die Verteilung der Korrektur auf Kontaktlinse,
Brillenglas und evtl. ein Aniseikonieglas geändert werden muß.

Die Zukunft wird lehren, ob es wirklich notwendig ist, jede auch noch so geringe Aniseikonie auszugleichen. Eine leichte Aniseikonie
wird ja offenbar vom Gehirn ohne Gefährdung
des normalen Binokularsehens kompensiert.
Aber sie könnte dennoch asthenopische Beschwerden auslösen. – Nach meiner Meinung
ist ein Ausgleich einer geringen Aniseikonie
nur notwendig, wenn subjektive Beschwerden
im Sinne einer Asthenopie bestehen oder
wenn das Binokularsehen gefährdet ist.

1.2 Lesebrille

Da das Lesen in einem Abstand von 30–40 cm
am angenehmsten empfunden wird, und unsere übliche Druckschrift eine Größe aufweist,
die gerade in diesem Abstand eine Netzhautbildgröße erzeugt, die mühelose Wahrnehmung gestattet, sollten alle Lesebrillen für diesen Leseabstand bestimmt werden. Eine Ausnahme stellt nur das Lesen bei Menschen mit
stark herabgesetzter Sehschärfe dar. Bei ihnen
muß natürlich der Leseabstand geringer gewählt werden, um dadurch das Netzhautbild zu
vergrößern und auf diese Weise wieder Lesefähigkeit zu erhalten. Die Lupenbrillen stellen

eine Weiterführung solcher Lesebrillen für geringen Abstand dar. — Nahbrillen, die für andere Tätigkeiten als für das Lesen gefordert werden, sollten immer nur nach einer Anpassung an den gewünschten Abstand verordnet werden, soweit diese Tätigkeiten nicht auch in einem Abstand von 30–40 cm erfolgen. Über solche sog. Arbeitsbrillen wird in 1.3 (S. 14) gesprochen.

Für die Ermittlung der richtigen Lesebrille ist im allgemeinen keine Refraktionsbestimmung notwendig, da diese ja bereits bei der Feststellung der Fernkorrektur erfolgte. Ist dabei die Refraktion richtig bestimmt worden, so ist die Festlegung der notwendigen Lesekorrektur einfach. Sie kann zunächst rein rechnerisch unter Zugrundelegung des Alters des Patienten und der Kenntnis der durchschnittlichen Akkommodationsabnahme mit dem Alter erfolgen. Sie muß dann selbstverständlich am Patienten in einer wirklichen Lesesituation überprüft werden. Hierfür ist es notwendig, daß der Patient eine ähnliche Haltung hat, wie er sie zu Hause beim Lesen einzunehmen pflegt. Wurde bei der Ermittlung der Fernkorrektur ein Phoropter benutzt, so sollte die Überprüfung der Lesekorrektur möglichst ohne Phoropter in ungezwungener Lesehaltung mit einer Nahleseprobe erfolgen.

Alle in 1.1 (S. 2–4) genannten Besonderheiten der Refraktionsbestimmung, die vor allem die *latente Hyperopie* und die *Anisometropie* betreffen, müssen natürlich bei der Lesebrille gleichfalls berücksichtigt werden.

Gelegentlich liest man, daß die Zylinderkorrektur bei der Lesebrille anders sein müsse als bei der Fernbrille. Theoretisch ist dies richtig. Dadurch, daß die Linsenebene während der Akkommodation geringfügig in Richtung Hornhaut verlagert wird, kann der Dioptrienwert der sphärischen und zylindrischen Korrektur sich etwas ändern. Während dies bei der sphärischen Korrektur durch unbedeutende Änderungen des Abstandes Auge — Text automatisch ausgeglichen werden kann, ist dies für die Differenz des Dioptrienwertes der beiden senkrecht aufeinanderstehenden Achsen nicht ohne weiteres möglich. — Hinzu kommt, daß beim Konvergenzvorgang eine leichte ein- oder beidseitige Zyklophorie eintreten kann, die die Zylinderachsen scheinbar ändert. — Praktisch spielen diese Unterschiede der Nah- und Fernkorrektur aber nur bei sehr hohen Zylinderwerten eine Rolle. Bei den geringen und mittleren Zylinderwerten bis etwa 4 dptr

Achsendifferenz sind die Unterschiede so klein, daß man sie unberücksichtigt lassen kann.

Bei der Lesebrille des älteren Menschen ist es besonders wichtig, daß geringste Refraktionsunterschiede beider Augen vollständig ausgeglichen werden. Denn andernfalls liegt der optimale Leseabstand für beide Augen nicht ganz gleich. Das kann asthenopische Beschwerden beim Lesen ergeben. Deshalb sollte man bei Lesebrillen für Menschen, die sehr viel lesen, auf die Ermittlung der binokularen Refraktionsunterschiede bei der Nahkorrektur noch einmal eingehen. Dies geschieht am besten monokular, und zwar auf folgende Weise: Das für den gewünschten Leseabstand berechnete Nahbrillenglas wird vor das Auge gebracht, und der Patient wird nun aufgefordert, den Lesetext so dicht dem Auge anzunähern, bis die feinste, vorher gelesene Druckschrift gerade eben beginnt, unscharf zu werden. Dieser Abstand ist zu messen. Dann wird der Text langsam vom Auge entfernt und wiederum bestimmt, wann der Text gerade anfängt, unscharf zu werden. Für diese letzte Feststellung muß aber ein größerer Text genommen werden, da sonst die Lesefähigkeit wegen der Abnahme der Buchstabengröße in größerem Abstand aufhört. Zwischen diesen beiden Abständen liegt der eigentliche Lesebereich, der mit zunehmendem Alter immer geringer wird. — Der gleiche Vorgang wird nun auf dem anderen Auge durchgeführt. Liegen die Lesebereiche auf beiden Augen völlig gleich, so kann man sicher sein, daß keine Restanisometropie mehr zurückgeblieben ist, und der Patient beschwerdefrei lesen wird. Liegen die Bereiche aber gegeneinander verschoben, so daß der Leseabstand zwar auf beiden Augen noch innerhalb des monokularen Lesebereiches liegt, aber auf dem einen Auge mehr an einem Ende und auf dem anderen Auge mehr am anderen Ende, so wird der Patient Beschwerden bekommen. Bei der Ermittlung einer guten Lesebrille für Menschen, die sehr viel lesen, ist nach meiner Meinung diese zusätzliche Maßnahme der Bestimmung der monokularen Lesebereiche notwendig.

Die Feststellung, daß die monokularen Lesebereiche gegeneinander verschoben sind, ist zusätzlich ein wichtiges Indiz für eine nicht optimale Fernkorrektur. Sie sollte also Anlaß sein, die Fernkorrektur noch einmal in bezug auf die Anisometropie zu überprüfen.

Die Lesebrille bei latenter Hyperopie stellt

eine weitere Besonderheit dar. In diesen Fällen muß die Addition des Nahzusatzes nämlich häufig stärker sein, als es der Duane-Kurve entspricht. Das liegt daran, daß die Akkommodationsfähigkeit u. U. noch gerade ausreichen kann, um die latente Hyperopie für die Ferne voll zu kompensieren, während sie nicht mehr für den Leseabstand ausreicht. Hat ein 48jähriger Mensch z. B. eine Hyperopie von 1 dptr beiderseits, so wird es häufig so sein, daß er für die Ferne noch keine Korrektur annimmt, während er für die Nähe bereits 2 dptr benötigt. In diesen Fällen sollte man nicht darauf bestehen, der Lesebrille immer nur diejenige Korrektur zu geben, die aus der Fernkorrektur und dem üblichen altersmäßigen Akkommodationsverlust berechnet ist. Selbst bei 50- oder sogar 55jährigen kann es sein, daß man für den Lesevorgang eine stärkere Konvexbrille benötigt, als es nach Fernkorrektur und Alter des Patienten zu erwarten wäre. Diese Tatsache ist dann allerdings immer ein Hinweis auf das Vorliegen einer latenten Hyperopie.

Die übrigen bei der Fernbrillenverordnung so wichtigen Gesichtspunkte, wie Lichtabsorption, farbige Tönung und Brillenfassung, spielen bei der Lesebrille nur selten eine Rolle. Da das Lesen fast ausschließlich in geschlossenen Räumen erfolgt, sind im allgemeinen keine lichtabsorbierenden Gläser notwendig, ebenso wird die farbige Tönung der Gläser kaum gefordert. Eine Ausnahme stellen die Lese- oder Arbeitsbrillen dar, die in großen Räumen (Werkräumen, Großraumbüros und dergl.) benutzt werden, welche durch sehr helle Gasentladungslampen fast schattenfrei beleuchtet werden. In solchen Räumen ergibt die Schattenfreiheit oft nur geringe Kontraste zwischen Sehobjekt und Untergrund, außerdem ist die Beleuchtung oft mehr zum kurzwelligen Ende des Spektrums hin verschoben, so daß sie grellweiß und „kalt" erscheint. In diesen Fällen werden Gläser, die das Maximum der Durchlässigkeit mehr zum langwelligen Ende hin verschieben, meist als angenehm empfunden. Die Ausbildung der Brillenfassung spielt bei der Lesebrille keine Rolle, weil das Gesichtsfeld, das zum Lesen benötigt wird, ja nur sehr klein ist und nicht durch den Rahmen gestört sein kann.

Über die Prismenaddition, die bei Konvergenzinsuffizienz sehr wichtig für die Verordnung einer guten Lesebrille sein kann, wurde bereits in 1.1.6 (S. 9) gesprochen.

Es bleibt noch zu betonen, daß die Verordnung der Lesebrille in der heutigen Zeit, in der das Lesen eine so außerordentlich große Rolle für die Kommunikation zwischen den Menschen spielt, besonderer Sorgfalt seitens des Augenarztes bedarf. Wie oft wird die Beurteilung der Leistungsfähigkeit eines Augenarztes vom Patienten ausschließlich nach der Güte der Lesebrille beurteilt!

1.2.1 Unifokal, bifokal, trifokal oder multifokal?

Alle presbyopen Patienten, die bei ihrer Arbeit viel zwischen Nahblick und Fernblick wechseln müssen, sind bei Verwendung einfacher Lese- oder Arbeitsbrillen gezwungen, diese sehr häufig ab- und wieder aufzusetzen. Wird auch noch eine Fernkorrektur benötigt, so kommt es zu häufigem Brillenwechsel. Diese unbequemen Notwendigkeiten werden durch die Verwendung von Bifokal-, Trifokal- oder Multifokalbrillen weitgehend beseitigt. Natürlich handelt sich der Patient mit der Verwendung solcher Gläser auch wieder Nachteile anderer Art ein. Diese Nachteile liegen weniger in einer Störung des Gesichtsfeldes durch die Grenzlinien, sondern mehr in der Tatsache, daß mit solchen Brillen − von einigen Spezialausführungen abgesehen − Scharfsehen im Nahabstand nur beim Blick nach unten möglich ist. Will der Patient z. B. mit Hilfe seiner Bifokalbrille Abfahrtspläne in Bahnhöfen lesen, die häufig in Augenhöhe an senkrechten Wänden befestigt sind, oder will er in Kaufhäusern Preistafeln oder Einzelpreise lesen, die etwas höher angebracht sind, so kommt er in Schwierigkeiten. Er ist dann gezwungen, die Bifokalbrille mit den Händen so hoch nach oben zu schieben, daß er durch den unteren Glasanteil nach oben blicken kann. Schwierigkeiten ähnlicher Art bestehen beim Begehen einer Treppe, da sich die Treppenstufen ja in ca. 1,6–1,8 m Abstand vom Auge befinden, und andererseits der Blick nach unten, also durch den Nahteil der Brille, gerichtet ist.

Der Augenarzt muß im Einzelfall mit dem Patienten gemeinsam die Vor- und Nachteile der Bifokalbrille besprechen und gegeneinander abwägen. Im allgemeinen überwiegen für berufstätige Menschen, besonders für Schreibtischarbeiter und für alle Menschen, die mit Publikumsverkehr zu tun haben und zwischendurch lesen müssen, die Vorteile der Bi- oder

Multifokalgläser die Nachteile weitaus. Der Augenarzt sollte aber von solchen Gläsern bei Patienten abraten, die während ihrer Berufsarbeit oder während ihres täglichen Lebens keine Nahbrillen benötigen und nur am Abend in die Zeitung oder in die Illustrierte blicken. Bei dieser abendlichen Lesetätigkeit, bei der der Blick nicht in die Ferne gerichtet zu werden braucht, ist dann eine einfache Presbyopiebrille sehr viel besser angebracht. Die Nachteile der Zwei- oder Mehrstärkengläser würden sonst die Vorteile überwiegen.

Bifokalgläser

Bei Bifokalgläsern kann die Form des Nahteils sehr unterschiedlich gewählt werden. Gekoppelt mit der Form und Größe des Nahanteils ist die Stärke des Bildsprunges beim Übergang der Blickrichtung von geradeaus nach unten. Es ist aber erstaunlich, daß der Bildsprung auch bei starker Ausprägung meist schon nach wenigen Tagen oder Wochen Tragezeit überhaupt nicht mehr empfunden wird. Man muß den Patienten bei der Verordnung darauf aufmerksam machen, daß ihn in der ersten Zeit der Benutzung der Bifokalbrille dieser Bildsprung stören wird, daß dieser aber nach einiger Zeit mit großer Wahrscheinlichkeit kaum noch wahrgenommen wird. Dagegen kann eine an falscher Stelle liegende Begrenzungslinie und ebenso eine zu geringe Horizontalausdehnung der Nahteile auch auf die Dauer erhebliche Störungen verursachen. Presbyope Patienten, die im Leseabstand große Flächen überblicken müssen, z. B. Architekten, Graphiker oder auch Maler, sollten deshalb sehr große Nahteile haben, die vor allem auch in horizontaler Ausdehnung groß genug sind. Werden bei Schielkindern Bifokalbrillen verordnet, so ist es zur Vermeidung jedes Akkommodationsimpulses wichtig, daß der Nahblick möglichst auch bei jeder seitlichen Blickrichtung durch den Nahteil geht. Deshalb müssen bei diesen Kinderbrillen die Begrenzungslinien knapp unter der Mitte des Glases horizontal bis an den Rand verlaufen. Von vielen Patienten, die sowohl viel lesen als auch häufig Gesprächspartner haben, die sie scharf zu sehen wünschen, und die auch in der Ferne gutes Erkennungsvermögen benötigen (z. B. Ärzte), wird die Trifokalbrille bevorzugt. Da es aber auch sehr viele Patienten mit diesen Forderungen gibt, die mit Trifokalbrillen nicht zurechtkommen, sondern wieder zu ihren Bifokalbrillen zurückgehen, kann man nicht in jedem solchen Fall unbedingt zur Trifokalbrille raten. Unter Umständen muß man dem Patienten raten, das Dreistärkenglas auszuprobieren. Allerdings muß die Probezeit einige Monate währen, denn viele gewöhnen sich erst nach längerer Zeit an diese Gläser, sind aber im Endeffekt damit zufriedener als mit Bifokalbrillen.

Bifokalbrillen können ohne Bedenken auch beim Führen von Kraftfahrzeugen benutzt werden, während Tri- oder Multifokalgläser u. U. dabei störende Nebeneffekte haben. Solche Gläser sollten deshalb nicht für das Kraftfahren verordnet werden.

Multifokalgläser (Progressivgläser)

Der Vorteil von Gläsern mit gleitender optischer Wirkung, bei denen die Brennweite des Glases nach unten hin kontinuierlich zunimmt, liegt auf der Hand. Während der vollpresbyope Patient beim Zweistärkenglas die Zwischenbereiche zwischen ca. 4 m Abstand (Scharfabbildung bei Blick durch Fernteil) und Leseentfernung (Scharfabbildung bei Blick durch Nahteil) nicht scharf sehen kann, und auch beim Dreistärkenglas trotz des scharf abgebildeten Zwischenbereiches, der durch den mittleren Glasteil gesehen wird, immer noch große Zonen der Unschärfe bleiben, ergeben sich beim Multifokalglas praktisch keine Abstände mehr, in denen nicht scharf gesehen werden kann. Allerdings muß der Blick kontinuierlich immer mehr gesenkt werden, wenn Bildschärfe in zunehmend kürzerem Abstand erreicht werden soll. Auch bei diesen Gläsern kommen also in bestimmten Sehsituationen (Blick auf die Treppenstufen beim Treppensteigen, Blick auf die Abfahrtstafel im Bahnhof usw.) die typischen optisch erzwungenen Kopfzwangshaltungen vor.

Die gleitende optische Wirkung ohne Bildsprung und die Tatsache, daß für jeden beliebigen Erkennungsabstand eine geeignete Korrektur vorhanden ist, wenn nur die Blickrichtung entsprechend gewählt wird, ist ein sehr großer Vorteil gegenüber den Zwei- und Dreistärkengläsern. Allerdings wird dieser Vorteil durch einen ebenfalls nicht zu vernachlässigenden Nachteil erkauft, den wir weder bei den Zwei- noch bei den Dreistärkengläsern finden. Die Abbilsungsschärfe ist nämlich schon beim Fernblick durch die seitlichen Anteile des Glases nicht optimal. Bei zunehmender Blickrichtung nach unten wird der Bereich der ausreichenden Abbildungsgüte in horizontaler Ausdehnung – im sog. Progressionskanal – immer schmaler; beim Blick nach unten führt schon eine geringe Seitwärtswendung der Augen dazu, daß die Bilder nicht mehr scharf sind. Noch weiter abwärts erweitert sich dann aber der Schärfenbereich wieder und hat in der Nahzone mit der höchsten Addition für das Lesen ausreichende Breite. Die unscharfe Abbildung durch die seitlichen Randpartien des Glases ergeben aber auch bei Geradeausblick während der Blicksenkung Scheinbewegungen durch Verzeichnungsfehler im peripheren Gesichtsfeld, die vom Patienten mehr oder weniger gut vertragen werden. Es gibt sehr viele Patienten, die anfänglich bei der Benutzung von Gläsern mit gleitender optischer Wirkung heftige Schwindelerscheinungen bis zur Übelkeit bekommen. Viele Patienten gewöhnen sich aber im Laufe einiger Wochen sehr gut an diese Erscheinungen und nehmen sie schließlich nicht mehr wahr. Auch die nicht ganz optimale Abbildungsschärfe wird schließlich toleriert, weil die Vorteile der gleitenden optischen Wirkung sehr groß sind.

Auffällig ist, daß junge Menschen, die wegen einer Lähmung des Akkommodationsmuskels (z. B. bei Diphtherie oder bei medikamentöser Zykloplegie aus diagnostischer Absicht) eine Nahkorrektur tragen müssen, Gläser mit gleitender optischer Wirkung den Zwei- oder Dreistärkengläsern vorziehen. Dieses Verhalten ist verständlich, denn die größere Plastizität des jugendlichen Gehirns bewirkt es, daß der Jugendliche sich schnell an die unscharfen Randzonen gewöhnt und sie schließlich völlig „übersieht".

Man kann aber beobachten, daß alle Träger von Multifokalgläsern den Schrägblick durch die Gläser vermeiden. Dies wird dadurch erreicht, daß sie bei seitlich liegenden Sehobjekten stets eine Kopfwendung zur Seite vornehmen. Die Multifokalgläser bewirken also zusätzlich einen anderen Typ von Kopfzwanghaltungen; aber dies wird von vielen Benutzern wegen der Vorteile der Gläser hingenommen.

Sehr sensiblen, vegetativ labilen oder nervösen Menschen sollte man von Multifokalgläsern abraten. Ebenso sind sie nicht geeignet für alle Patienten, deren Beruf sie sehr häufig zu umherschweifendem, auch seitlichem Blick zwingt (Architekten, Handwerker, Bauarbeiter usw.). Bei allen anderen Patienten besteht kein Grund, von Multifokalgläsern abzuraten. Man muß den Patienten allerdings deutlich machen, daß vor der Erprobung nicht garantiert werden

kann, daß sie die Multifokalgläser vertragen können. Es kommt in jedem Fall auf einen Versuch an, der aber auch bei diesen Gläsern längere Wochen, ja evtl. Monate betragen sollte. Erst dann wird sich zeigen, ob im Einzelfall die Vorteile oder die Nachteile dieser Spezialgläser überwiegen.

1.3 Arbeitsbrille

Bei sehr vielen Berufsgruppen müssen zusätzlich zu den Lesebrillen spezielle Arbeitsbrillen für andere Nahabstände verordnet werden, z. B. bei Uhrmachern, Organisten, Maschinenarbeitern, Näherinnen, Bildhauern, Malern, Musikern usw. Für die Verordnung einer richtigen Arbeitsbrille ist es notwendig, daß man sich den Arbeitsvorgang und die Haltung, die der Patient dabei einzunehmen pflegt, genau schildern läßt. So kann es z. B. sein, daß zwei Cellisten ihr Notenpult in sehr verschiedenem Abstand haben und folglich auch unterschiedliche Brillen benötigen. Besonders kompliziert werden die Brillen, wenn die Arbeit in verschiedenen Abständen erfolgt. Hier müssen evtl. Spezialanfertigungen vorgenommen werden. Beispielsweise sollte eine Brille für einen älteren Kirchenorganisten eine Trifokalbrille sein, bei der der untere Teil eine längere Brennweite hat als der mittlere. Er muß durch den oberen Brillenteil über den Spiegel bis zum Altar blicken, durch den mittleren Teil die Tastatur der verschiedenen Manuale sowie die Noten und durch den unteren Teil die Pedale scharf sehen können. Organisten, die die Pedale ohne optische Kontrolle bedienen, bedürfen nur speziell angepaßter Bifokalbrillen. Ein weiteres Beispiel für die Notwendigkeit von speziellen Arbeitsbrillen sind die Brillen für presbyope Piloten. Diese müssen sowohl die oberhalb wie die unterhalb des Sichtfensters in der Flugzeugkanzel angebrachten Schalttafeln und Meßgeräte scharf sehen können. Sie benötigen also Trifokalbrillen, bei denen der mittlere Teil des Glases die Fernkorrektur enthält, während der obere und untere Teil eine gut angepaßte Nahkorrektur aufweisen müssen.

Im übrigen gelten für die Arbeitsbrille alle die Momente, die schon bei der Lesebrille besprochen wurden, vor allem die Konsequenzen, die sich aus einer latenten Hyperopie oder aus einer Anisometropie ergeben.

1.4 Schutzbrille

Schutzbrillen sollten einen Schutz vor schädlichen Einwirkungen auf die Augen geben. Sie werden also von bestimmten Spezialarbeitern während der Arbeitszeit getragen und müssen entsprechend dem Arbeitsabstand korrigiert sein. Sie sind als eine Spezialform von Arbeitsbrillen anzusehen. − Es gibt Schutzbrillen gegen mechanische Einwirkungen (z. B. für Dreher, Steinmetze, Metallarbeiter), gegen schädliche Strahlungen (z. B. für Schweißer) und gegen chemische Einwirkungen durch Gase. Letztere sind häufig mit Atemschutzgeräten kombiniert und nicht als Brillen, sondern als Schutzhelme oder vollständige Schutzanzüge ausgebildet. Auch der Augenschutz gegen schädliche Strahlungen hat häufig die Form eines Schutzhelmes. Beide Arten von Augenschutz unterliegen den Sicherheitsbestimmungen und gehören in den Arbeitsbereich der Sicherheitsingenieure. Der Augenarzt braucht dabei nur die Korrektur des Refraktionsfehlers anzugeben. Alles weitere veranlassen die Sicherheitsingenieure.

Nur die Arbeitsschutzbrillen gegen mechanische Einwirkungen müssen gelegentlich vom Augenarzt verordnet werden. Bei solchen Arbeitsbrillen muß das Glas gehärtet sein oder aus so festem Material bestehen, daß es beim Aufprall von Fremdkörpern weder zerbrechen noch splittern kann [7, 8].

In den Vereinigten Staaten besteht z. Zt. die Tendenz, alle Brillen aus gehärtetem Glas herzustellen − wohl wegen der Gefahr der Augenverletzung, falls das Glas vor dem Auge zerbricht. Wie wir schon oben betont haben, kommen solche Augenverletzungen außerordentlich selten vor, so daß wir keinen Grund dafür sehen, diese Maßnahme auch in Deutschland durchzuführen.

1.5 Sportbrille

Sportbrillen werden vor allen Dingen von Kindern getragen, während erwachsene Sportler, besonders Berufssportler, meist Kontaktlinsen tragen, falls sie einer Fernkorrektur bedürfen. Sportbrillen sind für Kinder, die schielen und deshalb unbedingt in jeder Situation eine Brille tragen müssen, wichtig. Sie sind in bezug auf die Fassung der starken Bewegung beim Sport und der Möglichkeit des Hinfallens angepaßt. Auch sind sie mit Spezialbügeln hinter dem Ohr oder mit Gummibändern, die am Hinterkopf geschlossen werden, befestigt. Alle Sportbrillengläser sind aus Kunststoff hergestellt. Sportbrillen sind immer zusätzliche Brillen und sollten außerhalb des Sportes durch die üblichen Brillen ersetzt werden.

1.6 Schwachsichtigensehhilfen

Die Hauptaufgabe der Schwachsichtigensehhilfen ist zwar nicht die Korrektur von Refraktionsstörungen − und insofern gehören sie auch nicht in dieses Kapitel −, aber sie seien hier doch der Vollständigkeit halber erwähnt, da es sich bei ihnen auch um eine Sonderform der Brille handelt. Das Ziel fast aller Schwachsichtigensehhilfen ist die Wiederherstellung der Lesefähigkeit durch optische Vergrößerung des Lesetextes. Eine Verbesserung der Fernsehschärfe durch Vergrößerung des Umweltbildes auf der Retina kommt nur für Sondersituationen in Frage, in denen sich nämlich der Patient nicht frei im Raum zu bewegen braucht, wie Kino, Theater, Fernsehen und bei Schulkindern der Blick auf die Tafel. Bei freier Bewegung im Raum können vergrößernde Brillen nicht benutzt werden, da sie dem Patienten durch geänderte Entfernungsempfindungen und durch sehr starke Einengungen des wahrgenommenen Umweltausschnitts keine ausreichende Orientierung im Raum mehr erlauben [2].

Zur Vergrößerung eines Lesetextes gibt es grundsätzlich folgende Möglichkeiten:
1. Lupenbrillen
2. Fernrohrlupenbrillen
3. Fernsehlesegeräte.

1.6.1 Lupenbrillen

Alle Korrekturgläser, die eine Annäherung des Lesetextes über den üblichen Leseabstand hinaus ermöglichen, ohne Einsatz der vollen, diesem Abstand entsprechenden Akkommodation, sind bereits als Lupenbrillen zu bezeichnen. Bei der Berechnung der Vergrößerung des Netzhautbildes geht man allerdings nicht von der retinalen Bildgröße beim üblichen Leseabstand, sondern nach alter Konvention von der in 25 cm Abstand („deutliche Sehweite") aus. Wenn man die retinale Bildgröße in die-

sem Abstand als Ergebnis einer einfachen Vergrößerung ansieht, so ergibt sich bei einem
Abstand von 12,5 cm (Gegenstandsweite) eine
2fache Vergrößerung und in 5 cm Abstand
eine 5fache Vergrößerung. Bei einem emme-
tropen oder für die Ferne auskorrigierten Patienten, der keine Akkommodationsfähigkeit
mehr besitzt, bewirkt also ein Konvexglas von
8 dptr (f = 12,5 cm) 2fache Vergrößerung und
ein Konvexglas von 20 dptr (f = 5 cm) 5fache
Vergrößerung. Besteht noch Akkommodationsfähigkeit, so kommt diese −dem Alter
entsprechend − abstandsverringernd hinzu,
und das Konvexglas kann dann entsprechend
schwächer sein. Wegen dieser evtl. vorhandenen Akkommodationshilfe sollte die Vergrößerung − wie vorstehend erklärt − über den
Abstand Text − Auge und nicht über den
Dioptrienwert des verwendeten Brillenglases
berechnet werden.

Mit Hilfe von Lupenbrillen kann die Vergrößerung des Lesetextes nur 4- oder höchstens
5fach sein, da der Text bei höheren Vergrößerungen so dicht an die Augen herangebracht
werden müßte, daß die eigene Nase stört und
keine ausreichende Beleuchtung des Lesetextes mehr möglich ist.

Da Lupenbrillen meist Konvexgläser mit sehr
hohen Dioptrienwerten sind, erlauben sie dem
Träger beim Blick in die Ferne keine Orientierung im Raum. Sie sind eben wirklich nur für
den stark angenäherten Lesetext brauchbar.
Das wird von vielen Patienten als Nachteil
empfunden. Dieser Nachteil kann durch die
Verwendung von Bifokalbrillen behoben werden. Da üblicherweise ja nur Nahzusätze von
höchstens 4 dptr hergestellt werden, war für
Lupenbrillen in Form von Bifokalbrillen eine
Spezialanfertigung notwendig, die sowohl von
der Firma Zeiss wie von der Firma Keeler vorgenommen wurde. Die Bifokallupenbrillen der
Firma Keeler haben in einem Trägerglas einen
in der unteren Hälfte einschraubbaren, runden
Nahteil, während die Bifokallupenbrillen der
Firma Zeiss wie normale Bifokalbrillen einen
eingeschliffenen Nahteil besitzen. Letztere haben den Vorteil, daß sie mit jeder beliebigen
Korrektur (sphärisch und zylindrisch) geliefert
werden können.

Alle Bifokallupenbrillen sind besonders günstig für Berufstätige, da sie annähernd normales Aussehen haben und den Benutzer nicht als
Schwachsichtigen herausstellen.

1.6.2 Fernrohrlupenbrillen

Die üblichen Fernrohrlupenbrillen ermöglichen bei gleicher Annäherung an den Lesetext
eine 2fach höhere Vergrößerung als einfache
Lupenbrillen. Dies wird durch ein optisches
System erreicht, das einem holländischen
Fernrohr (Galilei-Fernrohr) entspricht. Diese
Fernrohre ergeben für sich allein eine 2fache
Vergrößerung, die multiplikativ zu der Lupen-
vergrößerung hinzukommt, welche durch ein
vorne auf das Fernrohr aufgestecktes Lupen-
glas erreicht wird. Die üblichen Fernrohrlupenbrillen haben maximal eine 8fache Vergrößerung.

In letzter Zeit wurde von der Firma Zeiss auch
ein kleines Kepler-Fernrohr mit 8facher Vergrößerung angeboten, das vergleichsweise so
klein und leicht ist, daß es in ein Brillengestell
eingebaut werden kann. Durch Vorsetzen von
Lupengläsern können hiermit sehr viel stärkere Vergrößerungen erreicht werden (bei einem
Konvexglas von 20 dptr vor dem Fernrohr ergibt sich z. B. eine 40fache Vergrößerung). Natürlich werden die Textausschnitte entsprechend der Annäherung immer kleiner, und
deswegen ist das Lesen bei sehr hohen Vergrößerungen mehr ein mühsames Zusammensetzen von kleinen Buchstabengruppen, ähnlich
wie bei sehr starken konzentrischen Gesichts-
feldausfällen. Aber viele schwachsichtige Patienten benutzen die starken Vergrößerungen
doch gern, − eben weil sie das Lesen von Nor-
malschrift möglich machen.

Fernrohrlupenbrillen sind − trotz Verwendung von Kunststoffgläsern − schwerer und
auch größer als Bifokallupenbrillen und werden deshalb von berufstätigen schwachsichtigen Patienten meistens abgelehnt. Für das Lesen in den eigenen Räumen sind sie aber sehr
günstig und werden gerade von Patienten mit
Makuladegenerationen häufig dafür benutzt.
Die Makuladegeneration ist die häufigste Indikation für das Tragen von vergrößernden optischen Systemen, und bei einem großen Teil
dieser Patienten sind gerade 6- und 8fache
Vergrößerungen notwendig, bedingt durch
die sehr geringe Sehschärfe des exzentrischen
Fixationsortes am Rande des makularen
Skotoms.

1.6.3 Fernsehlesegeräte

Fernsehlesegeräte bestehen aus einer Fernseh-kamera, die den Lesetext aufnimmt und auf dem Bildschirm eines Monitors erscheinen läßt. Je dichter die Kamera an den Text heran-geführt wird, umso größer wird das Bild auf dem Monitor. Bei den üblichen Fernseheseg-räten ergibt sich maximal eine etwa 25fache Vergrößerung.

1.6.4 Auswahl der verschiedenen Arten von Sehhilfen

Vergrößernde Sehhilfen in Form von Brillen haben den großen Vorteil, daß sie klein und relativ leicht sind und vom Patienten an jeden Ort mitgenommen und dort benutzt werden können. Sie sind aber insofern für den Patien-ten schwierig im Gebrauch, als sie nur bei Ein-haltung ganz bestimmter Abstände ein scharfes Bild ergeben. Die Tiefenschärfe ist sehr ge-ring − je stärker die Vergrößerung, desto ge-ringer −, und so bewirken schon geringe Ab-standsänderungen eine so starke Unschärfe des Netzhautbildes, daß der Text unleserlich er-scheint.
Die Forderung, den richtigen Abstand zu finden und einzuhalten, verlangt vom Patien-ten eine gewisse Beherrschung seiner Bewe-gungen, Anpassungsfähigkeit und Geduld. Au-ßerdem muß er Einsicht in die Notwendigkeit der Abstandseinhaltung haben. All das ist bei kleinen Kindern und bei alten Patienten, vor allem bei einem gewissen Grad von senilem Abbau nicht mehr möglich. Aber auch von Menschen, die zur Abstandseinhaltung ohne weiteres in der Lage sind, wird diese Mühe nur akzeptiert, wenn auf der anderen Seite ein sehr starker Lesewunsch steht. Liegt er nicht vor, sollte der Augenarzt in solchen Fällen keine Lupenbrillen oder Fernrohrlupenbrillen ver-ordnen.
Bifokallupenbrillen gibt es von der Firma Zeiss mit 1,5−4facher Vergrößerung; die Firma Keeler liefert sogar Bifokallupenbrillen mit 2−9facher Vergrößerung. Allerdings sind die über 5fachen Vergrößerungen nur in Ausnah-mefällen zu verwenden, da sie den Patienten zu einem sehr geringen Abstand Auge − Text zwingen (die Nase berührt das Papier). Fern-rohrlupenbrillen gibt es mit 2−8facher Vergrö-ßerung. Bei Vergrößerungen darüber hinaus

kommt nur das Fernsehlesegerät in Betracht, das maximal 25fache Vergrößerung ergibt.
Dem Nachteil des Fernsehlesegerätes, ortsfest zu sein, steht der große Vorteil gegenüber, daß hierbei kein bestimmter Abstand Auge − Bildschirm eingehalten zu werden braucht. Man setzt den Patienten auf ca. 30−50 cm Ab-stand vor das Gerät und korrigiert ihn auf die-sem Abstand aus. Er darf den Kopf frei bewe-gen, da der Monitor ja immer das gleich scharfe Bild liefert, und die geringe Nahkor-rektur auf 30 oder 50 cm Abstand − wie jede Lesekorrektur − eine gute Tiefenschärfe er-gibt. Der Patient schiebt den Lesetext auf ei-nem beweglichen Spezialtisch, über dem sich die Fernsehkamera befindet, entsprechend der eigenen Lesegeschwindigkeit mehr oder weni-ger schnell nach links. Dies fordert zwar auch eine gewisse Geschicklichkeit, wird aber als nicht so mühsam empfunden wie der Zwang zur exakten Abstandseinhaltung. Bei Kopf- oder Handtremor ist das Fernsehlesegerät das Mittel der Wahl. Bei über 8fachen Vergröße-rungen kommt ebenfalls nur das Fernsehlese-gerät in Frage. Bei allen geringeren Vergröße-rungen sollte der Augenarzt aber die Lupen-brillen oder Fernrohrlupenbrillen bevorzugen, nicht nur wegen des geringeren Preises (das Fernsehlesegerät ist etwa 10mal teurer als die Brillen), sondern vor allem wegen der Mög-lichkeit, die Sehhilfe an jedem beliebigen Ort, auch außerhalb des Hauses, benutzen zu kön-nen. Bei den geringeren Vergrößerungen ist eigentlich nur bei Hand- oder Kopftremor oder bei sehr alten und ungeschickten Patien-ten und kleinen Kindern das Fernsehlesegerät zu empfehlen.

2. Kontaktlinsen

Die Entwicklung der Hornhautlinsen − zu-nächst in Form von Skleralschalen und später in Form von Kontaktlinsen, die auch aus ela-stischem Material hergestellt werden können− hat die Möglichkeiten der Korrektur von Re-fraktionsfehlern außerordentlich bereichert. Für den Augenarzt liegt die Bereicherung vor allen Dingen darin, daß mit Hilfe von Kon-taktlinsen auch solche Refraktionsstörungen korrigiert werden können, bei denen mit Bril-len keine oder nur eine sehr geringe Hilfe möglich war. Zu diesen ärztlichen Indikationen zählen:

1. Korrektur von asphärischen Brechungsfehlern,
2. Vermeidung einer Aniseikonie bei Korrektur der Anisometropie,
3. Korrektur von abnorm hohen Brechungsfehlern,
4. Korrektur von Keratokonus und Keratoglobus,
5. Therapeutischer Einsatz von Kontaktlinsen
aus nicht-optischer Indikation.
Den ärztlichen Indikationen stehen Indikationen aus kosmetischer Sicht gegenüber, die
in vielen Berufsarten von Wichtigkeit sind,
aber auch im Privatleben in psychologischer
Hinsicht eine große Rolle spielen können.

2.1 Ärztliche Indikationen

2.1.1 Korrektur von asphärischen Brechungsfehlern

Mit Hilfe von Kontaktlinsen können auch irreguläre Brechungsfehler korrigiert werden, was
vor ihrer Einführung auf keine Weise möglich
war. Damit kann das Sehvermögen auch der
Patienten gebessert werden, die narbige Veränderungen oder andere Abweichungen von
der regulären Hornhautkrümmung haben,
während die reguläre Hornhautkrümmung, die
entweder radial symmetrisch (bei Emmetropie
oder ausschließlich sphärischem Brechungsfehler) oder bilateral symmetrisch (bei regulärem
Astigmatismus) ausgebildet ist, sowohl durch
Kontaktlinsen als auch durch Brillengläser
korrigiert werden kann.
Die Kontaktlinse bedeckt die asphärisch geformte Hornhaut mit einer neuen sphärisch geformten Oberfläche und bewirkt in den Zwi-
schenräumen zwischen Hornhautoberfläche
und Kontaktlinsenrückseite eine Flüssigkeitsansammlung, die das gesamte optische System
Hornhaut und Kontaktlinse nahezu wie eine
neue sphärisch geformte Hornhaut erscheinen
läßt. Wenn z. B. auf eine bilateral symmetri-
sche (= torische) Hornhaut eine harte Kontaktlinse gesetzt wird, entsteht eine torische
Flüssigkeitslinse, die dem Hornhautastigmatismus entgegengesetzt ist. Da die Brechungsin-
dizes der Hornhaut mit n = 1,3376 und der
Tränenflüssigkeit mit n = 1,336 nur geringfügig voneinander abweichen, wird erst bei höherem Hornhautastigmatismus – etwa ab
2,5 dptr – noch ein merklicher astigmatischer

Fehler bestehen bleiben. Der Restastigmatismus beträgt etwa 10%. Er kann durch eine
entsprechende Kontaktlinse mit torischer Korrektion ausgeglichen werden.

2.1.2 Vermeidung einer Aniseikonie bei Korrektur der Anisometropie

Die Vermeidung einer Aniseikonie bei der
Korrektur von einseitigen Brechungsfehlern
oder von unterschiedlichen Brechungsfehlern
beider Augen kann durch die Verwendung von
Kontaktlinsen immer nur dann erreicht werden, wenn die Längen der beiden Bulbi unge-
fähr gleich sind (z. B. bei einseitiger operativer
Aphakie nach einseitiger Katarakt). Bei An-
isometropien, die durch unterschiedliche Ach-
senlängen bedingt sind, entsteht dagegen bei
der Korrektur mit Kontaktlinsen eine stärkere
Aniseikonie als bei Korrektur mit Brillenglä-
sern. Der Grund für diese entgegengesetzten
Wirkungen von Brille und Kontaktlinse auf die
Netzhautbildgröße liegt in der Tatsache, daß
Brillengläser die Hauptebene des optischen
Systems des Auges (bestehend aus Linse,
Hornhaut, Korrekturglas) erheblich verlagern,
Kontaktlinsen jedoch kaum.
Bei unterschiedlicher Bulbuslänge ist nun die
Hauptebenenverlagerung geradezu erwünscht,
und zwar bei zu langem Bulbus eine Verlage-
rung der Hauptebene in Richtung Netzhaut
und bei zu kurzem Bulbus eine Verlagerung in
Richtung Hornhaut. Eine solche optische Verlagerung der Hauptebene ermöglicht es, die
Streckenlängen zwischen Hauptebene und
Netzhaut (Bildweite) auf beiden Augen einander anzunähern. Die Korrektur mit unseren
üblichen Brillengläsern bewirkt nun gerade
eine Hauptebenenverlagerung in der gewünschten Richtung: Starke Konvexgläser verlagern die Hauptebene in Richtung Hornhaut
und verlängern damit die Bildweite – vergrößern also das Netzhautbild; starke Konkavgläser verlagern dagegen die Hauptebene in Richtung Netzhaut. Sie verringern damit die Bildweite und verkleinern das Netzhautbild.
Würde man zur Korrektur von Ametropien
mit ungleicher Achsenlänge jedoch Kontaktlinsen benutzen, so würde die unterschiedliche
Bildweite und damit die unterschiedliche Bildgröße in vollem Ausmaß zutage treten, da die
Kontaktlinsen die Hauptebene so gut wie gar-
nicht verlagern.
Der Augenarzt muß sich also vor jeder Kor-

rektur einer höheren Anisometropie auf irgendeine Weise davon überzeugen, ob der Refraktionsunterschied durch ungleiche Achsenlänge oder durch ungleiche Brechkraft bedingt ist. Wenn ihm keine Echographie zur Verfügung steht, bietet die Keratometeruntersuchung eine gewisse Hilfe. Wenn nämlich ein starker Wölbungsunterschied zwischen den beiden Hornhäuten besteht, spricht dies für refraktive Anisometropie. Auch die Feststellung, daß das kleinere Bild zu dem mehr myopen bzw. weniger hyperopen Auge gehört, macht dies wahrscheinlich. Zu einer solchen orientierenden Bildgrößenbestimmung eignen sich das Phasendifferenzhaploskop [1], das Polatestgerät oder ähnliche auf Polarisation beruhende Trennverfahren.

Für praktische Belange ist es meist unerheblich, ob man genau das Ausmaß der Achsen- oder Brechungsaniseikonie kennt. Entscheidend ist, daß die Bildgrößenunterschiede beider Augen durch entsprechende Bildweitenänderung mittels Brillenglas oder Kontaktlinse oder durch Kombination beider ausgeglichen werden. Auch dies ist mit den gleichen Geräten überprüfbar.

Ein Beispiel soll dies verdeutlichen:
Rechtes Auge: Refraktion $+1,5$ dptr
Linkes Auge: $-7,0$ dptr
Das Bild des linken Auges wird deutlich größer angegeben. Es besteht also eine Achsenanisometropie.
Vier Wege stehen zur Verfügung:
1. Verkleinerung der Bildweite links durch stärkeres Minusglas mit Korrektur der künstlichen Hyperopie durch Plus-Kontaktlinse
2. Vergrößerung der Bildweite rechts durch stärkeres Plusglas mit Korrektur der künstlichen Myopie durch Minus-Kontaktlinse
3. Änderung des Abstandes Brillenglas – Hornhautscheitel
4. Aniseikoniegläser.

Die Korrekturberechnung von Gernet [11] kann in solchen Fällen die Anpassung natürlich wesentlich erleichtern; wenn man sie benutzt, muß man aber noch die subjektive Aniseikonieprüfung folgen lassen, da das Ausmaß der subjektiven Aniseikonie für die asthenopischen Beschwerden bestimmend ist (vgl. auch 1.1.7, S. 9).

2.1.3 Korrektur von abnorm hohen Brechungsfehlern

Bei Refraktionsfehlern über 10 oder 12 dptr bringt die Brillenkorrektur einige Nachteile mit sich, die bei Benutzung von Kontaktlinsen

nicht auftreten. Nach den Ursachen sind drei Gruppen von Nachteilen zu nennen:
1. Das *hohe Gewicht* der Brillen mit Konvex- oder Konkavgläsern von höherer Dioptrienzahl verursacht Druckstellen im Bereich der Nasenwurzel. Bei empfindlichen Menschen kann der Schmerz in den Kopf ausstrahlen und heftige Kopfschmerzen oder sogar Trigeminusneuralgien auslösen. Gläser aus Schwerflint 64 (Tital oder Rodalent) oder aus Kunststoff sind zwar sehr viel leichter, aber bei sehr hohen Korrekturen immer noch nicht so leicht, daß sie nicht doch zu den genannten Beschwerden führen können.

2. Hohe Korrekturen verursachen eine ins Gewicht fallende *Veränderung der Vergrößerungsverhältnisse*. Die dadurch bedingten ringförmigen Skotomzonen bei Hyperopie und ringförmigen Doppelbildzonen bei Myopie wurden schon in 1.1.5 (S. 8) ausführlich beschrieben. – Wenn diese optisch bedingten Störungen den Trägern – soweit beide Augen gleichermaßen betroffen sind – auch meistens nicht bewußt werden, so stellen sie doch, vor allem im Straßenverkehr, einen deutlichen Informationsverlust (Skotomzone) bzw. eine Verfälschung der Information (Doppelbildzone) dar. Das periphere Gesichtsfeld kann seine Warnfunktion dann nicht mehr ungestört ausüben. Hinzu kommt die Tatsache, daß bei Brillen der außerhalb des Glases gesehene Umweltanteil unkorrigiert bleibt.

Bei sehr hohen Myopien haben die Brillengläser noch einen weiteren Nachteil: Durch die Hauptebenenverlagerung zur Netzhaut hin werden die Bildweite kürzer und das Netzhautbild relativ kleiner als bei Benutzung von Kontaktlinsen. Da die Sehschärfe bei Patienten mit hoher Myopie aufgrund der Dehnungsveränderungen am hinteren Augenpol oft ohnehin beeinträchtigt ist, kann die Visusverminderung durch das bei Brillen kleinere Bild schon ins Gewicht fallen.

Alle unter (2) genannten optisch bedingten Nachteile können wegen der großen Plastizität unseres Zentralnervensystems ganz unbemerkt bleiben oder unbewußt kompensiert werden. Wie stark sie aber tatsächlich sind, kann man bei Patienten beobachten, die nach langjährigem Tragen von Kontaktlinsen zu Brillengläsern umwechseln müssen. Diese Patienten klagen dann anfänglich sehr über die Störungen im peripheren Gesichtsfeld oder – bei hoher Myopie – auch über die Verkleinerung des Bildes durch die Brillengläser.

3. Ein weiterer Nachteil ist rein *kosmetischer Natur*. Bei sehr hohen Myopien wirken die Augen des korrigierten Patienten sehr stark verkleinert, bei hohen Hyperopien wirken sie sehr stark vergrößert. Je nach Gesichtsschnitt, Form der Lidspalten und Lidstellung kann diese scheinbare Größenänderung der durch die Brille gesehenen Augen mehr oder weniger störend sein.

Alle genannten Nachteile, die durch Brillen mit hohen Dioptrienwerten entstehen, sind nicht vorhanden, wenn Kontaktlinsen getragen werden. Daß mit Kontaktlinsen wieder andere Nachteile erkauft werden, soll weiter unten besprochen werden.

2.1.4 Korrektur von Keratokonus und Keratoglobus

Die Kontaktlinse stellt die einzige Möglichkeit dar, bei Keratokonus und Keratoglobus auf konservativem Wege eine bedeutende Sehverbesserung zu erzielen. Die Anpassung der Kontaktlinse ist meist recht schwierig und erfordert viel Erfahrung. Man verordnet hierbei besonders geformte Keratokonuslinsen. Durch den Druck, den diese Linsen auf den ektatischen Hornhautkegel ausüben, wird die Hornhaut etwas abgeflacht, und es ist deshalb wiederholt in der Literatur die Hoffnung geäußert worden, daß man in manchen Fällen durch die Kontaktlinse ein Fortschreiten der Erkrankung verhindern kann. Eine wissenschaftliche Bestätigung dieser Hoffnung steht bislang noch aus. Während Kontaktlinsen oder Haftschalen beim beginnenden Keratokonus das Mittel der Wahl sind, wird ihr Sitz bei Zunahme der Hornhautverformung immer problematischer. Die Verträglichkeitsdauer nimmt ab, und schließlich können die Kontaktlinsen täglich nur noch für kurze Zeit getragen werden. In dieser Situation kann nur noch eine Keratoplastik helfen. Grundsätzlich sollte die Keratoplastik zu einem Zeitpunkt durchgeführt werden, zu dem das Transplantat noch eine optimale Größe haben kann (ca. 7 mm).

2.1.5 Therapeutischer Einsatz von Kontaktlinsen aus nicht-optischer Indikation

Bei chronischen Schädigungen der Hornhautoberfläche oder bei extremer Verdünnung der Hornhaut bedarf diese für eine begrenzte Zeit oder auch ständig der Bedeckung durch eine die Hornhautoberfläche umschließende Membran, welche sie vor Umwelteinflüssen schützt. In solchen Fällen wurde früher eine Bindehautdeckung vorgenommen. In den letzten Jahren hat sich eine andere Therapie in vielen Fällen als günstiger erwiesen. Heutzutage können anstelle der Bindehautdeckung entweder Hornhautaufnähungen oder Bedeckung der Hornhaut durch weiche Kontaktlinsen vorgenommen werden. Beide Therapiearten sind insofern der Bindehautdeckung vorzuziehen, als sie kosmetisch sehr viel günstiger aussehen und außerdem den Lichteinfall ins Auge nicht stören.

Bestimmte weiche Kontaktlinsen sind auch als Medikamententräger zu benutzen. Nach der Literatur wurde die weiche Kontaktlinse zu diesem Zweck bei folgenden Erkrankungen mit Erfolg eingesetzt: 1. neuroparalytische Keratopathie, 2. bullöse Keratopathie, 3. Keratitis filiformis, 4. trophische Hornhautgeschwüre.

2.2 Kosmetische Indikationen

Bei regulären Refraktionsfehlern geringeren Ausmaßes (sphärisch und astigmatisch), bei denen die optischen Nachteile einer Brillenkorrektur noch nicht ins Gewicht fallen, und deshalb sowohl Brillen wie Kontaktlinsen eine gleich gute optische Wirkung zeigen, tritt der günstige kosmetische Effekt der Kontaktlinsen in den Vordergrund. Das „unsichtbare Brillenglas" wird deshalb von vielen, vor allem jüngeren Menschen, mit Recht dem Brillenglas vorgezogen. In vielen Fällen wirkt sich der Übergang von der Brille zur Kontaktlinse auch in psychologischer Hinsicht günstig aus. Der Patient fühlt sich nicht mehr durch die Brille als fehlerhaft gekennzeichnet. Die Kontaktlinsen können bei solchen Menschen psychisch wie eine Befreiung wirken. Allerdings ist die negative Bewertung der Brille im letzten Jahrzehnt erheblich zurückgegangen, nicht zuletzt, weil die Brillengestelle kosmetisch sehr viel günstiger geformt wurden und die Brille deshalb nicht mehr als so unschön empfunden wird wie früher.

Bei bestimmten Berufsarten ist es ungünstig, Brillen zu tragen (Schauspieler, Artisten, Sportler, Kindergärtnerin usw.). Hier kann oft nur die Benutzung von Kontaktlinsen die Berufsausübung ermöglichen. In solchen Fällen sollte der Augenarzt nicht nur keine Einwände gegen die Kontaktlinsen haben, sondern von sich aus den Patienten darauf aufmerksam machen, daß es die „unsichtbare Korrektur" gibt.

Die Verträglichkeit für Kontaktlinsen ist leider sehr unterschiedlich. Hier spielen sicher konstitutionelle Momente die Hauptrolle, aber auch die Tatsache, ob sich ein Kontaktlinsenträger viel in rauchiger oder staubiger Umgebung aufhält (z. B. Bergarbeiter, Bauarbeiter und Arbeiter mit Preßlufthämmern oder Sandgebläse u. ä.). Nach der Literatur sind nur etwa 75% der Patienten in der Lage, ganztägig Kontaktlinsen zu tragen. Bestehen beim ersten Versuch mit Kontaktlinsen Unverträglichkeiten, so sollte der Augenarzt nicht gleich von weiterer Benutzung abraten, sondern zunächst nach dem Grund der Unverträglichkeit suchen. Als Ursache können z. B. Reinigungs- oder Pflegefehler der Kontaktlinsen oder das Überschreiten der täglichen Tragezeit, Fehlanpassungen, technische Fehler, die meist am Linsenrand liegen, und etwas seltener auch toxische oder allergische Reaktionen auf das Desinfektionsmittel bestehen. Sind chronische, aber therapeutisch zugängliche Konjunctivitiden oder eine marginale Keratitis die Ursache der Unverträglichkeit, so können diese zunächst bekämpft werden. Bei aktiven infektiösen Prozessen der Bindehaut, der Tränenwege, des Lidrandes oder der Lidranddrüsen verbietet sich das Tragen der Kontaktlinsen von selbst. Andererseits kann es in der Eingewöhnungszeit zur aktiven Exazerbation eines Infektes kommen, wenn ein latenter Infekt vorliegt (oft ist der Tränensack verschlossen). Auch Aufbewahrungsbehälter oder die verwendeten Flüssigkeiten können die Infektquelle sein.

Bei Patienten mit Pollenallergien werden die Kontaktlinsen häufig nur während der Zeit des „Heuschnupfens" nicht vertragen. Bei ihnen sollte dann nur während dieser Zeit die Kontaktlinse durch eine Brille ersetzt werden. – Viele Patienten geben auch an, daß sie die Kontaktlinsen während des Autofahrens nicht vertragen. Meist ist die trockene und staubige Luft, die durch die Kraftfahrzeugheizung bedingt ist, die Ursache für die Beschwerden. Aus diesem Grunde kann die Kontaktlinse auch bei Berufskraftfahrern häufig nicht benutzt werden.

Eine weitere Ursache der Unverträglichkeit können auch ein schlechter Sitz der Kontaktlinse, eine ungeeignete Innenkrümmung oder eine ungünstige Formung der Randzone der Kontaktlinse sein. Bei weichen Kontaktlinsen kann ein Material gewählt worden sein, das im speziellen Fall für den Patienten ungünstig ist, weil es eine allergisch-hyperergische Reaktion auslöst. Diese Fehler können behoben werden.

Trotz aller Bemühungen um die Beseitigung der Ursachen der Unverträglichkeit bleibt sie aber in 35% der Fälle bestehen. Häufig sind es sehr hellhäutige, blonde Menschen, bei denen die starke Empfindlichkeit gegen den Fremdkörper auf der Hornhaut auftritt. Aber auch bei dunkelhaarigen Menschen kommen Unverträglichkeiten vor. In diesen Fällen muß dann endgültig von Kontaktlinsen abgeraten und wieder zum Tragen einer Brille übergegangen werden.

2.3 Harte oder weiche Kontaktlinsen?

In den letzten Jahren nimmt bei Kontaktlinsenträgern der Anteil derer, die lieber weiche, statt harte Kontaktlinsen tragen, immer mehr zu. Während die weichen Linsen in den ersten Jahren ihrer Entwicklung wegen des porösen Materials häufig Infektionsträger waren, ist dies jetzt nur noch in geringem Maße zu befürchten. Das Material ist sehr viel dichter und feinporiger geworden, die Oberfläche ist jetzt glatter, so daß sich kaum noch Keime im Kunststoff einnisten können. Immer noch aber besteht die Notwendigkeit, die weichen Kontaktlinsen täglich entweder mit beachtlichem Zeitaufwand auszukochen oder in eigens dafür hergestellten Flüssigkeiten zu lagern, die die Zusammensetzung der Tränenflüssigkeit stören und hornhauttoxisch wirken können. Besonders Ehrich [10] hat auf diesen Umstand hingewiesen.

Ein weiterer Nachteil der weichen Linsen ist die Verformbarkeit. Aus diesem Grund kann ein Astigmatismus über ca 1,5 dptr nicht einfach mit solchen Kontaktlinsen ausgeglichen werden. Es bleibt ein Restastigmatismus bestehen, der durch Brillen korrigiert werden muß, wenn nicht die neuen weichen Kontaktlinsen mit torischer Innenkrümmung benützt werden, die aber außerordentlich teuer sind. Bei harten Kontaktlinsen kann dagegen ein

Astigmatismus bis zu 8 oder 10 dptr durch die Kontaktlinse nahezu vollständig ausgeglichen werden. Erst bei höheren Astigmatismen kann die Korrektur insofern ungenügend werden, als die Kontaktlinse auf der asymetrisch geformten Hornhaut nicht mehr ohne weiteres fest haftet. In solchen Fällen muß auch bei der harten Kontaktlinse eine torische Innenkrümmung eingearbeitet werden, die dann zu einem guten Sitz führen kann. Bei torischer Innenkrümmung kann der Astigmatismus beliebig hoch sein, es wird dennoch eine ausreichende Korrektur dieses Brechungsfehlers möglich sein.

Der wesentliche Vorteil der weichen Kontaktlinse liegt in der größeren Verträglichkeit. Es gibt eine Reihe von Patienten, die harte Kontaktlinsen wegen ständiger Bindehautreizungen oder Hornhautepithelschädigungen nicht tragen können, die aber mit weichen Kontaktlinsen gut zurechtkommen und sie ohne Störung ganztägig tragen.

Da die weichen Kontaktlinsen erst seit wenigen Jahren auf dem Markt sind, kann heute noch kein endgültiges Urteil über die Auswirkungen bei jahrelangem Tragen gegeben werden. Daß weiche Kontaktlinsen häufig ausgewechselt und durch neue ersetzt werden müssen, ist zwar finanziell ungünstig, spricht aber nicht gegen eine gute Verträglichkeit über lange Jahre. Harte Kontaktlinsen werden von vielen Patienten jahrelang ohne Beschwerden benutzt, allerdings kann nach einigen Jahren nicht selten eine anfänglich leichte, später zunehmende Anästhesie der Hornhaut entstehen. Ob weiche Kontaktlinsen in gleicher Weise zur Anästhesie führen können und ob sie überhaupt über viele Jahre vertragen werden, muß erst die Zukunft lehren. Jedenfalls kann man schon heute sagen, daß die Einführung der weichen Kontaktlinsen den Anwendungsbereich der „unsichtbaren Brille" erheblich erweitert hat.

2.4 Anpassung von Kontaktlinsen

Die Anpassung von Kontaktlinsen ist eine Tätigkeit, die regelrecht erlernt werden muß und nicht ohne Anleitung durchgeführt werden kann. Es gibt eine große Zahl von Speziallehrbüchern. Im Bedarfsfall muß in diesen nachgelesen werden. An dieser Stelle eine ausführliche Anleitung über die Anpassung zu geben,

würde den Rahmen dieses Kapitels sprengen. Bekanntlich führen häufig Optiker, also medizinische Laien, die Anpassung durch. Es muß betont werden, daß die Komplikationen, die durch alle möglichen Faktoren hervorgerufen werden können, im Einzelfall sehr erheblich sein können. Deshalb gehört die Überwachung der Anpassung und die Kontrolle in jedem Fall in augenärztliche Hand.

3. Intraokulare Linsen

Die ideale Korrektur einer Aphakie wäre das Einsetzen einer künstlichen Linse genau an den Ort der natürlichen Linse. An dieser Stelle, nämlich direkt hinter dem Irisdiaphragma, ist aber eine Befestigung der künstlichen Linse nicht möglich. Die Linse würde in den Glaskörper abrutschen. Aber auch wenn das Linsenimplantat geringfügig vor dem Ort der natürlichen Linse liegt, nämlich direkt in der Ebene des Irisdiaphragmas oder etwas davor, ist dieser Ausgleich der Aphakie optisch besser als jeder andere. Denn in diesem Fall sind die optischen Bedingungen praktisch nicht anders als bei der natürlichen Linse. Rein optisch gesehen kommen solche intraokularen Linsen deshalb einer Restitutio ad integrum gleich, wenn man von dem Akkommodationsverlust absieht.

Jeder Augenarzt weiß, daß diesen außerordentlichen optischen Vorteilen aber der Nachteil gegenübersteht, daß die künstliche Linse auf unnatürliche Weise befestigt werden muß, da die natürliche Befestigungsart durch die Zonulafasern nicht ersetzt werden kann. Diese unnatürliche Befestigung, sei es durch Schlingen im Kammerwinkel, sei es durch Füßchen, sei es durch Einklemmung in der miotischen Pupille, kann nachteilige Folgen haben, die u. U. erst nach jahrelangem Tragen zur Wirkung kommen können. So haben die alten Vorderkammerlinsen, die mit im Kammerwinkel liegenden Schlingen befestigt waren, in vielen Fällen zu einem Glaukom geführt und mußten nach einigen Jahren zum größten Teil entfernt werden. Seit einigen Jahren ist die Korrektur mit intraokularen Linsen durch Einführung besserer Befestigungsarten wieder in Gang gekommen. Diese Entwicklung wurde durch die neuen Modelle und Methoden, die Binkhorst [5] anwandte, eingeleitet. Mittlerweile haben viele andere Forscher an der Verbesserung der intraokularen Linsen weitergearbeitet. Der große Vorteil der Neuentwicklungen liegt darin, daß das Befestigungsmaterial nicht mehr bis in den Kammerwinkel reicht, sondern daß die Linse ausschließlich an der Iris befestigt wird. Bei den meisten Befestigungsmethoden muß sich die Pupille allerdings in Miosis befinden.

Die Zukunft wird zeigen, ob die großen Erwartungen, die viele Operateure an die intraokularen Linsen stellen, auf die Dauer erfüllt werden können. Sie wird auch lehren, ob das intraokular liegende Kunststoffimplantat tatsächlich über lange Zeiträume ohne jede Gewebereaktion angenommen wird.

4. Operative Verfahren zur Änderung des Brechungszustandes

Der Ausgleich eines Refraktionsfehlers kann nicht nur durch die Benutzung einer zusätzlichen Linse in Form einer Brille, Haftschale oder Kontaktlinse erfolgen, die das Zuviel oder Zuwenig an Hornhautbrechkraft kompensiert, sondern auch ohne eine zusätzliche Linse durch operative Änderung des Krümmungsradius der Hornhaut. Bei sphärischen Brechungsfehlern muß der Krümmungsradius radialsymmetrisch verringert (bei Hyperopie) oder vergrößert (bei Myopie) werden. Bei regulärem Astigmatismus muß eine solche Änderung bilateral symmetrisch erfolgen.

Änderungen dieser Art können durch operative Beeinflussungen der Wölbung von Hornhautrückfläche oder Hornhautvorderfläche oder auch durch Änderung der Hornhautdicke im zentralen Hornhautbereich bei gleichbleibender Dicke im peripheren Hornhautanteil erfolgen. Die Änderung der Wölbung der Hornhautrückfläche mit Hilfe von Einritzungen in die Descemet-Membran wurde erstmalig in Japan entwickelt, später aber kaum angewandt. − Jetzt steht mehr die operative Änderung der Hornhautdicke im Vordergrund.

Die Entwicklung dieser äußerst komplizierten und nur mit hohem technischen Aufwand möglichen Operationen liegt in der Hand weniger Forscher, die in den letzten Jahren gute Erfolge buchen können. Besonderes Verdienst hat sich auf diesem Gebiet Barraquer [4] erworben, der die Korrektur in Form der Keratomileusis bei Myopie und der Keratophakie bei Hyperopie durchführt.

Diese operativen Korrekturen können natürlich nie für das Gros der Refraktionsfehler eingesetzt werden, sind aber in Sonderfällen sicher äußerst wertvoll. Auch diese Operationen stellen aber in den meisten Fällen keine Restitutio ad integrum dar, wenn nämlich die Ursache des Refraktionsfehlers in einer anomalen Achsenlänge des Augapfels liegt. So können z. B. die Dehnungsveränderungen am Fundus bei Achsenmyopie bisher in keiner Weise beeinflußt werden.

Als letzte operative Methode sei noch die Linsenentfernung zum Ausgleich einer hohen Myopie genannt. Diese Operation, die früher gelegentlich eine Amotio retinae als unerwünschtes Nebenergebnis zur Folge hatte, kann unter modernen mikrochirurgischen Bedingungen etwas risikoloser durchgeführt werden, so daß sie eine echte therapeutische Alternative zu den konservativen Methoden bei hoher Myopie darstellt.

5. Prophylaxe von Refraktionsfehlern

In der augenärztlichen Literatur sind viele und sehr unterschiedliche Methoden vorgeschlagen worden, die das Auftreten eines Refraktionsfehlers oder zumindest sein Fortschreiten verhindern sollen. Bis heute sind durch solche Maßnahmen aber noch keine statistisch einwandfrei erwiesenen Wirkungen bekannt geworden. Die Prophylaxe spielt also im Verhältnis zu den besprochenen korrigierenden Maßnahmen vorläufig nur eine ganz untergeordnete Rolle. Die prophylaktischen Methoden sollen deshalb im folgenden nur kurz aufgezählt werden. Sie beziehen sich sämtlich auf die Vermeidung oder Zunahme der *Myopie*, während solche Methoden bei der Hyperopie nicht beschrieben wurden. Dies ist verständlich, da die Hyperopie im allgemeinen von Geburt an da ist, während die Myopie meist erst im Schulalter auftritt. Auch gegen die Entstehung des Astigmatismus werden keine Methoden beschrieben.

Folgende Maßnahmen sollen einen hemmenden Einfluß auf die Entwicklung oder das Fortschreiten der Myopie haben:

Vermeidung von Naharbeit
Kontaktlinsen
Haftschalen
Pilocarpintropfen
Atropintropfen
durchblutungsfördernde Medikamente.

Daß Naharbeit mit der damit verbundenen Kopfneigung und Akkommodationsanstrengung sich ungünstig auf eine Myopie auswirken kann, wird vor allem aus der Tatsache geschlossen, daß man bei jugendlichen Oberschülern mehr Myopien findet als bei gleichaltrigen Jugendlichen, die nicht die Oberschule besuchen. Hierbei handelt es sich aber um eine rein empirische Feststellung, die nicht *zwingend* den kausalen Zusammenhang zwischen der Entwicklung der Myopie und der Naharbeit beweist.

Pilocarpin- und Atropintropfen bewirken beide eine Ausschaltung der Akkommodation. Die Benutzung solcher Medikamente zur Vermeidung einer Myopiezunahme geht also von der Vorstellung aus, daß der Akkommodationswechsel sich fördernd auf die Myopie auswirkt. Zunächst müßte aber diese Annahme durch statistisch einwandfreie Untersuchungen bestätigt werden. Selbst wenn sich eine solche Therapie auf die Entwicklung der Myopie hemmend auswirken könnte, wäre die Indikation dazu nicht eindeutig, da beide Medikamente bei jahrelanger Anwendung auch ungünstige Folgen für das Auge haben.

Die Wirkung der von der pharmazeutischen Industrie in letzter Zeit sehr empfohlenen durchblutungsfördernden und degenerationshemmenden Medikamente auf das Fortschreiten der Myopie entbehrt bisher noch einer überzeugenden wissenschaftlichen Grundlage. Es soll aber nicht abgestritten werden, daß Medikamente in diesem Zusammenhang grundsätzlich wirksam sein können.[14].

Literatur

1. Aulhorn, E.: Phasendifferenzhaploskopie. Klin. Mbl. Augenheilk. **148**, 540 (1966)
2. Aulhorn, E.: Ärztliche Hilfen für das sehbehinderte Kind. Ber. dtsch. ophtal. Ges. **69**. Zus. Heidegberg 1968, S. 311. München: Bergmann, 1969
3. Aulhorn, E., Körner, D., Lüddeke, H.: Der Einfluß von Sonnenschutz- und Filtergläsern auf Dämmerungssehschärfe und Blendungsempfindlichkeit. Ber. dtsch. ophtal. Ges. **72**. Zus. Heidelberg 1972, S. 269. München: Bergmann 1974
4. Barraquer, Y.J.: Refractive Keratoplasty I (Compilation of reprints). Bogota: Instituto Barraquer de America 1970
5. Binkhorst, C.D.: Aktive und rationale Behandlung des Altersstars mit der „Iseikonischen" Pupillarlinse (Iris-Cliplinse). Ber. dtsch. ophtal. Ges. 64 Zus. Heidelberg 1961, S. 486. München: Bergmann 1962
6. Comberg, W.: Der Ringdefekt im Gesichtsfeld der Brillenträger. Klin. Mbl. Augenheilk. **107**, 585 (1941)
7. DIN 4646: Sichtscheiben für Augenschutzgeräte.
8. Din 4647: Verwendung von Sichtscheiben für Augenschutzgeräte.
9. DIN 58216: Brillen für Fahrzeuglenker. (Alleinverkauf der Normblätter durch Beuth-Vertrieb GmbH, Berlin 30 und Köln)
10. Ehrich, W., Kolbegger, K: Einfluß von Kontaktlinsen-Benetzungsflüssigkeiten auf die Hornhautregeneration. Ber. dtsch. ophtal. Ges. **71**. Zus. Heidelberg 1971, S. 225. München: Bergmann 1972
11. Gernet, H.: Ultraschallbiometrie des Auges. Klin. Mbl. Augenheilkunde **151**, 853 (1967)
12. Hager, G.: Das Blickfeld, Gesichtsfeld und Umblickfeld von Brillenträgern sowie von Patienten mit kornealen Haftschalen und Patienten mit intraokularer Korrektur. Klin. Mbl. Augenheilkunde **139**, 317 (1961)
13. Hofstetter, H.W.: The relationship of proximal convergence to fusional and accommodative convergence. Amer. J. Optom. **28**, 300 (1951)
14. Stuart-Black Kelly, T., Chatfield, C., Tustin, G.: Clinical assessment of the arrest of myopia. Brit. J. Ophtal. **59**, 529 (1975)
• Lehrbücher und einschlägige Monographien vgl. Lit. zu Kap. 6.

Kapitel 2

Asthenopien

E. Aulhorn

Asthenopische Beschwerden entstehen nach Duke-Elder durch das Bewußtwerden von normalerweise unbewußten Anpassungsvorgängen, die das Sehorgan vornimmt, um das Sehvermögen zu verbessern. Diese Definition setzt voraus, daß das Sehorgan bei den betroffenen Patienten durch Fehler im optischen oder muskulären System der Augen oder durch inadäquate oder überhöhte Anforderungen seinen Aufgaben nicht gewachsen ist. Die Therapie muß deshalb — ebenfalls nach Duke-Elder u. a. — auch darin bestehen, die beruflichen Anforderungen an die Sehfunktion so zu verändern, daß das Sehorgan seinen Aufgaben wieder gewachsen ist.

Entsteht die Asthenopie nicht allein durch inadäquate Anforderungen, sondern durch Fehler im optischen oder muskulären Apparat des Auges, so muß die Therapie darin bestehen, diese Fehler durch optische Hilfsmittel (Korrekturgläser oder Prismengläser) oder durch Muskeloperationen zu kompensieren. Die Schwierigkeit ist nur, daß die Symptome der Asthenopie (Kopfschmerzen, Augenbrennen, Müdigkeitsgefühl in den Augen usw.) meist so uncharakteristisch sind, daß sie nicht erkennen lassen, welche Fehler des Sehorgans diese Beschwerden hervorgerufen haben. In jedem Fall von asthenopischen Beschwerden ist also eine gründliche Suche nach der individuellen Ursache erforderlich, und erst dann kann eine sinnvolle Therapie betrieben werden.

Daß der im Sehorgan oder seinen Adnexen liegende Fehler oft sehr gering sein kann und die daraus resultierenden Beschwerden im Verhältnis dazu unangemessen stark, weiß jeder Augenarzt aus der Erfahrung mit einzelnen — oft recht schwierigen — Patienten. Er weiß auch, daß die psychische Konstitution, die gegenwärtige Lebenssituation, die vegetative Ausgangslage und der gesamte Gesundheitszustand des Patienten für das Bewußtwerden und das Ausmaß der Beschwerden mitverantwortlich sind. — Dennoch sollte er sich immer darüber klar sein, daß die eigentliche Ursache und die Auslösung der Beschwerden in einem Fehler des Sehorgans zu suchen sind, den er finden muß.

Die möglichen Ursachen einer Asthenopie sind:
1. Unkorrigierte oder nicht ausreichend korrigierte manifeste Ametropie (vor allem auch Astigmatismus!)
2. Latente Hyperopie (eine der häufigsten Ursachen der asthenopischen Beschwerden!)
3. Anisometropie (ungleicher Akkommodationsimpuls beider Augen)
4. Aniseikonie (oft als Folge von Anisometropien)
5. Heterophorie
6. Konvergenzinsuffizienz.

Therapie

Ist die Ursache erkannt, so kann eine ursächliche Therapie erfolgen. Einzelheiten über Diagnose und Therapie der verschiedenen Störungen sind in Kap. 1 (Refraktionsstörungen) oder in Kap. 7 (Motilitätsstörungen) nachzulesen.

Ob die auf dem Arzneimittelmarkt angebotenen Pharmaka zur Beseitigung der Asthenopie über eine suggestive Beeinflussung des Patienten hinaus eine kausale Wirkung haben, muß bezweifelt werden.

Literatur

• Lehrbücher und einschlägige Monographien vgl. Lit. zu Kap. 6

Kapitel 3

Störungen des Farbensehens

E. Aulhorn

1. Angeborene Störungen des Rot-Grün-Sinnes

Die x-chromosomal vererbten, angeborenen Störungen des Rot-Grün-Sinnes stellen die häufigsten Störungen des Farbensinnes dar. Es müssen die anomalen Trichromasien (Protanomalie oder Rotschwäche und Deuteranomalie oder Grünschwäche) und die Dichromasien (Protanopie oder Rotblindheit und Deuteranopie oder Grünblindheit) unterschieden werden. In Europa haben etwa 8% aller männlichen und ca. 0,4% aller weiblichen Personen eine der vier genannten Farbsinnstörungen. Sie beruhen auf einer Fehlanlage des normalerweise trichromatischen sensorischen Anteils der Netzhaut und sind deshalb einer kausalen Therapie nicht zugänglich. Da diese Störungen des Farbensinnes aber im täglichen Leben in den meisten Berufen keine Leistungsminderung bewirken und die Träger der Farbsinnstörung meist völlig an ihre Störung gewöhnt sind und sie bis zu einem gewissen Grad durch die Bewertung von Helligkeitsunterschieden auszugleichen vermögen, ist das Auftreten der Störung für den Träger nicht gravierend. Wichtig ist das Wissen über eine eigene Farbsinnstörung nur für die Berufswahl. Bestimmte Berufe, bei denen es auf das Farbunterscheidungsvermögen ankommt, sollten von solchen Personen unbedingt vermieden werden. Beispielhaft sollen hier nur einige Berufe genannt werden: Polizeidienst, Färber, Textilfachmann und Elektriker. Bei Lastkraftwagen-, Omnibus- oder Taxifahrern darf keine Rotsinnstörung in Form einer Protanopie oder einer Protanomalie mit einem Anomalquotienten unter 0,5 vorliegen.

Therapie
Obwohl eine Besserung der Farbsinnstörung nicht möglich ist, kann der Farbsinngestörte sich bei der Beurteilung von Farben dadurch helfen, daß er mit Hilfe von Farbfiltern per exclusionem feststellt, bei Benutzung welchen Farbfilters ihm die zu beurteilende Farbe am hellsten erscheint. Diese Methode hat nur geringe praktische Bedeutung, weil sie viel zu umständlich ist und weil der Farbsinngestörte immer die Farbfilter mit sich herumtragen müßte, wenn er Farben richtig benennen will. Dennoch sind einige Fälle bekannt, in denen Farbsinngestörte diese Methode angewandt haben, wenn die Farbenerkennung besonders wichtig ist. So ist mir z. B. ein Färber bekannt, der seine Farbsinnstörung vor dem Arbeitgeber verheimlichte, um seine Stellung nicht zu verlieren. Dieser Färber kann die Farben durch differenzierte Bewertung der Helligkeitsunterschiede im allgemeinen sehr gut unterscheiden! In Zweifelsfällen benutzt er die Farbfiltermethode und erreicht damit − nach seinen Angaben − stets die richtige Farbenerkennung.

2. Störungen des Blau-Gelb-Sinnes

Blau-Gelb-Störungen sind außerordentlich selten. Während Rot-Grün-Störungen bei ganz gesunden Augen auftreten, sind Blau-Gelb-Störungen im allgemeinen mit einer hereditären Optikusatrophie verbunden. In den letzten Jahrzehnten ist besonders die dominant erbliche Optikusatrophie beschrieben worden, bei der zusätzlich fast immer eine Dichromasie, meistens in Form einer Tritanopie (Blaublindheit) vorliegt. Die Erkrankung wird dominant vererbt, wird aber meist erst im Schulalter manifest.

Therapie
Eine Therapie ist in diesen Fällen bislang nicht bekannt. Da die Patienten meistens eine ziemlich ausgeprägte Sehschärfenherabsetzung (bis auf 0,1, in Ausnahmefällen noch niedri-

ger) haben, steht bei ihnen dieser Sehfehler mehr im Vordergrund als die Farbsinnstörung, die ihnen oft nicht bekannt ist.

3. Angeborene totale Farbenblindheit

Auch die Monochromasie (Achromatopsie, totale Farbenblindheit) ist im allgemeinen mit einer schweren Sehstörung verbunden. Man nimmt an, daß es sich bei dieser Erkrankung um eine Zapfenaplasie oder um ein völliges Fehlen der Zapfenfunktion handelt. Außer der totalen Farbenblindheit liegt bei den Patienten deshalb eine Unfähigkeit zu fixieren und eine Überempfindlichkeit gegen helles Tageslicht vor. Die Sehschärfe ist meist auf 0,1 oder weniger herabgesetzt. Auch bei dieser autosomal rezessiv vererbten, angeboren vorhandenen Fehlbildung der Netzhaut gibt es keine Therapie der Farbsinnstörung. Über die Beseitigung der hierbei oft sehr starken Blendungsempfindlichkeit ist in Kap. 5 nachzulesen.

Vereinzelt werden Fälle beschrieben, bei denen nicht die gesamte Zapfenfunktion ausfällt, sondern nur das Farbunterscheidungsvermögen. Diese Patienten können dann noch eine annähernd normale Sehschärfe haben, und die Blendungsempfindlichkeit kann fehlen.

Therapie
In diesen Fällen steht natürlich die totale Farbenblindheit ganz im Vordergrund und die Patienten fühlen sich dadurch in ihrer Sehfunktion gestört. Eine Therapie dieser Fehlbildung ist aber genauso wenig möglich wie bei der Zapfenaplasie, allenfalls kommt die Benutzung von Farbfiltern in Frage, wenn es für die Patienten in bestimmten Situationen unumgänglich ist, Farben zu unterscheiden.

4. Erworbene Störungen des Farbensinnes

Als Ursachen von erworbenen Farbsinnstörungen kommen die Gelb- oder Braunfärbung der Linse bei beginnender oder weit fortge-schrittener Katarakt, Makulopathien und erworbene Optikuserkrankungen in Frage.

4.1 Cataracta brunescens

Ist eine Cataracta brunescens noch so wenig ausgeprägt, daß die Sehschärfe bei Tageslicht nicht stark beeinträchtigt ist, so kann die Gelbfärbung der Linse doch bereits zu einer Störung der Blauwahrnehmung führen. Von den meisten Menschen wird aber das Fehlen der Blauwahrnehmung wegen der langsamen Entwicklung der Störung nicht bewußt empfunden. Anders ist es bei Patienten, die beruflich auf gutes Farbunterscheidungsvermögen angewiesen sind, wie z.B. Malern oder Textilfachleuten.

Therapie
Bei ihnen muß man evtl. schon früher als sonst üblich die Kataraktextraktion vornehmen, um ihnen wieder zu guter Blauwahrnehmung zu verhelfen.

4.2 Makulopathien

Grützner [1] hat 1961 beschrieben, daß bei hereditären Makuladegenerationen sehr häufig Protostörungen zu finden sind. Da bei dieser Erkrankung aber fast immer absolute makulare Skotome zu finden sind und die Patienten deshalb bei Beidseitigkeit der Erkrankung am Rande des Skotoms, also exzentrisch, mit noch mehr oder weniger intakten Netzhautbereichen fixieren, ist die Farbsinnstörung wohl weniger als Charakteristikum der erkrankten Makula, sondern mehr als Charakteristikum der exzentrischen Netzhautstelle zu werten. — Bei anderen Makulopathien, die eine sehr starke Herabsetzung der Lichtunterschiedsempfindlichkeit im Zentrum oder auch eine exzentrische Fixation aufweisen, werden entweder ebenfalls Farbsinnveränderungen im Sinne einer Protostörung oder nur sehr uncharakteristische Farbsinnstörungen angegeben.

Therapie
Eine Besserung der Farbsinnstörung ist natürlich nur durch Behandlung der verursachenden Makulopathie denkbar. Bislang sind unsere therapeutischen Möglichkeiten hierbei allerdings sehr begrenzt.

4.3 Optikuserkrankungen

Bei Optikuserkrankungen, wie z. B. der retrobulbären Neuritis, der Leber-Optikusatrophie
und auch der Tabak-Alkohol-Amblyopie,
kommt es zu Farbsinnveränderungen im Sinne
einer Deuterostörung. Nur bei der dominant
erblichen juvenilen Optikusatrophie werden
häufig Tritostörungen — gelegentlich aber
auch Proto- oder Deuterostörungen — beobachtet.
Auch die Optikusschäden bei Intoxikationen,
z. B. durch Methylalkohol oder Thallium,
zeigen nach Grützner [2] atypische Störungen
der Grünempfindung. Bei Myambutolschäden
soll die Farbsinnstörung sogar das erste Zeichen der Optikusbeeinträchtigung sein können. Nach unserer Meinung könnte dies aber
nur durch sehr sorgfältige vergleichende Ver-
laufsbeobachtungen von Gesichtsfeld und
Farbsinnstörung bewiesen werden.
Die Digitalisüberdosierung führt zu einer atypischen Tritostörung, wobei aber auffällig ist,
daß hier eine subjektiv sehr deutlich empfun-
dene Gelbfärbung im Gesichtsfeld auftritt, die
sonst bei Blaustörungen nicht beobachtet wird.
Ob man aus der Tatsache, daß hier nicht eine
Deutero-, sondern eine Tritostörung vorliegt,
schließen darf, daß der Sitz der Schädigung
nicht im Fasciculus opticus, sondern in der Retina liegt, erscheint mir fraglich.

Therapie
Für die Therapie ist wichtig, daß die Farbsinnstörung zusammen mit der Lichtsinnstörung
bei allen genannten Intoxikationen sich zurückbilden kann, wenn das verursachende Toxin im Anfangsstadium der Schädigung abge-
setzt wird. Dies gilt sowohl für die Tabak-Alkohol-Amblyopie als auch für die Intoxikation
durch Pharmaka. Je früher der Entzug einsetzt, desto größer ist die Wahrscheinlichkeit
der Restitution. Ist es nach monate- oder
jahrelanger Einwirkung des Toxins erst zu einer partiellen Optikusatrophie gekommen, so
nützt auch das Absetzen des schädigenden
Stoffes nichts mehr.

Literatur

1. Grützner, P.: Typische erworbene Farbsinnstörungen bei heredodegenerativen Makulaleiden.
   Albrecht v. Graefes Arch. **163**, 99 (1961)
2. Grützner, P.: Acquired Color Vision Defects Se-
   condary to Retinal Drug Toxicity. In 3rd Con-
   gr. Europ. Soc. Ophthal. Amsterdam 1968, S. 592
   Basel — New York: Karger 1969
- Lehrbücher und einschlägige Monographien vgl.
  Lit. zu Kap. 6.

Kapitel 4

Störungen des Nacht- und Dämmerungssehens

E. Aulhorn

Eine krankhafte Herabsetzung des Sehvermögens in skotopischen und mesopischen Leuchtdichtebereich ist ein Symptom, das bei sehr unterschiedlichen Augenkrankheiten auftreten kann. Im folgenden werden die möglichen Ursachen einzeln besprochen.

1. Erbliche Nachtblindheit (Hemeralopie)

Bei der erblichen Nachtblindheit handelt es sich um ein äußerst seltenes Krankheitsbild, das sowohl dominant als auch autosomal rezessiv oder sogar geschlechtsgebunden vererbt werden kann. Der Erkrankung liegt ein teilweiser oder völliger Ausfall der Stäbchenfunktion zugrunde. Die Anomalie besteht von Geburt an und ändert sich im Laufe des Lebens nicht. Im Bereich der skotopischen Adaptationsleuchtdichten sind die betroffenen Patienten ohne jede Orientierungsmöglichkeit, während sie in fotopischen oder mesopischen Leuchtdichtebereichen völlig normale Sehfunktion besitzen.

Therapie
Eine Therapie ist bei dieser Erkrankung nicht bekannt.

2. Nachtblindheit bei Vitamin A-Mangel

Diese erworbene Form der Nachtblindheit gleicht in ihrem Erscheinungsbild dem der echten vererbten Hemeralopie, ist aber durch Zufuhr von Vitamin A heilbar. Bei rechtzeitiger und ausreichender Substitution mit Vitamin A erfolgt eine vollständige Restitutio ad integrum. In Europa ist diese Erkrankung aufgrund der Vitamin A-reichen Ernährung äußerst selten geworden. Sie kommt jetzt praktisch nur noch bei krankhaften Fettresorptionsstörungen vor oder wird bei der A-β-Lipoproteinämie (Bassen-Kornzweig) beobachtet.

Therapie
Bei der letztgenannten Erkrankung, die wahrscheinlich autosomal rezessiv vererbt wird, kann eine frühzeitige Vitamin A-Substitution das Entstehen einer Nachtblindheit und einer Pigmentdegeneration der Netzhaut verhindern.

3. Nachtblindheit bei Retinopathia pigmentosa

Ob es sich bei der Retinopathia pigmentosa anfänglich um eine isolierte Störung der Stäbchen handelt oder um eine Degeneration aller Rezeptoren, aber primär in denjenigen Netzhautanteilen, die im wesentlichen die Stäbchen enthalten, steht bis heute nicht fest. Mir scheint das letztere wahrscheinlicher zu sein, denn eine sehr genaue Perimetrie bei verschiedenen Umfeldern zeigt in den parazentralen Bereichen und in der mittleren Peripherie der Netzhaut meistens eine absolute oder relative Störung des Lichtsinnes in allen Adaptationslagen. – Die Retinopathia pigmentosa tritt in verschiedenen Arten und in verschiedenen Erbgängen auf.

Therapie
Eine sichere Therapie ist bis heute noch nicht bekannt. Wegen der bei dieser Erkrankung meist sehr engen Nethhautgefäße wird häufig der Versuch einer Therapie mit gefäßerweiternden Mitteln durchgeführt, aber bisher wohl ohne jeden sicheren Erfolg. Da die Engstellung der Gefäße mit großer Wahrscheinlichkeit eine sekundäre Folge der Netzhautdegenera-

tion ist, erscheinen auch weitere therapeutische Versuche in dieser Richtung wenig aussichtsreich.

In jüngster Zeit wird als Therapie empfohlen, Menschen, die an dieser Erkrankung leiden, vor kurzwelligem sichtbaren Licht zu schützen. Zu diesem Zweck werden Dunkelrotfilter angegeben, die die Patienten ständig tragen sollen [1]. Auch bei dieser Therapie konnte aber bis heute ein Erfolg nicht eindeutig gesichert werden. Ein solcher wird nur durch sehr große, über Jahrzehnte gehende statistische Erhebungen zu beweisen sein, da das Fortschreiten der Erkrankung auch ohne jede Therapie außerordentlich unterschiedlich ist. Die Erkrankung kann in einem bestimmten Stadium jahrelang stagnieren und dann plötzlich schnell zu einer weiteren Gesichtsfeldeinengung führen. Andere Fälle zeigen nur eine sehr langsame kontinuierliche Gesichtsfeldeinengung, wieder andere führen in wenigen Jahren bis zur völligen Erblindung. Unter diesen Umständen sind die Erfolgsmeldungen aus Amerika sehr mit Zurückhaltung aufzunehmen.

4. Nachtblindheit durch großflächige periphere Gesichtsfeldausfälle anderer Art

Großflächige periphere Gesichtsfeldausfälle kommen bei sehr vielen verschiedenen Erkrankungen vor, z. B. beim Glaukom, bei der hochgradigen Myopie, bei der Chorioiditis disseminata usw. Alle diese Erkrankungen können funktionell das gleiche Bild ergeben wie die Retinopathia pigmentosa. Im Gegensatz zu dieser Erkrankung ist es bei den eben genannten Ursachen aber sicher, daß primär nicht eine isolierte Stäbchenerkrankung vorliegt, sondern hier wird die Hemeralopie durch die Funktionsminderung derjenigen Netzhautbereiche bewirkt, die im wesentlichen für die Orientierung bei Nacht verantwortlich sind, da sie den größten Stäbchenreichtum haben.

Therapie
Eine Therapie der Nachtblindheit ist nur durch Behandlung der zugrundeliegenden Erkrankung möglich. Vitamin A-Gaben sind in diesem Falle ohne jeden therapeutischen Wert.

5. Nachtblindheit durch Trübung der brechenden Medien

Daß eine Trübung der brechenden Medien, vor allem die Cataracta senilis incipiens, zu erheblichen Störungen des Nachtsehens führen kann, ist allen Augenärzten bekannt. Es wird jedoch meist nicht bedacht, daß bei leichter Trübung der Linse bereits eine Funktionsminderung im Bereich des mesopischen und skotopischen Sehens nachweisbar sein kann, während dies im fotopischen Leuchtdichtebereich noch nicht der Fall ist. Nur so ist es zu verstehen, daß viele ältere Patienten mit Cataracta incipiens oder auch nur einer leichten Verdichtung der hinteren Schale bereits über Störungen in der Dämmerung und im Dunkeln klagen, während der Augenarzt bei ihnen mit seinen üblichen Funktionsproben von Sehschärfe und Gesichtsfeld noch völlig normale Verhältnisse antrifft. Auch die Adaptationsfähigkeit dieser Menschen, geprüft mit einem der üblichen Adaptometer, wird in diesen Fällen ein normales Ergebnis zeigen. Die Störung läßt sich nur nachweisen, wenn man untersucht, welche Leuchtdichteunterschiede die Sehzeichen gegen ihren Hintergrund haben müssen, um im mesopischen Adaptationsbereich wahrgenommen werden zu können. Bei solchen Untersuchungen (z. B. mit dem Mesoptometer oder dem Nyktomaten) findet man dann, daß sehr viel höhere Leuchtdichteunterschiede notwendig sind, um eine bestimmte Sehschärfe zu erreichen, als bei altersgleichen augengesunden Versuchspersonen. [2].

Therapie
Diese für die Patienten oft sehr störende Herabsetzung der Sehfunktion in der Dämmerung und im Dunkeln kann nur durch eine Kataraktextraktion beseitigt werden, die man aber erst durchführen wird, wenn auch im fotopischen Sehen eine Funktionsstörung einsetzt. Vitamin-A-Gaben sind in diesem Fall natürlich ohne Effekt. Es hilft den Patienten aber oft schon sehr, wenn man ihre Beschwerden durch eine entsprechende Untersuchung bestätigt und ihnen das Krankheitsbild erklärt. Patienten, die mit dem Mesoptometer oder dem Nyktomaten eine deutlich herabgesetzte Funktion im Bereich des mesopischen Sehens zeigen, müssen vom Führen eines Kraftfahrzeuges bei Nacht ausgeschlossen werden.

6. Nachtblindheit durch fehlende Mydriasis im Dunkeln

Bei Patienten dieser Gruppe handelt es sich meistens um Glaukompatienten, die mit Miotika behandelt werden. Dieser Gruppe sind aber auch alle jene Patienten hinzuzurechnen, die durch hintere oder vordere Synechien eine unveränderliche, nur sehr kleine optische Lücke haben. Allen diese Patienten ist gemeinsam, daß die Pupillenfläche, die für den Lichteinfall in das Auge zur Verfügung steht, beim Wechsel vom Tageslicht zur Dunkelheit nicht größer wird. Wenn die Pupille, die bei normalen Patienten bei Nacht einen Durchmesser von 7 mm hat, bei diesen Patienten nur einen Durchmesser von 2 mm hat, so ist der Lichteinfall unter Berücksichtigung der gesamten Pupillenfläche bei den normalen Personen 12mal größer als bei Patienten mit der 2-mm-Pupille. Die Verringerung des Lichteinfalles ergibt für diese Patienten eine deutliche Herabsetzung des Sehvermögens im skotopischen und mesopischen Bereich.

Therapie

Die Therapie dieser relativen „Nachtblindheit" kann nur in einer medikamentösen oder operativen Behandlung der Grunderkrankung bestehen. Solange aber die Pupillenerweiterung bei Nacht nicht möglich ist, sollten die Patienten vom Führen von Kraftfahrzeugen bei Nacht ausgeschlossen werden.

Literatur

1. Adrian, W., Schmidt, J.: Photische Schädigung der Retina bei primärer Pigmentdegeneration und mögliche Abhilfen. Klin. Mbl. Augenheilk. **164**, 744 (1974)
2. Aulhorn, E., Harms, H.: Über die Untersuchung der Nachtfahreignung von Kraftfahrern mit dem Mesoptometer. Klin. Mbl. Augenheilk. **157**, 843 (1970)

Kapitel 5

Blendung und Lichtscheu (Nyktalopie)

E. Aulhorn

Das Symptom der Lichtscheu und der krankhaft erhöhten Blendungsempfindlichkeit kommt bei sehr unterschiedlichen Augenerkrankungen vor, deren Manifestation — genau wie bei den Störungen des Nachtsehens — sowohl in den vorderen wie in den hinteren Augenabschnitten liegen kann.

Als *Ursache* der Lichtscheu kommen in Frage:

1. totale Farbenblindheit (Monochromasie oder Achromatopsie)
2. Albinismus oculi
3. großflächige entbündliche oder degenerative Netzhauterkrankungen
4. Trübungen der brechenden Medien
5. fehlende Miosis im Hellen.

Während bei der totalen Farbenblindheit das Fehlen der Zapfenfunktion die Ursache der Störung ist, beim Albinismus oculi dagegen das vollständige Fehlen des lichtschützenden Pigmentes, ist das Erscheinungsbild dieser beiden angeborenen Anomalien in bezug auf die Lichtscheu ähnlich. Bei beiden Krankheiten meiden die Patienten den Blick in helles Licht und haben die Lider meist gesenkt, so daß die Pupillen weitgehend verdeckt werden. Auch das Symptom des Nystagmus ist beiden Krankheiten gemein.

Ganz anders sind die subjektiven Blendungserscheinungen, die die Patienten mit großflächigen entzündlichen oder degenerativen Netzhauterkrankungen haben können. Hier kommen ursächlich vor allen Dingen tapetoretinale Degenerationen, die Chorioideremie, die Retinopathia diabetica und auch eine weit fortgeschrittene Chorioiditis disseminata in Frage. Nach meinen Beobachtungen scheint es so zu sein, daß die Blendungserscheinungen immer in den Stadien der Krankheit auftreten, in denen in den betroffenen Netzhautbereichen noch geringe Funktionsreste vorhanden sind. Ist es zu einer vollständigen Netzhautatrophie gekommen, so verschwinden diese Erscheinungen. Sie können aber mehrere Jahre anhalten und zu quälenden, bei Helligkeit ständig vorhandenen Blendungserscheinungen führen. Trübungen der brechenden Medien, besonders wenn sie lokal begrenzt nur im Linsenkern oder nur als Radspeichenstar oder als Cataracta cuneiformis auftreten, führen ebenfalls nur so lange zu Blendungserscheinungen, wie noch ein relativ großer Lichteinfall durch die brechenden Medien gewährleistet wird. Ist die Linse oder der Glaskörper erst völlig getrübt, so verschwinden auch hier die Blendungserscheinungen. Das Symptom wird durch die irreguläre Lichtzerstreuung hervorgerufen, die das Netzhautbild kontrastarm und unscharf erscheinen läßt.

Die fehlende Miosis im Hellen kann bei bestimmten Formen der vorderen oder hinteren Synechie, bei der Aniridie oder auch bei der weit fortgeschrittenen Pupillotonie eine Rolle spielen.

Therapie

Eine kausale Therapie der Lichtscheu ist nur bei den beiden letztgenannten Ursachen möglich: Bei der Trübung der brechenden Medien durch eine Kataraktextraktion und bei einer fehlenden Miosis im Hellen durch eine medikamentöse oder operative Wiederherstellung der Fähigkeit zur Pupillenverengerung. Bei der totalen Farbenblindheit, dem Abinismus fundi oder bei den großflächigen degenerativen oder entzündlichen Netzhauterkrankungen ist eine ursächliche Therapie unmöglich.

Dagegen gibt es aber bei allen genannten Erkrankungen eine sehr einfache und dennoch *wirksame symptomatische Therapie* in Form von lichtabschwächenden Brillengläsern. Einzelheiten darüber müssen in Kap. 1.1 (S. 5–7) nachgelesen werden. In bestimmten Fällen ist es auch sinnvoll, Haftschalen mit Lichtschutz und künstlicher Pupille zu tragen.

Literatur

- Lehrbücher und einschlägige Monographien vgl. Lit. zu Kap. 6.

Kapitel 6

Entoptische Erscheinungen, Fotopsien und „Augenflimmern"

E. Aulhorn

In diesem Kapitel sollen alle diejenigen optischen Wahrnehmungen zusammengefaßt werden, die nicht durch optische Reize im Außenraum, sondern durch Reize im Auge oder in der Sehbahn hervorgerufen sind. Dabei kann es sich um adäquate Reize (z. B. Leuchtdichteunterschiede auf der Retina durch Schatten- wurf bei Glaskörpertrübungen) oder auch um inadäquate Reize (z. B. mechanischer Zug an der Netzhaut) handeln. In jedem Fall haben die Patienten den Eindruck, daß sich die Ursache der optischen Wahrnehmung außerhalb des Sehorgans, also im Außenraum befindet. Aus Tabelle 1 sind die Art der verschiedenen

Tabelle 1. Optische Wahrnehmungen, die nicht durch Reize im Außenraum entstehen

No.	Art der optischen Wahrnehmung	Ursache	kommt vor bei
1.	farbige Ringe um helle Lichtquellen	Hornhautepithelödem, Linsenfaserverdichtung	Hornhauterkrankungen, akuter Augeninnendrucksteigerung und bestimmten Formen der Linsentrübungen
2.	Mouches volantes, Fäden, Fadenknäuel, Rußflocken, Wolkenbildung (alle Erscheinungen im Gesichtsfeld beweglich)	Umschriebene Glaskörpertrübungen	altersbedingter Glaskörperverflüssigung und Glaskörperdestruktion nach Entzündungen oder Blutungen
3.	Helle oder bunte Blitze, „Sternenhimmel"	Mechanischer Druck auf die Retina	Schlag oder Druck aufs Auge (z. B. auch während der Dynamographie)
4.	Sehr heller Blitz oder Zackenlinien immer am gleichen Gesichtsfeldort, wiederholt auftretend	Mechanischer Zug bzw. Stoß der Retina	Abhebung der hinteren Glaskörpergrenzmembran, Zug von Glaskörperadhärenzen oder Gegenschlagen des abgelösten Glaskörpers gegen die Netzhaut bei Augenbewegungen
5.	Fallende oder steigende Rußflokken, „Rußregen", manchmal auch rötlich getönte Schlieren	Präretinale Blutung	allen Blutungen aus retinalen Gefäßen, die durch die hintere Glaskörpergrenzmembran in den Glaskörper eindringen
6.	Dunkler Vorhang, der sich von einer Seite „vor das Auge schiebt"	Vorgang der Netzhautablösung	großflächiger Netzhautablösung, die in kurzer Zeit entsteht
7.	Leuchtender heller Fleck im Fixierpunkt. Sicht wie durch ein feines Gitter oder Maschenwerk, Flimmern im Bereich des Fixierpunktes	Makulaprozesse	floriden Makulaprozessen verschiedener Art
8.	Flimmern in umschriebenen peripheren Gesichtsfeldbereichen (nicht homonym!), helle Flecke, die häufig auftreten und wieder verschwinden	Großflächige parazentrale oder periphere Netzhauterkrankungen	meist chronischen Netzhauterkrankungen, z. B. bei Morbus Coats, Retinopathia diabetica usw.
9.	Obskurationen, „Schwarzwerden vor den Augen"	Vorübergehende vollständige oder teilweise Ischämie der Netzhautgefäße	Arteriosklerose im Versorgungsbereich der Arteria ophthalmica, Kreislauflabilität, Hypotonie
10.	Homonyme, oft scharf begrenzte Bereiche, in denen Verdunkelungen oder Erhellungen („Fortifikationslinien"), Flimmern oder Flakkern auftritt, „Flimmerskotome"	Durchblutungsstörungen im Bereich der Sehrinde	Migraine ophthalmique, Arteriosklerose der zelebralen Arterien

optischen Wahrnehmungen, ihre Ursachen und ihr Vorkommen zu entnehmen. Bestehen die optischen Wahrnehmungen in Lichterscheinungen, so spricht man von *Fotopsien*. Hierher sind die optischen Wahrnehmungen unter No. 3, 4, 7 und 8 zu rechnen. Optische Wahrnehmungen, deren Ursache kortikaler Natur ist, sind dadurch gekennzeichnet, daß sie auf beiden Augen homonym im Gesichtsfeld auftreten und von anderen zerebralen oder vegetativen Symptomen begleitet sein können. Hierher sind vor allen Dingen die Flimmerskotome bei der *Migraine ophthalmique* zu rechnen, die häufig mit heftigen halbseitigen Kopfschmerzen oder mit Übelkeit und Erbrechen verbunden sind.

Therapie

Die Therapie aller in der Tabelle aufgezählten Symptome kann nur in Behandlung der Grundkrankheit bestehen. Sie ist in den verschiedenen diesbezüglichen Kapiteln dieses Buches nachzulesen. Eine symptomatische Therapie, z. B. durch lichtabschwächende Gläser oder Medikamente, ist in diesem Fall sinnlos.
Bei der *Migraine opthalmique* führt in manchen Fällen die Therapie mit gefäßerweiternden Mitteln, wie z. B. Dihydergot, zu einer Besserung der Beschwerden.

Literatur

● Lehrbücher und einschlägige Monographien zu den Kap. 1–6

Duke-Elder, St.: System of Ophthalmology. Vol. V. „Ophthalmic Optics and Refraction". London Henry Kompton 1970

Hollwich, F., Kemmetmüller, H.: Die Kontaktlinse als Refraktionshilfe und Therapeutikum. Bücherei des Augenarztes 66. Stuttgart: Enke 1975

Mandell, R. B.: Contact Lens Practice. Springfield: Thomas 1974

Michaels, D. D.: Visual Optics and Refraction. St. Louis: Mosby 1975

Mütze, K., Nehrling, B., Reuter, J.: Brillenglasbestimmung. Berlin: VEB Technik 1973

Reiner, J.: Auge und Brille. Bücherei des Augenarztes 59. Stuttgart: Enke 1974

Sachsenweger, R.: Ophthalmologische Optik und Brillenlehre. Berlin: VEB Volk und Gesundheit 1962

Schober, H.: Das Sehen I u. II, 4. Aufl. Leipzig: VEB Fachbuchverlag 1970

Siebeck, R.: Optik des menschlichen Auges. Berlin-Göttingen-Heidelberg: Springer 1960

Stone, J., Phillips, A. J.: Contact Lenses. London: Barrie Jenkins 1972

Straub, W.: Ophthalmologische Untersuchungsmethoden I u. II. Stuttgart: Enke 1970 und 76

Velhagen, K.: Der Augenarzt. Bd. II, 2. Aufl. Leipzig: VEB Thieme 1972

Kapitel 7

Motilität und Sensorik des Augenpaares

D. Friedburg

Das Augenpaar ist eine funktionelle Einheit. Treten Störungen der Motilität und der Sensorik auf, so sind diese kausal miteinander verbunden. Trotzdem genügt es meistens nicht, nur eine – als wichtiger angesehene – Komponente zu behandeln. Ist die Sensorik in stärkerem Maße gestört, dann ist in der Regel die Behandlung dieser Störungen vordringlich.

1. Amblyopie

Eine Amblyopie ist eine funktionelle Schwachsichtigkeit entweder ohne nachweisbare Schäden am visuellen System (= reine Amblyopie) oder aber es liegt bei organischer Erkrankung eine unverhältnismäßig hohe Schwachsichtigkeit (= relative Amblyopie) vor. Eine Amblyopie entsteht in den ersten Lebensjahren.

1.1 Amblyopia ex anopsia

Amblyopie durch mangelnde visuelle Stimulation ist die Amblyopia ex anopsia im weitesten Sinne. Sie tritt bei allen Erkrankungen auf, die seit Geburt oder in den ersten Lebensjahren die Bildentstehung im Auge verhindern (Katarakt, Ptosis, Hornhauttrübungen, starke Refraktionsanomalie).

1.2 Suppressions-Amblyopie

Amblyopie durch Suppression tritt dann auf, wenn infolge ungleicher Sehbedingungen für beide Augen ein Auge dominiert, beispielsweise bei Strabismus oder in manchen Fällen von Anisometropie. Im Grunde gehören hierzu auch alle Fälle einseitiger Störungen der optischen Abbildung, zur Amblyopia ex anopsia kommt dann noch eine zusätzliche Suppressions-Amblyopie.

Prognose

Die Prognose einer Amblyopie ist einmal vom Zeitpunkt ihrer Entstehung abhängig. Dies ergibt sich als Analogieschluß aus Tierexperimenten [23, 27]. In einer in der frühen Kindheit liegenden Phase, wahrscheinlich in den ersten 3–5 Lebensmonaten, besteht eine besondere Empfindlichkeit mit hoher Neigung zur Ausbildung schwerster, möglicherweise irreparabler Amblyopien. Weiterhin hängt die Prognose davon ab, ob die Fovea noch die Raumlokalisation „geradeaus" hat (zentrale Fixation) oder nicht (verschiedene Formen der exzentrischen Fixation, „fehlende Fixation").

1.3 Therapieprinzipien

Eine Amblyopie kann sich nur bessern, wenn *so früh wie möglich* eine adäquate Stimulation der Netzhaut erfolgt.

1.3.1 Beseitigung des Sehhindernisses

Bei allen Formen der Amblyopia ex anopsia muß also zunächst das Sehhindernis beseitigt werden (Operation, Korrektion mit Brille oder auch Kontaktlinse). Die Entwicklung des Sehens in den ersten 3 Lebensmonaten scheint so wichtig zu sein (Ausbildung des Fixations- und des Refixationsreflexes), daß ein in dieser Zeit bestehendes absolutes Sehhindernis zu irreparabler Amblyopie führt.

1.3.2 Ametropie-Korrektion

Als partielle Sehhindernisse wirken auch stärkere Ametropien.

1.3.2.1 Brille

Eine Korrektion mit Brille ist schon bei Säuglingen in Einzelfällen möglich. Bei Kindern nach dem ersten Lebensjahr läßt sie sich fast immer durchführen. Die Refraktionsbestimmung bei Kindern erfolgt grundsätzlich in Zykloplegie: entweder Atropin-Augentropfen 0,5%ig 3mal tgl. 3 Tage lang oder Cyclopentolat-Augentropfen 0,5%ig 2mal im Abstand von 10 min, dann ca. 40 min warten (nicht so sicher wie Atropin). Andere Zykloplegika sind noch weniger sicher.

Insbesondere bei Hyperopen ist selbst nach Atropin nicht immer eine vollständige Zykloplegie zu erreichen. Meiner Meinung nach ist das einzige Kriterium zur Erkennung einer unvollständigen Zykloplegie das Schwanken der Werte bei der objektiven Refraktionsbestimmung.

Wegen der individuell wechselnd ausgeprägten sphärischen Aberration ist in manchen Fällen durch die „myoperen" Randpartien ein gewisses Nahsehen möglich, diese Fähigkeit ist also nur mit Einschränkungen als Zeichen einer unvollständigen Zykloplegie zu verwerten.

Die *Refraktionsbestimmung* soll grundsätzlich *objektiv* erfolgen; ich verwende ausschließlich die Skiaskopie, da hierbei leicht die allein maßgebende Refraktion in der Mitte der erweiterten Pupille (dort, wo die Pupille bei normaler Weite liegt) gemessen werden kann.

Die Refraktion des menschlichen Auges verändert sich mit dem Wachstum. Wenn es auf sehr genaue Vollkorrektur ankommt, sind daher Kontrollen in halbjährigen Abständen oder zumindestens einmal im Jahr erforderlich (Abb. 1). Bei Schielkindern korrigieren wir den astigmatischen und sphärischen Fehler voll aus, es sei denn, eine Unterkorrektion sei wegen Divergenz erwünscht. Besteht kein Schielen, kann etwas unterkorrigiert werden: Ein

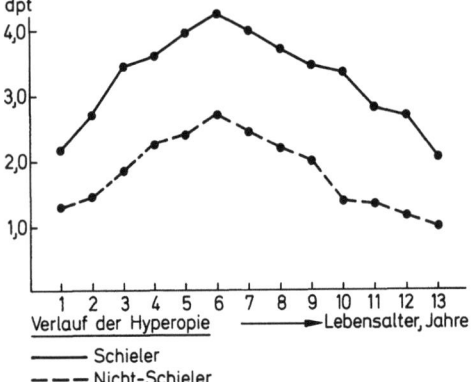

Abb. 1. Kurve des Refraktionsverlaufes abhängig vom Lebensalter [33]

Restfehler von etwa 1 dpt unkorrigierter Hyperopie kann noch als „physiologisch" angesehen werden. Den Astigmatismus korrigiere ich immer voll aus, besonders wenn die Hyperopie ebenfalls voll korrigiert wird. Einzige Ausnahme ist bei nicht-schielenden Kindern die Möglichkeit, einen Astigmatismus rectus bis zu 0,5 dpt zu belassen, wenn gleichzeitig Hyperopie belassen wird. Ein derart geringer Astigmatismus rectus hyperopicus ist ebenfalls so häufig bei Gesunden anzutreffen, daß er als „physiologisch" gelten kann. Geringe Myopien korrigiere ich bei kleinen Kindern nicht ganz aus; bei Schuleintritt ist aber Vollkorrektion erforderlich.

Eine Vollkorrektion der Hyperopie bei Kindern hat keinerlei Nachteil, da in der Spielentfernung immer noch ein Akkommodationsspielraum − der ja für optimale Sehschärfe nötig ist − verbleibt.

1.3.2.2 Kontaktlinse

Bei Kindern kann man Kontaktlinsen anpassen, harte Linsen wohl erst ab etwa 4 Jahren. Weiche Linsen kann man in Einzelfällen auch jüngeren Kindern geben. Wichtig ist jeweils die Mitarbeit der Eltern, die das Ein- und Aussetzen sowie die Pflege der Linse übernehmen müssen. Kontaktlinsen sind besonders indiziert bei hohen Anisometropien und bei extremen Ametropien, z. B. bei Aphakie.

1.3.3 Okklusion

Ein für die Amblyopiebehandlung entscheidend wichtiges Werkzeug ist die Okklusion. Sie verhindert die Suppression durch Unterbrechung des pathologischen beidäugigen Sehens. Andererseits verhindert sie auf dem okkludierten Auge die Bildentstehung und kann so zur Amblyopie führen, wenn nicht in genügend kurzen Zeitintervallen gewechselt wird. Als grober Anhaltspunkt gilt, daß in Abhängigkeit vom Lebensalter okkludiert wird: Ein Auge darf nur so viele Tage ohne Wechsel verschlossen werden, wie das Kind Jahre zählt. Danach wird für mindestens 1 Tag das andere Auge verdeckt.

1.3.3.1 Pflasterokklusion
= Vollokklusion

Das Auge wird durch ein Pflaster verklebt, das innen mit dunklem Stoff oder ähnlichem belegt ist. Man kann solche Okklusive fertig kaufen

(Elastopad, Poroplast-Augenverband als Poroplast F) oder auch selbst fertigen. Bei Pflasterempfindlichkeit trotz guter Hautpflege gibt es die Möglichkeit, ein anderes Fabrikat zu nehmen (bei Kleinkindern hat sich uns Leukovlies zur Selbstanfertigung von Okklusiven bewährt) oder die Haut vor Pflasterapplikation mit einem eintrocknenden Gel (z.B. Soventol-Gelee, Aristamid-Gel) zu bestreichen und das Pflaster erst nach Trocknen auf den Gelfilm zu kleben. Soll mehrere Tage okkludiert werden, belassen wir das Pflaster auch über Nacht, so daß ein Okklusiv evtl. 2 Tage getragen werden kann. Dies ist oft hautschonender als häufiges Erneuern. Für den Therapieeffekt ist aber das Tragen der Okklusion während des Schlafes nicht von Bedeutung!

1.3.3.2 Brillenglasokklusion

Eine Kunststoffkapsel (z.B. Sigetris-Schielkapsel) wird an der Brille mit einem Sauger befestigt. Diese Methode ist bei weitem nicht so sicher wie die Vollokklusion.
Eine noch schwächere Form der Okklusion ist das Bekleben des Brillenglases mit undurchsichtigem Material. Beide Methoden sind aber nur bei konstant getragener Brille sinnvoll.

1.3.3.3 Folien-„Okklusion" mit „Sicht-Okklusiven"

Folien, die durchsichtig, aber nicht klar sind, gibt es mit verschieden starker Visusbeeinflussung (von 0,8 bis weniger als 0,1). Wenn man solche Folien als Brillenglas„okklusion" verwendet, muß sichergestellt sein, daß sie auch effektiv sind. Bei Schielkindern müssen sie zumindestens unter gewissen, auch im täglichen Leben vorkommenden Sehbedingungen einen Führungswechsel bewirken. Sie lassen sich leider blank reiben und müssen daher öfter kontrolliert und ausgewechselt werden. Ein „Sicht-Okklusiv" läßt sich auch durch auf das Brillenglas aufgetragenen durchsichtigen Lack improvisieren (cave: Kunststoffgläser). Konstantes Tragen der Brille ist Voraussetzung für eine solche Therapie.

1.3.3.4 Penalisation

Im Prinzip besteht die Penalisation in der Erzeugung einer Anisometropie durch entsprechende Brillengläser. In der Regel soll Fern-Nah-Alternanz erreicht werden, was durch Atropin für das „Fern-Auge" unterstützt wird.

Durchführungsmöglichkeiten (in Anlehnung an Quéré [31]):

Penalisation für die Nähe. Fernkorrektion des Führungsauges; in dieses Auge wird außerdem Atropin getropft. Überkorrektion des amblyopen Auges um 2–3 dpt („Nahbrille").

Penalisation für die Ferne. Normale Fernkorrektion des amblyopen Auges, Überkorrektion des Führungsauges um 3 dpt, sowie Gabe von Atropin in dieses Auge.

Alternierende Penalisation. Zwei Brillen, eine mit Überkorrektion für das rechte, eine mit Überkorrektion für das linke Auge (jeweils 3 dpt Überkorrektion). Täglicher Wechsel der Brillen, kein Atropin.

Selektive Penalisation. Führungsauge atropinisieren und für die Ferne korrigieren. Das amblyope Auge trägt eine Bifokalbrille mit normaler Fernkorrektion und einem Nahzusatz von +2,0 dpt.

Leichte Penalisation. Lediglich Überkorrektion des Führungsauges um 1–1,5 dptr.
Die früher öfter angewandte ausschließliche ***Behandlung mit Atropin*** (es wird 1–3wöchige Gabe von tgl. 1 Tropfen 0,5%iger Atropinlösung in ein Auge empfohlen, dann 1 Woche Pause, danach Atropinbehandlung des anderen Auges usw.) stellt im Grunde auch eine Art Penalisation dar. Das Verfahren ist nicht sehr sicher und wird z. Zt. nur noch selten angewendet.
Die *Penalisation* soll nicht als ein kosmetisch befriedigender Ersatz für die Okklusion verstanden werden. Das Sicherste bei hochgradiger Amblyopie des Kleinkindes ist nach überwiegender Meinung die Vollokklusion. Die Penalisation kommt entweder in Sonderfällen (Nystagmus) oder als zweiter Schritt nach der Vollokklusion und weitgehender Behebung der Amblyopie in Betracht. Sie wird von einigen Autoren als gutes Instrument der langfristigen Nachsorge angesehen. Der Einfluß einer Penalisation auf die Entwicklung eines brauchbaren beidäugigen Sehens wird sehr verschieden beurteilt; Quéré [31] nimmt an, durch Penalisation könne in einem hohen Prozentsatz normale Korrespondenz erreicht werden. Da eine „normale Korrespondenz" nicht mit sensorischer Heilung gleichzusetzen ist, sollte man skeptisch sein. Bei echtem alternierendem In-

nenschielen ist übrigens auch Quéré keine Änderung der binokularen Funktionen durch Penalisation gelungen.

1.3.4 Apparative Pleoptik

Hierunter verstehen wir entweder die pleoptische Behandlung mit der Methode nach Cüppers [9] mittels Nachbild (Euthyskop) und Haidinger Büschel oder die Methode nach Bangerter [7] mit Pleoptophor, Zentrophor, Lokalisator und Korrektor.

1.3.4.1 Methode nach Cüppers

Bei dieser Methode wird mit dem Euthyskop (Ophthalmoskop mit sehr heller Beleuchtung und Feldblenden mit zentraler Abdeckung) ein Nachbild gesetzt, wobei besonders darauf geachtet wird, daß wirklich die Fovea abgedeckt bleibt. Auf einer hellen strukturlosen Wand erscheint bei Flackerbeleuchtung in der Hellphase ein negatives, in der Dunkelphase ein positives Nachbild. Amblyope sehen oft nur das positive Nachbild oder es wird überhaupt kein Nachbild wahrgenommen. Bei exzentrischer Fixation ist außerdem die Lokalisation des Nachbildes verschoben. Durch Übungen, dieses zunächst verschobene oder gar nicht wahrgenommene Nachbild sicher zu sehen und geradeaus zu lokalisieren, soll die zentrale Hemmung abgebaut und die Fovea wieder zur Trägerin der Hauptsehrichtung „geradeaus" werden. Integrierter Bestandteil dieser Therapie ist die Übungsbehandlung mit dem Haidinger Büschel. Sie erfolgt entweder am Synoptophor oder mittels Tischkoordinator in der Nähe oder aber mit dem Raumkoordinator in der Ferne.

1.3.4.2 Methode nach Bangerter

Diese Übungsbehandlung verfolgt genau das gleiche Ziel mit einer etwas anderen Methodik. Die Bahnung der Erregbarkeit der Fovea erfolgt rein instrumentell mit dem Pleoptophor. Es handelt sich um ein indirektes Stativophthalmoskop, das es gestattet, Feldblenden auf den Fundus zu projizieren. Eine ähnliche Situation wie bei der Nachbildmethode von Cüppers wird hier dadurch simuliert, daß Feldblenden mit zentraler Abdeckung und solche mit zentralem Loch benutzt werden (Ringblende mit zentraler Abdeckung und anschließende zentrale Reizung). Für Fälle mit steter exzentrischer Fixation ist auch eine

Schablone für Punktblendung vorgesehen, mit der an der exzentrisch fixierenden Stelle ein Blendungsskotom gesetzt werden kann. Nach jeder Blend-Reiz-Behandlung folgen sofort Übungen am Lokalisator. Hierbei wird durch Berühren aufleuchtender Punkte unter Kontrolle der „richtigen" Augenstellung durch die Orthoptistin die zentrale Wahrnehmung weiter geübt und die Auge-Hand-Koordination normalisiert. Ähnlichen Zwecken dient im weiteren Behandlungsverlauf der Korrektor. Mittels des Zentrophors (das Kind sieht eine sich drehende Spirale, die eine zum Zentrum ziehende Bewegung vortäuscht; in der Mitte werden Optotypen dargeboten) soll die durch die vorausgegangene Behandlung erreichte zentrale Fixation weiter gefestigt werden.

1.3.4.3 Voraussetzungen zur apparativen Pleoptik

Beide Methoden verlangen vom Therapeuten umfassende Sachkenntnis und Erfahrung. Sie werden von *Orthoptistinnen* durchgeführt, die speziell in mindestens einer der Methoden ausgebildet wurden. Eine über die Beschreibung des Prinzips hinausgehende detaillierte Beschreibung ist an dieser Stelle nicht möglich.
Voraussetzung ist eine vorher getragene Okklusion. Direkte Okklusion (Verschluß überwiegend des guten Auges) ist nur bei zentraler Fixation erlaubt, in allen Fällen mit exzentrischer Fixation muß „invers" okkludiert werden (Dauerverschluß des amblyopen Auges über Wochen bis Monate). Das Mindestalter der Kinder für eine apparative Pleoptik beträgt etwa 4 Jahre.

1.3.4.4 Okklusion oder Pleoptik?

Seit kurzem wird besonders von angloamerikanischen Autoren (z.B. [35]) der Wert der apparativen Pleoptik bezweifelt. Direkte, konsequent durchgeführte Okklusion soll ähnliche Resultate erbringen. Dies liegt sicher z.T. daran, daß heute überwiegend sehr ungünstige Fälle apparativ pleoptisch behandelt werden. Trotz aller dabei unvermeidlichen Fehlschläge ist aber auch angesichts dieser ungünstigen Situation ein gewisser Optimismus gerechtfertigt. Es gelingt immer wieder, bei durch Okklusion nicht geheilten Schielern apparativ die Fixation zu zentralisieren und die Sehschärfe zu bessern. Obere Altersgrenze ist nach unserer Erfahrung, die sich mit der Meinung einiger anderer Autoren deckt, das 7.–8. Lebensjahr.

1.3.4.5 Nachsorge

Wichtig nach jeder Art von Pleoptik ist die weitere Kontrolle von Sehschärfe und Fixation sowie eine bis mindestens zum 12. Lebensjahr durchgeführte Nachsorge mit Okklusion. Manchmal genügt die Okklusion des Führungsauges an einem Tage in der Woche. Es kommt auch die Verordnung eines Sicht-Okklusivs oder eine Penalisation in Betracht.

1.4 Verschiedene Formen der Amblyopie

1.4.1 Amblyopia ex anopsia

Therapie. Vgl. 1.3.1, S. 35.

1.4.1.1 Konnatale Katarakt

Besonders bei *einseitiger* konnataler Katarakt stellt sich die Frage, ob in der entscheidenden Zeit der ersten 3 Lebensmonate Sehen möglich ist.

Therapie
Durch medikamentöse Mydriasis kann u. U. ein besseres Netzhautbild erzeugt werden. Ist durch solche konservativen Methoden ein brauchbares Netzhautbild nicht zu erzielen, so muß so früh wie möglich − d. h. auf jeden Fall innerhalb der ersten 5 Lebensmonate − operiert werden. Eine Operation kann nur erfolgreich sein, wenn innerhalb kurzer Zeit ein wirklich klarer Einblick auf den Fundus möglich ist. Postoperativ muß eine Okklusion getragen werden (Einzelheiten vgl. 1.3.3, S. 36). Das operierte Auge wird optisch mit Brille oder mit Kontaktlinse korrigiert, wobei wohl nur weiche Linsen in Frage kommen. Bei einseitigen konnatalen Katarakten haben wir bisher nur dann Erfolge erreicht, wenn die Linse nicht total getrübt war. Diese Überlegungen gelten in gleicher Weise für *doppelseitige* konnatale Katarakt, obwohl in diesen Fällen nicht so extreme Amblyopien auftreten wie bei einseitiger konnataler Katarakt (es fehlt die zusätzliche Suppression durch das gut sehende Auge). Postoperative Okklusion ist in diesen Fällen nur bei Vorliegen eines Strabismus erforderlich.

1.4.1.2 Ptosis und Hornhauttrübungen

Therapie
Bei diesen Sehhindernissen geht es wie bei der Katarakt darum, sie so schnell wie möglich zu beseitigen. Sind danach beide Augen organisch etwa gleichwertig (z. B. bei Ptosis) und besteht kein Schielen, dann empfehle ich eine Teilzeitokklusion, d. h. zunächst stundenweise, später auch für einen Tag wird die Okklusion unterbrochen, beide Augen bleiben offen. Hiermit gibt man in diesen sicherlich seltenen Fällen dem Kind die Möglichkeit, ein normales Binokularsehen aufzubauen.

1.4.1.3 Refraktionsbedingte Amblyopie

Amblyopien bei Ametropie werden entweder bei Vorsorgeuntersuchung (z. B. Geschwister von Schielkindern) oder anläßlich einer Untersuchung im Kindergarten oder vor der Einschulung entdeckt.

Therapie
Bei beiderseits etwa gleicher Ametropie entwickelt sich unter Brillenkorrektion meistens noch eine gute Sehschärfe. Wichtig ist eine genaue Korrektion des Astigmatismus, besonders bei ungewöhnlicher Achsenlage (Astigmatismus obliquus oder Astigmatismus inversus). Dagegen kann man bei einem Astigmatismus rectus einen kleinen Restbetrag belassen (er ist sozusagen „physiologisch"). Ich bin auch nicht der Meinung, daß bei Nicht-Schielern der volle Betrag einer Hyperopie auskorrigiert werden soll; in diesen Fällen kann man ruhig etwa 1 dpt unterkorrigieren. Hyperopie unter 2 dpt bei nicht-schielenden Kindern erfordert (m. E.) keine Brille. Myopien werden nur knapp korrigiert; die Kinder spielen, solange sie klein sind, ja vorwiegend in der Nähe und sind an besonders gutem Fernvisus nicht so stark interessiert. Bei einseitiger Refraktionsanomalie (Anisometropie) muß die Korrektion so durchgeführt werden, daß auf beiden Augen der gleiche unkorrigierte Rest verbleibt. Zusätzlich muß in vielen Fällen okkludiert werden. Wenn kein Schielen besteht, dann genügt eine Teilzeitokklusion des dominanten Auges, in der übrigen Zeit läßt man beide Augen offen, um das Binokularsehen nicht zu zerstören. Bei höheren Anisometropien ist unabhängig davon, ob Achsenanisometropie besteht oder nicht, eine Kontaktlinse der Brillenkorrektion vorzuziehen. Begründung hierfür ist die sehr starke Störung durch die prismatische Ablen-

kung bei peripherem Durchblick durch das Brillenglas; diese führt insbesondere bei Blickhebung oder -senkung durch den dann induzierten Höhenfehler zu so großen Abweichungen, daß die Fusion schwer belastet und in vielen Fällen zerstört wird.

1.4.2 Amblyopie bei Strabismus

Hinweise auf das Vorliegen einer Amblyopie kann man schon bei Säuglingen bekommen. Man deckt, ohne das Kind zu berühren, das Führungsauge ab; nimmt das abweichende Auge sofort die Fixation auf, besteht vermutlich keine Amblyopie. Beginnt das Kind dagegen zu weinen, und nimmt das abweichende Auge nicht sogleich die Fixation auf, besteht mit hoher Wahrscheinlichkeit eine Amblyopie. Bei ruhigen Kindern (und Eltern) gelingt eine ophthalmoskopische Fixationsbestimmung oft schon im Alter von 4–6 Monaten.

1.4.2.1 Jüngere Kinder (bis zum 4. Lebensjahr)

Therapie
Die Vollokklusion ist die Therapie der Wahl. Bei diesen Kindern verwenden wir ohne Rücksicht auf die Fixation die direkte Okklusion mit den altersabhängigen Wechselintervallen. Das Schielauge wird jeweils für einen Tag okkludiert. Eine Kontrolle der Fixation, besonders bei Kindern mit exzentrischer Fixation, erfolgt zunächst in 1–3tägigem Abstand, bis die Fixation zentralisiert ist. Es gibt Fälle, in denen sich über längere Zeit die Fixation nicht entscheidend ändert; dann ist wöchentliche Kontrolle ausreichend.

1.4.2.2 Ältere Kinder

Therapie
Auch bei Kindern über 4 Jahre versuchen wir zunächst die direkte Okklusion selbst dann, wenn nasal exzentrische Fixation vorliegt. Die Erfolgsquote ist aber bei älteren Kindern geringer, und man ist häufiger gezwungen, auf apparative Pleoptik überzugehen. Obere Altersgrenze ist auch hier das 7.–8. Lebensjahr.

1.4.2.3 „Exzentrische Einstellung"

Wesentlich günstiger sind die Aussichten bei exzentrischer Einstellung. Diese tritt oft bei Anisometropien auf und ist dadurch gekennzeichnet, daß die Hauptsehrichtung nicht auf eine exzentrische Stelle übergegangen ist. Die Kinder sehen „bewußt" daneben, um außerhalb ihres zentralen Skotoms eine bessere Auflösung zu erzielen.

Therapie
In solchen Sonderfällen kann man auch oberhalb des 7.–8. Lebensjahres noch eine pleoptische Therapie versuchen.

1.4.2.4 Problemfälle

Nasal exzentrische Fixation. Durch Okklusion erfolgt keine Zentralisierung. Manchmal — evtl. bei großem Winkel — ist in Schielstellung eine bessere Fixation möglich.

Therapie
In solchen Fällen kann man ein Fixationsprisma geben, das dem Auge erlaubt, aus einer gewissen Schielstellung heraus zu fixieren. Aus dem gleichen Grund ist es bei großen Winkeln in vielen Fällen günstig, zunächst zu operieren und dann weiter zu okkludieren. Gelingt keine Zentralisierung, so okkludieren wir für mehrere Wochen invers; hierauf erfolgt ein erneuter direkter Okklusionsversuch. Falls auch hiermit keine Zentralisierung erfolgt, okkludieren wir wieder invers und führen dann eine Schulungsbehandlung durch. Bei Scheitern konservativer Behandlungsmethoden und besserer Fixationsweise in Adduktion ist eine Operation (Fadenoperation am M. rectus internus) zu empfehlen; danach weiter konservative Behandlung.

Temporal exzentrische Fixation. Fixationswechsel auf eine temporal exzentrische Stelle kann auch spontan ohne Okklusion auftreten.

Therapie
Diese sehr unangenehme Komplikation der Okklusion zwingt zu folgendem Vorgehen: Inverse Okklusion als Dauerokklusion des amblyopen Auges solange, bis die Fixation mit der temporal exzentrischen Stelle wieder aufgegeben wurde. Die inverse Okklusion kann monatelang nötig sein. Hiernach erneuter Versuch einer direkten Okklusion. Bei Fehlschlagen dieses Versuches wiederum inverse Okklusion und anschließende apparative Pleoptik.

Nystagmus. Unter Okklusion tritt ein Nystagmus auf (latenter Nystagmus) oder ein gering vorhandener Nystagmus verstärkt sich. In leichten Fällen ist eine Okklusionsbehandlung oft noch sinnvoll, sonst muß aber eins der folgenden Verfahren versucht werden.

Therapie
1. Penalisation
2. Okklusion durch Sicht-Okklusive.
Beide Methoden sind nicht so sicher wie Vollokklusion. Da aber durch den bei diesen Methoden erhaltenen Rest an Binokularität der Nystagmus besser gedämpft wird, sind sie der Vollokklusion vorzuziehen.

Anisometropie bei Strabismus wird nach genauer Korrektion ebenso okkludiert wie andere Strabismusfälle mit Amblyopie.

Therapie (bei einseitiger Myopie)
Oft ist aber bei einseitiger hoher Myopie kein befriedigender Visusanstieg zu erzielen. In manchen Fällen ist mit Kontaktlinse eine Besserung der Sehschärfe möglich (größeres Netzhautbild). Oft aber bedingt nicht allein die Anisometropie die Amblyopie, sondern die Sehschärfe ist wegen der Myopie mit Dehnung des hinteren Pols abgesunken. Sehr hochgradige einseitige Myopien haben wegen der zunehmenden Dehnung eine schlechte *Prognose*, selbst wenn im Kindesalter noch eine recht gute Sehschärfe erreicht wird. Zur bei Anisometropie häufiger vorkommenden exzentrischen Einstellung vgl. 1.4.2.3 (oben).

Trennschwierigkeiten sind Restzustände einer Amblyopie und bleiben oft bestehen, wenn man bei älteren Kindern eine Amblyopiebehandlung durchführt. Sie beruhen auf zwei unterschiedlichen Mechanismen:
1. Nicht-aufgelöste Restskotome im zentralen Bereich hemmen die Orientierung beim Lesen. Es werden somit Buchstaben oder sonstige Sehzeichen „übersehen".

Therapie
Weitere aktive apparative Pleoptik, speziell Übungen zum Lesen von Optotypenreihen mit zunehmender Dichte der Einzelsehzeichen.
2. Im Vordergrund steht ein unvollständiger Lokalisationswandel bei ehemals exzentrischer Fixation. Dies führt ebenfalls zu Orientierungsstörungen beim Lesen von Optotypenreihen; einzelne Optotypen werden verdoppelt und überlagern dann andere Sehzeichen (*Crowding*).

Therapie
Weitere apparative Pleoptik, speziell Übungen zum Lesen von Optotypenreihen mit zunehmender Dichte der Einzelsehzeichen.
In einer Reihe von Fällen gelingt es trotz aller Anstrengungen nicht, Trennschwierigkeiten völlig zu beheben. Der Visus für Einzeloptotypen ist dann wesentlich besser als der für Optotypenreihen. Wenn dieser Zustand sich auch durch apparative Pleoptik in angemessener Zeit nicht beheben läßt, muß man sich mit Teilergebnissen zufrieden geben. Wir schulen in solchen Fällen nicht länger als in etwa 20–25 Sitzungen, machen dann eine Schulungspause und wiederholen die Schulung nach einigen Wochen mit ebenfalls höchstens 20–25 Sitzungen. Da es sich in solchen Fällen eigentlich immer um ältere Kinder handelt, die zur Schule gehen, scheint uns eine wesentlich weiter ausgedehnte Therapie nicht angebracht.

1.4.2.5 Komplikationen

Bei Okklusion und apparativer Pleoptik sind folgende „Komplikationen" möglich:
1. *Festigung der exzentrischen Fixation*
Sie ist hauptsächlich bei älteren Kindern (über 4 Jahre) zu erwarten, wenn okkludiert wird. Dieses Ereignis tritt aber nicht so häufig auf, daß nicht zunächst in allen Fällen eine Okklusion versucht werden sollte.

Therapie
Inverse Okklusion, apparative Pleoptik.
2. *Temporal exzentrische Fixation* (vgl. 1.4.2.4, oben)
3. An sich „guter Erfolg", aber bei nachfolgender Freigabe beider Augen *Diplopie*.
In solchen Fällen ist zwar die monokulare Suppression überwunden, ein gutes Binokularsehen läßt sich manchmal auch nach sorgfältiger Winkelkorrektion mit Operation und mit Prismen nicht erzielen. Grund hierfür sind kleine zentrale oder parazentrale Restskotome, die im beidäugigen Sehen wirksam werden und die Fusion verhindern (ein Teil dieser Fälle gehört zum Krankheitsbild des *Horror fusionis*). In vielen Fällen muß man sich mit diesem Ergebnis tatsächlich zufrieden geben, da es nicht gelingt, die Diplopie zu beseitigen. Glücklicherweise muß diese durchaus nicht immer stören; die Kinder (oder erwachsene Schieler) berichten dann zwar auf Befragen – manchmal auch spontan – davon, zeigen sich aber in keiner Weise gestört, da sie sich am Bild des Führungsauges orientieren.

Therapie

Die einzige Möglichkeit wäre die, ein gutes Binokularsehen aufzubauen. Dies gelingt aber sehr oft nicht. Die erforderliche orthoptische Schulung verstärkt im Gegenteil die Wahrnehmung von Diplopie. Deswegen muß davon abgeraten werden, in allen Fällen eine Binokularschulung zu versuchen. Wir schulen nur in den wenigen Fällen, in denen spontane Ansätze zur Fusion nachweisbar sind.

2. Strabismus convergens

Innenschieler haben die im folgenden genannten Möglichkeiten der sensorischen Anpassung an die Schielstellung.

2.1 Suppression

Man kann zwei bevorzugte Orte der Suppression auf der Netzhaut unterscheiden: die Fovea des Schielauges (Verhinderung von Konfusion durch Ausbildung eines Zentralskotoms) und die mit der Fovea des Führungsauges gleichzeitig und durch dasselbe Objekt gereizte (abbildungsgleiche) Stelle der Netzhaut des Schielauges (Fixierpunktskotom zur Verhinderung von Diplopie).

2.2 Anomale Korrespondenz (AK)

Als AK wird die nur während des Binokularsehens wirksame Umwertung der peripheren Richtungslokalisation der Netzhaut des Schielauges (Umwertung der Nebensehrichtungen) bezeichnet. Es gibt keine AK ohne Skotome über der Schielaugennetzhaut.

AK und Ausbildung von Skotomen bilden also eine sich ergänzende Einheit bei der sensorischen Anpassung an einen Strabismus convergens: Durch Suppression wird die Fovea des Schielauges und damit dessen bei Abweichung störende Hauptsehrichtung ausgeschaltet, die anomale Korrespondenz gleicht die Peripherie (Nebensehrichtungen) an die veränderte Stellung an. Dieser Prozeß ist schielwinkelabhängig; bei Winkelvergrößerungen nimmt die Zone der Suppression zu.

Prognose der Sensorik

Das Endergebnis einer Schielbehandlung hängt meiner Meinung nach im wesentlichen Maße davon ab, wieweit das Kind an die Schielstellung sensorisch angepaßt ist (Suppression, anomale Korrespondenz). Art und Ausprägung dieser sensorischen Anpassung sind in erheblichem Maße auch eine Funktion der vorhandenen Motilität (inkomitierendes Schielen, stark wechselnder Winkel). Hinsichtlich der Prognose muß man zwischen der Möglichkeit, ein einwandfreies normales Binokularsehen wieder herzustellen und der Möglichkeit, ein gewisses Binokularsehen mit Defekt zu erreichen, unterscheiden.

Prognose-Schema

Gute Prognose für die Erreichung eines normalen beidäugigen Sehens: später Schielbeginn intermittierendes Schielen (auch A-Syndrom) großer Winkel

Nachweis einer latenten normalen Korrespondenz.

Schlechte Prognose für die Erreichung eines normalen beidäugigen Sehens: früher Schielbeginn manifestes Schielen in allen Blickrichtungen kleiner Winkel mit allen Testen anomale Korrespondenz Identität zwischen Exzentrizität der Fixation und Anomaliewinkel = Mikrostrabismus convergens nach von Noorden [8].

Die Entwicklung eines *rudimentären Binokularsehens* im kleinen Anomaliewinkel wird *begünstigt* bei:
kleinem Winkel konstanter Größe in allen Blickrichtungen
monolateralem Strabismus
Fehlen einer Höhenabweichung.

Dagegen wird die Entwicklung *rudimentären Binokularsehens* im kleinen Anomaliewinkel *erschwert* bei:
primär großem Winkel
stärkerer Inkomitanz
spontanem Alternieren
Höhenfehlern.

Leider machen die prognostisch günstigen Fälle mit spätem Schielbeginn nur etwa 10% der gesamten Schielfälle aus [25]. Es lohnt sich aber auf jeden Fall, speziell nach diesen Schielformen zu suchen, um sie entsprechend zu behandeln.

2.3 Therapeutische Möglichkeiten

2.3.1 Suppression

2.3.1.1 Okklusion

Da die Suppression ein binokular ausgelöster Hemmvorgang ist, ist die beste *Prophylaxe* die Vollokklusion. Hiermit wird der pathologische Hemmreflex unterbrochen und die Suppression überflüssig. Da man durch Okklusion die Dominanzverhältnisse verändern kann, ist sie auch in manchen Fällen zur Therapie der Suppression geeignet.

2.3.1.2 Euthyskop

In Anlehnung an die Wirkung bei der Auflösung monokularer Skotome bei Amblyopie wurde zur Behandlung der Suppression die Euthyskoptherapie empfohlen [22, 34]. Sie müßte bei monolateralem Strabismus auf dem abweichenden Auge erfolgen, bei alternierenden Schielern sinngemäß nacheinander auf beiden Augen. Diese Methode hat in unserem Krankengut nur in den prognostisch ohnehin günstigen Fällen dauernden Erfolg gehabt, die jetzt auch ohne orthoptische Behandlung oft nur mit Operation den gleichen Therapieerfolg zeigten. Als generelle therapeutische Maßnahme ist daher diese Methode wohl nicht vorbehaltlos zu empfehlen.

2.3.1.3 Physiologische Diplopie

Zur Behandlung einer Suppression werden auch unter Ausnutzung der physiologischen Diplopie im Raum verschiedene Übungen empfohlen.

2.3.1.4 Synoptophor

Einige Autoren empfehlen zur Behandlung der Suppression Übungen am Synoptophor. Hierbei ist es möglich, das supprimierte Auge durch Flackern oder leichte Bewegung der Synoptophorarme zusätzlich zu stimulieren.

2.3.2 Anomale Korrespondenz

2.3.2.1 Okklusion

Die beste *Prophylaxe* einer AK wäre ebenso wie die der Suppression die sofortige konsequente Vollokklusion nach Schielbeginn. Als Analogieschluß aus Tierexperimenten ergibt sich allerdings, daß eine solche Okklusionsbe-

handlung allenfalls den „Status quo" „einfrieren" kann, d. h. sie ist erst nach Entwicklung eines gewissen Binokularsehens in dem Sinne wirksam, daß sie dieses Binokularsehen vor der Zerstörung durch Suppression und AK bewahrt. Bei Schielen seit Geburt kann man also als Endergebnis kein Binokularsehen erwarten. Bei eindeutig späterem Schielbeginn ist dagegen die Okklusion die wichtigste Sofortmaßnahme.

2.3.2.2 Penalisation

Von einigen Autoren wurde betont, unter einer Penalisation entwickle sich häufiger als sonst eine normale Korrespondenz. Die Meinungen hierzu sind geteilt; in letzter Zeit überwiegen die kritischen Stimmen. Ich halte es für möglich, daß unter der bei Penalisation erforderlichen Überkorrektion bei akkommodativen Schielern der Winkel besser entspannt wird als mit der üblichen Brille. Dieser Effekt läßt sich allerdings auch mit einer etwas überkorrigierten symmetrischen Brille oder durch Bifokalgläser erreichen.

2.3.2.3 „Konsequente Geradstellung"

Aust [5] und Welge-Lüssen [36] verwenden Prismen zur Kompensation des Winkels und stellen, wenn der Winkel vergrößert wird, die Prismen nach. Unter dieser Behandlung sollen z. T. gute Ergebnisse erzielt worden sein. Es werden Kunststoff-Prismenfolien (Fresnel-Prismen) auf die Rückseite des Brillenglases „aufgeklebt". Vorteil dieses Verfahrens ist der leichte Wechsel, Nachteil ist die Verschlechterung der Sehschärfe. Eine Folie von 15 pdpt verschlechtert den Visus von 1,0 auf etwa 0,3 [32]. Prismenfolien haben daher gleichzeitig den Effekt eines Sicht-Okklusivs; man kann durch unsymmetrische Verteilung der Prismen eine partielle Okklusion durchführen. Aus dem gleichen Grund ist die maximale Prismenstärke limitiert; welche Stärke − und damit Visusverschlechterung − man toleriert, hängt von dem therapeutischen Ziel ab. Wichtig ist, die Prismen genau horizontal auf den Brillengläsern zu befestigen und dafür zu sorgen, daß die Brille nicht schief sitzt, da bei den verhältnismäßig starken Prismen sonst erhebliche Höhenfehler resultieren.

2.3.2.4 Artifizielle Divergenz

Besonders bei nicht zu großem primärem Winkel wird die reine *Prismen*überkorrektion [12] empfohlen. Es werden Prismen bis zur Erzeugung einer Divergenz in Ferne und Nähe vorgegeben. Wegen der Winkelvergrößerung nach Prismenvorgabe ist eine erhebliche Überkorrektion erforderlich. Nach einigen Monaten können die Prismen abgeschwächt werden, da sich der Reflex der Winkelvergrößerung langsam erschöpft. In manchen Fällen kann eine manifeste Divergenz die Folge sein. De Dekker [13] empfiehlt die operative Winkelüberkorrektion bzw. die *operativ prismatische Überkorrektion.* Angestrebt wird ein nicht zu großer divergenter Winkel in Ferne und Nähe. Zunächst wird operativ der Winkel möglichst weitgehend reduziert und dann der Restwinkel durch Prismen überkorrigiert. Die Prismenverordnung wird wöchentlich kontrolliert, gleichzeitig wird auf Zeichen eines Korrespondenzwandels geachtet. Dieser soll nach etwa 3 Monaten auftreten; geschieht dies, soll der Winkel durch Operation oder Prisma auf „0" reduziert werden.

Man darf von der Geradstellung ebenso wie von den Methoden der artifiziellen Divergenz meiner Meinung nach keine „Wunder" erwarten. Insbesondere muß daran erinnert werden, daß eine „normale Korrespondenz" nicht etwa mit einer Heilung der Schielkrankheit gleichzusetzen ist. Mir scheint das wesentliche Problem in der Ausbildung von Skotomen zu bestehen. Zwar soll die artifizielle Divergenz auch zu einer Verkleinerung dieser Skotome führen, eine vollständige Auflösung haben wir aber bei artifizieller Divergenz nicht häufiger gesehen als mit anderen Methoden auch.

2.3.2.5 Apparative Orthoptik

Es werden eine Vielzahl von verschiedenen Methoden der apparativen Orthoptik beschrieben:
- Behandlung mit Nachbildern im Raum und am Synoptophor
- Behandlung mit Nachbildern und Haidinger-Büschel
- Behandlung am Synoptophor mit Simultan- oder Fusionsbildern (kinetische, biretinale Stimulation).

Die bisher beschriebenen Übungen sollen eine Normalisierung der Korrespondenz bewirken. Schließlich werden noch Schulungen der Fusionsbreite im Raum oder am Synoptophor empfohlen sowie Übungen an Stereogeräten. Die verschiedensten Methoden haben in unserer Sehschule bei Strabismus convergens nur in

den prognostisch günstigen Fällen Erfolg gehabt. Eine sehr ins Detail gehende Beschreibung der apparativen Orthoptik, wie sie insbesondere in St. Gallen ausgeführt wird, findet sich bei Otto [30].

2.3.2.6 Harmonisierung einer Kleinstanomalie

Im Gegensatz zu den bisher beschriebenen Methoden, die als therapeutisches Ziel immer eine „Normalisierung" der Binokularfunktionen verfolgen, steht das Konzept des bewußten Belassens einer brauchbaren binokularen Zusammenarbeit auf anomaler Basis. Dieses Vorgehen wird besonders beim Mikrostrabismus von einigen Autoren (z.B. [25]) empfohlen. Nimmt man an, daß es beim Mikrostrabismus sekundäre Winkelvergrößerungen gibt, dann ist ein solches Vorgehen bei einer stattlichen Anzahl von Schielern anwendbar.

Bei Nachweis binokularer Funktionen im kleinen Anomaliewinkel versuchen wir, den fast immer größeren objektiven Winkel bis auf den Rest des Anomaliewinkels zu verkleinern.

Methoden der *Winkelreduktion:*
Brillenverordnung, in einigen nicht sicher einzuordnenden Fällen vorübergehende Prismenverordnung, Operation.

Voraussetzung für dieses Konzept der Behandlung ist eine sehr genaue *Diagnostik* einmal zur Erfassung der binokularen Leistung unter möglichst natürlichen Bedingungen im Raum (Haploskop!) und andererseits zur exakten Erfassung auch kleinster Anomaliewinkel. Über das Ergebnis einer solchen Behandlung bestehen kontroverse Ansichten:. Lang [25] und in gewisser Weise auch Burian und von Noorden [8] empfehlen sie, Otto [30] lehnt sie mit der Begründung ab, daß Amblyopierezidive auftreten und sich häufig asthenopische Beschwerden einstellen. Dies kann man aber ebenso bei orthoptisch geschulten, allerdings nicht voll geheilten Schielern beobachten, oft mit störender Diplopie. Diese Komplikationen drohen besonders dann, wenn man durch intensives Schulen eine anomale Binokularfunktion zerstört, ohne daß es gelingt, ein einwandfreies normales Binokularsehen aufzubauen.

2.3.3 Operation

Normalerweise operieren wir Kinder im Alter zwischen 4 und 5–6 Jahren. In einer verhältnismäßig großen Zahl der Fälle hat die Operation den Effekt, daß ein kleiner Restwinkel (= Anomaliewinkel bei Mikrostrabismus, der später in einen größeren Winkel dekompensierte?) verbleibt, in dem aber die Kinder, wenn man sie später nachuntersucht, bei harmonisch anomaler Korrespondenz Binokularsehen entwickeln. Dies kann allerdings nur dann geschehen, wenn nach Operation in einem genügend großen Gebrauchsblickfeld ein konstanter kleiner Schielwinkel, insbesondere ohne Höhenfehler, vorliegt. Aus diesem Grunde lohnt es sich, Höhenfehler operativ auszugleichen. In Einzelfällen haben wir überraschende Erfolge mit der Entwicklung eines guten Binokularsehens erlebt. Es muß daran erinnert werden, daß Höhenfehler ein absolutes Fusionshindernis sind.

Methodisches Vorgehen bei der Operation. Es gibt viele verschiedene Vorschläge, wie operiert werden soll, und noch mehr Dosierungsvorschläge. Die *Dosierung* ist sehr stark von der individuellen Operationstechnik abhängig, deswegen können keine verbindlichen Vorschläge gemacht werden. Da postoperative Divergenzen in der Regel sehr viel störender sind als konvergente Restwinkel, operieren wir verhältnismäßig vorsichtig. Wir führen Rücklagerungen am Rectus internus um den Betrag aus, der geometrisch der gewünschten Bulbusdrehung entspricht (bei einem 6jährigen Kind wären das bei einem Schielwinkel von etwa $10°$ etwa 2 mm), und myektomieren den Externus um einen Betrag, der etwa dem 1,5fachen der Rücklagerung entspricht. Diese geringe Dosierung ist nur bei sehr sorgfältiger Fixation des Externus am alten Ansatz möglich; wir nähen den Muskel mit einer überwendlich fortlaufenden Naht an. Es sei noch einmal betont, daß das Ergebnis einer Schieloperation weitgehend von Einzelheiten der Operationstechnik (Bindehautpräparation, Freilegen des Muskels, Behandlung des bindegewebigen Aufhängeapparates, Art der Streckenmessung und Art der Muskelfixation, Bindehautnaht) abhängt, und jeder Operateur Technik und Dosierung aufgrund eigener Erfahrung aufeinander abstimmen muß. Auch dann bleibt immer noch ein Unsicherheitsfaktor infolge individueller Tonuslage bei den verschiedenen Patienten bestehen.

In gewissen Fällen ist es erwünscht, die Funktion eines Muskels zunehmend mit der Bulbusexkursion abzuschwächen (Induktion einer „Lähmung"). Hierfür eignet sich ausgezeichnet die Fadenfixation („Fadenoperation") nach Cüppers [11]. Neben einer Rücklagerung des betreffenden Muskels wird dieser zusätzlich weiter hinten (bis zu 18 mm hinter seinem Ansatz) an der Sklera angenäht. Durch den Verlust der Abrollstrecke entsteht eine Art „Parese".

Operationen an den Vertikalmotoren werden bei Höhenfehlern erforderlich. Wenn es sich nicht um zu große Winkel handelt, gehen wir pro Sitzung nur einen Rectus superior oder inferior an. Die Dosierung bei Rücklagerungen entspricht derjenigen am Rectus internus bei Horizontalschielwinkeln. Bei Myektomien dosieren wir etwas geringer, als wir es für horizontale Winkel am Rectus externus tun. Rücklagerungen des Obliquus inferior führen wir nach der Finkschen Methodik durch [18]. Insbesondere bei einseitiger, nicht extrem ausgeprägter Hebung des Bulbus in Adduktion schwächen wir die Operation dadurch ab, daß wir den abgetrennten Muskel weiter hinten, als mit dem Markeur angegeben, am Bulbus wieder annähen. Bei Unterfunktionen des Obliquus inferior muß man sehr große Strecken fälteln oder myektomieren. Fältelungen am Obliquus superior führen wir wie de Decker [15] direkt am Ansatz der Sehne an der Sklera durch; die Dosierung ist auch hier sehr stark von der verwendeten Technik abhängig. Verwendet man das von de Decker beschriebene Verfahren, so ist für viele Fälle eine Einfältelung um 6–8 mm ein guter Richtwert. Will man einen Bulbus operativ verrollen, dann geht das am leichtesten durch Operation an der vorderen Hälfte der Sehne des Obliquus superior [3, 21]. Vorlagerung bzw. Rücklagerung der vorderen Hälfte der Obliquus superior-Sehne um 1 mm bewirkt eine Rotation von etwa $3°$.

2.4 Verschiedene Formen des Strabismus convergens

2.4.1 Standardtherapie bei Strabismus convergens

In allen Fällen, die nicht einer der besonderen Schielformen zuzuordnen sind, ist ein Standardverfahren der Behandlung zu empfehlen. Dies wird besonders häufig bei kleineren Kindern bis zum 3. Lebensjahr erforderlich sein,

da bei ihnen noch nicht alle diagnostischen Verfahren anwendbar sind.
Es besteht aus:

Okklusion. Am besten als Vollokklusion. Je nach Dominanz werden die Wechselintervalle gewählt. Die Okklusion wird konsequent bis zum 4. oder 5. Lebensjahr durchgeführt, danach ist die genauere Diagnostik fast immer möglich und die Okklusion richtet sich nach den speziellen Erfordernissen.

Brillenkorrektion. Bei Strabismus convergens wird Vollkorrektion verordnet.

Operation. „Im Normalfall" operieren wir im Alter von 4–5 oder 6 Jahren. Früheres Operieren hat den Nachteil, daß wegen diagnostischer Schwierigkeiten insbesondere Höhenfehler nicht so gut beseitigt werden können. Ob sich tatsächlich bei den bis zum 18. Lebensmonat operierten Kindern häufiger Binokularsehen einspielt, ist nicht erwiesen [8] und erscheint mir aus theoretischen Gründen in Analogie zu Tierexperimenten zweifelhaft.

2.4.2 Konnataler Strabismus convergens

Klinisches Bild. Schielen seit Geburt.

Diagnostik
Unbedingt achten auf Zwangshaltung. Diese bedeutet, daß zumindest rudimentäres Binokularsehen bestanden hat oder unter gewissen Bedingungen auch noch besteht.

Therapie
Zunächst Okklusion, etwa ab dem 6. Lebensmonat. Brillenkrrektion ist in der Regel etwa ab dem 1. Lebensjahr möglich, Operation etwa im 4. Lebensjahr. Regelmäßige Kontrollen des Visus, der Refraktion und der Motilität sowie der binokularen Sensorik (immer wieder muß die Frage beantwortet werden, ob die zunächst gestellte Diagnose revidiert werden muß). Bei konnatalem Strabismus ist die Entwicklung von brauchbarem Binokularsehen nicht zu erwarten (Ausnahme: intermittierendes Schielen).

2.4.3 Nystagmus-Blockierungs-Syndrom
(nach Adelstein u. Cüppers [2])

Klinisches Bild
Bei Säuglingen, aber nicht konnatal, sondern erst ab 2.–3. Lebensmonat, starke Adduktion beider Augen. Abduktion ist eingeschränkt bis aufgehoben − über das „Puppenkopfphänomen" (passive Drehung des Kopfes erzeugt über Labyrinthreflexe Augenbewegungen) aber in der Regel noch nachweisbar. „Crossed fixation". Oft grober Nystagmus bei Abduktion.

Diagnose
Von Adelstein und Cüppers [2] wird die Untersuchung in Narkose vorgeschlagen (in Narkose Parallelstand der Augen oder Divergenz, in der Exzitationsphase Nystagmus). Wir führen wegen des Narkoserisikos Untersuchungen in Allgemeinanästhesie nur in unklaren Fällen durch (z. B. zur Beantwortung der Frage, ob schon eine Kontraktur besteht, was zu einer passiven Beweglichkeitshemmung führt).

Therapie
Vollokklusion ist weniger wegen der Amblyopie erforderlich (die Kinder alternieren über den Mechanismus der Crossed fixation), sondern zur Verbesserung der Motilität. Entwickelt sich unter der Okklusion ein normales Abduktionsvermögen, verbleibt in der Regel doch ein sehr großer Winkel. Oft bleibt aber die Abduktion deutlich eingeschränkt. In beiden Fällen ist − um Sekundärveränderungen an den Augenmuskeln und am Aufhängeapparat (Kontrakturen, Überdehnung, Schrumpfung des Bindegewebes) zu verhindern − frühes Operieren bis zum 2. Lebensjahr indiziert. Als ersten Eingriff empfehle ich die beidseitige Rücklagerung der Recti interni (in der Regel etwa um 4 mm). Dieser Eingriff entspricht einer „Kestenbaum-Operation", allerdings bezogen auf die Vergenz. In letzter Zeit wurde auch die Fadenfixation zur Behandlung vorgeschlagen.

2.4.4 Blockierter Nystagmus

Dieses Krankheitsbild kann einmal als Restzustand eines Nystagmus-Blockierungs-Syndroms nach dessen Therapie vorliegen, auf der anderen Seite aber auch selbständig vorkommen.

Klinisches Bild

Wechselnder Schielwinkel, insbesondere bei höheren Sehanforderungen auffallende Konvergenzstellung (= „Nystagmusblockierung"). Diese Konvergenzstellung wird durch Vorgabe von Konvexgläsern nicht beeinflußt. Bringt man durch ein Prisma das fixierende Auge in Adduktion, dann verringert sich bei blockiertem Nystagmus die Konvergenz des Partnerauges oft nicht, sondern dieses Auge bleibt in Blockierungsstellung in Adduktion. Ein Nystagmus ist entweder sichtbar oder durch einseitiges Abdecken zu provozieren. Manchmal kann man den Nystagmus nur bei der Ophthalmoskopie (eine sehr brauchbare Provokationsmethode!) nachweisen.

Therapie

Abhängig davon, ob der Winkel zeitweise ganz entspannt wird, sowie vom Alter des Kindes. Wird bei kleinen Kindern Parallelstand nicht beobachtet, zunächst Okklusionsversuch. Wenn hierbei ein zu starker Nystagmus provoziert wird, kommt evtl. eine Folienokklusion oder eine Penalisation in Frage. Bei größeren Kindern und insbesondere dann, wenn zu manchen Zeiten Parallelstand besteht, soll man versuchen, durch artifizielle Divergenz (Prismen) eine Möglichkeit zu schaffen, den Nystagmus ohne Zerstörung des beidäugigen Sehens zu blockieren. Gelingt dieses, dann hat man Zeit gewonnen und kann anhand des Verlaufs sehen, ob operiert werden muß. Für solche Fälle gilt z. Z. die Fadenfixation an den Recti interni als besonders günstige Methode. Bei sehr kleinen Kindern, denen man auf keinen Fall Prismen verordnen kann (Cave: durch Prismen induzierte Höhenfehler!), die aber zeitweise Parallelstand zeigen, führen wir eine Teilzeitokklusion durch, die in die Zeit besonders häufigen Schielens gelegt wird. Bei einseitiger Konvergenz wird stundenweise nur das Führungsauge okkludiert, in den anderen Fällen wird gewechselt.

2.4.5 Höhenkomponenten bei Strabismus convergens

2.4.5.1 Manifestes Höhenschielen

Klinisches Bild

Manifeste Höhe auch im mittleren Blickfeldbereich. Keine Zeichen einer frischen Parese. Meistens Kombination aus Höhenschielen und Innenschielen. Bei plötzlichem Auftreten immer an Parese eines Vertikalmotors denken und neurologische Untersuchung veranlassen. Bestehen einer Zwangshaltung bedeutet den Versuch, das beidäugige Sehen zu erhalten!

Therapie

Bei akutem Beginn Behandlung wie bei akutem Strabismus. In allen anderen Fällen im Kleinstkindesalter Okklusion; so früh wie möglich versuchen, die Höhe mit Prismen auszugleichen. Immer wieder die Frage stellen, ob nach Ausgleich der Höhe Binokularsehen möglich ist. Läßt sich binokulares Einfachsehen auf normaler Grundlage nachweisen, dann weitere Behandlung wie bei akutem Strabismus (selten). Läßt sich, was häufiger vorkommt, nach Höhenausgleich durch Prismen beidäugiges Sehen auf anomaler Grundlage nachweisen, Prisma verordnen und weiter behandeln wie bei Mikrostrabismus. Höhenabweichungen sind ein absolutes Fusionshindernis. Will man binokulares Einfachsehen erreichen, muß man schließlich den Höhenfehler operativ beseitigen.

2.4.5.2 Dissoziiertes Höhenschielen

Klinisches Bild

Bei beidäugigem Sehen keine oder eine nur sehr geringe Höhenabweichung, meistens kombiniert mit einem Strabismus convergens. Verdeckt man ein Auge, so weicht dieses nach oben ab. Bei Freigabe erfolgt eine gleitende Rückbewegung des Auges. Unter Verdecken weichen in der Regel sowohl das rechte als auch das linke Auge nach oben ab (im Gegensatz zu einem manifesten Höhenschielen oder einer Parese). Das Krankheitsbild darf man nicht verwechseln mit einem doppelseitigen Höherstand in Adduktion, kombiniert mit einem konvergenten Winkel. In diesen Fällen fehlt die langsame Rückbewegung bei Wiederfreigabe des Auges.

Therapie

Eine brauchbare Therapie gibt es nicht. In den Fällen mit Unterfunktion der Obliquii superiores und Überfunktion der Obliquii inferiores werden Operationen an den schrägen Augenmuskeln empfohlen. Auch eine Fadenfixation an den Recti superiores soll das Krankheitsbild günstig beeinflussen.

2.4.6 „Inkomitierendes" Innenschielen

Klinisches Bild

Der Winkel ändert sich mit der Blickrichtung, insbesondere treten Höhenabweichungen bereits im mittleren Blickfeldbereich auf.

2.4.6.1 A-Syndrom

Abnehmende Konvergenz bei Blick nach unten (hier manchmal sogar Parallelstand). Wegen des Parallelstandes bei Nahblick besteht häufig latent eine normale Korrespondenz.

Therapie

Läßt sich bei einem A-Syndrom latent normale Korrespondenz und evtl. in günstiger Blickrichtung sogar spontan normales beidäugiges Sehen nachweisen − man muß hartnäckig danach suchen − dann sollen alle Anstrengungen unternommen werden, normales beidäugiges Sehen zu erreichen. Bei Unterfunktion der Obliquii inferiores Fältelung dieser Muskeln; von einigen Autoren wird auch die Tenotomie der Sehne des Obliquus superior empfohlen. Operationen an den horizontalen Recti dann, wenn in Primärposition noch ein Konvergenzwinkel bestehen bleibt. Orthoptik zur Verbesserung der Fusionsbreite kann unterstützend herangezogen werden.
Fehlt eine Unterfunktion der Obliquii inferiores, wird an den Horizontalmotoren operiert. Von Noorden [8, 29] empfiehlt gleichzeitige Ansatzverlagerung, an den Recti interni nach oben, an den Recti externi nach unten.

2.4.6.2 V-Syndrom

Klinisches Bild

Deutliches V-Syndrom bei Innenschielen ist ein so starkes Fusionshindernis, daß sich in der Regel ein beidäugiges Sehen weder auf normaler noch auf anomaler Basis entwickelt. Daher ist nach Vorbehandlung durch Okklusion und Brille eine orthoptische Behandlung in der Regel nicht sinnvoll.

Therapie

Zunächst muß operativ die Inkomitanz so gut wie möglich beseitigt werden. Bei Überfunktion der Obliquii inferiores abschwächende Operationen (Rücklagerung, marginale Myotomie). Als zweiten Eingriff führe ich, wenn nötig, eine Obliquus superior-Fältelung beiderseits durch. Bestehen eine nicht zu starke Obliquus inferior-Überfunktion und nur ein geringer Horizontalwinkel (Parallelstand bei leichter Blickhebung), fältele ich beide Obliquii superiores. Trotz der hinsichtlich der Entwicklung eines beidäugigen Sehens schlechten Prognose sollte postoperativ nach Ansätzen zu beidäugigem Sehen gesucht werden. Abhängig vom Befund erfolgt dann die Entscheidung, ob man das beidäugige Sehen mit kleinem Anomaliewinkel ermöglichen will oder − in günstigen Einzelfällen − normales beidäugiges Sehen erreichbar erscheint. Bei V-Syndrom ohne Überfunktion der Obliquii inferiores (sehr selten!) empfiehlt von Noorden [8, 29] eine Horizontaloperation mit Ansatzverlagerung, an den Recti interni nach unten, an den Recti externi nach oben.

2.4.7 Intermittierende Formen des Strabismus convergens

2.4.7.1 Akkommodative Esotropie

Klinisches Bild

Intermittierendes (später auch manifestes) Innenschielen ohne Nystagmus bei Hyperopie oder hyperopem Astigmatismus. Nach Ausgleich der Hyperopie muß der Winkel entspannt werden!

Therapie

Sorgfältige Korrektion der Ametropie. Falls bei verzögerter Behandlung schon Anpassungserscheinungen in stärkerem Maße vorhanden sind, Okklusion und − falls noch erforderlich − apparative Orthoptik. Reine akkommodative Esotropie ist selten. Die *Prognose* ist bei genügend früher Behandlung gut.

2.4.7.2 Akkommodativer Konvergenzexzeß

Klinisches Bild

In der Ferne Parallelstand mit normalen Binokularfunktionen, in der Nähe überschießende Konvergenz, meistens mit einseitiger oder alternierender Suppression. Keine echte anomale Korrespondenz. Mäßige Hyperopie oder hyperoper Astigmatismus ist häufig.

Therapie

Sorgfältige Ametropie-Korrektion und Überprüfung, ob die Fernkorrektion allein schon zur Kompensation genügt. Wenn nicht, bei kleineren Kindern Verordnung einer Nahbrille (2−3 dpt „Überkorrektion"), bei größeren Kindern Verordnung einer Bifokalbrille mit großem Nahteil, der nach oben eine gerade Trennlinie aufweist. Diese muß bei Fernblick die Pupille anschneiden (Instruktion des Optikers nicht vergessen!). Die *Prognose* ist gut; es muß gelingen, diese Schielform zu heilen (sonst Diagnose überprüfen!).

2.4.7.3 „Konvergenzexzeß" (nicht akkommodativ) bei Nystagmus

Klinisches Bild
Vgl. blockierter Nystagmus (2.4.4, S. 46). Korrektion einer Hyperopie oder eines Astigmatismus nützt nichts, ebenso wenig Überkorrektion oder Bifokalbrille.

Therapie
Vgl. blockierter Nystagmus (2.4.4, S. 46).

2.4.7.4 „Alternate day squint" (zirkadianes Schielen)

Klinisches Bild
Das Innenschielen tritt mit hoher Regelmäßigkeit jeden zweiten Tag auf; im Intervall ist kein Schielen sichtbar. In der Literatur werden solche Fälle beschrieben, die im Intervall völlig normales beidäugiges Sehen aufwiesen. Wir haben „alternate day squint" aber bei Mikrostrabismus gesehen, der exakt jeden zweiten Tag in einen großen Winkel dekompensierte.

Therapie
Bei eindeutig normalem beidäugigem Sehen im Intervall wird eine Operation empfohlen. Ich würde erst nach Ausschöpfen aller Möglichkeiten zur Winkelentspannung (Vollkorrektion) und Bestimmung der Größe der Abweichung nach Marlow-Verband (über 3 Tage Okklusion des abweichenden Auges) operieren.
Bei Mikrostrabismus im Intervall zunächst Versuch der Winkelentspannung durch Vollkorrektion, bei zusätzlichem akkommodativem Konvergenzexzeß Bifokalbrille. Tritt die Winkelvergrößerung trotzdem noch auf, durch Prismenausgleich den „phorischen" Anteil beseitigen. Die geringste Prismenkorrektion ist die beste! Erst dann operieren, wenn über längere Zeit eine Stabilisierung erfolgte. Dieses Vorgehen wird sicher nicht so leicht zu konsekutiver Divergenz führen wie sofortige Operation.

2.4.8 Akuter Strabismus convergens

2.4.8.1 Akuter kindlicher Strabismus convergens (normosensorisches essentielles Spätschielen (Lang)

Klinisches Bild
Später Schielbeginn, der plötzlich erfolgt; manchmal geht dem manifesten Schielen eine kurze Zeit intermittierenden Schielens voraus. Zunächst Diplopie, die aber rasch verschwinden kann. Normale oder latent normale Korrespondenz. Differentialdiagnostisch immer an Lähmungen von Augenmuskeln denken!
Wegen der guten *Prognose* bei spätem Schielbeginn muß man immer nach dieser Schielform suchen! Das ist besonders bei kleineren Kindern nicht leicht, zumal die Anamnese oft nicht präzise genug erhoben werden kann. Bei Kindern mit plötzlichem Schielbeginn muß man daher immer wieder nach Zeichen einer normalen Korrespondenz suchen. Dies ist vor allem auch nach Beginn einer Okklusionsbehandlung zu empfehlen.

Therapie
Zunächst Vollokklusion, Korrektion von Ametropien. Es wird empfohlen, bald (nach Lang [25] innerhalb von 6 Monaten) zu operieren. Wenn irgend möglich, führen wir vor der Operation eine orthoptische Schulung durch, um die Chance, die sich bei dieser Schielform bietet, wirklich voll zu nutzen. Unserer Meinung nach muß man sich nicht sklavisch an die Zeit von 6 Monaten bis zur Operation halten, wichtiger erscheint mir die gute Vorbereitung der Operation durch Okklusion und Orthoptik.

2.4.8.2 Akuter Strabismus convergens Franceschetti

Klinisches Bild
Akutes Innenschielen bei Erwachsenen ohne Lähmung, dem akuten kindlichen Strabismus convergens vergleichbar.

Differentialdiagnose
Augenmuskellähmungen, dekompensierter Mikrostrabismus. In einigen Fällen handelt es sich sicher um dekompensierte Esophorien.

Therapie
Ametropie-Korrektion; wenn nötig, kurze orthoptische Schulung, Operation.

2.4.8.3 Akuter Strabismus convergens Bielschowsky

Klinisches Bild
Innenschielen beim myopen Erwachsenen, das in der Nähe oft kompensiert werden kann. In der Ferne Diplopie.

Therapie
Es wird eine (möglichst geringe) Prismenkompensation empfohlen [25]. Wenn sich hierunter eine gute Kompensation auch im Nahbereich entwickelt hat, scheint mir eine Operation sinnvoll.

2.4.9 Mikrostrabismus convergens

Unter Mikrostrabismus sollen hier Fälle verstanden werden, bei denen ein kleiner Anomaliewinkel (unter 5°, meistens unter 3°) besteht, mit der Möglichkeit zu Binokularfunktionen wie „peripherer" Fusion und „peripherer" Stereopsis. Eine bifoveolare Beziehung ist wegen der vorhandenen Skotome unmöglich. Es ist nicht selten, daß ein Mikrostrabismus in einen größeren Winkel dekompensiert. Dieses Ereignis kann einen späten Schielbeginn vortäuschen, da der primär bestehende Mikrostrabismus nicht bemerkt wurde. Verkleinert man durch irgendwelche Maßnahmen den Winkel dann wieder, wird der ursprüngliche Zustand wiederhergestellt. Aus diesem Grund ist es schwer zu entscheiden, ob es einen „sekundären" Mikrostrabismus (resultierender Mikrostrabismus nach Winkelreduktion bei Strabismus convergens mit primär größerem Winkel) überhaupt gibt.
Bei Mikrostrabismus kann man drei *Schweregrade* der sensorischen Anpassung unterscheiden:
1. anomale Korrespondenz
2. anomale Korrespondenz und exzentrische Fixation am abweichenden Auge
3. anomale Korrespondenz mit exzentrischer Fixation, wobei der Anomaliewinkel demjenigen der Exzentrizität entspricht. Es hat also eine vollständige binokulare und monokulare Anpassung an den Winkel stattgefunden (Identität von exzentrisch fixierendem Netzhautareal und Lokalisationszentrum im binokularen Sehakt, Mikrostrabismus nach von Noorden).

2.4.9.1 Mikrostrabismus mit zentraler Fixation

Klinisches Bild
Immer monolateraler kleiner Schielwinkel; Dekompensation in größere Winkel möglich. Wichtig ist der Nachweis des kleinen Anomaliewinkels mit der Möglichkeit zu gewisser Binokularfunktion. Häufig Amblyopie verschiedener Ausprägung.

Therapie
Ametropie-Korrektion, Amblyopieprophylaxe bzw. -behandlung durch Okklusion. Lange Nachsorge ist wegen der kaum zu überwindenden Führungstendenz des dominanten Auges wichtig. Nach Erreichung eines beidseits gleichen oder fast gleichen Visus bestehen drei Möglichkeiten:
1. Winkelreduktion zur Harmonisierung des Sehens im kleinen Anomaliewinkel
2. „Konsequente Geradstellung" soll in einigen Fällen Erfolg haben
3. Artifizielle Divergenz gilt bei eindeutigem Mikrostrabismus zwar nicht als indiziert, sie wird aber in der Praxis zumindest in Fällen mit sekundärer Winkelvergrößerung häufig angewendet.
Von den beschriebenen Methoden bevorzugen wir die der Harmonisierung einer Kleinstanomalie.

2.4.9.2 Mikrostrabismus mit exzentrischer Fixation

Klinisches Bild
Wie bei Mikrostrabismus, aber exzentrische Fixation.

Therapie
Behandlung der Amblyopie mit exzentrischer Fixation je nach Alter des Kindes (vgl. 1.4.2, S. 40). Weitere Behandlung wie beim Mikrostrabismus mit zentraler Fixation. Besonders wichtig ist eine lange Nachsorge wegen Gefahr eines Amblyopierezidivs.

2.4.9.3 Mikrostrabismus mit Identität von exzentrisch fixierender Netzhautstelle und Lokalisationszentrum (Mikrostrabismus nach von Noorden)

Klinisches Bild
„Sehschwäche" auf einem Auge. Ein Schielen wird meistens nicht bemerkt.
Cover-Test: keine Einstellbewegung
Prüfung der Fixation: exzentrische Fixation auf

dem amblyopen Auge. Eingeschränkte Fusionsbreite mit Neigung zu Suppression des amblyopen Auges, herabgesetzte Stereopsis. Mit allen Methoden ergibt sich ein Anomaliewinkel in gleicher Größe wie der Winkel der Exzentrizität.

Therapie

Behandlung der Amblyopie durch Okklusion: Von Noorden [8] berichtet über drei Kinder (zwei 4 und eines 5 Jahre alt), die nur mit Okklusion völlig geheilt wurden einschließlich Normalisierung des Binokularsehens. Wir halten die *Prognose* hinsichtlich einer Änderung des Zustandes für schlecht und empfehlen daher allenfalls den Versuch, bei Kindern bis zu 5 Jahren durch Okklusion die Amblyopie und exzentrische Fixation zu beseitigen.

2.4.10 Sekundärer Strabismus convergens

Klinisches Bild

Sekundäre Schielstellungen sind Folge einer Störung in der Sehfähigkeit eines Auges. Durch Beeinträchtigung des Fusionsmechanismus entsteht dann u. U. ein manifestes Schielen. Bei kleinen Kindern genügt manchmal ein einseitiger Augenverband über mehrere Tage.

Therapie

Wie bei akutem Strabismus convergens; evtl. spielt sich nach kurzer Okklusion wieder binokulares Einfachsehen ein.

Es darf auch nicht übersehen werden, daß Innenschielen Zeichen ernster Erkrankungen sein kann. Ellsworth [17] fand Innenschielen als zweithäufigstes Zeichen eines Retinoblastoms!

Therapie

Sie richtet sich gegen die Grundkrankheit, soweit diese überhaupt behandelt werden kann. Bei perforierenden Verletzungen brechende Medien optimal versorgen. Okklusion und optische Korrektion durchführen. Orthoptik, falls möglich. Operative Geradstellung der Augen. Ist wegen der Grundkrankheit kein beidäugiges Einfachsehen zu erwarten, trotzdem operative Geradstellung der Augen.

Entscheidend bei sekundärem Strabismus convergens ist die *Diagnostik*. Bei jedem Schielkind muß solange an einen sekundären Strabismus gedacht werden, bis durch genaue Untersuchung das Gegenteil bewiesen wurde.

2.4.11 Ältere Personen mit frühkindlichem Innenschielen

Klinisches Bild

Innenschielen seit frühester Kindheit, aus kosmetischen Gründen wird eine Operation gewünscht.

Therapie

Ametropie-Korrektion. Vor der Operation muß geklärt werden, ob mit postoperativer Diplopie zu rechnen ist. Wegen der Lage der Skotome und der anomalen Korrespondenz muß man, um die Diplopie zu vermeiden, oft einen Restwinkel belassen. Daher vor Operation mit Prismen den Winkel bestimmen, in dem gerade noch keine Störung durch Diplopie auftritt. Aufklärung der Patienten vor der Operation nicht vergessen!

2.4.12 „Strabismus fixus convergens"

Klinisches Bild

Meistens altes Nystagmus-Blockierungs-Syndrom oder eine alte Augenmuskellähmung. Das Auge kann kaum oder manchmal gar nicht aus der Schielstellung bewegt werden; bei passiver Bewegung (Traktionstest) deutliche Hemmung der Bewegung aus der Schielstellung heraus.

Therapie

Kombinierte Operation, bei der der geschrumpfte Muskel kräftig rückgelagert werden muß und sein Antagonist großzügig myektomiert werden soll. Zusätzlich ist oft eine Bindehautplastik erforderlich, da sich die Bindehaut der Schielstellung angepaßt hat. Wir führen die Bindehautplastik folgendermaßen aus: Zirkuläres Abtrennen der Bindehaut am Limbus, radiärer Entlastungsschnitt auf der Seite, zu der der Bulbus hin operiert werden soll. Auf der anderen Seite Vernähen der Bindehaut in einer horizontalen Linie, bis sie rundherum am Limbus gut adaptiert anliegt.

2.5 Komplikationen

2.5.1 Konsekutive Divergenz

Klinisches Bild

Divergenz verschiedenen Ausmaßes bei ehemals konvergentem Strabismus. Die Divergenz tritt manchmal spontan, meistens aber nach therapeutischen Maßnahmen auf. Sie kann auch „intermittierend" sein. Häufig besteht Diplopie. Da sich die Korrespondenz bei diesen Patienten öfter formal normalisiert (ein kleines Skotom bleibt aber bestehen und wirkt als starkes Fusionshindernis!), ist die Abgrenzung gegen primäre intermittierende Divergenz schwierig. Fast immer ist bei Prüfung mit dem Haidinger-Büschel und Nachbildstrich eine Verschiebung nachweisbar.

Therapie
Man muß versuchen, operativ oder zunächst auch mit Prismen den Winkel einzustellen, in dem das vorhandene Hemmungsskotom wirksam wird und periphere Fusion das binokulare Einfachsehen stabilisiert. Oft ist dies ein minimaler konvergenter Winkel. Nach unseren Erfahrungen wird durch orthoptische Schulung nicht Beschwerdefreiheit erreicht, sondern wegen Abbau der Hemm-Möglichkeiten das Auftreten von Diplopie eher noch gefördert.

2.5.2 Horror fusionis

Klinisches Bild
Nach Schieloperation oder erfolgreicher Amblyopiebehandlung oder nach orthoptischer Übungsbehandlung entwickelt sich nicht ein normales beidäugiges Einfachsehen, sondern im Gesichtsfeldzentrum Diplopie für kleine Sehdinge. Durch starken Wettstreit entsteht in diesen Fällen nicht Hemmung, sondern eine dauernde Bildunruhe; die doppelt gesehenen Bildanteile tanzen umeinander herum, die Augen machen dauernd kleine Ausweichbewegungen. Mit keiner Methode ist Überlagerung zu erreichen. Es handelt sich beim Horror fusionis nach Hamburger [20] um ein eigenständiges Krankheitsbild, das dadurch gekennzeichnet ist, daß einerseits zwar im zentralen Gesichtsfeld keine Fusion gleichartiger Sehobjekte erfolgt, andererseits aber auch keine ausreichende Hemmung, die zu Einfachsehen führen würde, möglich ist. In den meisten Fällen entsteht der Horror fusionis erst nach einer Schielbehandlung. Ein echter Horror fusionis ist nicht häufig; insbesondere die Zustände bei konsekutiver Divergenz dürfen nicht mit diesem Krankheitsbild verwechselt werden. Unserer Meinung nach darf man die Zustände bei Zyklotropien ebenfalls nicht als echten Horror fusionis einordnen. Ob Aniseikonien eine

echte Ursache des Horror fusionis darstellen, wird von Hamburger bezweifelt.

Therapie
Otto [30] schlägt eine sicherlich recht aufwendige orthoptische Schulung vor. Ich habe keine guten Erfahrungen mit Orthoptik gemacht und versuche lieber, die Hemmung wieder erlernen zu lassen. Vorübergehend verordnen wir daher Einschleichokklusion mit Folien. Bei jungen Patienten spielt sich dann oft noch beschwerdefreies Sehen ein. Wegen der Gefahr des Horror fusionis ist es ungünstig, orthoptische und operative Maßnahmen zu spät durchzuführen; bei Schulung oder Operation bis zum 6. Lebensjahr haben wir solche Zustände sehr selten gesehen.
Komplikationen nach Behandlung einer *Amblyopie:* vgl. 1.4.2.5, S. 41.

3. Strabismus divergens

Die Mehrzahl der Divergenzschieler ist wegen der guten Prognose orthoptisch sehr dankbar. Es ist aber wichtig, die prognostisch schlechten Fälle von vornherein zu erkennen. Hier sei noch einmal auf die konsekutive Divergenz hingewiesen!

3.1 Primärer Strabismus divergens

3.1.1 Manifester Strabismus divergens seit Geburt oder seit frühester Kindheit

Klinisches Bild
Meistens alternierende Sehweise. Mit keiner Methode ist auch nur der geringste Grad von Binokularsehen nachweisbar. Seltener Amblyopie.

Therapie
Falls Amblyopie, entsprechende Behandlung. Operation zur kosmetischen Geradstellung.

3.1.2 Intermittierende Divergenz

Klinisches Bild
In der Anamnese „später" Schielbeginn; fast immer wird nur zeitweises Schielen angegeben. Zukneifen eines Auges im Hellen ist charakte-

ristisch. Unter bestimmten Bedingungen ist — eigentlich immer bei forciertem Nahblick — beidäugiges Einfachsehen nachweisbar. Bei diesem Krankheitsbild findet sich keine echte Amblyopie, Suppression ist nur in der Abweichphase nachweisbar, desgleichen eine anomale Korrespondenz. Diplopie entsteht aus diesen Gründen nicht.

Allgemeine Therapie

Nach Myopie oder Astigmatismus suchen; in solchen Fällen Ametropie-Korrektur. Geringe Hyperopie lassen wir unkorrigiert. Uns hat sich am besten die Kombination von Orthoptik und Operation bewährt. Die Prognose ist gut, daher lohnt sich der Einsatz aller Möglichkeiten!

Spezielle Therapie. Vgl. 3.1.2.1–3.1.2.6!

3.1.2.1 Strabismus divergens intermittens mit Konvergenzinsuffizienz

Klinisches Bild

Nahezu fehlende Konvergenz; in der Nähe ist der Winkel deutlich größer als in der Ferne. Wenn es gelingt, die Konvergenz durch starken Anreiz wenigstens für kurze Zeit zu stimulieren, besteht beidäugiges Einfachsehen.

Therapie

1. *Okklusion* des Führungsauges
2. *Euthyskopbehandlung* am nicht-führenden Auge zur Skotomlösung unter Okklusion des Führungsauges
3. *Konvergenzübungen* unter starkem Konvergenzanreiz (bei kleinen Kindern Bonbon oder ein kleines Spielzeug)
4. Übung der *Fusionsbreite* am Synoptophor und im freien Raum mit Prismen; Aufmerksamkeitslenkung auf Diplopie in der Abweichphase durch Farbdissoziation. Während dieser Behandlungsphase ist, sofern sich unter der Therapie häufiges beidäugiges Einfachsehen entwickelt hat, die Okklusion nicht mehr unbedingt erforderlich.
5. *Operation.* Außer in Fällen einer reinen Konvergenzinsuffizienz mit nur minimalem Fernwinkel sollte operiert werden. Winkelmessung nach Marlow-Verband (wenigstens für einen Tag Okklusion des abweichenden Auges, dann sofort Winkelmessung). Operationsverfahren: Bei Winkeln unter 10° myektomieren wir einen Internus, bei größeren Winkeln beide Interni.

3.1.2.2 Strabismus divergens intermittens mit relativem Konvergenzüberschuß

Klinisches Bild

Abweichen eines Auges bei Fernblick oder nachlassender Aufmerksamkeit. In der Nähe normales beidäugiges Einfachsehen mit guter Stereopsis. Nach Marlow-Verband, oft aber auch nach längerer Dissoziation, läßt sich in Ferne und Nähe etwa der gleiche Winkel messen, besonders wenn in der Nähe ohne Akkommodationsanreiz geprüft wird.

Therapie

1. *Okklusion* des Führungsauges
2. *Euthyskoptherapie* am nicht-führenden Auge; bei alternierendem Schielen nacheinander an beiden Augen mit entsprechendem Okklusionswechsel.
3. Übung der *Fusionsbreite* am Synoptophor und im Raum mit Prismen; Aufmerksamkeitszuwendung auf Doppelbilder in der Abweichphase durch Farbdissoziation.
Auf keinen Fall darf bei dieser Form der intermittierenden Divergenz einseitig die Konvergenz trainiert werden. Es ist unbedingt nötig, die Fusionsbreite in Konvergenz und in Divergenz zu verbessern. Zwar könnte nach intensivem Konvergenztraining der Patient seine Divergenz in der Nähe kurze Zeit leichter überwinden, ein Dauererfolg ist aber so nicht zu erzielen. Wenn man operiert, stört der angeschulte Konvergenzexzeß sehr. Die Patienten kennen zur Diplopieüberwindung jetzt nur noch die weitere Aktivierung der Konvergenz. Operiert man, was eigentlich richtig wäre, ausgiebig, so riskiert man immer kleine Übereffekte. Bei Patienten mit guter Fusionsbreite auch in Divergenz werden diese kleinen Fehler leicht überwunden; einseitig auf Konvergenz geschulte Patienten vergrößern aber ihre Winkel in Konvergenz und leiden unter äußerst störender Diplopie.
4. *Operation.* Folgende Verfahren werden vorgeschlagen: Beiderseits Internusmyektomie, beiderseits Externusrücklagerung, einseitig kombinierte Internusmyektomie und Externusrücklagerung. Schlechte Ergebnisse resultieren bei beidseitiger Externusrücklagerung, dieses Verfahren ist daher nicht zu empfehlen. Ich operiere nach dem unter Marlow-Verband ermittelten Winkel (bei großen Differenzen zum aktuellen Winkel nach längerem Dissoziieren berücksichtige ich auch diesen Winkel), möglichst einseitig kombiniert. Nur bei Win-

keln eindeutig unter 10° wird zunächst ein Internus myektomiert.

3.1.2.3 „Divergenzexzeß"

Es gilt nicht als sicher, daß diese Schielform überhaupt existiert. In den allermeisten Fällen mit größerem Winkel in der Ferne liegt ein Strabismus divergens mit relativem Konvergenzüberschuß vor.

Therapie

Es ist sicher nicht falsch, die gleiche Behandlung wie bei Strabismus divergens intermittens mit relativem Konvergenzüberschuß zu verwenden.

3.1.2.4 Strabismus divergens intermittens mit V-Symptomatik

Klinisches Bild

Zusätzlich zu den Charakteristika des Strabismus divergens intermittens ist eine eindeutige V-Symptomatik nachweisbar, eigentlich immer mit Überfunktion der Obliquii inferiores. Durch den bei Blickwendungen resultierenden Höhenfehler wird die Fusion zusätzlich belastet.

Therapie

Wie bei Strabismus divergens intermittens mit relativem Konvergenzüberschuß (vgl. 3.1.2.2, oben). Zusätzlich zu der Operation an den Horizontalmotoren empfehlen wir die Rücklagerung der Obliquii inferiores. In einigen extremen Fällen kann es besser sein, zuerst zu operieren und erst nach Verbesserung der Motilität orthoptische Schulungen anzuschließen.

3.1.2.5 Strabismus divergens intermittens mit A-Symptomatik

Klinisches Bild

Zusätzlich zu den typischen Zeichen des intermittierenden Außenschielens A-Symptomatik, eigentlich immer mit Überfunktion der Obliquii superiores. Hierdurch ist das Nahsehen ernsthaft gestört, da bei Abblick eine unüberwindbare Divergenz auftritt. Daher oft Zwangshaltungen (Kopf gesenkt).

Therapie

Wie bei anderen Formen der intermittierenden Divergenz; Konvergenzübungen allerdings haben keinen Sinn. Operation: Es wird empfohlen, die Sehnen der Obliquii superiores in der

Scheide zu durchtrennen [29]. Ich lagere in solchen Fällen den Ansatz des Obliquus superior in Muskelverlaufsrichtung zurück (dieser Eingriff kann dosiert werden und ist revidierbar). Zusätzlich – als zweiter Eingriff – ist bei größerem Winkel eine Operation an den Horizontalmotoren erforderlich.

3.1.2.6 Komplikationen

Die wesentliche Komplikation besteht in der Überkorrektion des Winkels mit resultierender Konvergenz. Übereffekte bei Operationen kommen auch bei den versiertesten Operateuren vor, da ausgiebig operiert werden muß. Folge: *Diplopie*.

Therapie

Zunächst abwarten, sofern man sicher ist, daß kein operationstechnischer Fehler vorliegt (Abriß eines Externus von der Sklera: in diesem Fall keinerlei Abduktion mehr!). Okklusion eines Auges hilft, über den Effekt des Marlow-Verbandes, den Innenschielwinkel zu verkleinern. In den allermeisten Fällen erzielt man so gute Endergebnisse. Dieses Vorgehen führt dann nicht zum Erfolg, wenn postoperativ ein Höhenfehler resultierte. Ursache hierfür ist meistens eine Vertikalversetzung des Externusansatzes bei der Rücklagerung. Postoperative Höhenfehler zwingen zu einem erneuten Eingriff, bei dem die Ansatzlage des rückgelagerten Externus korrigiert wird. Nach einer solchen Korrektur sind die Ergebnisse eigentlich immer gut.

3.2 Sekundärer Strabismus divergens

3.2.1 Sekundärer Strabismus divergens bei monokularer Sehbehinderung

Klinisches Bild

Abhängig von der Art der einseitigen Sehbehinderung; im Laufe der Zeit bildet sich dann eine zunehmende Divergenz aus.

Therapie

Behandlung der Grundkrankheit, sofern möglich. Ist keine Besserung des Sehens möglich, Operation.

3.2.2 Sekundärer Strabismus divergens bei einseitig erworbener Katarakt bzw. Aphakie

Klinisches Bild
Nach erworbener einseitiger Katarakt und deren Operation besteht eine Divergenz.

Therapie
1. Operieren, bis der bestmögliche Zustand der brechenden Medien erreicht ist
2. Korrektion mit Kontaktlinse. In manchen — insbesondere frischen — Fällen spielt sich ohne weitere Maßnahmen binokulares Einfachsehen ein.
3. Wird die Abweichung nicht überwunden, Orthoptik zur Verbesserung der Fusionsbreite und anschließend Operation zur Geradstellung der Sehachsen.

Probleme und Komplikationen
Nach einseitigem Linsenverlust ist trotz Kontaktlinse und Orthoptik nicht immer ein stabiles binokulares Einfachsehen zu erzielen. Als *Ursachen* werden angeschuldigt: Aniseikonie, Ausfall der Akkommodation, Labilität des beidäugigen Einfachsehens besonders bei jüngeren Patienten.

Therapie
Die einzige einer Behandlung zugängliche Störung ist die *Aniseikonie*. Die Bildvergrößerung auf dem aphaken Auge kann verringert werden durch Verstärkung der Plus-Wirkung der Kontaktlinse und Verordnung einer Brille mit Minus-Glas (verkleinernde Wirkung des umgekehrten Holländischen Fernrohrs). Gernet [19] schlägt die zusätzliche Verordnung von Aniseikonie-Gläsern auf dem Partnerauge vor. Der statistische Nachweis der Überlegenheit dieser Methode fehlt bisher.

3.3 Konsekutiver Strabismus divergens

Vgl. Komplikationen bei Strabismus convergens (2.5, S. 51).

4. Nystagmus

Von den verschiedenen Nystagmusformen soll hier nur der früh erworbene (oder angeborene) Nystagmus behandelt werden. Nicht hierzu gerechnet wird der sekundäre Pendelnystagmus bei angeborenen oder sehr früh erworbenen Sehhindernissen.

Diagnose
Ein Nystagmus kann ohne weiteres sichtbar sein, sich aber auch unter verschiedenen sekundären Krankheitsbildern verbergen — Nystagmus-Blockierungs-Syndrom, blockierter Nystagmus, Kopfzwangshaltung.
Je nach dem Grad der Unruhe der Augen ist die Sehschärfe herabgesetzt; nur in der Blockierungsphase nimmt sie auf manchmal normale Werte zu. Zur Diagnose muß man daher bei Zwangshaltung des Kopfes die Sehschärfe in Zwangshaltung und in einer hierzu entgegengesetzten Haltung messen; Differenzen sind beweisend, auch wenn man eine eindeutige Änderung der Nystagmusrucke nicht sieht. Gering ausgeprägter Nystagmus läßt sich am besten mittels Augenspiegel nachweisen, z.B. so, wie man auch die Fixation prüft (Fixation „nystagmiform zentral").
Bei angeborenem Nystagmus und bei früh erworbenen Formen (etwa bis zum Ende des ersten Lebensjahres) bestehen keine Scheinbewegungen der Umwelt, zumindest nicht in der üblicherweise eingenommenen Kopfhaltung (in der meistens der Nystagmus am geringsten ist). Bei später erworbenem Nystagmus mit sehr störenden Scheinbewegungen ist unbedingt eine sehr genaue neurologische Untersuchung erforderlich.

Therapie
Übungstherapie. Bei Nystagmus mit Scheinbewegungen der Umwelt schlägt Cüppers [10] eine Therapie mit Nachbildern vor. Durch die erstmalige Erfahrung eines ruhigstehenden Fixationsobjektes (Nachbild) soll in schwersten Fällen mit oft unkoordinierten Augenbewegungen manchmal eine Besserung möglich sein. Besteht die Neigung zur Suppression eines Auges, so soll eine antisuppressive Therapie mittels Nachbildmethode (Blitz-Euthyskop) zur Verbesserung der Fusion und damit zur Dämpfung des Nystagmus durch Binokularsehen führen.

Prismen und Operation. Viele Patienten nehmen von selbst eine Blockierungsstellung ein. Ist diese nur in der Blickfeldperipherie möglich, resultieren Zwangshaltungen des Kopfes. Nach dem *Kestenbaum-Prinzip* kann man solchen Patienten operativ helfen. Durch Operation an beiden Augen werden die Bulbi in die ihrer Abweichung entgegengesetzte Richtung verdreht. Bei gleichem Impuls wie vor der Operation – der ja eine Blockierung ermöglichte – werden jetzt die Augen bei richtiger Dosierung geradeaus stehen. Vor der Operation kann man mit Prismen versuchen, das Ausmaß der geplanten Operation zu bestimmen. In der Regel operiert man aber eher zu wenig als zu viel. Resultiert nach einer horizontalen Kestenbaum-Operation eine nicht zu große Divergenz, so wird diese eigentlich immer gut durch Fusion überwunden. Oft nutzt der Patient dann noch die zusätzliche Möglichkeit der Nystagmusblockierung durch Konvergenz aus. Bei vertikalen Kestenbaum-Operationen ist natürlich strenge Symmetrie erforderlich. Den Effekt der Kestenbaum-Operation kann man auch – ebenfalls dosierbar – mittels Fadenfixation erreichen.

Eine weitere Möglichkeit zur Blockierung besteht manchmal über einen *Adduktionsimpuls*. Daher ist – jedenfalls wenn sich Ansätze hierzu zeigen – der Versuch mit artifizieller Divergenz zu empfehlen. Ist nach Prismenversuch eine Operation geplant, dann läßt sich dieser Blockierungsmechanismus ausgezeichnet über eine Fadenfixation an den Recti interni ermöglichen.

Nicht selten wird bei Nystagmus der Kopf geneigt. Adelstein und Cüppers [1] interpretieren diese Neigung als Blockierungsversuch über intendierte Rotation der Augen. Sie empfehlen eine vom Kestenbaum-Prinzip abgeleitete Operation an den Obliquii superiores, die der „Indikation in Fällen von Paresen entgegengesetzt ist". Hierbei wird eine Rotation der Bulbi induziert (vgl. 2.3.3, S. 44). Ich habe aber auch Neigungen bei Nystagmus dann gesehen, wenn die ruhige Zone vertikal und horizontal aus der Blickfeldmitte verschoben war. Nach horizontaler und vertikaler Kestenbaum-Operation resultierte eine befriedigende Geradstellung des Kopfes. Conrad und de Decker sahen gute Erfolge nach operativer ausgiebiger Verrollung beider Augen in Richtung der Kopfneigung (Vortrag auf der Wiesbadener Tagung der Arbeitskreise 1976).

5. Paresen

5.1 Angeborene Paresen

Die Meinung darüber, inwieweit inkomitierende Schielformen auf angeborene Paresen zurückzuführen seien, gehen auseinander.

Therapie
Liegt kein Binokularsehen vor, wird behandelt wie bei Strabismus concomitans. Bei der Operation wird allerdings die Art der Parese berücksichtigt.

Liegt binokulares Einfachsehen vor, so ist eine Operation nur sinnvoll, wenn mit ihr eine störende Zwangshaltung beseitigt werden kann. Kopfzwangshaltungen bei Paresen werden grundsätzlich so eingenommen, daß in einer möglichst bequemen Kopfhaltung vom paretischen Muskel eine möglichst geringe Kontraktionsleistung verlangt wird. Es gibt also bei Ausfall eines bestimmten Muskels möglicherweise mehrere verschiedene Kopfzwangshaltungen.

5.2 Erworbene Paresen

Diese stellen immer eine ernstzunehmende neuroophthalmologische Erkrankung dar. Eine genaue Diagnostik als Grundlage einer neurologischen oder neurochirurgischen Therapie ist daher besonders wichtig.

Therapie
Die augenärztliche Behandlung kann nur die Folgen einer Parese vermindern, indem sie dem Patienten hilft, den Defekt besser zu kompensieren. Es gibt keine Methode, einen gelähmten Muskel wieder voll funktionsfähig zu machen. Supranukleäre Paresen und internukleäre Paresen (= Blickparesen) sind einer augenärztlichen Therapie nicht zugänglich. Infranukleäre Paresen bewirken typische Doppelbilder bzw. Konfusion. Der Augenarzt wird insbesondere mit folgenden *Problemen* konfrontiert: die Abweichung des paretischen Auges wird oft durch sekundäre Veränderungen an den anderen Augenmuskeln – Kontraktur des gleichseitigen Antagonisten, Überfunktion des kontralateralen Synergisten, Scheinlähmung des kontralateralen Antagonisten –

noch verstärkt. Dies tritt besonders dann auf, wenn binokulares Einfachsehen nicht erreicht werden kann.

Allgemeine Therapieverfahren

Kopfzwangshaltung. Bei frischen Paresen muß man also versuchen, beidäugiges Einfachsehen zu erzwingen. Oft gelingt dies schon durch eine Kopfzwangshaltung. Die meisten Patienten finden spontan die günstigste Kopfzwangshaltung; manchen Patienten muß man allerdings zeigen, welche Kopfhaltungen in Frage kommen und die günstigste mit ihnen ausprobieren.

Prismen. Genügt eine erträgliche Zwangshaltung nicht, kann durch Prismenverordnung auf dem *gesunden* Auge (meistens nur bei Abduzensparese sinnvoll) monokulares Einfachsehen in einem erträglich großen Blickfeld erreicht werden.

Okklusion. Prinzipiell soll ein frisch paretisches Auge nicht okkludiert werden. Wir okkludieren in solchen Fällen einer frischen Parese, in denen mit keiner Methode Binokularsehen zu erzielen ist, das *gesunde* Auge. Auf diese Weise wird für die Zeit bis zur Operation die gefährlichste Sekundärveränderung — Kontraktur des gleichseitigen Antagonisten — soweit wie möglich verringert.

Spezielle Therapie (Operation)
Oft bilden sich Paresen zurück; man soll also nicht sofort operieren. Als Wartezeit wird meistens etwa $^{1}/_{2}$ Jahr angegeben. Wir verwenden folgende Operationsprinzipien:

Abduzensparese. Wegen der immer auftretenden Kontraktur des Rectus internus operieren wir kombiniert (Rücklagerung des Internus, Myektomie des Abduzens). Die Operationsstrecken richten sich danach, ob noch eine Restfunktion des Muskels vorliegt oder nicht. Im Falle von Paresen empfehlen wir sehr viel größere Myektomien als bei üblichen Schieloperationen. Muskelverpflanzungen [23 a, 29 a] haben sich bei uns nicht sonderlich bewährt. In schweren Fällen ist eine Fadenfixation des Rectus internus am gesunden Auge zu empfehlen [11, 26]. Neuerdings beschreiben Aichmair u. Mitarb. [4] die Einpflanzung des Obliquus inferior in den Muskelbauch des Rectus externus; hierbei soll eine Reinnervation des Externus entstehen mit besserer Toni-

sierung des Muskels. Eigene Erfahrungen mit dieser Methode liegen nicht vor.

Trochlearisparese. Fältelung des Muskels. Die Dosierung hängt von der Technik ab.

Okulomotoriusparese. Das endgültige Motilitätsmuster hängt davon ab, ob es zu einer Fehlregeneration kommt. Operative Korrekturen können in solchen Fällen eine gewisse Verbesserung der Stellung in Primärposition erreichen. Sie müssen der jeweiligen Situation individuell angepaßt werden. Als Transplantationsoperation für einen defekten Internus wird vorgeschlagen, den Obliquus superior aus der Trochlea durch Ausbrechen der Trochlea zu luxieren und nasal am Bulbus zu fixieren. Ptosisbehandlung vgl. Kap. 8, 2.5 (S. 66).

5.3 Pseudoparesen

5.3.1 Stilling-Türk-Duane-Syndrom

Klinisches Bild
„Retraktionsyndrom", d. h. in einer bestimmten Blickrichtung erfolgt eine deutliche Retraktion des Bulbus mit Verschmälerung der Lidspalte. Es gibt verschiedene *Formen* des Stilling-Türk-Duane-Syndroms:
I. Abduktion nicht möglich, Adduktion behindert mit Retraktion
II. Umgekehrt wie I.
III. Ähnlich wie I., zusätzlich vertikale Deviationen bei Adduktion.
Retraktions-Syndrome können auch beidseitig vorkommen.

Therapie
Besteht ein manifester Strabismus, dann Therapie wie bei Strabismus convergens (vgl. 2., S. 42). Unbedingt auf das Vorliegen einer Amblyopie achten, die verhältnismäßig häufig vorkommt, da bei einseitigem Retraktions-Syndrom auch Anisometropien beschrieben wurden.

Operation. Operationen sind nur angezeigt bei Vorliegen eines manifesten Strabismus oder bei Vorliegen von binokularem Einfachsehen und störender Kopfzwangshaltung. Die Operation kann das Feld des binokularen Einfachsehens nicht vergrößern, sondern nur bei unsymmetrischer Lage verschieben. Wenn operiert werden soll, hat sich bei uns am besten für das häufigste Stilling-Türk-Duane-Syndrom I die kombinierte Operation bewährt – Rücklagerung des Rectus internus und etwa gleichstarke Myektomie des Rectus externus. Bei den anderen selteneren Varianten des Stilling-Türk-Duane-Syndroms ist eine sinngemäße Abwandlung des operativen Vorgehens zu empfehlen. Insbesondere von anglo-amerikanischen Autoren wird bei Stilling-Türk-Duane-Syndrom I die isolierte Rücklagerung des Internus [8] oder die Rücklagerung von Internus und Externus empfohlen [24]. Isolierte Rücklagerung eines Internus hat sich bei uns als ineffizient erwiesen; die Rücklagerung von Internus und Externus ist uns pathophysiologisch nicht einleuchtend.

5.3.2 Marcus-Gunn-Syndrom

Klinisches Bild
Ptosis. Durch Kaubewegung kann eine Lidhebung induziert werden. Es handelt sich um eine Fehlinnervation mit Verbindung zwischen motorischer Wurzel des Trigeminus und Okulomotorius.

Therapie
Übungstherapie zur Bahnung eines bedingten Reflexes. Diese wird so angelegt, daß dem Patienten zunächst der Effekt von Unterkieferbewegungen gezeigt wird, dann wird die Bewegung sukzessive abgebaut, ohne daß die Ptosis auftreten darf. In einer zweiten Phase genügt es, daß der Patient an die Lidhebung denkt; am Schluß soll der Effekt soweit verankert sein, daß er weitgehend unbewußt abläuft. Operationen nur, wenn alle Möglichkeiten der Übungstherapie ohne Erfolg ausgeschöpft sind.

5.3.3 Brown-Syndrom

Klinisches Bild
Störung der Hebung in Adduktion ohne sonstige Zeichen einer Obliquus inferior-Parese, insbesondere ohne Kopfneigung. Beim Traktionstest deutlicher Widerstand bei passiver Bewegung des Bulbus nach nasal oben. Es werden verschiedene *Ursachen* diskutiert: mechanische Faktoren, wie verdickte Sehne des Obliquus superior oder fixierende bindegewebige Stränge, Fehlinnervation.

Therapie
Es wird die Spaltung der Sehnenscheide des Obliquus superior empfohlen; eigene Erfahrungen mit dieser Methode liegen nicht vor. Da beim Brown-Syndrom lediglich die Hebung in Adduktion gestört ist, wird man sicher nicht in jedem Fall operieren müssen.

5.3.4 Doppelseitige Pseudoabduzensparese

Vgl. Nystagmus-Blockierungs-Syndrom (2.4.3, S. 46).

5.4 Myopathien

5.4.1 Myasthenia gravis pseudoparalytica

Klinisches Bild
Rasche Ermüdbarkeit und Lähmungserscheinungen an eigentlich allen Augenmuskeln, besonders aber an den Lidhebern, daher Ptosis oft als erstes Zeichen der Erkrankung. Zur Sicherung der *Diagnose* Tensilon-Test: 2 mg Tensilon i. v. injizieren, evtl. nach $1/2$ min 8 mg nachinjizieren. Zwischen 1 und 10 min danach Wiederherstellung der Beweglichkeit der Muskeln.

Therapie (Zusammen mit Neurologen!)
Mestinon. Einschleichen mit Einzeldosen von 10 mg mehrmals tgl., steigern je nach Effekt bis mehrmals tgl. 60 mg (bis zu 8mal tgl.).

5.4.2 Progressive okuläre Muskeldystrophie (von Graefe)

Klinisches Bild
Langsam zunehmende Lähmung sämtlicher äußerer Augenmuskeln.

Therapie
Eine kausale Therapie gibt es nicht, Operationen können den Zustand aber bessern. Bei *Ptosis* Vorsicht; ein Lidschluß muß noch möglich sein. An den äußeren Augenmuskeln muß man nur relativ selten operieren, da sie fast immer symmetrisch betroffen sind und Stellungsabweichungen mit Doppelbildern daher nicht oft vorkommen. Bei anderen seltenen Muskelerkrankungen, die in Einzelfällen auch einmal die Augen betreffen können, ist eine

kausale Behandlung ebenfalls nicht möglich (Myotonia congenita und myotonische Dystrophie).

5.4.3 Endokrine Orbitopathie (endokrine Myopathie)

Klinisches Bild
Im Verlauf der endokrinen Orbitopathie mit Exophthalmus können infolge einer Beteiligung der Muskeln (Myopathie) Stellungsabweichungen der Augen auftreten. Der Verlauf ist nicht vorhersehbar, daher ist eine gewisse Zurückhaltung angebracht. Trotzdem ist in vielen Fällen operativ zu helfen. Hierbei muß beachtet werden, daß manchmal schon der Zug der Bindehaut zu Abweichungen führen kann. In solchen Fällen muß man wie bei Strabismus fixus auch eine Zugentlastung an der Bindehaut durchführen.

5.5 Traumafolgen

5.5.1 Hirnnervenausfälle

Therapie
Wenn infolge eines Traumas Hirnnervenausfälle aufgetreten sind, Behandlung der resultierenden Paresen (vgl. 5.2, S. 56).

5.5.2 Direktes Augenmuskeltrauma

Dieses Trauma ist selten.

Therapie
Sorgfältige Erstversorgung.

5.5.3 Blow out-Fraktur

Klinisches Bild
Nach stumpfem Orbitatrauma Motilitätseinschränkung. Typischerweise sind Hebung und Senkung blockiert. Ursache ist ein Einbruch des Orbitabodens mit Inkarzeration des Rectus inferior. Weitere Sicherung der Diagnose durch Orbitaschichtaufnahme oder durch Sinusoskopie.

Therapie
Orbitabodenplastik mit Knorpel oder Einlegen von Kunststoffen, nachdem der inkarzerierte

Orbitainhalt reponiert wurde. Manchmal genügt eine Hebung des Orbitabodens durch einen aufblasbaren, in den Sinus maxillaris eingelegten Tampon.

5.5.4 Trochlealäsion

Klinisches Bild
Am häufigsten nach otologischen Eingriffen im Stirnhöhlenbereich Auftreten des Bildes einer Trochlearisparese.

Therapie
Meistens ist die Trochlea nicht ganz zerstört, sondern disloziert (im allgemeinen nach hinten). Hierdurch ist die Verlaufsrichtung des Muskels zum Auge verändert. Man kann dies z.T. dadurch kompensieren, daß man den Muskelansatz am Auge nach hinten verlagert und gleichzeitig die Sehne verkürzt [14].

6. Heterophorie

Streng definiert ist eine Heterophorie eine Stellungsabweichung der Augen, die durch die Fusion kompensiert wird und somit nur latent vorhanden ist. In der Phase der Kompensation liegt normales beidäugiges Einfachsehen vor, in der Abweichphase erfolgt keine sensorische Anpassung. Allerdings wird von Crone [8a] und jetzt auch von de Decker [15a, 15b] hervorgehoben, daß in Fällen von Heterophorie mit asthenopischen Beschwerden obligate Fixationsdisparität als sensorischer Defekt vorliege.

Diagnose
Folgende Punkte müssen bei der Beurteilung und Therapie besonders berücksichtigt werden:
1. Abgesehen von Berufen mit besonders großer Anforderung an das Sehen (Flugpersonal, Radarbeobachter) ist eine Heterophorie nur von Bedeutung, wenn Beschwerden auftreten. Die Diagnostik muß also unter den Bedingungen durchgeführt werden, unter denen auch die Beschwerden geklagt werden. Diese müßten in der Regel bei Okklusion des abweichenden Auges verschwinden oder zumindest merklich geringer werden.
2. Wichtig ist die eindeutige Abtrennung einer Heterophorie von Fällen mit Mikrostrabismus,

die sehr oft zusätzlich „phorisch" dekompensieren können. Verdächtige Hinweise sind: Exodeviation mit verhältnismäßig kleinem Winkel und dauernde Klagen über Doppelbilder, Abweichungen in verschiedenen Richtungen mit kleinem Winkel und störenden Doppelbildern, die auch nach Prismenausgleich nicht verschwinden.

3. Die Beurteilung einer Heterophorie ist nur möglich, wenn auch die Fusionsbreite gemessen wurde.

4. Das Ausmaß einer Heterophorie ist vom verwendeten Test abhängig. Das wahre Ausmaß einer Heterophorie kann oft nur nach Marlow-Verband beurteilt werden.

6.1 Esophorie

Klinisches Bild
Asthenopische Beschwerden (Kopfschmerzen, evtl. mit Klagen über Ermüdung beim Lesen, Angaben über kurzfristige Diplopie).

Diagnostik
Unbedingt Untersuchung der Refraktion in Zykloplegie. Die überwiegende Zahl der esophoren Patienten ist hyperop.

Therapie
Vollkorrektion des Brechungsfehlers. Besteht nach Vollkorrektion nur noch für die Nähe eine Esophorie (Konvergenzüberschuß, fast nur bei Kindern), Verordnung einer Bifokalbrille. Wird die Esophorie hierdurch nicht bis zur Beschwerdefreiheit entlastet (selten), gibt es einmal den Weg über eine kurze orthoptische Schulung – Verbesserung der Fusionsbreite in die Divergenz. Daneben wird immer wieder auf die Möglichkeit einer Prismentherapie hingewiesen. Diese hat allerdings den Nachteil, den Patienten in vermehrtem Maße an seine Brille zu binden, außerdem gibt es nach Prismenverordnung relativ häufig Winkelvergrößerungen, so daß man schließlich doch operieren muß.

Regeln zur Prismenverordnung. 1. Sheard-Regel (Abb. 2): Messung der Heterophorie, Messung der gegensinnigen Fusionsbreite. Diese soll vom Heterophoriepunkt aus gerechnet nur zu ¹/₃ für die Kompensation der Phorie ausgenutzt werden, der Restbetrag wird als Prisma gegeben.

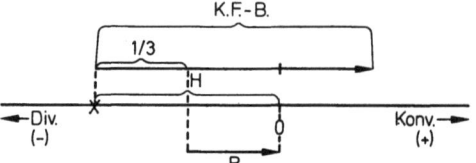

Abb. 2. Sheard-Regel:
H   = Heterophorie
K. F.–B. = kompensatorische Fusionsbreite
P   = Prisma

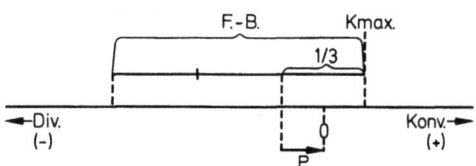

Abb. 3. Percival-Regel:
F.–B.   = Fusionsbreite
P   = Prisma
K max. = maximale Konvergenz

Formel: Prisma = Phorie − ¹/₃ kompensatorische Fusionsbreite.

2. Percival-Regel (Abb. 3): Messung der Fusionsbreite in Konvergenz und Divergenz. Es soll nur der Betrag als Prisma verordnet werden, der nötig ist, das Feld des binokularen Einfachsehens so zu verschieben, daß der Nullpunkt im mittleren Drittel dieses Feldes liegt.

Formel: Für Esophorie: Prisma = maximale Divergenz − ¹/₃ Gesamtfusionsbreite (diese Formel ergibt für das Prisma ein negatives Vorzeichen). (Für Exophorie wäre sinngemäß: Prisma = maximale Konvergenz − ¹/₃ Gesamtfusionsbreite.)

Operation. Wenn nach Vollkorrektion der Hypermetropie eine störende Esophorie bestehen bleibt, die sich auch mit orthoptischen Maßnahmen nicht beheben läßt, ist eine entlastende Operation eher zu empfehlen als das Tragen von Prismen.

Nicht mit einer Esophorie verwechselt werden darf die *Divergenzparese.*

Klinisches Bild
Plötzlicher Beginn gleichseitiger Doppelbilder in der Ferne. Etwa ab einer Entfernung zwischen 40 und 25 cm ist in der Nähe beidäugiges Einfachsehen ohne Doppelbilder möglich. In der Regel bessert sich eine Divergenzparese

spontan innerhalb einiger Wochen oder Monate. Für die Übergangszeit kann man Prismen verordnen.

6.2 Exophorie

6.2.1 Exophorie für Ferne und Nähe

Klinisches Bild
Latente Außenabweichung der Augen. Das wahre Ausmaß wird meistens erst nach Marlow-Verband sichtbar.

Therapie
Wenn Beschwerden bestehen, dann in der Regel bei einer Exophorie größeren Ausmaßes. Das Vernünftigste in solchen Fällen ist eine Operation.

6.2.2 Exophorie nur für die Ferne
(Pseudodivergenzexzeß bei Konvergenzüberschuß und Basis-Exophorie)

Klinisches Bild
Latente Außenabweichung besonders für die Ferne; in der Nähe dagegen kaum auftretend.

Therapie
Die wahre Größe der Abweichung mit Marlow-Verband feststellen. Bei größeren Winkeln ist nur eine Operation sinnvoll; auf keinen Fall darf über Konvergenzübungen versucht werden, den Winkel zu verkleinern, da hierbei die Unausgeglichenheit zwischen akkommodativer Konvergenz und Akkommodation nur noch größer wird.

6.2.3 Konvergenzinsuffizienz
(Exophorie für die Nähe)

Klinisches Bild
Exophorie nur für die Nähe oder für die Nähe sehr viel stärker als für die Ferne.

Therapie
Konvergenzübungen. *Operation:* Allenfalls um den Betrag der in der Ferne nachweisbaren Exophorie.
Von Noorden u. Mitarb. [28] berichten über neun jüngere Erwachsene mit Konvergenz- und Akkommodationsinsuffizienz. Als mögliche Ursache wird ein Trauma oder eine subklinische Virusenzephalopathie diskutiert. In diesen Fällen ist orthoptische Therapie nicht wirksam; nur die Verordnung von Nahbrille und Prismen für die Nähe führte zu einem brauchbaren Ergebnis. Die gleiche Therapie wird für die seltene echte Konvergenzparese empfohlen.

6.3 Hyper- oder Hypophorie

Klinisches Bild. Latente Höhenabweichung.

Therapie
Da die Möglichkeit zur Fusion höhendisparater Bilder begrenzt ist, muß man auch kleinere Abweichungen kompensieren oder korrigieren. In diesen Fällen ist oft, sofern man nicht operieren will, ein Prisma eine brauchbare Lösung. Den kleinsten Betrag, der Beschwerdefreiheit erzeugt, sollte man verordnen. Besser ist es natürlich zu operieren, da der Patient dann nicht auf seine Brille angewiesen ist. Bei plötzlich ohne ersichtliche Ursache aufgetretenen vertikalen Heterophorien immer nach Lähmungserscheinungen an einem Vertikalmotor suchen!

6.4 Zyklophorie

Klinisches Bild
Asthenopische Beschwerden, evtl. Klagen über Raumtäuschungen. Manchmal wird angegeben, die angesehenen Gegenstände seien „schief". Ob es eine eindeutige motorische Zyklofusion gibt, ist z. Zt. umstritten. Sicher aber gibt es eine sensorische Zyklofusion. Messung der Verrollung der Augen am besten über beidseits vorgesetzte vertikal liegende Maddox-Zylindergläser, die horizontale Striche erzeugen, die man u. U. durch Höhenprisma voneinander trennt. Die Maddox-Zylinder werden so lange verdreht, bis die gesehenen Lichtstriche parallel verlaufen.

Therapie
Die einzige Möglichkeit, eine Zyklophorie wirklich effektiv zu behandeln, besteht in der Operation (vgl. 2.3.3, S. 44). Zyklodeviationen sind selten und treten überwiegend nach Traumata, nach Augenmuskellähmungen oder nach Operationen an den Augenmuskeln auf.

6.5 Pseudozyklophorie

Von echten Zyklodeviationen streng zu unterscheiden ist die Pseudozyklophorie bei Astigmatismus obliquus, der mit einem Brillenglas korrigiert wurde. *Ursache* ist in diesem Fall die anamorphotische Verzeichnung des Systems Auge-Brillenglas, wobei die Vektoren der Vergrößerung auf beiden Augen bei Astigmatismus obliquus verschiedene Lage haben [32].

Klinisches Bild
Astigmatismus obliquus höheren Ausmaßes, Beschwerden nach Brillenkorrektion.

Therapie
Unter Kontaktlinsen verschwinden die Beschwerden. Ist eine Kontaktlinsenkorrektion nicht möglich, auf keinen Fall die Zylinderachsen verdrehen, um sie „einander anzunähern". Dann lieber die Zylinder schwächer verordnen und auf volle Sehschärfe verzichten.

Literatur

1. Adelstein, F. E., Cüppers, C.: Zum Problem des okulär bedingten Torticollis. Bücherei des Augenarztes **46**, 246 (1966)
2. Adelstein, F. E., Cüppers, C.: „Zum Problem der echten und scheinbaren Abduzenslähmung" (das sogenannte Blockierungssyndrom). Bücherei des Augenarztes **46**, 271 (1966)
3. Adelstein, F. E., Cüppers, C.: Probleme der operativen Schielbehandlung. Ber. dtsch. ophthal. Ges. **69**, 580 (1969)
4. Aichmair, M., Freilinger, G. J., Holle, U., Mandl, R., Mayr, R.: Muskuläre Neurotisation bei traumatischer Abduzensparese. Klin. Mbl. Augenheilk. **167**, 580 (1975)
5. Aust, W.: Pleoptik und Orthoptik. Basel: Karger 1973
6. Aust, W., Welge-Lüssen, L.: Prä- und postoperative Schielwinkeländerungen nach längerem präoperativem prismatischem Schielwinkelausgleich. Klin. Mbl. Augenheilk. **155**, 494 (1969)
7. Bangerter, A.: Amblyopiebehandlung. 2. Aufl. Basel: Karger 1955
8. Burian, H. M., von Noorden, G. K.: Binocular vision and ocular motility. St. Louis: Mosby 1974
8 a. Crone, A.: Heterophoria. Albrecht v. Graefes Arch. klin. exp. Ophthal. **177**, 52 (1969)
9. Cüppers, C.: Grenzen und Möglichkeiten der pleoptischen Therapie. Klin. Mbl. Augenheilk. **38**, Beiheft **33** (1961)
10. Cüppers, C.: Konservative und operative Möglichkeiten bei der Therapie des Nystagmus.

„Rote Mappe" Oculus, Abdruck in: BVA Arbeitskreis Schielbehandlung **7**, 31 (1975)
11. Cüppers, C.: The so called „Fadenoperation". II. Meet. Int. Strabismol. Ass. 20.–25. 5. 1974 Marseille (im Druck)
12. Cüppers, C., Adelstein, F. E.: Behandlung der anomalen Netzhautkorrespondenz mit Prismen. 3. Kongreß der Europäischen Gesellschaft für Ophthalmologie 1968
13. de Decker, W.: Orthoptische Therapie bei Kindern, Korrespondenz-Wandel durch Sekundärdivergenz. Fortschr. Med. **89**, 165 (1971)
14. de Decker, W.: Diskussion. BVA Arbeitskreis Schielbehandlung **4**, 42 (1972)
15. de Decker, W.: Faltung des M. obliquus superior über dem Spatel. Klin. Mbl. Augenheilk. **166**, 311 (1975)
15 a. De Decker, W.: Die Rolle der Fixationsdisparität im Binokularsehen des Gesunden wie des Heterophoren. BVA Arbeitskreis Schielbehandlung **8**, 23 (1976)
15 b. De Decker, W., Scheffel, Th., Baenge, J.: Fixation disparity and the origin of microstrabismus. Transactions of the 3rd International Orthoptic Congress, July 1–3, 1975, P. 155. New York: Stratton 1976
16. Ehmgen, H. W., de Decker, W.: Indikationen und Regeln zur Okklusionsbehandlung. Klin. Mbl. Augenheilk. **165**, 871 (1974)
17. Ellsworth, R. M.: The practical management of retinoblastoma. Trans. Amer. ophthal. Soc. **78**, 478 (1969)
18. Fink, W. H.: Surgery of the vertical muscles of the eye. 2nd Ed. Springfield: Thomas 1962
19. Gernet, H.: Zur Behandlung der hochgradigen Anisometropie. Ber. 125. Vers. Rhein-Westf. Augenärzte **46**, 1973
20. Hamburger, F. A.: Horror fusionis. Bücherei des Augenarztes **54**, (1970)
21. Harada, M., Ito, S.: Surgical correction of cyclotropia. Jap. J. Ophthal. **8**, 88 (1964)
22. Holland, G.: Normalisierung der Korrespondenz und Beseitigung der Suppression durch Nachbildbehandlung mit dem Euthyskop. Ber. dtsch. Ophthal. Ges. **70**, 85 (1969)
23. Hubel, D. U., Wiesel, T. N.: The period of susceptibility to the physiological effects of unilateral eye closure in kittens. J. Physiol. **206**, 419 (1970)
23 a. Hummelsheim, E.: Weitere Erfahrungen mit partieller Sehnenüberpflanzung an den Augenmuskeln. Arch. Augenheilk. **62**, 71 (1908–1909)
24. Knapp, P. H.: The three recession procedures for retraction Syndrome 7th International Symposion: „New trends in ocular treatment". 25.–29. 2. 1976 in Miami
25. Lang, J.: Strabismus. Bern: Huber 1971
26. Mühlendyck, H., Linnen, H. J.: Die operative Behandlung nystagmusbedingter schwankender Schielwinkel mit der Fadenoperation nach Cüppers. Klin. Mbl. Augenheilk. **167**, 273 (1975)
27. von Noorden, G. K.: Histological studies of the visual system of monkeys with experimental amblyopia. Invest. Ophthal. **12**, 727 (1973)
28. von Noorden, G. K., Brown, D. J., Parks, M.: Associated convergence and accommodation insufficiency. Docum. ophthal. (Den Haag) **34**, 393 (1973)

29. von Noorden, G. K., Maumenee, W. E.: Atlas der Schieldiagnostik. Stuttgart: Schattauer 1971

29 a. O'Connor, R.: Transplantation of ocular muscles. Amer. J. Ophthal. **4**, 838 (1921)

30. Otto, J.: Lehrbuch und Atlas der Orthoptik. Bern: Huber 1975

31. Quéré, M. A.: Die Methoden der Penalisation in der Behandlung des Strabismus convergens. Klin. Mbl. Augenheilk. **161**, 140 (1972)

32. Reiner, J.: Auge und Brille. Bücherei des Augenarztes **59** (1974)

33. Rosenstiel, L., Thissen, B.: Über den altersabhängigen Refraktionsverlauf bei hyperopen Kindern. Ber. 125, Vers. Rhein.-Westf. Augenärzte **50** 1973

34. Schmidt, J.: Über die binokularen Hemmungsskotome bei Strabismus convergens und ihre Behandlung mit monokularen Methoden. BVA Arbeitskreis Schielbehandlung **5**, 64 (1973)

35. Véronneau-Troutman, S., Schudel Dayanoff, S., Stohler, T., Chahane, A. C.: Conventional occlusion vs. pleoptics in the treatment of amblyopia. Amer. J. Ophthal. **78**, 117 (1974)

36. Welge-Lüssen, L.: Die Prismenkorrektur der kleinen Esotropie. BVA Arbeitskreis Schielbehandlung **3**, 154 (1971)

Kapitel 8

Lider

A. Nover

Die Lider dienen in erster Linie dem Schutz des Augapfels. Außerdem haben ihre Form, Stellung und Beweglichkeit auch eine wichtige kosmetische Bedeutung, die bei allen Erkrankungen der Lider und den notwendigen therapeutischen Maßnahmen mit zu bedenken ist.

1. Veränderungen der Lidform und Mißbildungen

Die Form der Lidspalte ist im wesentlichen durch die Rasse bestimmt. Abweichungen davon kommen beim Mongolismus und vor allem als Entwicklungsstörungen in Form von fehlender Differenzierung der Lider und verschiedenartigen angeborenen Defekten vor.

1.1 Ankyloblepharon

Es handelt sich um eine mehr oder minder ausgedehnte Verwachsung der Lidkanten; sie besteht bei *angeborenem* A. aus zarten Hautsträngen und -brücken (oft fehlt der Augapfel oder ist nur mangelhaft entwickelt); bei *erworbenem* A. − z.B. als Verätzungs- oder Verbrennungsfolge − findet sich ein breiter flächiger Verschluß der Lidspalte.

Therapie
Es kommt nur die operative Durchtrennung der Hautbrücken in Frage. Danach ist durch Salben, tägliches Lösen von Verklebungen mit dem Glasstab und evtl. das Einlegen einer Lochprothese einer erneuten Verwachsung vorzubeugen.

1.2 Blepharophimose

Es besteht eine Verkleinerung der Lidspalte in horizontaler Richtung, entweder als angeborener Zustand, oft zusammen mit Ptosis und Epicanthus, oder infolge seniler Erschlaffung der Fascia tarso-orbitalis bzw. als Folge narbiger Schrumpfung.

Therapie
Sie besteht in der operativen Erweiterung der Lidspalte entweder durch einfache Kanthotomie oder ausgiebige Kanthoplastik.

1.3 Kolobom der Lider

Angeborener oder posttraumatischer dreieckiger Defekt mit Basis am Lidrand − manchmal mit Spaltbildungen an anderen Augenabschnitten und weiteren Mißbildungen verbunden.

Therapie
Sowohl aus kosmetischen als auch aus Gründen des vollständigen Lidschlusses zum Schutz des Augapfels ist eine operative Stellungsverbesserung notwendig. Bei kleinen Defekten genügt das Anfrischen und Vernähen der Kolobomränder, sonst ist eine größere Lidplastik erforderlich.

1.4 Epicanthus

Die bogenförmige Hautfalte im inneren Lidwinkel − ein Rassemerkmal asiatischer Völker − kommt auch als angeborene Anomalie, evtl. mit Blepharophimose (vgl. 1.2, oben) und Ptosis (vgl. 2.5, S. 66) zusammen vor.

Therapie
Leichte Fälle bessern sich im Laufe der Zeit mit zunehmender Entwicklung der Nase, bei

stärkerer kosmetischer Entstellung ist operative Korrektur notwendig. Hierfür sind verschiedene Verfahren bekannt.

1.5 Distichiasis

Unregelmäßig stehende, oft in doppelter Reihe angeordnete Wimpern schleifen auf Binde- und Hornhaut (Trichiasis) und führen zu erheblichen subjektiven Störungen und Epithelläsionen.

Therapie
Diese richtet sich nach der Anzahl der scheuernden Wimpern. Einzelne Zilien lassen sich elektrolytisch zerstören, bei größerer Zahl nach innen stehender Haare ist eine operative Korrektur der Lidstellung notwendig.

2. Veränderungen der Lidstellung

2.1 Entropium

Zur Einwärtswendung der Lidkanten kann es angeboren oder infolge altersbedingter (E. senile) oder durch Narbenzug (E. cicatriceum) hervorgerufener Lidhautveränderungen kommen. Auch Entzündungen der vorderen Augenabschnitte können dazu führen (E. spasticum). Die auf Binde- und Hornhaut schleifenden Wimpern (Trichiasis) führen zu konjunktivalen Beschwerden (Tränenfluß, Rötung, Lichtscheu) und schließlich zu Hornhautdefekten, diese Veränderungen als Circulus vitiosus wiederum zum Entropium.

Therapie
In leichten Fällen ist zunächst ein ektropionierender Heftpflasterzug am Unterlid anzubringen und gleichzeitig der konjunktivale Reizzustand durch Adstringentien (Biseptol, Zinc. boric., Sophtal) und milde Salben zu behandeln, evtl. mit Epilation einzelner schleifender Zilien.
Falls diese Maßnahmen nicht ausreichen, empfiehlt sich das Anlegen einer Gaillard-Snellen-Naht, die das Unterlid nach unten zieht. Bei Rezidiven sind ausgiebigere plastische Operationen mit Straffung der Unterlidhaut angezeigt: bei einem Narbenentropium u. U. Tar-

soplastik, Tarsektomie, Lippenschleimhautplastik. Eine in den Bindehautsack eingelegte Lochprothese (Illig) schützt die Hornhaut und dient der Vorbeugung von Rezidiven.

2.2 Trichiasis

Die infolge Narbenzugs oder angeborener Fehlstellung der Zilienreihen auf der Hornhaut schleifenden Wimpern (Distichiasis) führen zum konjunktivalen Reizzustand und gefährden die Hornhautoberfläche.

Therapie
Bei einzelnen Wimpern ist deren elektrolytische Epilation sinnvoll, sonst ist eine operative Korrektur der Lidstellung nötig (vgl. Entropium 2.2).

2.3 Ektropium

Zur Auswärtswendung der Lidkanten kann es durch altersbedingten Tonusverlust des M. orbicularis (E. senile), durch eine Fazialisparese (E. paralyticum) oder durch Narbenzug nach Verletzungen, Verbrennungen oder mit Schrumpfung einhergehenden Erkrankungen (E. cicatriceum) kommen. Die damit verbundene Auswärtswendung des unteren Tränenpünktchens (Eversio puncti lacrimalis) führt zu Tränensee und Tränenfluß mit reflektorischem Wischen (Wischektropium) und ständigem Reizzustand des Auges.

Therapie
In leichten Fällen kann anfangs Lidmassage, in Richtung von unten nach oben helfen, später ist je nach Lokalisation und Ausdehnung des Ektropiums eine operative Stellungskorrektur, u. U. mit plastischer Deckung nötig.

2.4 Blepharochalasis

Es handelt sich um eine vorwiegend kosmetisch störende Hautfaltenbildung infolge Atrophie und Erschlaffung der Oberlidhaut. Sie kommt sowohl in jüngeren Jahren (Blepharochalasis) als auch im Alter (Epiblepharon senile) vor. Wenn die Deckfalte über den Oberlidrand hängt, kann das Sehen beeinträchtigt sein.

Therapie

Die Exzision der überschüssigen Haut ist die einzig wirksame Behandlung.

2.5 Ptosis

Bei Schwäche oder Lähmung des Lidhebers (M. levator palpebrae, M. tarsalis) bedeckt das herabhängende Oberlid mehr oder weniger den Augapfel. Dieser Zustand kommt angeboren – ein- oder doppelseitig –, oft zusammen mit anderen Abweichungen der Lidform und -stellung vor, wie Epicanthus, Blepharophimose. Ptosis kann auch Teilerscheinung einer Okulomotoriusparese oder einer anderen neurologischen Erkrankung sein bzw. nach Traumen und bei Entzündungen der Lider auftreten.

Therapie

Sie richtet sich nach der Ursache.
Bei *kongenitaler Ptosis* ist eine operative Lidhebung z. B. durch Verkürzung oder Vorlagerung des M. levator palpebrae oder Teilresektion des Tarsus nötig (Verfahren nach von Blaskovics-Guyton, Lindner, Friedenwald). Der Zeitpunkt hierfür hängt vom Grad der Ptosis und der evtl. durch das hängende Lid beeinträchtigten Sehleistung ab. Die Operation muß rechtzeitig dem Auftreten einer Amblyopie und abnormen Kopfhaltung nach hinten vorbeugen. Eine Operation aus rein kosmetischen Gründen sollte erst später erfolgen, um das 8.–12. Lebensjahr.
Bei *neurogener Ptosis* steht die Behandlung des Grundleidens im Vordergrund; durch die Verordnung einer Brille mit Ptosis-Steg kann das Oberlid hochgehalten werden.
Bei *myogener Ptosis*, z. B. bei *Myasthenia gravis* oder *myotoner Dystrophie*, ist auch eine Ptosisbrille angezeigt.
Bei *posttraumatischer Ptosis* sollte man zunächst eine evtl. eintretende Spontanbesserung 6–12 Monate abwarten; je nach dem weiteren Verlauf dann operative Korrektur.

2.6 Lagophthalmus

Der Lidschluß bleibt unvollkommen bei Ausfall des M. orbicularis oculi, z. B. bei peripherer Fazialisparese, extremem Exophthalmus oder auch infolge narbiger Verziehungen. Der unvollständige Lidschluß führt zu sekundären Reiz- und Austrocknungserscheinungen an Binde- und Hornhaut mit Keratitis bzw. Ulcus corneae e lagophthalmo.

Therapie

Sie richtet sich nach dem Ausmaß der Erscheinungen und hat den ausreichenden Schutz der Hornhaut bei Tage und bei Nacht zum Ziel. Dies läßt sich erreichen durch mehrmaliges Einstreichen einer milden Augensalbe, der zusätzlichen Verordnung einer Brille mit Seitenschutz oder eines Uhrglasverbandes (als feuchte Kammer). Bei stärkerer Hornhautbeteiligung sind Mydriatika, vitaminhaltige und antibiotische Augensalben anzuwenden (vgl. Kap. 12, S. 106).
Bei längerem Bestehen des Lagophthalmus bzw. falls die beschriebenen konservativen Maßnahmen nicht ausreichen, muß eine operative Verkleinerung der Lidspalte (Tarsorrhaphie) vorgenommen werden. Sie kann nach Besserung des Grundleidens jederzeit wieder geöffnet werden. Bei narbigen Veränderungen im Gesicht sind plastische Operationen erforderlich.

3. Störungen der Lidbewegung

3.1 Blepharospasmus

Lidkrampf kommt als symptomatischer Blepharospasmus – ein- oder doppelseitig – bei Reizung des N. facialis oder des 1. Trigeminusastes vor, aber auch psychogen bzw. infolge von Entzündungen der Bindehaut, Hornhaut, Regenbogenhaut und bei Glaukom. Gleichzeitig bestehen dann Lichtscheu, Tränenfluß und Rötung des Auges. Als tonische und klonische Krämpfe sind sie Begleiterscheinungen verschiedener neurologischer Erkrankungen (Blinzel-Tic).

Therapie

Zu behandeln ist in erster Linie die auslösende Ursache, also evtl. bestehende entzündliche Erkrankungen des äußeren Auges und der Lider. Bei ungeklärter Ursache kann die Injektion von Novocain (1–2%), Impletol oder Alkohol (70–90%) in den M. orbicularis oculi Beschwerdefreiheit bringen.

Bei psychogener Ursache ist entsprechende fachärztliche Behandlung zu veranlassen.

3.2 Lidzucken

Es handelt sich um für den Patienten unangenehme, für den Arzt aber oft kaum sichtbare, dafür besser tastbare feine fibrilläre Zuckungen in Ober- oder Unterlid. Sie finden sich bei einer neurovegetativen Dystonie.

Therapie
Es sind bei Fehlen irgendwelcher organischer Faktoren am äußeren Auge allgemein dämpfende Medikamente (Sedativa, Tranquilizer) zu empfehlen, wie z. B. Baldrian, Librium, Valium evtl. auch Novocain-Injektionen unter die Lidhaut.

4. Entzündungen

4.1 Lidödem

Im lockeren subkutanen Lidgewebe kommt es leicht zu einer kissenartigen, kosmetisch auffälligen Flüssigkeitsansammlung. Dies kann Begleiterscheinung und Folge verschiedener örtlicher oder allgemeiner Erkrankungen sein. Beim *entzündlichen Ödem* bestehen Schwellung, Rötung und Druckschmerzhaftigkeit. Es findet sich bei Dermatitis, Hordeolum, Lidabszeß (vgl. 4.7, S. 68), auch als Begleiterscheinung bei bestimmten Formen der Conjunctivitis (epidemica, gonorrhoica) oder bei entzündlichen Prozessen der Orbita, der Tränenorgane und der Nasennebenhöhlen.
Ein *nicht-entzündliches Ödem* ohne Rötung und Schmerzen kommt bei lokalen Erkrankungen, wie Morbus Recklinghausen oder bei Allgemeinleiden (Nieren-, Herz-, Schilddrüsenerkrankungen) vor. Ein rezidivierender Verlauf ist typisch für ein angioneurotisches bzw. allergisches Ödem (Melkersson-Rosenthal-Syndrom).

Therapie
Sie richtet sich nach dem Grundleiden; lokal wirken feucht-kühle Umschläge und das Auftragen einer cortisonhaltigen Salbe günstig, evtl. auch Kalzium, Glukokortikoide oder Antibiotika allgemein. Im Blutbild ist nach einer

Eosinophilie zu fahnden. Bei einer epidemischen Bindehautentzündung (Conjunctivitis epidemica) Kortikosteroide.

4.2 Liddermatitis-Ekzem

Zur Symptomatik gehören Jucken, Rötung, Spannung, Schwellung und Reliefvergröberung der Lidhaut, evtl. sogar Bläschenbildung und Schuppung. Ursache ist oft eine Überempfindlichkeitsreaktion auf lokal angewendete Medikamente (z. B. Atropin, Pilocarpin, Lokalanästhetika, Kamille, Antibiotika), Kosmetika, Haushaltsmittel, Brillengestell, Nahrungsmittel, Blumen. Oft besteht gleichzeitig eine akute oder chronisch-allergische Bindehautentzündung.

Therapie
Da die Suche nach dem auslösenden Allergen (Antigen-Kutantest) oft zeitraubend, vielfach sogar erfolglos ist, muß die erste Maßnahme das sofortige Absetzen jeglicher als Reiz in Frage kommender Substanzen und eine möglichst milde Therapie nach den Regeln der Dermatologie sein. Bewährt haben sich hierbei das Betupfen mit Argentum nitricum (1%), besonders bei Rhagaden, das Abdecken mit Cortison-Salben (Locacortin, Jellin, Volon A-Salbe) und evtl. allgemeine Gaben von Kalkpräparaten, Kortikosteroiden, Sedativa, Antihistaminika. Antibiotika, evtl. in Kombination mit Kortikosteroiden, sind nur bei vorhandenen Sekundärinfektionen indiziert, denn sie bedingen u. U. wieder neue Allergien.

4.3 Lidrandentzündung − Blepharitis

Es handelt sich um eine umschriebene Form der Liddermatitis. Betroffen sind meist dazu disponierte (rötlich-blonde) seborrhoische Patienten. Unter Rötung, Schwellung und Schuppenbildung der Lidränder (Blepharitis squamosa) kommt es sekundär zum Verlust der Wimpern (Madarosis) und zu Rhagaden, Abszeß- und Geschwürsbildungen (Blepharitis ulcerosa).

Therapie
Sie ist eine symptomatische und besteht im Aufweichen der Borken durch Paraffin liqu., Olivenöl oder Salizylsalbe (1%) und Reini-

gung des Wimpernbodens, Hyperämisierung durch Touchieren mit Argentum nitricum (0,5–1%). Zur weiteren Behandlung sind Augenbäder und die tägliche Lidmassage mit milden Salben (z. B. Noviform, Irgamid, Dulcargan, Cerophthol), evtl. vorübergehend mit Cortisonzusätzen zu empfehlen. Bei ulzerierenden Entzündungen sind antibiotische Salben (Gentamycin, Chloramphenicol) angezeigt. Rezidive kommen vor. Evtl. vorhandene Refraktionsfehler ausgleichen!

4.4 Pediculosis (Phthiriasis) palpebrarum

Meist zusammen mit allgemeiner Verlausung (Kopf) finden sich Läuse auch an den Wimpern. Dies führt zu Jucken, Pyodermisierung, Blepharitis und Konjunktivitis.

Therapie
Läuse und die braun-schwarzen Nissen (Eier) müssen von den Haarschäften mit der Pinzette entfernt werden; dazu lokale Applikation von Quecksilberpräzipitatsalbe (2%) auf die Lidränder. Außerdem allgemeine Entlausung.

4.5 Hordeolum (Gerstenkorn)

Die akute Entzündung einer Zeis- oder Meibom-Liddrüse verläuft als Follikulitis zunächst mit diffuser und später mit umschriebener schmerzhafter Schwellung und Spannung nache dem Lidrand, mit Ödem der Umgebung und evtl. Abszedierung. Bei rezidivierendem Verlauf an Diabetes mellitus denken! Eigenblutinjektionen.

Therapie
Die lokale Applikation von trockener Wärme (Rotlicht, Sollux) und desinfizierenden Salben (Noviform, Irgamid, Penicillin) soll die Rückbildung fördern und Keimverschleppung und Kontaktinfektionen vorbeugen. Gelegentlich ist eine kleine Stichinzision zur Entlastung notwendig. Sollte es sich um eine hartnäckige und rezidivierende Hordeolosis handeln oder eine Orbitaphlegmone drohen, dann ist eine unspezifische Reizkörper- oder auch allgemeine Antibiotikatherapie erforderlich (Erythromycin oder Penicillin G) und örtliche Anwendung antibiotischer Salben angezeigt.

4.6 Chalazion (Hagelkorn)

Als Ausdruck einer chronischen Entzündung einer Liddrüse resultiert ein erbsengroßer indolenter Knoten am Ober- oder Unterlid. Oft ist an dieser Stelle ein Hordeolum (vgl. oben) vorausgegangen, das nicht vollständig ausheilte.

Therapie
Diese ist, solange noch entzündliche Erscheinungen vorhanden sind, die des Hordeolums (vgl. 4.5, oben). Ist der Knoten reizlos, muß er in Tropf- und Infiltrationsanästhesie operativ entfernt werden. Dies sollte möglichst von innen und vollständig mitsamt der Kapsel geschehen. Nähte sind nicht erforderlich. Irgamidsalbe, Verband für einen Tag. Histologische Untersuchung zum Ausschluß eines malignen Prozesses.

4.7 Lidabszeß

Eine schmerzhafte Rötung und Schwellung der Lider mit Ödem der Umgebung kann Ausdruck einer lokalen Infektion, Verletzungsfolge bzw. Begleiterscheinung einer Nasennebenhöhleneiterung sein. Später kommt es über Fluktuation und Abszedierung zum Spontandurchbruch nach außen. Die Beteiligung des Orbitagewebes ist selten.

Therapie
Trockene Wärme oder feuchte Umschläge sollen die Abszedierung beschleunigen. Bei Fluktuation ist die lidrandparallele Inzision mit Einlegen einer Gummilasche als Drainage nötig, dazu lokal und allgemein Antibiotika, je nach nachgewiesenen Erregern.
Außerdem müssen evtl. vorhandene Grunderkrankungen behandelt werden (Röntgenaufnahme der Orbita und Nasennebenhöhlen).

4.8 Kalkinfarkte der Liddrüsen

Die einzeln oder multipel vorkommenden gelblich-weißlichen Einlagerungen auf der Innenfläche des Lides scheinen durch die Bindehaut und verursachen manchmal konjunktivale Beschwerden, vor allem Fremdkörpergefühl.

Therapie
Tropfen- und Salbenbehandlung ist wirkungslos, deshalb Auskratzen mit der Fremdkörpernadel in Tropfanästhesie.

4.9 Herpes simplex

Die Infektion der Lidhaut mit dem Herpes simplex-Virus verläuft in Form einzelner oder gruppiert angeordneter Bläschen mit Rötung, Spannungsgefühl und Schwellung der Umgebung und späterer Krustenbildung.

Therapie
Das Betupfen der Bläschen mit Jod oder Äther soll sie zum Eintrocknen bringen, danach Auftragen antibiotischer Salben (Aureomycin, Terramycin, Chloromycetin) zur Prophylaxe gegen Sekundärinfektionen. Die regelmäßige Kontrolle der Hornhaut an der Spaltlampe ist notwendig. Die Behandlung mit Virostatika, z. B. 5-Jod-2-desoxyuridin (IDU) ist an der Hornhaut erfolgreicher als an der Haut.

4.10 Zoster ophthalmicus

Die Infektion mit dem Zoster-Varizellen-Virus befällt bevorzugt die Lider und das Ausbreitungsgebiet des 1. Trigeminusastes (N. ophthalmicus). Das Aufschießen von wasserhellen Bläschengruppen, meist auch an Kopf- und Stirnhaut, ist begleitet von heftigen neuralgischen Schmerzen; es folgen Krusten-, Geschwürs- und evtl. nekrotisierende Narbenbildung.

Therapie
Lokal Betupfen mit Äther oder Jodoformpuder, Aureomycin-Augensalbe in den Bindehautsack. Allgemein Irgapyrin, Vitamin B; schmerzlindernde Mittel, z. B. Tegretal.
Kontrolle der Hornhaut und Iris an der Spaltlampe, da oft im weiteren Krankheitsverlauf mitbeteiligt, dann u. a. auch Mydriasis. Tonometrie, falls der Hornhautbefund dies zuläßt.

4.11 Vakzination der Lider

Durch Unvorsicht übertragenes Impfmaterial der Pockenschutzimpfung von der Impfstelle auf die Lidhaut führt hier zu wasserklaren bläschenartigen Effloreszenzen vom Aussehen typischer Impfpusteln (eitriges Zentrum mit entzündlichem Hof). Harte Schwellung der Umgebung und der regionalen Lymphknoten.

Therapie
Lokal Aureomycin-Augensalbe (1%) als symptomatische Therapie und Prophylaxe gegen Sekundärinfektion. Kontrolle der Hornhaut an der Spaltlampe.

4.12 Molluscum contagiosum

Vorwiegend bei Kindern und Jugendlichen können am Lidrand in Ein- oder Merzahl halbkugelige, erbsengroße derbe Knötchen mit glänzender Oberfläche vorkommen. Der virushaltige krümelige Inhalt entleert sich auf Druck aus einer zentralen Delle. Sie können hartnäckige Bindehaut- und Hornhautentzündungen auslösen.

Therapie
Einen schnellen und dauerhaften Therapieerfolg bringt das Auskratzen mit scharfem Löffel bzw. die Exzision der Gebilde in Lokalanästhesie. Anschließendes Betupfen mit Jod oder Alkohol.

5. Tumoren

5.1 Gutartige Geschwülste

Die Vielfalt der an den Lidern vorkommenden Tumoren (Zysten, Atherome, Hämangiome, Xanthelasmen, Fibrome, Warzen, Papillome u. a.) führt oft auch aus kosmetischen Gründen zum Augenarzt. Selten verursachen die Tumoren, je nach Sitz, auch konjunktivale Beschwerden.

Therapie
Wunsch des Patienten oder Verdacht auf Malignität sind der Grund zur Exzision, die auf jeden Fall im Gesunden erfolgen muß. Oft gelingt der direkte Wundverschluß, bei größeren Defekten ist eine Verschiebeplastik erforderlich. Freie Transplantate werden nur selten notwendig sein. In jedem Fall ist eine histolo-

gische Untersuchung des entfernten Gewebes zu veranlassen.

5.2 Präkanzerosen

Keratoma senile sind unregelmäßig gestaltete krustenbelegte Geschwüre, die sich oft auf vorgeschädigter Haut entwickeln. Auch Tumoren vom Bowen- und Erythroplasie-Typ sind hier anzuführen.

Therapie

Diese besteht in der ausgiebigen Exzision des erkrankten Gewebes mit genügendem Abstand im Gesunden. Histologische Untersuchung!

5.3 Pigmentanomalien und -geschwülste

Sie kommen als kleinfleckige, unregelmäßig begrenzte Naevi, Pigmentzellnaevi und umschriebene Melanosen vor (oft zugleich auch an der Konjunktiva) und sollten nur bei Vorliegen besonderer Gründe entfernt werden. Maligne Melanome dagegen, erkennbar an zunehmender Pigmentierung und örtlichem Wachstum, müssen frühzeitig und vollständig exzidiert werden.

Therapie

Die operative Entfernung ist der primären Bestrahlung vorzuziehen.

5.4 Bösartige Geschwülste

Die weitaus häufigste Geschwulstart an den Lidern ist das „semi-maligne" *Basaliom*. Es beginnt als kleine, gelegentlich blutende und dann verkrustende Veränderung an irgendeiner Stelle des Lides und wird schließlich zum tieferen Geschwür mit erhabenem Rand, das sich in der Fläche und Tiefe infiltrierend ausbreitet. Gelegentlich kann es auch in die Orbita einwachsen. Seltener sind *Spinaliome* (Stachelzell- bzw. Plattenepithelkarzinome), metastatische Karzinome und Sarkome.

Therapie

Die wirksamste Therapie besteht in der frühzeitigen Exzision im Gesunden. Die anschlie-

ßende Defektdeckung erfolgt je nach Größe als Verschiebeplastik oder freies Transplantat. Selten ist eine Exenteratio orbitae notwendig. Um die Wirksamkeit lokal injizierter Zytostatika beurteilen zu können, fehlen bisher noch ausreichend lange Beobachtungen. Bei evtl. notwendiger Röntgennachbestrahlung ist auf den Schutz des Bulbus zu achten.
Histologische Untersuchung und weitere Beobachtung sind wegen Rezidivgefahr erforderlich.

6. Verletzungen

Vgl. Kap. 21 (Verletzungen), S. 234.

Literatur

1. Blaskovics, L. von, Kettesy, A., Vörösmarthy, D.: Eingriffe am Auge. 4. Auflage. Stuttgart: Enke 1970
2. Bonamour, G.: Der gegenwärtige Stand unserer Kenntnisse von der herpetischen Erkrankung einschließlich Zoster. In: Almanach für die Augenheilkunde, S. 1–20. München: Lehmanns 1964
3. Fasanella, R. M.: Komplikationen in der Augenchirurgie und ihre Behandlung. Stuttgart: Enke 1968
4. Fox, S. A.: Ophthalmic plastic surgery. New York/London: Grune u. Stratton 1963
5. Haugwitz, Th. von: Adstringierende und vasokonstringierende Augenspezialitäten. Augenspiegel **20**, V, 224 (1974)
6. Heydenreich, A.: Krankheiten der Augenlider. In: Der Augenarzt (Hrsg. K. Velhagen), Bd. **III**, S. 1. Stuttgart: Thieme 1960
7. Korting, G. W.: Haut und Auge. Stuttgart: Thieme 1969
8. Lund, O. E.: Tumoren der Lider. In: Almanach für die Augenheilkunde, S. 1–10. München: Lehmanns 1969
9. Meller, J.: Augenärztliche Eingriffe. Wien: Springer 1950
10. Neubauer, H.: Grundsätze der Lidchirurgie. Klin. Mbl. Augenheilk. **147**, 313 (1965)
11. Papst, W., Rossmann, H.: Die Ptosis des Oberlides. Fortschr. Augenheilk. **17**, 1 (1966)
12. Segaram, R. P.: The lids. In: Modern Ophthalmology (A. Sorsby, Ed.), Bd. **4**, S. 767. London: Butterworths 1964
13. Walser, E.: Plastische Chirurgie am Auge. München: Bergmann 1958
14. Walser, E.: Über Lidkolobome und ihre chirurgische Behandlung. Klin. Mbl. Augenheilk. **163**, 448 (1973)

Kapitel 9

Tränenorgane

A. Nover

1. Tränendrüse

Die Tränendrüse liegt in einer grubenartigen Vertiefung des Orbitadaches oben-außen, ist ca. bohnengroß und besteht aus einem orbitalen und einem palpebralen Abschnitt. Die von ihr produzierte, leicht alkalische Tränenflüssigkeit gelangt über zahlreiche Ausführungsgänge in die obere Bindehautübergangsfalte. Außerdem sind an der Tränenproduktion noch multiple akzessorische Tränendrüsen beteiligt.

1.1 Störungen der Sekretion

Normalerweise besteht zwischen der produzierten Flüssigkeitsmenge und deren Abtransport aus dem Bindehautsack ein Gleichgewicht. Es garantiert eine ausreichende Befeuchtung der Augapfeloberfläche und die Resorption der Flüssigkeit durch die Nasenschleimhaut.

1.1.1 Hypersekretion

Zu einer vermehrten Tränenproduktion führen reflektorisch grelles Licht, Rauch, Staub, aber auch Entzündungen und Verletzungen der Bindehaut und Hornhaut, Trichiasis (vgl. Kap. 8, 2.2, S. 65), Iritis und Glaukom sowie ferner Trigeminusneuralgie und Dakryoptose (vgl. 1.2.1, S. 71).

Therapie
Diese besteht in der Beseitigung der Ursache und der lokalen Applikation von adstringierenden Medikamenten (Visadron, Privin, Zink-Suprarenin, Zincfrin, Antistin-Privin, Ophtopur, Solan), evtl. auch milder epithelschützender Salben für die Nacht.

1.1.2 Hyposekretion

Zu einer Unterfunktion der Tränendrüse mit auf Dauer schweren Folgeerscheinungen für die Augapfeloberfläche kann es angeboren oder mit dem Alter (senile Involution) kommen, auch bei bestimmten Hirntumoren oder nach Verätzung bzw. bei den verschiedenen mit einer Bindehautschrumpfung einhergehenden Prozessen. Das „trockene Auge" kann auch Symptom des Sjögren-Syndroms sein (vgl. 1.4.1, S. 72).

Therapie
Sie ist eine symptomatische und besteht in der täglich mehrmaligen Instillation sog. „künstlicher Tränen" Isopto-Fluid, Liquifilm, Dacryo-Biciron oder von Paraffinum liquidum, Methocel, Eleparon, Vitamin A und der Verordnung einer Brille mit anatomisch angepaßtem Seitenschutz; u. U. kommt ein Verschluß der Tränenpünktchen in Frage.

1.2. Lageanomalien

1.2.1 Dakryoptose

Tiefstand und Verlagerung der palpebralen Tränendrüse kommen angeboren oder infolge Atrophie und Elastizitätsverlustes des Halteapparates vor; schon der normale Lidschlag bewirkt dann eine mechanische Reizung und gesteigerte Tränenproduktion.

Therapie
Bei erheblichen subjektiven Beschwerden kommt nur eine partielle Exstirpation der Drüse in Frage, aber cave: Austrocknungserscheinungen bei zu ausgedehntem Vorgehen und Schrumpfung des verbleibenden Restgewebes!

1.3 Entzündungen

1.3.1 Dacryoadenitis acuta

Metastatisch bei Infektionskrankheiten (Masern, Grippe, Scharlach, Mumps) oder fortgeleitet von Entzündungsprozessen der Nachbarschaft kommt es zu einer druckschmerzhaften Rötung und Schwellung der Tränendrüse und des Oberlides außen-oben. Die Lidspalte bekommt Paragraphen-Form, meist besteht ein kollaterales Ödem, oft eine Schwellung der regionalen Lymphdrüsen, manchmal Fieber.

Therapie
Sie besteht in der Anwendung feuchter Wärme in Form von Umschlägen (2‰-Rivanol-Lösung) oder von trockener Wärme (Sollux, Kurzwellen); in den Bindehautsack gibt man außerdem antibiotische Augensalben. Je nach Ursache ist die Behandlung des Grundleidens erforderlich, evtl. auch Antibiotika allgemein.

1.3.2 Dacryoadenitis chronica

Auch bei der chronischen Tränendrüsenentzündung führt die − in diesem Falle indolente − Schwellung der Tränendrüse zur Paragraphen-Form der Lidspalte. Beim Mikulicz-Syndrom (vgl. 1.3.4, S. 72) besteht neben der doppelseitigen Dacryoadenitis gleichzeitig auch eine Schwellung der Glandula parotis und der Glandula submandibularis.
Als Ursache kommen chronische Allgemeinerkrankungen in Frage, z.B. Leukämie, Lymphogranulomatose, Morbus Boeck, Tbc, Lues.

Therapie
Sie richtet sich nach der jeweiligen Ursache. Blutbild, BKS, Seroreaktionen, Röntgenaufnahme der Lunge, evtl. Probeexzision. Bei Minderung der Tränensekretion auch Tränenersatz (vgl. 1.1.2, S. 71).

1.3.3 Dacryoadenitis specifica

Die spezifische Entzündung verläuft unter dem gleichen klinischen Bild wie die chronische unspezifische Dacryoadenitis (vgl. 1.3.2). Ursächlich kommen Tbc, Lues, Morbus Boeck, Trachom in Frage; die genaue Diagnose sollte vor Therapiebeginn durch histologische Untersuchung geklärt werden.

Therapie
Sie richtet sich dann nach dem Grundleiden. Lokal: Wärme; bei Tbc Röntgenbestrahlung.

1.3.4 Mikulicz-Syndrom

Die Symptomatik besteht in einer doppelseitigen schmerzlosen Schwellung der Tränen- und Kopfspeicheldrüsen mit Unterfunktion („dry eye" und „dry mouth").
Als Ursache kommen Retikulosen (lymphatische Leukämie, Lymphosarkom) in Frage.

Therapie
Sie hängt vom Grundleiden ab. Lokal: Röntgenbestrahlung; allgemein: Kortikosteroide.

1.4 Tränendrüsenatrophie

1.4.1 Sjögren-Syndrom

Im Rahmen ganz verschiedener Erkrankungen, sowohl akut entzündlicher als auch chronisch-proliferativer oder degenerativer Art, kommt es − vorwiegend bei Frauen im Klimakterium − zu Atrophie und Unterfunktion der Tränendrüse (Schirmer-Test!). Objektiv besteht eine Keratoconjunctivitis sicca (filiformis) und subjektiv sind Brennen, Lichtscheu, Fremdkörpergefühl (Sicca-Syndrom) die Folgen. Zugleich bestehen oft rezidivierende Schwellung der Parotis, Rhinolaryngotracheitis sicca, Achylia gastrica, rheumatoide Arthritis.

Therapie
Sie ist eine symptomatische mit vitaminhaltigen milden Augensalben, „künstlichen Tränen" Methylzellulose (Methocel, Contactol), Eleparonlösung (10%), Liquifilm-Augentropfen, Polyvinylpyrrollidon (Protagent) oder Silikonverbindungen. Verschluß des unteren Tränenpünktchens durch Diathermie. Allgemein hohe Dosen von Vitamin A per os, evtl. Sexualhormone. Vidisept in der Ophtiole, manchmal weiche Kontaktlinse.

1.4.2 Senile Involution

Mit dem Senium auftretende Gewebsveränderungen, wie Atrophie, Lipomatose und Fibrosierung, haben − bei Frauen häufiger als bei

Männern — ein Nachlassen der Tränenproduktion und hartnäckige konjunktivale Beschwerden, wie Brennen, Trockenheitsgefühl, „müde Augen", „schwere Lider" zur Folge. Sie führen die Patienten oft — unbefriedigt — von Arzt zu Arzt.
Schirmer-Probe ist zum Nachweis der Drüsenunterfunktion nötig.

Therapie
Adstringentien sind kontraindiziert, Antibiotika unnötig, Cortisonpräparate gefährlich. Lediglich eine symptomatische Therapie mit mehrmals täglichem Einträufeln von länger haftenden Augentropfen („künstliche Tränen", Methocel) bringt Linderung der subjektiven Störungen.

1.5 Tumoren

1.5.1 Gutartige Geschwülste der Tränendrüse

Gutartige Tumoren (Angiom, Lymphom, Lipodermoid, Plasmozytom) führen zu einer umschriebenen zystischen oder soliden Vergrößerung der Tränendrüse. Charakteristisch sind die gute Abgrenzbarkeit sowie fehlende Infiltration und Verwachsung mit der Umgebung.

Therapie
Eine konservative Therapie gibt es nicht, sondern nur die operative Entfernung der Geschwulst unter möglichster Schonung des für die Augenbefeuchtung notwendigen Tränendrüsengewebes.

1.5.2 Mischtumoren

Die häufigste Geschwulst der Tränendrüse ist der derbe, langsam wachsende Mischtumor. Er hat eine höckrige Oberfläche und führt zur Verdrängung des Bulbus nach nasal-unten und zur Motilitätseinschränkung mit Doppelbildern. Im Laufe der Zeit kommt es zur Infiltration der Lider, des Orbitagewebes und der knöchernen Nachbarstrukturen.

Therapie
Die einzig erfolgreiche Therapie besteht in der frühzeitigen Radikaloperation, evtl. mit nachfolgender Röntgenbestrahlung. Bei Rezidiven ist eine Exenteratio orbitae erforderlich.

1.5.3 Bösartige Geschülste

Karzinome, Lympho- und Retikulosarkome oder Zylindrome führen zu einer zunehmenden Vergrößerung der Tränendrüse, infiltrieren das Orbitagewebe und den benachbarten Knochen, und machen regionale Metastasen. Auch an Leukämie und Lymphogranulomatose ist zu denken.

Therapie
Frühzeitige vollständige Exstirpation mit Röntgennachbestrahlung ist erforderlich; bei Rezidiven die Exenteratio orbitae.

1.6 Verletzungen

Vgl. Kap. 21 (Verletzungen)

2. Ableitende Tränenwege

Zu den tränenableitenden Wegen gehören die oberen und unteren Tränenpünktchen (Punctum lacrimale) und Tränenröhrchen (Kanälchen) sowie Tränensack und Tränennasengang (Ductus naso-lacrimalis). Die Funktion der ableitenden Tränenwege besteht in kombinierten Druck- und Saugvorgängen in den Tränenröhrchen und in dem Tränensack. Funktionsstörungen machen sich durch Tränensee und Tränenträufeln (Epiphora) bemerkbar.

2.1 Anomalien und Mißbildungen

2.1.1 Verschluß der Tränenpünktchen

Angeborene Aplasie einzelner oder aller Tränenpünktchen oder Verschluß infolge chronischer schrumpfender Erkrankungen bzw. Verätzungen der Bindehaut behindern den natürlichen Flüssigkeitsabfluß und führen zu Tränensee und Epiphora (gleiche Symptomatik wie bei Eversio puncti lacrimalis vgl. 8.2.3, S. 65).

Therapie
Eine konservative Therapie ist zwecklos, eine Operation nur erfolgreich, wenn die tieferen Abschnitte der ableitenden Tränenwege intakt sind.

2.1.2 Aplasie der Tränenröhrchen

Fehlen der Tränenröhrchen kommt als angeborene Anomalie vor, entweder mit vorhandenen oder auch gleichzeitig fehlenden Tränenpünktchen. Es besteht ein therapieresistentes Tränenträufeln.

Therapie
Auch hier ist eine konservative Therapie zwecklos, und auch operatives Vorgehen nur selten erfolgreich. Sind wenigstens die Tränenpünktchen vorhanden, dann kommt eine Konjunktivo-Dakryozystostomie in Frage, evtl. die Implantation einer Handrückenvene.

2.1.3 Dakryostenose des Tränen-Nasen-Ganges

Der ein-, oft auch doppelseitige, meist angeborene membranöse Verschluß an der Mündung des Tränen-Nasen-Ganges in den unteren Nasengang im Bereich der Hasner-Klappe führt zu Tränenträufeln und Conjunctivitis (neonatorum). Bei Druck auf die Tränensackgegend kommt es zu schleimigem Reflux aus dem Tränenpünktchen.

Therapie
Vor allem bei Säuglingen muß die Therapie so schonend wie möglich sein, da die geringsten Verletzungen zu Granulation und narbigen Strukturen führen. Am gefahrlosesten ist der Druck auf die Tränensackgegend, um mit Hilfe der gestauten Flüssigkeit den häutigen Verschluß zu sprengen. Anschließend sind für einige Tage lang adstringierende Augentropfen notwendig. Falls dieses Vorgehen erfolglos bleibt, ist eine Spülung der Tränenwege mit physiologischer NaCl-Lösung, α-Chymotrypsin oder einem Antibiotikum angezeigt. Falls auch auf diesem Wege keine Durchgängigkeit zu erzielen ist, muß man die Stenose durch Sondieren beseitigen, gelegentlich ist das Einlegen einer Dauersonde (Plastikröhrchen, Faden) erforderlich. Eine Dakryozystorhinostomie ist im Kindesalter kaum notwendig, bei Erwachsenen dagegen oft der einzige Weg, langjährige Abflußhindernisse erfolgreich und dauerhaft zu beseitigen.

2.2 Entzündungen

2.2.1 Canaliculitis

Oft als Folge einer tiefer sitzenden Tränenwegstenose und Dakryozystitis kommt es zur Entzündung und Konkrementbildung in den Tränenröhrchen mit Schwellung der Tränenpunkte. Man findet Pneumo- und Staphylokokken oder Pilze im Abstrich.

Therapie
Die lokale Therapie richtet sich nach Ursache und Erreger; sie besteht in antibiotischen Tropfen und Salben oder fungizid wirkenden Medikamenten. Außerdem ist als kausale Therapie die operative Beseitigung der Stenose erforderlich (vgl. 2.1.3).

2.2.2 Dacryocystitis acuta

Die bakterielle Entzündung des Tränensacks — meist durch Pneumokokken — wird begünstigt durch eine relative oder absolute Tränenwegstenose. Anamnestisch gehen länger bestehendes Tränenträufeln und oft Konjunktivitis voraus. Klinisch besteht eine umschriebene, schmerzhafte Rötung und Schwellung des Tränensacks unterhalb des inneren Lidbändchens. Bei Druck auf diese Gegend kommt es zu schleimig-eitrigem Reflux aus dem unteren Tränenpünktchen.

Therapie
Diese richtet sich zunächst mit örtlichen und allgemeinen Antibiotikagaben gegen die Entzündung; andere Manipulationen sind in diesem Stadium gefährlich. Erst nach Rückgang der akuten Entzündungserscheinungen vorsichtige Spülung der Tränenwege mit physiologischer NaCl-Lösung oder antibiotischen Tropfen. Bei Stenosen muß durch Röntgenaufnahme mit Kontrastmittel eine genaue Lokalisation der Stenose vorgenommen werden. Je nach Befund und nach Abklingen der akut entzündlichen Zeichen Beseitigung der Tränenwegstenose durch Dakryozystorhinostomie, um Rezidive zu vermeiden. Hierbei wird von einem Hautschnitt nahe dem medialen Lidwinkel eine breite Verbindung zwischen Tränensack und Nase geschaffen und die Stenose umgangen.

2.2.3 Dacryocystitis chronica

Es besteht eine umschriebene, nicht gerötete indolente Vorwölbung in der Tränensackgegend mit Epiphora und geringer chronischer Begleitkonjunktivitis. Bei Druck auf die Vorwölbung und den darunter liegenden ektatischen Tränensack entleert sich schleimig-gallertiges Sekret aus dem unteren Tränenpünktchen. Anamnestisch ist oft eine akute Dakryozystitis oder eine Verletzung vorangegangen, und röntgenologisch ist eine Stenose des Tränen-Nasen-Ganges nachweisbar. Ein Tumor als Ursache ist immer auszuschließen (vgl. auch 2.3).

Therapie
Man versuche zunächst eine Tränenwegspülung, evtl. auch Sondierung. Falls Durchgängigkeit zu erzielen ist, empfiehlt sich das Legen einer Dauersonde für mehrere Wochen (Silberdrahtsonde, Perlon- oder Seidenfaden). Falls keine Durchgängigkeit zu erreichen ist, ist eine Dakryozystorhinostomie nötig. In seltenen Fällen, z.B. bei sehr alten Patienten, wird man lediglich den Tränensack exstirpieren, es resultiert dann aber meist weiterhin Epiphora.

2.2.4 Dacryocystitis specifica

Verläuft unter dem klinischen Bild der chronischen Dakryozystitis. Als Ursache kommen Tbc, Lues, Trachom in Frage.

Therapie
Diese ist eine symptomatische wie bei Dacryocystitis chronica (vgl. 2.2.3, oben), und außerdem muß das Grundleiden behandelt werden.

2.2.5 Dakryophlegmone

Bei der Phlegmone erstrecken sich die Entzündungserscheinungen (Infiltration mit schmerzhafter Rötung und diffusem Ödem) über die Tränensackgegend hinaus auf Lider und Wange; allgemein besteht Fieber.

Therapie
Diese erfordet die Applikation von lokaler Wärme, Rivanol-Umschlägen und antibiotischen Augentropfen und -salben (Rifamycin-Tropfen, Refobacin-Salbe) sowie allgemeine Antibiotikagaben. Bei Fluktuation Stichinzision in Lokalanästhesie und evtl. Wunddrainage, um der spontanen Einschmelzung und Fistelbildung zuvorzukommen. Später ist eine Dakryozystorhinostomie angezeigt zur Beseitigung einer Tränenwegstenose und zur Vorbeugung eines Rezidivs.

2.3 Tumoren

2.3.1 Gutartige Geschwülste

Polypen, Papillome, Granulome u. a. führen zur Dakryostenose mit Tränenträufeln und sekundärer Konjunktivitis und Schwellung der Tränensackgegend.

Therapie
In jedem Falle Exstirpation des Tumors im Gesunden und nachfolgende histologische Untersuchung.

2.3.2 Bösartige Geschwülste

Auch bösartige Tränensacktumoren (Sarkome, Karzinome) führen zunächst zur Symptomatik der chronischen Dakryozystitis und Tränenwegstenose mit Epiphora, dann zur indolenten Schwellung der Tränensackgegend und Infiltration des umgebenden Gewebes.

Therapie
Sie besteht in der vollständigen Exstirpation des Tumors und des Tränensackes, evtl. mit Ausräumen der befallenen angrenzenden Gewebe; histologische Untersuchung zur Klärung der Diagnose und evtl. Röntgennachbestrahlung.

2.4 Verletzungen

Vgl. Kap. 21 (Verletzungen), S. 234

Literatur

1. Donaldson, D.D.: Orbit, lacrimal apparatus, eylids and conjunctiva in Atlas of external diseases of the eye. Bd. II. St. Louis: Mosby 1968

2. Dorell, E. W.: The lacrimal apparatus. In: Modern Ophthalmology (A. Sorsby, Ed.), Bd. **4**, S. 789. London: Butterworths 1964
3. Fanta, H.: Lider u. Tränenorgane. Fortschr. Augenheilk. **9**, 267 (1959)
4. Honegger, H.: Antibiotika- und Chemotherapie in der Ophthalmologie. In: Antibiotika-Taschenbuch (Hrsg. Brauss). Deisenhofen: Dustri 1972
5. Kellnar, W.: Die Versorgung von Verletzungen der Tränenröhrchen mit Hilfe der Retrogradsonde. Klin. Mbl. Augenheilk. **137**, 93 (1965)
6. Küchle, H. J.: Fortschritte der medikamentösen Therapie. In: Almanach für die Augenheilkunde, S. 209–233. München: Lehmanns 1964
7. Müller, F.: Krankheiten der Tränenorgane. In: Der Augenarzt (Hrsg. K. Velhagen), Bd. **II**, S. 687. Stuttgart: Thieme 1959
8. Nover, A., Hochgesand, P.: Antibiotika in der Augenheilkunde. In: Antibiotika, S. 81. München: Aesopus 1974
9. Thiel, R., Hollwich, F.: Therapie der Augenkrankheiten. Stuttgart: Thieme 1970
10. Veirs, E. R.: The lacrimal system. St. Louis: Mosby 1971

Kapitel 10

Orbita

A. Nover

Die knöcherne Augenhöhle hat die Form einer liegenden, nach vorne offenen Pyramide. Ihre z. T. sehr dünnen Wände grenzen an Stirnhöhle, Siebbeinzellen, Kiefer- und Keilbeinhöhle, und über verschiedene Öffnungen bestehen Verbindungen zur Nachbarschaft und zum Schädelinneren. Zum Orbita-Inhalt gehören Augapfel, Sehnerv, Augenmuskeln, Tränendrüse, Binde- und Fettgewebe, Blutgefäße und Nerven.

Die anatomische Form der Orbita, ihr Inhalt und Ihre Beziehung zur Umgebung erklären eine Vielfalt von Krankheitsbildern, die sowohl lokal als auch im Rahmen einer allgemeinen bzw. Systemerkrankung vorkommen können.

1. Mißbildungen, Entwicklungs- und Wachstumsstörungen

1.1 Meningoenzephalozelen

Durch angeborene Spalten in den knöchernen Orbitawänden wölben sich Hirnhäute und Gehirn hernienartig in die Augenhöhle vor und bedingen einen (evtl. pulsierenden) Exophthalmus.

Therapie
Es ist ein operatives Vorgehen (Neurochirurg) mit plastischer Deckung des Wanddefektes notwendig.

1.2 Dysostosen, Dysplasien, Dyskranien

Dysostosen sind Skelettdysplasien verschiedener Ätiologie und Pathogenese. Sie sind teilweise genetisch verankert, beruhen z. T. auf ei-
ner fehlerhaften Umwandlung von Knorpel in Knochen oder auf vorzeitigen Nahtsynostosen und sind gelegentlich mit Stoffwechselstörungen kombiniert. Das klinische Bild ist reich differenziert (doppelseitiger Exophthalmus, Hypertelorismus, Divergenzschielen, Stauungspapille, Optikusatrophie).

Therapie
Sie ist symptomatisch. Bei unvollständigem Lidschluß Schutz der Hornhaut durch Salben, Uhrglasverband, Brille mit Seitenschutz oder operative partielle Tarsorrhaphie. Bei drohender Druckatrophie des Optikus neurochirurgische Intervention zur Entlastung des Sehnervengewebes.

2. Erkrankungen der Orbitawand

2.1 Mukozele

Die meist einseitige Erweiterung der Stirnhöhle infolge Sekretstauung oder Schleimhautzystenbildung führt nasal-oben zu einer harten Vorwölbung der Orbitawand in die Orbita und zur schmerzlosen Verdrängung des Bulbus oculi nach unten-außen.

Therapie
Sie besteht in der operativen Behandlung durch den HNO-Arzt, um den Sehnerv vor Druckschädigung zu bewahren.

2.2 Periostitis

Entzündliche Veränderungen am Periost der Orbita vorne führen zur druckschmerzhaften Schwellung und Rötung der Lider, zum Ödem des Orbitagewebes und zur Verlagerung des Bulbus. Bei Lokalisation weiter hinten besteht die Gefahr einer Sehnervenbeteiligung und -schädigung.

Therapie
Sie besteht in massiven Gaben von Antibiotika allgemein; eine chirurgische Intervention wird nur selten erforderlich sein.

2.3 Tumoren

Die von der Orbitawand ausgehenden Tumoren, wie Osteom, Plasmozytom (multiples Myelom) oder auch das Keilbeinmeningeom, bewirken einen axialen Exophthalmus oder je nach Lokalisation auch eine Dislocatio bulbi mit Doppelsehen und evtl. Optikusatrophie.

Therapie
Es ist deshalb die rechtzeitige chirurgische Entfernung unter Beteiligung von HNO-Arzt, Neurochirurg und evtl. Kieferchirurg und Röntgenologen (Strahlentherapeuten) notwendig.

2.4 Verletzungen

Vgl. Kap. 21 (Verletzungen), S. 234

3. Erkrankungen des Orbitainhaltes

3.1 Zirkulationsstörungen, vaskuläre Prozesse

3.1.1 Orbitahämatome

Eine spontane, bei Arteriosklerose, Hypertonie, allgemeinen Blutkrankheiten, nach retrobulbärer Injektion oder Traumen vorkommende Blutung in das Orbitagewebe führt zur Protrusio bulbi und oft zu gleichzeitigen Hämatomen in die Lider und unter die Bindehaut.

Therapie
Kühle Umschläge, Druckverband, Bettruhe, intravenöse Injektionen gefäßabdichtender Mittel (Kalzium und Vitamin C, K oder P) und intramuskuläre Injektionen von α-Chymotryp-

sin unterstützen die Spontanresorption und verringern die Gefahr einer Druckatrophie des N. opticus; evtl. muß ihr auch durch eine operative Druckentlastung rechtzeitig begegnet werden.

3.1.2 Pulsierender Exophthalmus

Es handelt sich um einen, meist nach Traumen (Schädelbasisbruch) oder spontan bei angeborenen Aneurysmen, Arteriosklerose oder Lues auftretenden Exophthalmus mit sicht- und tastbaren pulssynchronen Bewegungen des Bulbus. Man hört mit einem Stethoskop an der Schläfe ein schwirrendes Geräusch, das der Patient auch subjektiv störend empfindet. Außerdem bestehen gestaute Bindehautgefäße, manchmal eine Stauungspapille. Die Ursache ist eine Ruptur der A. carotis interna oder (selten) der A. ophthalmica mit Ausbildung eines arteriovenösen Aneurysmas zwischen A. carotis interna und Sinus cavernosus.

Therapie
Diagnostisch klärt das Verschwinden des Geräusches bei Druck auf die herdseitige Halsschlagader die Diagnose und soll therapeutisch durch allmähliche Thrombosierung zur Spontanheilung beitragen und die Ausbildung eines Kollateralkreislaufs anregen. Letztlich muß der Neurochirurg die A. carotis communis oder interna unterbinden.

3.1.3 Intermittierender Exophthalmus

Zeitweise auftretender, bei Vorbeugen des Kopfes und Pressen stärker werdender, meist einseitiger Exophthalmus infolge varikös erweiterter Orbitavenen.

Therapie
Es wurden Röntgenbestrahlung und Injektion gerinnungsfördernder Substanzen durchgeführt, die Erfolge waren aber zweifelhaft, und es traten z.T. erhebliche Komplikationen auf. Operatives Entfernen des Varix ist nicht immer einfach und nicht ungefährlich. Gegebenenfalls ist die Unterbindung der A. carotis interna (wie bei 3.1.2, oben) nötig.

3.1.4 Sinus cavernosus-Thrombose

Die Thrombosierung im Bereich des Sinus cavernosus wird meist durch eitrige Prozesse im Gesicht (Staphylococcus aureus) ausgelöst und führt zu einem ein- oder doppelseitigen Exophthalmus mit Stauungserscheinungen an den Lidern, der Bindehaut und am Augenhintergrund. Darüber hinaus können Augenmuskel- und Sehnervenschädigungen folgen. Das Allgemeinbefinden ist erheblich beeinträchtigt, es bestehen septische Temperaturen.

Therapie

Diese erfordert eine intensive Anwendung von Breitbandantibiotika, evtl. ist operatives Vorgehen nach Absprache mit Otorhinologen und Neurochirurgen erforderlich; Antikoagulantien haben keinen Erfolg gehabt.

3.2 Entzündungen

3.2.1 Entzündliches Orbitaödem

Die Symptome bestehen in einem akut entstehenden Exophthalmus infolge Volumenzunahme des Orbitagewebes mit Beweglichkeitsstörung und Begleitödem der Lider und Bindehaut.

Therapie

Da die Ursache des Ödems (endokrin, statisch, toxisch, allergisch, vasomotorisch) uneinheitlich ist, erfordert eine gezielte Therapie erst einmal die genaue ätiologische Klärung.
Bei *angioneurotischem* Ödem (Quincke) Vermeiden des pathogenen Antigens, Desensibilisierung, Antihistaminika, Kalzium, Cortison.
Bei *anderen Ursachen* evtl. Antibiotika.

3.2.2 Orbitalphlegmone, Abszesse

Auch die eitrige Infektion des Orbitagewebes führt zu einem schnell progredienten Exophthalmus mit Motilitätseinschränkung des Bulbus und Dislocatio bulbi, darüber hinaus zu einem entzündlichen, prallen Ödem, deutlichem Druckschmerz der Lider und Chemosis conjunctivae. Allgemein bestehen Fieber, Leukozytose und erhöhte BKS. Die Ursache ist eine fortgeleitete Entzündung aus der Umgebung (Lider, Tränensack), den Nasennebenhöhlen oder hämatogen bzw. eine abszedierende Zahnkeimentzündung.

Therapie

Diese besteht in Rivanol-Umschlägen und Auftragen antibiotikahaltiger Salben lokal sowie massiver Anwendung von Antibiotika mit breitem Wirkungsspektrum allgemein (Ampicillin, Gentamycin, Binotal, Totocillin). Außerdem sind die Beseitigung der Ursache und Sanierung der Nebenhöhlen durch den Otorhinologen oder Kieferchirurgen notwendig, evtl. auch die breite Eröffnung des Lid-Orbita-Abszesses mit anschließender Drainage und Einlegen von Leukose-Kegeln.

3.2.3 Entzündlicher Pseudotumor

Die Symptomatik besteht aus einem einseitigen Exophthalmus ohne äußerlich sichtbare Entzündungszeichen; manchmal sind Ptosis, Chemosis conjunctivae und Beweglichkeitseinschränkung des Bulbus vorhanden, im Verlauf wechseln Progredienz und Remissionen. Der histologische Befund einer Probeexzision ist unspezifisch, die Ätiologie vielseitig und oft nicht zu klären.

Therapie

Diese richtet sich nach dem Ergebnis der Probeexzision, der hämatologisch-serologischen oder Röntgenuntersuchungen. Antientzündliche Medikamente, wie Tanderil, Cortison und Antibiotika, sind angezeigt, evtl. eine Röntgenbestrahlung.

3.2.4 Okuläre Myositis

Es handelt sich um eine in akuter und chronischer Form vorkommende entzündliche Erkrankung der äußeren Augenmuskeln mit ein- oder beidseitigem Exophthalmus und Doppelbildern infolge multipler Augenmuskelparesen. Der Augapfel selbst ist relativ reizlos. Schon der Versuch, die Augen zu bewegen, ist für den Patienten schmerzhaft. Das Allgemeinbefinden ist nur wenig gestört.

Therapie

Allgemeine Kortikoidapplikation, evtl. auch als para- bzw. retrobulbäre Injektion, ist die Therapie der Wahl, evtl. auch Antirheumatika.

3.3 Endokriner Exophthalmus (endokrine Orbitopathie)

3.3.1 Exophthalmus bei Morbus Basedow

Infolge gestörter hormonaler Wechselwirkung zwischen Hypophyse und Schilddrüse sowie vermehrter Produktion des thyreotropen Hormons des Hypophysenvorderlappens kommt es neben den Hauptsymptomen der Hyperthyreose zu einem in 80–90% der Fälle doppelseitigen Exophthalmus; weitere charakteristische Augensymptome sind weite Lidspalten, Glanzauge, Retraktion des Oberlides bei Blicksenkung, Sichtbarwerden der Sklera oben, seltener Lidschlag, Konvergenzschwäche u. a.

Therapie
Diese erfolgt durch den Internisten (Endokrinologen) und Röntgenologen. Evtl. sind lokale Maßnahmen (milde Salben, vor allem nachts, z. B. Bepanthen-Augensalbe) zum Schutze der Hornhaut notwendig, selten ein Uhrglasverband oder eine Tarsorrhaphie.

3.3.2 Maligner Exophthalmus

Bei der progressiven Form des endokrinen Exophthalmus kommt es infolge hypophysärer Fehlleistung zu einem stetig zunehmenden Ödem des Orbitagewebes und zur extremen Protrusio bulbi bis zur Luxation des Augapfels vor die Lidspalte, der Lidschluß ist unmöglich, die Bulbusmotilität aufgehoben, und es besteht eine heftige Stauungschemosis der Bindehaut. Spätfolge ist ein Ulcus corneae e lagophthalmo.

Therapie
Die Allgemeinbehandlung gehört in die Zuständigkeit des Internisten (Endokrinologen) und Strahlentherapeuten und richtet sich nach der Stoffwechselsituation.
Lokal sind Maßnahmen zum Schutze der Hornhaut vor Austrocknung und Geschwürsbildung vordringlich, also Augensalben, Uhrglasverband und Inzisionen in die chemotische Konjunktiva, evtl. die operative Verengerung oder sogar der vorübergehende vollständige Verschluß der Lidspalte; bei der Röntgenbestrahlung des Retrobulbärraumes und/oder der Hypophyse sind Erfolge nur dann gesehen worden, wenn sie frühzeitig genug erfolgte. Die Ultima ratio ist die operative Entlastung der Orbita nach oben (durch den Neurochirurgen) oder nach unten (durch den Otorhinologen bzw. Kieferchirurgen). Meist kommen diese Maßnahmen zu spät.

3.4 Exophthalmus bei Systemerkrankungen

Ein meist doppelseitiger Exophthalmus kommt bei Erkrankungen des hämatopoetischen Systems (lymphatische Leukämie, Lymphogranulomatose, großfollikuläres Lymphom Brill-Symmers), bei Erkrankungen des Knochensystems (Ostitis deformans, Paget), bei Marmorknochenkrankheit, Speicherkrankheiten (Hand-Schüller-Christian), Morbus Recklinghausen, Dysostosen und Dyskranien (vgl. 1., S. 77) vor.

Therapie
Diese richtet sich nach der Grundkrankheit. Unsererseits sind gegebenenfalls Maßnahmen zum Schutze der Hornhaut nötig (vgl. 3.3.1 u. 3.3.2, S. 79).

3.5 Enophthalmus

Bei vermindertem Orbitainhalt infolge angeborener Orbitawanddefekte, altersbedingtem Schwinden des Fettgewebes, nach Traumen (Orbitabodenfrakturen) oder bei Sympathikusläsionen = Horner-Syndrom (Enophthalmus, Ptosis, Miosis) sinkt der Bulbus tiefer in die Orbita zurück (meist einseitig).

Therapie
Je nach Ursache (vgl. auch Kap. 21), S. 234

3.6 Tumoren

3.6.1 Gutartige Primärtumoren

Neubildungen können von allen in der Orbita vorkommenden Geweben ausgehen und führen infolge einer Volumenzunahme im knöchernen Orbitatrichter zu einer fast immer einseitigen Verdrängung des Bulbus nach vorne und evtl. auch seitlich, mit mechanisch bedingter Motilitätseinschränkung und Doppelbildern.

Therapie
Diese hängt von Art, Sitz, Größe und Wachstumsrichtung der Geschwulst ab und macht eine enge diagnostische und therapeutische

Zusammenarbeit mit Neuroradiologen, Neurochirurgen und Otorhinologen erforderlich. Die vollständige Entfernung des Tumors unter Erhaltung und Schonung des Auges sowie seiner Funktion ist anzustreben. Der operative Zugang erfolgt von vorne oder seitlich (Krönlein) oder bei weit hinten sitzenden Geschwülsten von oben (durch den Neurochirurgen).

3.6.2 Bösartige Primärtumoren

Eine schnell zunehmende einseitige Protrusio bzw. Dislocatio bulbi mit Motilitätsstörungen weist auf eine Tumorinfiltration des Orbitagewebes und der äußeren Augenmuskeln hin. Die Geschwulst ist je nach Sitz tastbar, derb, nicht abgrenzbar und nicht verschieblich; röntgenologisch findet man eine Beteiligung benachbarter Strukturen und muß man durch Spezialaufnahmen oder Ultraschall-Echographie ein eventuelles Wachstum über die Orbita hinaus feststellen bzw. ausschließen.

Therapie
Diese stützt sich auf die genaue Abklärung von Art und Sitz des Tumors und besteht in der möglichst vollständigen Exstirpation der Geschwulst, die oft die Zusammenarbeit mit HNO-Arzt und Neurochirurgen erfordert. Eine Exenteratio orbitae ist u. U. unumgänglich und Röntgennachbestrahlung notwendig.

3.6.3 Sekundäre Orbitatumoren

Außer den primär vom Orbitagewebe selbst ausgehenden Tumoren können solche aus dem Augeninneren oder der Nachbarschaft (Karzinome), von den Lidern oder aus den Nasennebenhöhlen bzw. Keilbein unter Zerstörung der knöchernen Orbitawand sekundär in die Orbita einbrechen. Protrusio und Dislocatio bulbi mit Beweglichkeitsstörungen je nach Ursprungsart und Wachstumsrichtung der Tumoren sind die Folge.

Therapie
Diese erfolgt zusammen mit dem HNO-Arzt bzw. Kiefer- oder Neurochirurgen. Radikales Vorgehen macht u. U. eine Exenteratio orbitae notwendig, sowie eine Röntgennachbestrahlung und Gaben von Zytostatika.

3.6.4 Metastatische Orbitatumoren

Orbitametastasen sind meist Absiedlungen primärer Hypernephrome oder Mamma-, Uterus-, Prostata-, Bronchial- bzw. Magenkarzinome. Sie finden sich sowohl in der Orbitawand als auch im Orbitagewebe selbst.

Therapie
Handelt es sich um die einzige (nachweisbare) Metastase, dann ist die Exenteratio orbitae die Therapie der Wahl, andernfalls sind je nach Allgemeinzustand Röntgenbestrahlung und Zytostatika angezeigt.

3.7 Verletzungen

Vgl. Kap. 21 (Verletzungen), S. 234

Literatur

1. Bleeker, G. M., Garston, J. B., Kronenberg, B., Lyle, T. K.: Orbital Disorders. Proc. 2nd Intern. Symposion, Amsterdam 28.–30. 5. 73. In: Modern Problems in Ophthalmology, Bd. **14**. Basel: Karger 1975
2. Duke-Elder, H.: The ocular adnexa. In: System of Ophthalmology, Bde. XIII, I u. II. London: Kimpton 1974
3. Heinz, K.: Lider und Tränenwege. In: Almanach für die Augenheilkunde, S. 1–12. München: Lehmanns 1960
4. Küchle, H. J.: Taschenbuch der Augenheilkunde. Stuttgart: Medica 1965
5. Leopold, I. H., Barnert, A. H.: Steroids in Ophthalmology. Fortschr. Augenheilk. **18**, 1 (1967)
6. Nover, A.: Orbita. In: Almanach für die Augenheilkunde, S. 246. München: Lehmanns 1960
7. Pau, A.: Lehrbuch und Atlas der Augenheilkunde. Stuttgart: Fischer 1973
8. Schemmel, K.: Glukokortikoide und endokrine Orbitopathie. In: Kortikosteroide in der Augenheilkunde, S. 246. München: Bergmann 1973
9. Segaram, R. P.: The orbit. In: Modern Ophthalmology (A. Sorsby, Ed.) Bd. **4**, S. 779. London: Butterworths 1964
10. Siegert, P.: Erkrankungen der Orbita. In: Der Augenarzt (Hrsg. K. Velhagen), Bd. **III**, S. 653. Stuttgart: Thieme 1960

Kapitel 11

Bindehaut

H. Pau

1. Konjunktivitis

Es gehört zu den undankbarsten Aufgaben, über eine Therapie der Bindehautentzündungen zu schreiben. Die Anzahl der hier empfohlenen Medikamente ist unübersehbar. Da die weitaus meisten Konjunktividen nach einigen Tagen oder Wochen auch von selbst wieder heilen, ist es schwer, die Frage „propter" oder „post" in bezug auf die Therapie zu beantworten.

Bei jeder Konjunktivitis sollte zunächst eine bakteriologische Untersuchung mit Bindehautabstrich und Gram-Färbung, evtl. auch mit Kultur und Resistenzbestimmung, durchgeführt werden. Grampositive Erreger, wie Staphylokokken, Streptokokken, Pneumokokken, Diphtheriebazillen usw. lassen sich leicht von gramnegativen, wie Gonokokken, Diplobazillus Morax-Axenfeld, Koch-Weeks-Bazillen usw. unterscheiden.
Mit der Giemsa-Färbung sind besonders die Einschlußkörperchen in etwa $1/3$ der Abstrichzellen beim Trachom und der Einschlußkörperchen-Konjunktivitis gut erkennbar.
Zum Nachweis von grampositiven Pilzfäden (und Sporen) muß etwas Gewebe mit entfernt werden und zur Auflösung verdünnte 10–30%ige Kalilauge hinzugesetzt werden.

Natürlich ist mir bekannt, daß Bindehautentzündungen meist ohne Klärung der Ursache (ohne Untersuchung des Abstriches bzw. ohne Anlegung einer Kultur oder erst recht ohne Empfindlichkeitstestung) fast automatisch lokal mit Antibiotika oder Kortikosteroiden behandelt werden. Antibiotika sind aber bei negativem Bindehautabstrich nicht nur sinnlos, sondern bergen die Gefahr einer Allergie oder einer Resistenzsteigerung von Erregern in sich; bei Kortikosteroiden muß kontrolliert werden, ob nicht eine Drucksteigerung, eine Keratitis (oder eine Katarakt) auftritt; bei oberflächlichem Herpes besteht eine Kontraindikation. Ein Anästhetikumzusatz sollte stets vermieden werden. Wegen der Gefahr einer Anästhetikum-Keratitis gehören anästhetikumhaltige Medikamente nicht in die Hand des Patienten.

Entschließt sich − leider − der Arzt, ohne bakteriologische Klärung eines der zahlreichen Mischpräparate von Breitbandantibiotika und Kortikosteroiden zu verwenden, dann sollte das wenigstens unter genauer Kontrolle nur kurze Zeit geschehen.
Bei bestehender Konjunktivitis sollte kein Verband gegeben werden, da durch die dann entstehende „feuchte Kammer" die ursächlichen Erreger sich schnell vermehren und evtl. zur eitrigen Konjunktivitis Veranlassung geben können. Vor dem Schlaf sollten ölige Flüssigkeiten oder Salben eingestrichen werden, damit die Lider nicht durch das trockene Sekret miteinander verbacken (Gefahr: feuchte Kammer, Schmerzen beim Lidöffnen).
Spülflüssigkeiten oder Augenbäder sind heute kaum noch indiziert. Medikamente werden meist in Tropfenform als wäßrige oder ölige Lösung oder als Salbe verabfolgt.

1.1 Zeichen der Konjunktivitis

1.1.1 Subjektive Beschwerden

Jede Bindehautentzündung führt zu unterschiedlichen subjektiven Beschwerden: Jukken, Brennen, Schwere-, Fremdkörpergefühl, evtl. Schmerzen (Sekretion).

Therapie
Diese Beschwerden verschwinden mit Abheilung, d. h. nach ursächlicher Therapie der Entzündung. Die subjektiven Beschwerden als solche bedürfen daher im allgemeinen keiner speziellen Therapie. Günstig wirken adstringierende (vgl. 1.2.1.1, S. 83) und vasokonstriktive (vgl. 1.2.1.1, S. 83) Medikamente. Anästhetika in Tropfen- oder Salbenform sollten immer vermieden werden, da die große Gefahr einer Anästhetikum-Keratitis besteht. Anästhetika gehören **nur** in die Hand des Arztes.

1.1.2 Rötung

Bei der Rötung des Auges müssen außer der ziliaren bzw. perikornealen, diffusen, tiefen bläulich-roten Injektion (bei Keratitis, Skleritis, Iritis usw.) noch unterschieden werden die konjunktivale bzw. periphere, ziegelrote Injektion bei Konjunktivitiden sowie eine gemischte Injektion (ziliare und konjunktivale) und eine reine Bindehautrötung (nicht oder gering entzündlich), die ohne entzündliche Sekretion und faktisch ohne subjektive Beschwerden besteht. Der Übergang von der reinen Bindehautrötung zur Reizkonjunktivitis ist ein fließender.

Therapie
Therapeutisch ist bei einer *reinen Rötung* z. B. ein ursächlich verantwortliches gefäßerweiterndes Medikament, wie antiglaukomatöse Miotika oder Dionin (Äthylmorphin), Priscol (Tolazolin) usw. wegzulassen. Der Augeninnendruck ist zu messen (kongestives Glaukom?).
Venöse Stauungen, wie bei retrobulbären Tumoren, Entzündungen, endokriner Ophthalmopathie, pulsierendem Exophthalmus (A. carotis interna-Aneurysma im Sinus cavernosus), Pulmonalstenose, Lungenemphysem, müssen vom Internisten bzw. operativ behandelt werden. Auch die Behandlung von Dysparaproteinämien mit erweiterten Venen und Sludge-Phänomen ist eine rein internistische. Refraktionsanomalien (Hyperopie, Presbyopie) benötigen eine entsprechende Brille. Auch ein einfaches Reiben der Augen mit der Hand bei geschlossenen Lidern oder auch emotionelles Weinen sind zu vermeiden.
Rein symptomatisch lassen sich die Rötungen durch gefäßverengende Medikamente (Yxin, Visadron, Otriven, Antistin-Privin usw.) für einige Zeit (Stunden) zum Verschwinden bringen.

1.1.3 Ödem (Chemose)

Zum Ödem der Bindehaut − einer Chemose − kann jede stärkere Konjunktivitis führen. Auch als Zirkulationsstörung bei stärkerem Exophthalmus oder bei Entzündungen der Umgebung des Auges (Furunkel, Hordeolum, Insektenstich, Dakryoadenitis und -zystitis, Orbitaphlegmone, Tenonitis, Panophthalmie, Sinusthrombose usw.) tritt evtl. eine starke Chemose auf.

Therapie
Möglichst schnelle Diagnose und Therapie z. B. einer Diphtherie, Gonoblennorrhöe, Orbitaphlegmone, Nasennebenhöhlenentzündung usw. Dann, wenn die Lidspalte infolge einer Chemose nicht mehr geschlossen werden kann (Lagophthalmus) oder die Hornhauternährung gefährdet ist (Perforationsgefahr), sollte die Flüssigkeit durch Bindehautinzision zwischen den geraden Augenmuskeln abgelassen werden. Das gleiche gilt für die Chemose nach Verätzungen und Verbrennungen.

1.1.4 Papilläre Hypertrophie, Follikelbildung

Vgl. 1.2.1.2, S. 84.

1.1.5 Pseudomembranen

Vgl. 1.3.12, S. 94.

1.2 Nicht-infektiöse Konjunktivitis

1.2.1 Konjunktivitis mit leerer Anamnese

1.2.1.1 Conjunctivitis chronica simplex

Bei kaum erkennbaren objektiven Veränderungen, evtl. einer geringen Lidrandbeteiligung (Blepharoconjunctivitis chronica), klagen die Patienten über Brennen, Jucken, Trockenheitsgefühl, schwere Lider, leichte Ermüdbarkeit, die abends stärker ist als morgens.

Therapie
Bei der Conjunctivitis chronica sollte vor allen Dingen versucht werden, eine evtl. bestehende Ursache zu beseitigen oder zu verbessern. Es kommt dabei die Behandlung eines evtl. bestehenden Morbus Basedow, eines Diabetes, eines chronischen Alkoholismus, einer Nasennebenhöhlenaffektion in Frage. Bei den häufig hellblonden bis rötlichen Patienten kommen weiterhin neurasthenische Beschwerden, Schlafmangel, Arbeit in sitzender Stellung in schlecht gelüfteten Räumen und konstitutionelle Faktoren in Betracht. Auch äußere Schädigungen, wie Staub, Rauchentwicklung und Hitze, spielen eine gewisse Rolle. Ein stärkeres Tränen durch Entropium, Ektropium, Eversio puncti lacrimalis, Tränenwegstenose, wie auch

ein zu geringes Tränen (Hyposekretion, Keratoconjunctivitis sicca usw.) können zu einer chronischen Bindehautentzündung führen und müssen entsprechend – evtl. operativ – behandelt werden. Fremdkörper, reibende Zilien und Kalkinfarkte der Meibom-Drüsen sind zu entfernen. Eine Brillenkorrektur ist bei Refraktionsanomalien, evtl. auch bei Heterophorien erforderlich.

Besteht keine Infektion und ist keine der beschriebenen Ursachen erkennbar oder möglicherweise für die Entzündung verantwortlich zu machen, dann kommen – auch zusätzlich – in Frage: Adstringierende Tropfen.

Adstringentien sind schwache Lösungen von Metallsalzen oder gerbstoffhaltige Präparate; sie führen zur oberflächlichen Eiweißfällung.
Zinkpräparate: Sol. zinci sulfurici 3%, Ophtopur, Itocerol-Augensalbe, Zinc. bor. in der Ophtiole, Zincfrin-Augentropfen. Silberverbindungen: Dulcargan, Targesin 5%, Protargol 5%,
Tannin 1%
Wismutverbindungen: Noviformsalbe, Posiform-Augensalbe
Ammoniumchloridverbindung: Biseptol simplex
Alle Silberverbindungen – auch die organischen – sollen nur kurze Zeit gegeben werden, da sie bei längerem Gebrauch zur Argyrose führen. Quecksilberpräparate sind heute nicht mehr indiziert.

Besonders *gut verträglich* sind Augensalben mit Pantothenzusatz: Bepanthen-, Regepithel-Augensalbe, Corneregen in der Ophtiole.
Besteht eine stärkere Rötung der Bindehaut, dann kommen auch *Vasokonstringentien* als Tropfen: Visadron, Yxin, Otriven, Nasivin, Antistin-Privin, Privin, Ophtalmin in Betracht. Nur dann, wenn es sich eindeutig um eine allergische Komponente handelt, sollten Kortikosteroide (Gefahr: Keratopathie, Pilze, Herpes, Glaukom) angewandt werden (vgl. 1.2.2, S. 85). Auch Antibiotika sollten nur dann Verwendung finden, wenn im Bindehautabstrich Erreger nachgewiesen werden (Allergie, Resistenzbildung) (vgl. 1.3, S. 88).
Augenbäder oder Augenaufschläge sind heute entbehrlich.
Vor allen Dingen hat man sich vor Polypragmasie zu hüten, da dann eine zunehmende, chronische, nicht abheilende Konjunktivitis den Patienten von Arzt zu Arzt treibt.
Häufig ist es dringend erforderlich, eine Psychotherapie zu betreiben, die Beleuchtung am Arbeitsplatz zu ändern oder die Arbeitseinteilung zu verändern.

1.2.1.2 Follikuläre Konjunktivitis

Es wird die Conjunctivitis follicularis als Follikulitis mit subjektiven Beschwerden (Brennen, Jucken, Fremdkörpergefühl) von der ebenfalls bei Kindern nicht seltenen Follikulosis unterschieden. Bei der Follikulosis fehlen die subjektiven Beschwerden weitgehend. Ätiologisch wird an chronische Schädigungen, wie Lymphatismus, Allergie, leichte Infektion, Medikamente usw. gedacht.

Therapie
Vgl. 1.2.1.1, oben.
Bei der follikulären Konjunktivitis kann außerdem der Versuch mit Kortikosteroiden (vgl. 1.2.2, S. 85, u. Kap. 22) über kürzere Zeit, z.B. jeden Tag 1mal oder 2mal wöchentlich, durchgeführt werden. Bei einer frischen Conjunctivitis follicularis können darüber hinaus – im Gegensatz zu einer lange bestehenden – Kryokoagulationen gute Erfolge zeigen.

1.2.1.3 Conjunctivitis sicca und Xerose

Eine Conjunctivitis oder Keratoconjunctivitis sicca tritt in erster Linie infolge einer Sekretionsverminderung beim Sjögren-Syndrom auf. Es besteht ein starkes Trockenheits- und Fremdkörpergefühl. Beim Schirmer-Versuch kommt es entweder zu keiner oder nur zu einer minimalen Flüssigkeitsabsonderung. Beim Sjögren-Syndrom besteht eine Autoaggressionskrankheit (Kollagenose).
Das gleiche Bild der Conjunctivitis sicca tritt evtl. bei chronischen Tränendrüsenentzündungen (Mikulicz-Erkrankung, Boeck-Sarkoid, Heerfordt-Uveoparotitis) auf.
Ist die Bindehaut stark ausgetrocknet, z.T. abschilfernd – *Xerose* –, dann ist zu denken an:
1. Narben: Trachom, Diphtherie, okuläres Pemphigoid, physikalische (Verbrennungen, Strahlen) und chemische (Verätzungen) Schädigungen, Erythema exsudativum multiforme bzw. Ektodermosis pluriorificialis (Stevens-Johnson-Syndrom, Fuchs-Syndrom usw.)
2. Xerose durch Vitamin A-Avitaminose, Sicca-Syndrom bei Ariboflavinose und Plummer-Vinson-Syndrom
3. (Autoaggressionskrankheiten, Kollageno-

sen) Sjögren-Syndrom, Sicca-Syndrom bei Thyreoiditis Hashimoto

4. Fehlen oder Exstirpation der Tränendrüse. Erkrankungen der Tränendrüse (Heerfordt-Syndrom, Besnier-Boeck-Schaumann-Syndrom, Mikulicz-Syndrom)
5. Familiäre Dysautonomie oder Riley-Day-Krankheit und die ektodermische anhidrotische Kongenitaldysplasie
6. Exsikkose (Cholera, schwere Kachexie usw.)
7. Lagophthalmus (Fazialisparese), Exophthalmus, Narkose.

Therapie

Hohe Dosen von Vitamin A per os, Vitamin A-Augensalbe (vgl. S. 97). Verschluß des unteren Tränenpünktchens durch Diathermie. Tränenersatzmittel bringen meist nur vorübergehende Erfolge; es werden dabei Versuche mit künstlichen viskösen Tränenflüssigkeiten mit Polymeren wie Methylzellulose (Methocel, Contactol, Gewazell-Augentropfen) oder Polyvinylalkohol durchgeführt (Polyvinylpräparate: Protagent-Augentropfen = künstliche Tränen bei Austrocknung oder Vidisept in der Ophtiole) bzw. besonders polymere Lösungen mit muzinartiger Wirkung [10, 11], z. B. Adapt, versucht. Aus der Gruppe der Expektorantien — Bronchosekretolytikum — soll das Bromhexin-HCl (Dakryo-Biciron oder Ophtosol-Tropfen 0,2%) eine Stimulation der Tränensekretion bedingen. In manchen Fällen bringt das Tragen von Sklerallinsen oder besser von hydrophilen, weichen Kontaktlinsen gewisse Erfolge.
Auch minimale Dosen von Kortikosteroiden werden versucht.

1.2.1.4 Okulo-nasale Reflexneurosen

Bei den okulo-nasalen Reflexneurosen, dem Charlin- und dem Sluder-Syndrom, treten u. a. Tränen und Konjunktivitiden auf.

Therapie

Therapeutisch bewährt sich beim Sluder-Syndrom (= Syndrom des Ggl. sphenopalatinum) Kokainisieren des hinteren Teils der Muschel; evtl. hier Kohlensäure-Tampon oder Alkoholinjektion in den N. nasoethmoidalis.
Beim Charlin-Syndrom (= Syndrom des N. nasociliaris) Kokainisierung der unteren Muschel auf der befallenen Seite oder Blockade des Ziliarganglions durch Alkohol.

1.2.2 Allergische Konjunktivitis

1.2.2.1 Urticaria, Lid- und Bindehautekzem

Genauso wie die Haut, so kann auch die Bindehaut häufig mit der Lidhaut zusammen an einer akuten oder chronischen allergischen Bindehautentzündung erkranken. Es kann dann evtl. zur *Urticaria* kommen, bei der eine starke Rötung, Bläschenbildung, chemotische Schwellung mit Jucken und Brennen im Vordergrund stehen.
Auch in Verbindung mit *Ekzemen* kann es außer zu Lidekzemen auch zu stärksten Bindehautentzündungen mit hochroter, stark sezernierender, evtl. chemotischer Bindehaut kommen, die ebenfalls zu Brennen, Jucken und Spannungsgefühl Veranlassung gibt.
In der *akuten* Form führen die Allergene zur starken konjunktivalen Injektion mit Schwellung, Rötung, Tränenfluß, Brennen, Jucken und Niesreiz.
In der *chronischen* Form stehen Follikelbildungen der Bindehaut und ein Gefühl der Schwere und der Lichtscheu im Vordergrund.

Häufig ist dem Patienten die Ursache der allergischen Konjunktivitis genau bekannt. Wenn nicht, dann muß versucht werden, diese Ursache anamnestisch zu erfahren. Neben dem Antigenkutantest kann auch ein Bindehauttest versucht werden, wobei letzterer positiv ist, wenn beim Einträufeln in reizfreie Bindehaut eine Entzündung auftritt. Auf eine allergische Bindehautentzündung weist auch schon evtl. eine Eosinophilie im Bereich der Bindehautzellen hin.

Therapie

Es ist von entscheidender Bedeutung, daß die Ursachen der Allergie beseitigt werden, d. h. bei der Urticaria müssen vor allen Dingen Nahrungsmittelallergene wie Milch, Käse, Fisch, Eier, Erdbeeren, Pilze, Hülsenfrüchte usw. weggelassen werden. Brennesseln, Primeln, Insektenstiche, Feuerquallen usw. spielen im Bereiche der Bindehaut nur eine geringere Rolle.
Bei Ekzemen müssen vor allen Dingen — wenn es verwandt wurde — das Atropin (Atropinkatarrh), Pilocarpin (Pilocarpinkatarrh), alle Lokalanästhetika (Cornecain, Larocain, Pantocain usw.) weggelassen werden. Lokalanästhetika gehören sowieso nur in die Hand des Arztes, da die große Gefahr einer Anästhetikum-Keratitis — evtl. bis zur Hornhautperforation — bei häufigerem Gebrauch besteht. Ganz besonders hartnäckig und unangenehm sind Kamillenekzeme. Da gerade Ka-

mille immer wieder neu als Heilmittel versucht wird, kann es zu schwersten Erkrankungen kommen.

Die Substanzen, die zu allergischen Bindehautentzündungen führen können und therapeutisch weggelassen werden müssen, sind faktisch unübersehbar. Es seien hier nur wenige angeführt: Kosmetika (Schminke, Puder, Färbemittel, Nagellack usw.), Tierhaare, Federn, Gräser, Blüten, Kunststoffe, Seifen usw. Auch Arzneimittelgaben können zur schwersten allergischen Konjunktivitis führen. Es sei hier besonders das Penicillin erwähnt, das aus diesem Grunde lokal in Salben, Tropfen oder Puderform nicht mehr verwandt werden sollte, aber auch alle anderen Antibiotika können zur allergischen Konjunktivitis führen. Auch Arzneimittelgaben per os können eine Bindehautentzündung allergischer Genese hervorrufen, wie Brom-, Jod-Präparate, Arsen, Gold, Antipyretika, Hypnotika, Sedativa usw.

Bei der *Heuschnupfen-Konjunktivitis* bzw. dem Heufieber ist es fast nicht möglich, den Pollenantigenen der Getreide- bzw. Gräserblüte von April an mit Höhepunkt im Juni zu entgehen. Mit zunehmendem Alter vermindert sich im allgemeinen die Stärke der Entzündung, wobei die Anlage zum Heuschnupfen häufig dominant vererbt wird.

Lokale Therapie nach Weglassen des Antigens. Als Antiallergika — 3mal tgl. — kommen am Auge Kortikosteroide, Antihistaminika und Sympathikomimetika in Betracht. Eine größere Rolle spielen bei letzteren: Naphazolin (Privin), Antazolin (Antistin) und Tetryzolin (Tyzin, Berberin-Augentropfen und Tetryzolin, Spersallerg = Tetryzolin + Antazolin).

Kortikosteroide als Salben oder Tropfen: Ficortril, Ultracortenol, Cortisumman, Dexa-sine, Decadron, Isopto-Dex.

Bei Allergie in Verbindung mit Infektionen oder Superinfektionen kommen Kombinationen von Kortikosteroiden mit Antibiotika in Betracht:

mit Chloramphenicol: Scheroson F ophthalmicum, Amphicort POS-Augentropfen, Corti in der Ophtiole, Spersadex comp., Aquapred; mit Tetracyclinen: Achromycin-Augensalbe (zusätzlich Polymyxin B), Terracortril; mit Neomycin: Bykomycin F-Augensalbe, Combisonum-Augensalbe, Cadron-Augentropfen (zusätzlich Polymyxin B): Isopto-Max, Dexa-Polyspectran.

Kortikosteroide in Tropfen- oder Salbenform verlangen eine strenge Indikationsstellung. Sie dürfen nur vom Augenarzt — unter ständiger Kontrolle — verordnet werden. Absolut *kontraindiziert* sind Kortikosteroide bei allen Hornhautepithelläsionen — besonders herpetischer Keratitis dendritica —, und bei (bakteriellen) Pilzinfektionen. Es besteht auch bei indizierter Kortikosteroidgabe die Gefahr einer Keratitis, eines Glaukoms und bei längerer Gabe einer Katarakt. Durch den Zusatz von Antibiotika werden zwar die bakteriellen Infektionen bekämpft, die übrigen Gefahren bleiben aber bestehen; hinzu kommt dann zusätzlich die Gefahr einer Allergie. Beim Heuschnupfen kann der Patient in der gefährdeten Zeit zusätzlich in eine pollenarme Gegend, z.B. auf eine Insel oder in eine Gegend mit anderer Blütezeit (z.B. Hochgebirge), reisen. Schlafzimmerfenster nachts schließen, im Hause Kleider wechseln, evtl. Beruf (z.B. Gärtner) wechseln. Es kann auch eine aktive Desensibilisierung mit kleinen polyvalenten Pollenmengen versucht werden.

1.2.2.2 Keratoconjunctivitis scrophulosa-eccematosa-phlyktaenulosa

Die früher häufige, heute seltene skrofulöse Augenerkrankung (Allergie auf Tbc) kann schon beim Kleinkind, häufiger während der ersten Schuljahre (6.–10. Lebensjahr) auftreten. Es sind überwiegend Mädchen mit lymphatisch-exsudativer Diathese befallen. Es besteht eine hyperergische Reaktion gegen endogene mikrobielle Allergene (Tbc). Charakteristisch sind die schmerzlosen grau-weiß-gelblichen Phlyktänen der Bindehaut (evtl. der Hornhaut), die in Einzahl oder zahlreich auftreten können. Bei Hornhautbeteiligung tritt zusätzlich ein stärkster Blepharospasmus und Reizzustand auf.

Therapie

Bei starken Blepharospasmus sind zur Beurteilung der Hornhaut eine Oberflächenanästhesie, der Desmarres-Lidhalter und evtl. eine kurze Narkose erforderlich. Bei bestehendem starkem Blepharospasmus mit sekundären Rhagaden des Lidwinkels sind zunächst diese Rhagaden zu ätzen (Argentumnitricum-Stift, dann Zinkpaste), da es sonst wieder zu einer Vermehrung des Blepharospasmus kommt. Zur Durchbrechung des Blepharospasmus ist evtl. eine Lokalanästhetikuminjektion in den M. orbicularis erforderlich. Auch ein eventuelles Scheuern der Wimpern auf der Hornhaut durch den Blepharospasmus muß verhindert werden, d. h. das bestehende Entropium muß bei leichter Form durch Pflasterstreifen, bei stärkerer Form durch Lidnähte beseitigt werden.

Von entscheidender Bedeutung ist heute die Gabe von Kortikosteroiden (vgl. Kap. 22, Wollensak), die man z. B. 3mal tgl. als Salbe, in schweren Fällen als subkonjunktivale Injektionen geben kann. Bindehautphlyktänen verschwinden dann meist in 24 Std. Es ist aber dringend eine ständige augenärztliche Kontrolle erforderlich, da bei den Kortikosteroiden die Gefahr eines Glaukoms, eines Cortisonschadens der Hornhaut mit Hornhautgeschwür besteht.

Die früher besonders wichtige zusätzliche Therapie wie Sport, flüssigkeits-, kochsalz-, kohlenhydratarme, protein- und vitaminreiche Ernährung, Entlausung, Reinlichkeit und evtl. Verschickung in ein Bad (Davos, Höchenschwand, Rothenfelde usw.) bzw. Wechseln des Standortes (Gebirge, See), verlieren immer mehr an Bedeutung. Eventuell Fokusuntersuchungen: Nasennebenhöhlen, adenoide Wucherungen und Tonsillen behandeln, evtl. entfernen. Quecksilberpräparate, wie Calomel oder gelbes Quecksilberoxid, sind heute nicht mehr zu verwenden.

1.2.2.3 Erythema nodosum

Dieses tritt an der Bindehaut mit Phlyktänen oder Episkleritis auf und gehört ätiologisch und im Hinblick auf die **Therapie** in den Rahmen der Keratoconjunctivitis scrophulosaphlyktaenulosa.

1.2.3 Frühjahrskatarrh (Conjunctivitis vernalis)

Dieser tritt besonders bei männlichen Jugendlichen (6–20 Jahre) bevorzugt in sonnenreicher Jahreszeit – vom Frühjahr bis zum Herbst – auf. Es kommt hauptsächlich zur Lichtscheu und zum Augenbrennen sowie zur milchig bläulich-rötlichen Verfärbung der etwas geschwollenen Bindehaut und zu großen pflastersteinartigen Wucherungen, besonders auf der Conjunctiva tarsi. Die Übergangsfalten sind meist frei.

Bei der bulbären oder limbalen Form sitzen kleine oder größere grau-weiße bis livide oder sulzige graue Verdickungen oder Knötchen bis an den Limbus heran.

Ätiologisch wird an eine individuelle Disposition, Wärmewirkung, Allergie und endokrine Einflüsse gedacht.

Therapie

In erster Linie können 2–3mal tgl. Kortikosteroidsalben oder -tropfen gegeben werden. Antihistaminika und Vasokonstringentien haben kaum Einfluß. Röntgenbestrahlungen sind in ihrem Erfolg umstritten; das gilt auch für Radium- oder β-Bestrahlungen. Temperaturen mit CO_2-Schnee – Kryokoagulationen – können die Zurückbildung der glasigen Sklerose evtl. beschleunigen. Eine Ätzung, operative Entfernung der Wucherungen oder eine Lippenschleimhautplastik ist nur in Einzelfällen erforderlich und von Erfolg. Bei schweren Fällen von Frühjahrskatarrh war eine Mundschleimhautüberpflanzung in 75% der Fälle erfolgreich [1]. Kaum verhindert werden kann die Erkrankung durch Lichtschutzgläser, auch nicht mit abdeckenden Seitenteilen gegen Licht und Staub. Auch eine Prophylaxe und Therapie von Strahlenschäden, z. B. durch Chinolinpräparate (z. B. Chibro-Uvelin 3–5-mal tgl.) oder Sulfonamide (Aristamid, Gantresin) (Schutz vor ultraviolettem Licht), können das Auftreten des Frühjahrskatarrhs nicht verhindern.

1.2.4 Conjunctivitis und Keratoconjunctivitis e acne rosacea

In der Bindehaut treten umschriebene, vermehrt geschlängelte Gefäße mit Hyperämie und papillärer Hypertrophie auf. Es kommt ferner zu phlyktäneartigen Bindehautknötchen, Hornhautinfiltrationen und Vaskularisation.

Therapie

Rosacea der Haut: Ichthyol-Schwefel-Zink-Salben, Fissansalben, Schwefelpuder, Magenschonkost, normaler Stuhlgang, vitaminreiche Ernährung.

Lokal. Mit 2–3mal tgl. Kortikosteroidsalben (vgl. 1.2.2.1, S. 86) verschwinden die Infiltrate, und die Blutgefäße bilden sich in 2–3 Wochen zurück. Evtl. Keratoplastik.

1.2.5 Boeck-Sarkoid

Es werden beim Boeck-Sarkoid in 10–15% der Fälle weißlich-glasige, graue, gelbliche

Knötchen von Stecknadelkopf- bis Linsengröße in der Bindehaut beobachtet.

Therapie
Schnelle Abheilung nach lokaler Kortikosteroidsalbenanwendung 2–3mal tgl.

1.3 Infektiöse Konjunktivitis

1.3.1 Kokken

1.3.1.1 Gonoblennorrhöe

Wenn 2–3 Tage nach der Geburt eine schwere Bindehautzündung mit düster-roter Chemose, starker Sekretion, Lidschwellung und Zuschwellen der Lidspalte – auch nach Credé-Prophylaxe – auftritt, dann muß an eine Gonoblennorrhöe gedacht werden. Im Abstrich finden sich intra- und extrazelluläre Gonokokken. Schon nach kurzer Zeit (2–3 Tagen) wird die hämorrhagisch-seröse, fleischwasserähnliche Sekretion rahmig-eitrig. Im frischen Stadium finden sich intra- und extrazellulär liegende Gonokokken. Ein „Argentum-Katarrh", der zur Bindehautzündung, evtl. Hornhauttrübung führen kann und besonders bei Überdosierung von Argentum nitricum entsteht, sollte nicht mit der Gonoblennorrhöe verwechselt werden.

Therapie
Schon beim ersten Verdacht auf eine Gonoblennorrhöe muß ein Abstrich gemacht und das Neugeborene auf die Seite des kranken Auges gelegt werden, damit die Sekretion nicht vom kranken ins gesunde Auge fließt. Die Lidspalte ist halbstündlich zu öffnen, damit sich keine eitrige Stauung mit der Gefahr der Hornhauteinschmelzung durch Schädigung des Randschlingennetzes bildet. Es müssen sofort Antibiotika viertelstündlich ins Auge getropft werden. Es können dann nach etwa 2 Std. halbstündlich Antibiotikumsalben bzw. -tropfen (kein Penicillin! s. u.) verwandt werden. Bei schweren Entzündungen sollte intramuskulär hoch dosiert ein Antibiotikum verabfolgt werden.
Bakterizide Antibiotika, wie Penicillin, Streptomycin, Polymyxin, Neomycin, Gentamicin, Cephalosporine, können gut miteinander kombiniert werden; eine Kombination von *bakteriostatischen* Mitteln, wie Chloramphenicol, Tetracyclinen, Sulfonamiden, mit bakteriziden ist unzweckmäßig.

Besonders empfehlenswert sind *systemische* Gaben von Breitspektrumpenicillin, z. B. Ampicillinverbindungen: Erwachsene 4(–10) g Binotal, Penbrock, Totocillin, oder von Tetracyclinen 1–2 g tgl. – z. B. Achromycin, Hostacyclin, Supramycin, Aureomycin, Terramycin. In Verbindung mit einer allgemeinen Penicillingabe können *lokal* besonders gut verwandt werden: Tropfen und Salben von Kanamycin (z. B. Kanamytrex), von Bacitracin (mit Neomycin) (z. B. Nebacetin), von Neomycin und Polymyxin B (z. B. Spersapolymyxin, Polyspectran (mit Bacitracin), von Rifamycin (Chibro), von Gentamicin (z. B. Refobacin); Penicillintropfen oder -salben sollten wegen der hohen Allergiegefahr nicht mehr verwandt werden.
Bei Tetracyclingaben allgemein können *lokal* besonders gut gegeben werden: Chloramphenicoltropfen oder -salben, wie Aquamycin, Leukomycin, Paraxin, Oleomycin, Chloramphenicol-AS 1%, sowie Tropfen oder Salben mit Tetracyclinen, wie Achromycin, Terramycin, Aureomycin, Tetracyclin AS 3%.
Systemisch können hier auch Chemotherapeutika, nämlich Sulfonamide: Gantrisin, Aristamid, Sulfuno, Orisul, Madribon, Durenal sowie *lokal* Sulfonamidtropfen bzw. -salben gegeben werden: Irgamid, Orisul, Albucid, Aristamid, Gantrisin usw. Im Allgemeinen wird allerdings die Gabe von Sulfonamiden bei Bindehauterkrankungen auf das Trachom und die Einschlußkörperchen-Konjunktivitis beschränkt.

Prophylaxe
Es ist von großer Bedeutung, daß die Mutter vor der Geburt gonokokkenfrei ist, evtl. müssen hohe Dosen von Penicillin systemisch gegeben werden.
Gesetzlich vorgeschrieben ist beim Neugeborenen die Credé-Prophylaxe mit 1%iger Silbernitratlösung, 1–2 Tropfen in den Bindehautsack. Antibiotikumsalben wurden bei Neugeborenen versucht; Sie sind insofern problematisch, als eine Resistenz oder Allergie erzeugt werden kann.
Ein Uhrglasverband sollte das gesunde Auge bei einseitiger Gonoblennorrhöe schützen. Bei Mädchen muß gleichzeitig eine eventuelle Vulvovaginitis behandelt werden.

1.3.1.2 Ophthalmia neonatorum

Als Ophthalmia neonatorum werden eitrige Bindehautzündungen der Neugeborenen zusammengefaßt. Bei kurzer Inkubationszeit ist an die Gonoblennorrhöe, Pneumokokken-Konjunktivitis oder einen Argentum-Katarrh zu denken. Bei längerer Inkubationszeit kommen mehr Einschlußkörperchen-Konjunktivitiden (TRIC-Viren), selten auch andere Erreger (Staphylokokken, Streptokokken, Pseudomonas aeruginosa usw.) in Betracht.

Therapie
Diese richtet sich nach dem Erreger (Bindehautabstrich, Kultur).

1.3.1.3 Pneumokokken-Konjunktivitis

Zur akuten Bindehautentzündung kommt es häufig beiderseits bei einer Pneumokokken-Konjunktivitis nach einer Inkubationszeit von 2–3 Tagen. Als Super- oder Mischinfektion bei Blepharitis, Verätzungen, Trachom usw. können *Staphylokokken* und *Streptokokken,* selten *Meningokokken* und *Micrococcus catarrhalis* beobachtet werden.

Therapie
Antibiotika (vgl. 1.3.1.1, S. 88).

1.3.2 Gramnegative Bakterien

1.3.2.1 Hämophile Bakterien

Bei den gramnegativen Bakterien sind es besonders die hämophilen Bakterien, die zur Entzündung führen, wie die Koch-Weeks-Konjunktivitis, die durch Haemophilus aegypticus hervorgerufen wird und schon nach 24–36 Std. zu einer starken akuten Entzündung führt.

Therapie
Antibiotika (vgl. 1.3.1.1, S. 88).

1.3.2.2 Blepharoconjunctivitis angularis

Als Blepharoconjunctivitis angularis, d. h. als angulärer Katarrh wird eine chronische Bindehautentzündung mit Mazeration des inneren Lidwinkels und evtl. der Lidränder bezeichnet, die durch Haemophilus lacunatus (Moraxella lacunata) = „Diplobazillus" Morax-Axenfeld hervorgerufen wird. Ursächlich liegt evtl. auch ein Riboflavinmangel vor [15].

Therapie
Therapeutisch gelten Zinkpräparate (Zinc. sulf. $^{1}/_{3}$–$^{1}/_{4}$%, Ophtopur usw.) als fast spezifisch.

Heute werden Antibiotika in Salben- und Tropfenform verabreicht (vgl. S. 88). Zusätzlich kann Riboflavin oral gegeben werden.

1.3.2.3 Tularämie

Vgl. 1.3.13, S. 95.

1.3.2.4 Pseudomonaden-Konjunktivitis

Die Pseudomonaden-Konjunktivitis tritt evtl. als Sekundärinfektion bei Verätzungen oder bei einer anderen Konjunktivitis auf und wird durch Pseudomonas aeruginosa (früher Bacterium pyocyaneum) hervorgerufen.

Therapie
Antibiotika, wie Polymyxin B, Gentamicin-Lösung (vgl. 1.3.1.1, S. 88).

1.3.2.5 Brucellosen

Auch die Brucellosen (Morbus Bang, Malta- bzw. Mittelmeerfieber) und Febris undulans können Bindehautentzündungen mit Phlyktänen im Gefolge haben.

Therapie
Antibiotika, wie Tetracycline und Streptomycin (vgl. S. 88).

1.3.2.6 Pest

Die Pest (Pasteurella pestis) ist eine äußerst ernste Erkrankung, die auch zur Konjunktivitis führen kann. Am Auge müssen Antibiotika hoch dosiert werden (vgl. 1.3.1.1, S. 88).

1.3.3 Grampositive Bakterien

1.3.3.1 Diphtherie

Eine Conjunctivitis diphtherica mit fibrinös eitrigen bzw. schmutzig-gelblichen Pseudomembranen bis zur Bindehautnekrose tritt am häufigsten nach Nasen- bzw. Rachendiphtherie auf. Die Lider sind dabei gerötet, derb bis bretthart infiltriert und lassen sich kaum ektropionieren.

Therapie
Bei Verdacht auf Diphtherie sofort Diphtherie-Antitoxin 300–500 IE/kg Körpergewicht i. m., in schweren Fällen 20000 Einheiten i. v. und höchst dosiert Antibiotika systemisch sowie lokal Antibiotikumsalben oder -tropfen häufig (10mal) am Tage (vgl. 1.3.1.1, S. 88).

Prophylaxe

Meldepflicht, Isolation der Patienten. Aktive Immunisierung durch entgiftetes Toxin (Toxoid, Anatoxin).

1.3.3.2 Tuberkulose

Der sehr seltene Bindehautbefall kann als primäre Infektion durch Anhusten, Staub usw. bei bis dahin tuberkulosefreien Jugendlichen auftreten. Es kommt zu schmerzfreien, scharf begrenzten, unregelmäßigen Bindehautgeschwüren und Präaurikulardrüsenschwellung. Bei der sekundären Tuberkulose als endogen-metastatische Erkrankung können flache Granulationsgewebe oder miliare Knötchen, d. h. Tuberkel in der Bindehaut auftreten, die evtl. bis zur Verkäsung führen. Es kann auch zur fortgeleiteten Tuberkulose vom Tränensack oder der Haut aus auf die Bindehaut kommen.

Therapie

Bei der echten Tuberkulose sofort Tuberkulostatika (Ethambutol, Streptomycin, INH, PAS) geben.

Eine Bindehauttuberkulose kann auch radikal in toto exzidiert, kauterisiert oder verätzt (z. B. mit Milchsäure) werden. Auch bei Tuberkulomen kommt evtl. eine chirurgische Exzision in Betracht. In der Bindehaut können evtl. Cortisonsalben unter Kontrolle gegeben werden.

Beim *Lupus vulgaris* ist die beste Therapie: Vitamin D_2 in hoher Dosierung (100 000 E tgl.) per os oder i. m. (Gefahren: bei Arteriosklerose und Nierenerkrankungen).

Prophylaxe

Tuberkulosebekämpfung, Meldepflicht.

1.3.3.3 Lepra

Bei der Lepra können weiche, chalazionähnliche bzw. phlyktäneartige Infiltrate auftreten.

Therapie

Bakteriostatika, wie bei der Tuberkulose.

1.3.3.4 Aktinomykose

Die Aktinomykose führt zu Bindehautveränderungen mit Beteiligung der Präaurikulardrüsen. Es treten stecknadelkopf- bis linsengroße gelbliche Knötchen in der Bindehaut auf.

Therapie

Aktinomykose sollte bei Knötchenform exzidiert werden. Die Tränenwege müssen bei Be-

fall sondiert oder eröffnet werden. Früher wurden hohe Dosen von Jod gegeben; jetzt kommen therapeutisch hoch dosiert Breitbandantibiotika in Betracht, lokal und systemisch, evtl. Knötchenexzision.

1.3.4 Spirochäten

1.3.4.1 Lues

Die sehr seltene Lues der Bindehaut kann als Primäraffektion zu Infiltrationen und einem schmerzlosen Ulkus mit Präaurikulardrüsenschwellung führen. Im Sekundärstadium können die Spirochäten follikuläre Konjunktivitiden und phlyktäneartige, rötliche Herdchen hervorrufen. Es kommt evtl. zur Präaurikulardrüsenschwellung. Im Tertiärstadium der Syphilis werden sehr selten rötliche Gummen an der Bindehaut beobachtet.

Therapie

Systemisch hochdosiert Penicillin; bei Penicillinallergie Tetracycline (vgl. 1.3.1.1, S. 88). Bei der äußerst seltenen *Frambösie* der Bindehaut gleiche Therapie wie bei der Lues.

1.3.4.2 Leptospirosen

Diese (Leptospira icterohaemorrhagica Weil, weniger Leptospira canicola und grippotyphosa) können zur Gelbverfärbung und akuten Konjunktivitis der Bindehäute führen.

Therapie

Breitbandantibiotika (vgl. 1.3.1.1, S. 88).

1.3.5 DNS-Viren

1.3.5.1 Adeno-Viren

Die Adeno-Viren können zum pharyngokonjunktivalen Fieber (Adenovirus Typ 3) mit akuter Konjunktivitis und der Keratoconjunctivitis epidemica (Adenovirus Typ 8) führen.

1.3.5.1.1 Pharyngo-konjunktivales Fieber

Therapie

Beim pharyngo-konjunktivalen Fieber kommen eigentlich nur abschwellende symptomatische Medikamente (vgl. 1.2.1.1, S. 84), evtl. Antipyretika in Betracht.

1.3.5.1.2 Keratoconjunctivitis epidemica

Bei der Keratoconjunctivitis epidemica kommt es nach einer Inkubationszeit von 8 Tagen zu starker Chemose, Rötung, Tränen, druckschmerzhafter Präaurikulardrüsenschwellung und einige Tage später meist zur Hornhautbeteiligung mit (2–100) Infiltraten (Keratitis nummularis), die dann zu Narben (Facetten) werden.

Therapie

Bei der epidemischen Bindehautentzündung empfiehlt sich, sofort Kortikosteroide in Salben- und/oder Tropfenform lokal, z.B. 2mal tgl., zu geben. Während eine Kortikosteroidbehandlung der epidemischen Keratokonjunktivitis zwar zu keiner effektiven Verkürzung der Krankheitsdauer führt [9], wird durch Kortikosteroidsalben 2mal tgl. das Verschwinden von aufgetretenen Hornhautinfiltraten beschleunigt bzw. eine Narbenbildung (Facetten) weitgehend verhindert. Es empfiehlt sich, zur Verhinderung von Narben, sofort bei Beginn der epidemischen Bindehautentzündung mit der Kortikosteroidsalbenbehandlung zu beginnen und diese Therapie etwa 2–3 Wochen lang fortzusetzen. Sollte nach Abklingen der akuten Entzündung (Chemose, Rötung, Hornhautinfiltrate) und Absetzen der Kortikosteroidsalbentherapie ein Rezidiv (Rötung, Hornhautinfiltrate) erfolgen, dann muß die Therapie noch einmal – bis zum Abklingen der Entzündung – begonnen werden. Immer aber sind die Kortikosteroide nur so kurz wie möglich zu geben (Glaukom-, Keratitisgefahr) und bei reizfrei gewordenem Auge sofort abzusetzen. Virostatika zeigen keine Erfolge.

Therapeutisch sind u.a. versucht worden: Interferon und Interferoninduktoren, Injektion von γ-Globulinen, Desoxyribonuclease-Augentropfen, IDU-Augentropfen, Rifampicin-Tropfen, Emetininjektionen, eine Kombinationsbehandlung von 0,3%-Neutralrot-Augentropfen und Bestrahlungen mit Tageslichtlampe [5]. Es werden weiterhin höchstens mit subjektivem Erfolg Vitamin A in öliger Lösung, Glukoselösung, Vitamin C, Kalzium, Sulfonamide, Eisaufschläge, eine dunkle Brille und Bestrahlungen versucht.

1.3.5.2 Herpes-Viren

1.3.5.2.1 Herpes-Konjunktivitis

Die Herpes-Konjunktivitis tritt fast immer zusammen mit einem Herpes der Lider oder einem Herpes der Hornhaut auf.

1.3.5.2.2 Pockenviren

Pockenviren, d.h. sowohl das *Pocken-* als auch das *Kuhpocken-* und *Vakzinia-Virus* führen zu nekrotisierenden Pusteln bzw. ulzerierenden, schleimig-eitrigen Konjunktividen nach einer Inkubationszeit von 4–12 Tagen. Es kann ein Symblepharon oder ein Entropium resultieren.

Therapie

Bei den Herpes-Viren, d.h. beim *Herpes simplex* der Bindehaut (Lider und Hornhaut) und – wenn auch weniger erfolgreich – bei dem *Varizellen-Virus* als Erreger der Windpocken und des Zoster (Gürtelrose) kann bei den auftretenden follikulären Bindehautentzündungen, evtl. mit Pseudomembranen und Bläschen, versucht werden, mit Virostatika – 5-Jod-2-desoxyuridin (IDU): Synmiol, IDU-Augentropfen, Spersidu C-Augensalbe oder 5-Äthyl-2-desoxyuridin (ÄDU): Aedurid, Trifluorthymidin oder Adenin-Arabinosid (Vidarabin) als Salbe oder Tropfen 6–10mal tgl. – die Erkrankung zu bessern. Nach Abklingen der Entzündung müssen die Virostatika zur Rezidivverminderung noch mehrere Tage weitergegeben werden.

Eine isolierte herpetische Konjunktivitis ist allerdings im allgemeinen harmlos und bedarf keiner spezifischen Behandlung.

Bei Befall der Hornhaut ist dagegen eine sofortige intensive Behandlung erforderlich (vgl. Kap. Böke-Thiel, S. 105).

Bei Varizellen kommt eine symptomatische Behandlung mit reizfreien Salben in Betracht. Das gilt auch für den Zoster. Hier werden an der Haut Puder und/oder Salben verwandt und wegen der starken Neuralgien Antineuralgika oder sogar Dolantin gegeben. Bei schwerer, langdauernder Neuralgie nach einem Zoster des Trigeminus kann evtl. sogar eine Trigeminusdurchtrennung bzw. -exhärese oder eine Koagulation oder Alkoholinjektion ins Ganglion Gasseri notwendig werden. Gegen eventuelle Sekundärinfektion hohe Dosen von Antibiotika in Salbenform (vgl. 1.3.1.1, S. 88); häufiges Säubern der Bindehaut.

Das gleiche gilt für die Pockenerkrankung und die Vakzination. Es können auch Vakzine-Antikörper als Immunserum oder γ-Globuline eines vor kürzerer Zeit mit Vakzine geimpften Patienten bei schwerer vakzinöser Bindehauterkrankung i.m. oder als Tropfen in den Bindehautsack (am Tage halbstündlich) versucht werden. Auch Interferontropfen (½-stündlich

am Tage) haben offenbar Erfolge [7]. Kortikosteroide sind im frühen Zustande kontraindiziert, später zur Verminderung der eventuellen
Hornhautinfiltration angezeigt.

1.3.5.3 Molluscum contagiosum

Therapie

Ein Molluscum contagiosum der Bindehaut
sollte operativ entfernt werden. Es kommt ferner eine Eröffnung und Auskratzung in Betracht, evtl. anschließend mit Jod oder Alkohol
betupfen.

1.3.6 RNS-Viren

Bei allen RNS-Viren, z. B. bei der Maul- und
Klauenseuche, der seltenen *Coxsackie-Krankheit*, den *Rhinoviren*, den *Influenza- und Pa-
rainfluenza-Viren*, den *Arborviren* (arthropode
*bor*ne = durch Insekten übertragen) (Gelbfieber, Denguefieber, Papatacifieber, Rift-Val-
ley-Fieber), bei der *Pseudogeflügelpest* (New-
castle-Disease-Virus), der *Parotitis epidemica*
(Mumps, Ziegenpeter), bei *Masern* und *Röteln*
sowie bei der *infektiösen Mononukleose (Pfeif-
fer-Drüsenfieber)*, der *Konjunktivitis Béal* und
der *Lymphoreticulosis benigna (Katzenkratzkrankheit)* kommt es zu unterschiedlichen Bindehautentzündungen.

Therapie

Sie ist rein symptomatisch (vgl. 1.2.1.1, S. 84).

1.3.7 Chlamydien

Chlamydien (Synonym: Bedsonien) sind für
die Bindehaut von Bedeutung: Die Chlamydia
lymphogranulomatosa, der Erreger des Lymphogranuloma inguinale, die Chlamydia tra-
chomatis, der Erreger des Trachoms und die
Chlamydia oculogenitalis, der Erreger der Einschlußkörperchen-Konjunktivitis.

1.3.7.1 Trachom

Beim Trachom handelt es sich um eine
weltweit verbreitete chronische Bindehautentzündung (Conjunctivitis granulosa, Körner-
krankheit, „ägyptische Augenentzündung").
Es kommt zu unterschiedlich zahlreichen, unterschiedlich grau-rötlichen, unterschiedlich
großen Follikeln (Lymphozytenansammlun-
gen), die immer wieder erweichen und neu

auftreten. Nach Jahren und Jahrzehnten
kommt es zu einer zunehmenden narbigen
Bindehautschrumpfung, Austrocknung (Xerose) und Verödung des Bindehautsacks (Nar-
bentrachom).

Therapie

Die Vakzination, d. h. impfen mit lebender
Trachom-Vakzine, wird in der Zukunft wahrscheinlich die wichtigste Prophylaxe. Breit-
spektrum-Antibiotika systemisch (Tetracycline, Erythromycin usw.) und topisch (Tetracycline, Chloramphenicol, Terramycin usw.)
2–3mal tgl. 2–3 Monate lang sowie besonders
auch Sulfonamide: Supronal, Cibazol, Gantrisin usw. topisch und systemisch wirken in erster Linie auf die Chlamydien, dann aber auch
auf die eventuelle Mischinfektion. Zusätzlich
werden die Sulfonamide hoch dosiert über
lange Zeit systemisch gegeben (vgl. S. 88).
In Epidemiegebieten können die Kinder 3 Monate lang 2mal wöchentlich Sulfonamide per os
erhalten oder ölige Tetracyclintropfen im Monat 2mal tgl. 6 Tage lang hintereinander für 6
Monate [12].
Kupfersalben, Kupferstift, Sublimatlösungen,
ein mechanisches Auspressen, Ausrollen, Ska-
rifizieren, Galvanokauterisieren der Follikel
sind heute von geringerer Bedeutung. Auch
Diathermiekoagulationen und CO_2-Vereisung
werden versucht; Sauberkeit (Waschwasser,
Handtücher) zur Verhinderung weiterer Infektionen. Bei Narbenverziehung des Lides kommen Entropiumoperationen, eine Exzision der
Übergangsfalte, ein Ausschälen des vernarbten
Tarsus, eine Trichiasisentfernung, eine Lippenschleimhautplastik in Betracht.

1.3.7.2 Chlamydia oculogenitalis

Durch die Chlamydia oculogenitalis wird sowohl eine Einschlußkörperchen-Konjunktivitis
(Schwimmbad-Konjunktivitis) als auch die
Einschlußkörperchen-Blennorrhöe der Neugeborenen hervorgerufen. Die Chlamydien, die
das Trachom, und diejenigen, die die Einschlußkörperchen-Konjunktivitis hervorrufen,
werden heute häufig als identisch angesehen.
Sie werden auch als TRIC-Viren (*T*rachom-
*I*nclusions-*C*onjunctivitis-Viren) bezeichnet.
Die Einschlußkörperchen-Konjunktivitis der
Neugeborenen tritt trotz der Credé-Prophylaxe (1% $AgNO_3$) nach einer Inkubationszeit
von 6–10 Tagen mit einer akuten bzw. subaku-
ten Bindehautentzündung auf. Es kommt

zur Präaurikulardrüsenschwellung. Das gleiche Krankheitsbild wird als Schwimmbad-Konjunktivitis, als Einschlußkörperchen-Konjunktivitis der Erwachsenen bezeichnet.

Therapie
Sulfonamide systemisch oder topisch, Breitbandantibiotika, besonders Tetracycline und Erythromycin. Die gleiche Therapie wie beim Trachom (vgl. 1.3.7.1, oben).

1.3.8 Rickettsien

Bei allen Rickettsien (Fleckfieber, Wolhynisches Fieber = 5-Tage-Fieber, Q-Fieber, Tsutsugamushifieber, Rocky-Mountain-Spotted-Fever) kommt es faktisch als regelmäßige Begleiterscheinung des Exanthems zur Bindehautrötung mit Lichtscheu und Tränen.

Therapie
Bei allen Rickettsien Breitspektrumantibiotika (vgl. 1.3.1.1, S. 88).

1.3.9 Endogen-metastatische Konjunktivitis

Endogen-metastatische Konjunktivitiden treten auf bei:

1.3.9.1 Masern, Röteln, Grippe, Varizellen, Gonokokken

Therapie
Die lokale Therapie der metastatischen Konjunktivitis ist rein symptomatisch: Adstringentien, wie Zinktropfen, organische Silberverbindungen, Antihistaminika usw. (vgl. 1.2.1.1, S. 84).
Ist die Gonorrhöe ursächlich vorhanden, dann müssen hohe Dosen von Breitbandantibiotika systemisch gegeben werden (vgl. 1.3.1.1, S. 88).

1.3.9.2 Reiter-Krankheit

Die Reiter-Krankheit (Fiessinger-Leroy-Reiter), das conjunctivo-urogenito-synoviale Syndrom, führt zu einer metastatischen akuten Subkonjunktivitis, zu Entzündungen der Genitalschleimhäute und Urethritis, fieberhaften Durchfällen und Gelenkentzündungen. Seltener treten am Auge noch Keratitis superficialis, Episkleritis und Iridozyklitis auf. Ätiologie: unbekannt. Es wird an RIC-Viren (Bedsonien) gedacht [8, 2].

Therapie
Sie ist rein symptomatisch: Adstringentien (vgl. 1.2.1.1, S. 84) oder gut verträgliche Salben (vgl. 1.2.1.1, S. 84). Sowohl Antibiotika als auch Kortikosteroide oder Antineuralgika haben keine eindeutigen Erfolge erzielt. Abheilung nach unterschiedlicher Zeit (1–3 Monaten).

1.3.10 Pilzerkrankungen

Pilzerkrankungen der Bindehaut sind relativ selten. Bei chronischen therapieresistenten follikulären, evtl. ulzerierenden Bindehautentzündungen, evtl. mit schmutzigen Pseudomembranen oder trachomähnlichen follikulären Schwellungen mit Präaurikulardrüsenschwellung, muß aber an Mykosen gedacht werden. In erster Linie kommen Candidamykosen (meist bei debilen oder kachektischen Patienten), aber auch Mikrosporen, Trichophyton-Dermatomykosen, Blastomykosen und Kokzidioidomykosen in Betracht.

Therapie
Es muß mit Fungistatika behandelt werden. Es kommen hier Antimykotika: Amphotericin B, Nystatin: Moronal, Pimaricin: Pima Biciron, Clotrimazol: Canesten in Salbenform (oder als Tropfen) 5mal tgl. in Frage. Granulome sollten operativ entfernt werden. Antibiotika und Kortikosteroide sind kontraindiziert.
Bei Rhinosporidiose sollten die evtl. auftretenden polypösen Granulome nach Ligatur an der Basis abgetrennt oder kauterisiert werden.

1.3.11 Parasiten

1.3.11.1 Ophthalmomyiasis externa

Sie wird durch Fliegenlarven hervorgerufen.

Therapie
Die Larven müssen nach Cocaingaben und doppelter Ektropionierung der Lider entfernt werden. Es empfiehlt sich ferner, Mintacol (Kontaktinsektizid) in den Bindehautsack zu tropfen.

1.3.11.2 Protozoen

Bei Protozoen (Amöbenruhr, Malaria, Trypanosomiasis und Leishmaniosis) ist eine Allgemeintherapie der Erkrankung erforderlich.

Therapie
Bei Leishmania Donovani wird 5wertiges Antimon lokal oder systemisch als Stilbaminhydrochlorid oder als Äthylstilbamin gegeben.

1.3.11.3 Conjunctivitis nodosa

Die Conjunctivitis nodosa tritt in erster Linie durch Eindringen von Raupenhaaren (Bären, Eulen, Spinner) in die Bindehaut auf.

Therapie
Die grau-gelblichen, evtl. zahlreichen 1–2 mm großen Knötchen sollten operativ entfernt werden.

1.3.11.4 Wurmerkrankungen

Wurmerkrankungen führen evtl. allergotoxisch oder durch direkte Ansiedlungen der Parasiten mit Bildung von Granulationsgeweben zu Entzündungen. An Würmern kommen in Betracht: Ascaris lumbricoides, Toxocara, Trichine, Filaria Bancrofti mit im Blute kreisenden Mikrofilarien, die Loaiasis (Filaria loa) mit Mikrofilarien, die Onchozerkose (Robles-Krankheit) mit großer Anzahl von Mikrofilarien.
Die Wurmeier der Bilharziose können in der fast reizfreien Bindehaut zu weichen Granulationstumoren führen.
Zestoden, d. h. ein Zystizerkus oder ein Echinokokkus sind im Bereiche der Bindehaut sehr selten. In Indien sind Zystizerken — besonders subkonjunktival — wesentlich häufiger als in Europa [14].

Allgemeine Therapie
Die Allgemeinbehandlung der Wurmerkrankung muß in erster Linie von Mikrobiologen, klinischen Pharmakologen, Tropenmedizinern und Internisten durchgeführt werden. Sowohl die Mikrofilarien von Loa-Loa, von Onchozerkose, von Wucheria bancrofti als auch vom Guinea- oder Medinawurm (Dracunculus medinensis) werden mit Hetrazan (Diäthylcarbamazin) 3mal tgl. mit 2 mg/kg Körpergewicht 7–14 Tage lang behandelt. Wegen einer schweren Allergie durch den Tod der Mikrofilarien müssen gleichzeitig Kortikosteroide systemisch gegeben werden.
Bei der Bilharziose (Schistosoma haematobium) wird Antimontartratflüssigkeit gegeben.

Lokale Therapie
Bilharziose: Exzision der Granulome.
Loaiasis: Beim Auftreten des Wurms Cocain-Adrenalin in die Bindehaut tropfen. Wurm mit Seide umstechen, anschlingen, Bindehaut eröffnen und Wurmextraktion.
Onchozerkose: Chirurgische Entfernung der subkutanen wurmhaltigen Knoten.
Zestoden: Operative Entfernung.

1.3.12 Pseudomembranöse Konjunktivitis

1.3.12.1 Syndroma muco-cutaneo-oculare acutum
Erythema exsudativum multiforme majus, (Fuchs-, Lyell-Syndrom, Dermatostomatitis, Stevens-Johnson-Syndrom, Syndrom der verbrühten Haut usw.).

Es kommt akut mit Fieber zu einer Rhinitis, Pharyngitis, zu multiplen Effloreszenzen der Haut in Form von papelomakulösen, kokardenartigen Flecken, die zu Exsudationen und zu hämorrhagischen Blasen führen können. Ausgedehnte grau-gelbliche, pseudomembranöse Beläge treten an Mund, Nase, Pharynx, Genitalien und Anus auf. Am Auge kommt es zur beiderseitigen Konjunktivitis mit Chemose und Lidödemen, zu platzenden Blasen, Ulzerationen und pseudomembranösen Belägen. Später tritt ein Symblepharon und evtl. eine völlige Austrocknung (Xerose) der Bindehaut auf.

Therapie
Es muß zunächst unter allen Umständen die Ursache beseitigt werden, d. h. ursächliche Pyrazolon Barbiturate, Arsenpräparate, Sulfonamide, Antibiotika müssen sofort weggelassen werden. Eventuell bestehende allgemeine Streptokokken- oder Staphylokokkeninfektionen bzw. Virusinfektionen, Pilzinfektionen müssen energisch bekämpft werden. Ursächliche Röntgenstrahlen oder Lichteinwirkung müssen genauso weggelassen werden wie eventuelle Kontaktantigene (Kontaktallergien). Schwangerschaften als Ursache müssen vom Gynäkologen behandelt werden. Das außerordentlich vielgestaltige und durch die allerverschiedensten Noxen hervorgerufene Krankheitsbild verlangt die sofortige Behandlung durch einen Dermatologen.
Der Ophthalmologe sollte mehrmals täglich den Bindehautsack säubern und hier Salbe (Noviform, Bepanthen usw.) einstreichen, um der beginnenden Symblepharonbildung zu begegnen. Fibrin und Schleim sollten hier entfernt werden. Bei Verdacht auf eine Allergie, aber auch ohne einen solchen kommt

auch eine Glukokortikosteroid-Salbentherapie (mehrmals tgl.) in Betracht (vgl. 1.2.1.1, S. 84). Es sollte aber kein Antibiotikumzusatz verwandt werden, da dann evtl. die Möglichkeit einer erneuten Allergie besteht. Bei Bindehautschrumpfung Einlegen einer Schalenprothese. Ein narbiges Symblepharon muß nach Abheilung gelöst werden. Es kommen evtl. Bindehautplastiken in Betracht.

1.3.12.2 Essentielle Bindehautschrumpfung

Die essentielle Bindehautschrumpfung, der *Pemphigus mucosus conjunctivae*, führt zu einem Reizzustand mit schleimiger Sekretion, subepithelialen platzenden Bläschen, die zu sehr schneller und starker Schrumpfung führen. Es kommt zur schwersten Xerose mit trockener, epidermisähnlicher Bindehaut und hochgradig geschrumpftem Bindehautsack.

Therapie
Ein Tragen von großen Haftschalen ist zu empfehlen. Die Lösung von bestehenden Verwachsungen oder Lippenschleimhautplastiken führt meist zur schnelleren Progredienz (Schrumpfung) der Krankheit. Es empfehlen sich ganz geringe Gaben von z. B. 1mal tgl. Cortisonsalben; evtl. bewirken auch Tränenersatz- oder Ringerlösungen (vgl. 1.2.1.3, S. 85) eine subjektive Linderung.

1.3.12.3 Pemphigus vulgaris

Das gleiche gilt auch für die eventuellen Bindehautveränderungen beim *Pemphigus vulgaris*.

1.3.12.4 Epidermolysis bullosa-hereditaria-dystrophica

Die Epidermolysis bullosa-hereditaria-dystrophica führt zur Blasenbildung durch mechanische Reizung (z. B. Reiben). Es kommt zum Platzen und zur Vernarbung bzw. zum Schrumpfen der Blasen und dann der Bindehaut.

Therapie. Reizfreie Salben (vgl. 1.2.1.1, S. 84).

1.3.12.5 Conjunctivitis lignosa

Eine Conjunctivitis lignosa tritt bevorzugt im Kleinkindalter, selten auch im höheren Alter als weiß-grau-gelbliche, membranöse Bindehautauflagerung auf, die mehrere Millimeter dick sein kann und − evtl. mit einem Stiel − auf der Unterlage fest anhaftet. Der Monate

bis viele Jahre dauernde Prozeß bildet sich nach Entfernung innerhalb kurzer Zeit neu. Ursache unbekannt.

Therapie
Sowohl die konservative Therapie mit Kortikosteroiden oder mit β-Bestrahlung als auch eine Exzision, die zur schnellen Neubildung führt, sind faktisch ohne Erfolg. Anscheinend ist eine tiefe, totale Exstirpation oder eine Diathermiekoagulation, evtl. auch eine Therapie mit Hyaluronidase und α-Chymotrypsin erfolgreich. Es werden dabei zunächst stündlich, dann 3stündlich Hyaluronidase 1,5 mg/1 cm^3 physiol. NaCl und α-Chymotrypsin 1 mg in 5 cm^3 Lösung gegeben [4].

1.3.12.6 Infektionen

Von besonderer Bedeutung für die pseudomembranösen Konjunktivitiden sind zahlreiche Infektionen. In erster Linie die Diphtherie (vgl. 1.3.3.1, S. 89), dann auch alle früher beschriebenen Erreger (Kokken 1.3.1, S. 88; gramnegative und grampositive Erreger 1.3.2 bzw. 1.3.3, S. 89; Viren 1.3.5 u. 1.3.6, S. 90; Pilzinfektionen 1.3.10, S. 93).

1.3.13 Parinaud-Konjunktivitis

Unter Parinaud-Konjunktivitis, d. h. einem okuloglandulären Syndrom, versteht man eine einseitige Bindehautentzündung mit gleichzeitiger stärkster präaurikulärer (evtl. auch submaxillärer, submandibulärer) Lymphadenitis. Im Vordergrunde steht die sehr starke (bis Hühnereigröße) Präaurikulardrüsen-Lymphknoten-Schwellung.
Die Bindehautentzündung ist überwiegend grob-follikulär oder körnig. Ursächlich kommt in erster Linie die Tularämie, weniger häufig eine bovine oder humane Tuberkulose, selten eine Lymphoreticulosis benigna (Katzenkratzkrankheit), ein Lymphogranuloma inguinale, eine Newcastle-Erkrankung (Hühnerpest), die sehr seltene Coxsackie-Krankheit (Maul- und Klauenseuche der Huftiere), eine Listeriose oder auch eine Infektion durch Leptothrix in Frage.
Die *Tularämie*, die durch verschiedene Tiere (besonders kleine Nagetiere) bei der Verarbeitung und beim Essen übertragen wird, ist meldepflichtig. Sie geht mit Kopfschmerzen und Fieber einher. Erregernachweis (Pasteurella tularensis), Tierversuch, Agglutinationsprobe, Hauttest.

Therapie

Systemische und lokale Gaben von Antibiotika (vgl. 1.3.1.1, S. 88).

Therapie der Tuberkulose. Vgl. 1.3.3.2 S. 90. Bei den Viruserkrankungen (Lymphoreticulosis benigna, Newcastle-Erkrankung, Coxsakkie-Krankheit) kommt nur eine symptomatische Behandlung in Betracht (vgl. 1.2.1.1, S. 84); das Lymphogranuloma inguinale (venereum) wird wie das Trachom mit Sulfonamiden und Breitbandantibiotika behandelt (vgl. 1.3.7.1, S. 99). Die durch Listeriose und durch Leptotrix hervorgerufenen Entzündungen bedürfen der antimykotischen Behandlung (vgl. 1.3.10, S. 99).

2. Teleangiektasien und Gefäßaneurysmen

Die Teleangiektasien und Gefäßaneurysmen der Bindehaut bedürfen im allgemeinen keiner lokalen Behandlung, wohl muß darauf geachtet werden, ob sich *im* Bulbus nicht im Bereiche der Gefäßanomalien der Bindehaut ein Aderhauttumor (Melanom, metastatisches Karzinom) befindet.

Therapie

Die zugrundeliegende Erkrankung muß auch bei der Teleangiectasia hereditaria haemorrhagica (Morbus Osler), der Ataxia teleangiectasia (Louis-Bar-Syndrom), dem Angiokeratoma corporis (Morbus Fabry), der Endangiitis obliterans, einer Dysproteinämie behandelt werden.

Bei der Lymphangiectasia haemorrhagica conjunctivae sollten die Angiektasien dann operativ entfernt werden, wenn sie subjektive Beschwerden machen oder sich häufiger und ausgiebiger mit Blut füllen.

3. Physikalische und chemische Bindehautschädigungen

Bindehautverletzungen, Bindehautverätzungen (vgl. Kap. 21) Keratoconjunctivitis photoelectrica (vgl. Kap. 21). Lichtdermatosen (vgl. Kap. 21, Neubauer).

Therapie

Bei der Hydroa vacciniforme, die nach Belichtung zur Konjunktivitis evtl. mit Chemose und Nekrose im Lidspaltenbereich führen kann, kommen therapeutisch lichtabsorbierende Brillen sowie sulfonamidhaltige Salben in Betracht. Auch per os-Gaben von Chloroquin und Kortikosteroidsalben werden empfohlen. Röntgenstrahlen (vgl. Kap. 21).

4. Bindehautnarben und -austrocknung.

4.1 Physiko-chemische Ursachen

Zur Bindehautvernarbung mit eventueller *Verminderung der Tränensekretion* kommt es nach Verletzungen, Verätzungen, Verbrennungen (vgl. Kap. Neubauer).

4.2 Infektionskrankheiten

Auch Infektionskrankheiten (vgl. 1.3, S. 88), wie Diphtherie, Tuberkulose, Gonoblennorrhöe, Lues und besonders Trachom, können zu ausgedehnten Vernarbungen und evtl. Austrocknungen der Bindehaut führen. Das gleiche gilt in vermehrtem Maße von der essentiellen Bindehautschrumpfung (Pemphigus conjunctivae) und vom Syndroma muco-cutaneo-oculare acutum (Fuchs), d. h. dem Erythema exsudativum multiforme (vgl. 1.3.12.1, S. 94). Es resultieren dabei Narbenpterygien bzw. ein ausgedehntes Symblepharon.

Therapie

Es ist wichtig, das zugrundeliegende Leiden möglichst schnell zu behandeln. Infektionen müssen hochdosiert antibiotisch allgemein und lokal behandelt werden (vgl. 1.3, S. 88).

4.3 Syndroma muco-cutaneo-oculare acutum

Vgl. 1.3.12.1, S. 94.

4.4 „Essentielle Bindehautschrumpfung" (Pemphigus conjunctivae)

Therapie
Diese ist faktisch therapierefraktär. Es kann versucht werden, durch „künstliche Tränen" (Methocel, Lacril usw. [vgl. 1.2.1.3, S. 85]) oder Paraffinum liquidum die Bindehaut zu befeuchten. Der Erfolg ist leider meist nur sehr gering. Eine Verminderung der Beschwerden kann evtl. auch durch kleine Cortisongaben (jeden 2. oder 3. Tag 1 Tropfen) erzielt werden. Es resultiert schließlich faktisch immer ein trockener, geschrumpfter Bindehautsack und Erblindung.

Besonders zu beachten
In allen Fällen von Bindehautvernarbung, in denen der zugrunde liegende Prozeß noch nicht abgeheilt ist, muß — unabhängig von der spezifischen Behandlung — die Ausbildung eines Symblepharons (eines Entropiums, einer Trichiasis) verhindert werden. Täglich müssen dabei frische Fibrinstränge 2 oder 3mal mit dem Glasspatel gelöst werden. Bei stärkerer Schrumpfungstendenz kommt evtl. die Einlage einer Bindehautprothese (Illig-Prothese) in Betracht. Nach Abheilung des Prozesses kommen Bindehautplastiken oder Lippenschleimhautplastiken zum Ersatz der Bindehaut in Frage. Infolge der Austrocknung besteht aber auch bei der transplantierten Lippenschleimhaut die Tendenz zur Vernarbung. Es sollten lange Zeit reizfreie Salben (Noviform, Bepanthen usw.) eingestrichen werden. Beim Auftreten von Beweglichkeitseinschränkungen und Doppelbildern infolge der Bindehautvernarbung sind eine Narbenlösung und eine Bindehaut- bzw. Lippenschleimhautplastik erforderlich. Es besteht aber immer die Gefahr eines Rezidivs.

4.5 Xerose und Austrocknung anderer Genese

Zur mangelnden Flüssigkeitssekretion kommt es weiter bei Strahlenschädigungen, bei familiärer Dysautonomie oder Riley-Day-Krankheit, bei kongenitaler anhydrotischer Ektodermaldysplasie, Altersinvolution der Tränendrü-se, Sjögren-Syndrom und Vitamin A-Mangel. Gerade der *Vitamin A-Mangel* kann zur Xerophthalmie mit Xerose, Bitôt-Flecken (schaumig-weißliche, die Tränenflüssigkeit nicht annehmende Flecken der Bindehaut im Lidspaltenbereich), Nachtblindheit und Keratomalazie führen.

Therapie
Es sind hohe Dosen von Vitamin A als Augentropfen, Augensalben (Vogansalbe 2%, Unguentolansalbe) und zusätzlich (50000 IE/die) als Kapseln, Dragees oder Tropfen (Arovit, Vogan) per os zu empfehlen. Es werden weiter nicht-reizende Salben oder ein künstlicher Gleitfilm mit Methylzellulose (Methocel, Contactol usw.) versucht (vgl. 1.2.1.3, S. 85).

5. Degenerative Veränderungen

5.1 Pinguecula

Ein Lidspaltenfleck, eine Pinguecula, erfordert **keine Therapie,** evtl. erfolgt eine Entfernung aus kosmetischen Gründen.

5.2 Pterygium

Therapie
Ein Flügelfell, ein Pterygium, muß unbedingt operativ entfernt werden, da es sonst auf die Hornhaut bis zur oder über die Mitte wächst. Eine einfache Exzision des Flügelfellkopfes oder des ganzen Flügelfells haben sich genauso wenig bewährt wie Versuche mit Elektrokoagulationen, Kryobehandlung oder Glukokortikosteroidbehandlung. Bewährt haben sich die Operationsmethoden von *Mac Reynolds* oder *Arruga*, d.h. Bindehautplastiken; evtl. muß eine umschriebene Keratoplastik durchgeführt werden. Auch Röntgen- bzw. β-Bestrahlungen können ein Rezidiv verhindern.

6. Stoffwechselstörungen

Stoffwechselstörungen wie die Zystinose, die Gicht, die Lipoidosen, können manchmal zu Bindehauteinlagerungen führen.

Therapie
Sie bedürfen einer rein pädiatrischen oder internistischen Behandlung. Das gleiche gilt für die Bindehautamyloidose, bei der evtl. tumorartige Veränderungen exzidiert werden können.

7. Verfärbungen

7.1 Bindehautdurchblutungen

Bindehautdurchblutungen nach Verletzungen, Verätzungen, starkem Pressen, Niesen und Husten, Kompression des Brustkorbes, Bluterkrankungen, Vitamin C-Mangel usw. erfordern an der Bindehaut (Hyposphagma) **keine Therapie.** Auch Salben-, Tropfenbehandlung, feuchte, trockene Wärme sind nicht von Vorteil. Das Hyposphagma verschwindet auch ohne Therapie wieder nach 2–3 Wochen.

7.2 Verfärbung der Bindehaut

Zur *Argyrose,* „Versilberung" der Bindehaut mit Grau-(Schwarz-)Verfärbung kommt es nach längerem örtlichen Gebrauch von anorganischen, weniger schnell von organischen Silberpräparaten, bevorzugt in der unteren Übergangsfalte.

Therapie
Keine, auch Injektionen von Natriumthiosulfat mit Kaliumferricyanid − mehrfach wiederholt − erscheinen im Erfolg sehr zweifelhaft.
Eine Verkupferung *(Chalkosis)* oder Goldeinlagerung *(Chrysosis)* sowie Grau-, Schwarz- oder schiefergraue Verfärbungen im Lidspaltenbereich durch zahlreiche Substanzen (Phenol, Schwefelkohlenstoff, Arsen usw.) bedürfen genauso wenig der speziellen Therapie wie eine Gelbverfärbung durch Nitroamidoverbindungen, Pikrinsäure, Ikterus, Infektion mit Leptospiren oder eine Braunverfärbung durch adrenalinhaltige Augentropfen, Phenothiazine oder Anilinabkömmlinge. Braunverfärbungen durch eine Vitamin A-Avitaminose werden durch hohe Gaben von Vitamin A parenteral und lokal behandelt. Bräunliche Verfärbungen beim Bronzediabetes, der Addisonkrankheit, Lipoideinlagerungen, der endogenen Ochronose (Alkaptonurie) verlangen internistische Behandlung.

8. Pseudotumoren

Therapie
Bei den Pseudotumoren sollten *Bindehautzysten* dann entfernt werden, wenn sie kosmetisch oder durch ein Fremdkörpergefühl stören. Bei *entzündlichen Granulationsgeweben* muß immer zunächst der evtl. vorhandene Fremdkörper gesucht und entfernt werden, sonst kann man das Granulom abtragen (histologisch untersuchen!!) und die Bindehaut darüber vernähen.
Leukämische Infiltrate müssen internistisch behandelt werden. Bei einer *hyalin-amyloiden Entartung* der Bindehaut werden das Grundleiden (Trachom, Amyloidose) behandelt und evtl. umschriebene Bindehautareale exzidiert.

9. Tumoren

9.1 Epitheliale Tumoren

Bei den Bindehauttumoren kommt es als epitheliale Tumoren zu *Papillomen, präkanzerösen Hyperplasien, Leukoplakien = epitheliale Plaques, Thylomen* und zu malignen Epitheliomen *(Bindehautkarzinome).*

Therapie
Diese epithelialen Tumoren sollten alle in toto entfernt und histologisch untersucht werden. Eventuelle Blutungen sollten koaguliert und ein größerer Bindehautdefekt durch Bindehautverschiebung gedeckt werden. Der Tumor sollte dabei weit im Gesunden exstirpiert werden. Papillome verschwinden auch mit Kryotherapie nach einigen Wochen [6]. Handelt es sich um ein Malignom, das weiter fortgeschritten und nicht eindeutig im Gesunden entfernt werden konnte, dann muß eine Enucleatio bulbi oder eine Exenteratio orbitae erfolgen. Zusätzlich ist evtl. eine Röntgenbestrahlung, selten eine Gabe von Zytostatika erforderlich.

9.2 Bindegewebige Tumoren

Therapie
Bei den bindegewebigen Tumoren können die *Bindehauthämangiome* dann operativ angegan-

gen werden, wenn sie nach dem zweiten Lebensjahr noch kosmetisch oder im Hinblick auf die Augapfelbeweglichkeit stören. Bis zum Ende des zweiten Lebensjahres sollte keine Therapie erfolgen, da sich die bevorzugt seit der Geburt bestehenden Hämangiome bis dahin häufig größtenteils oder ganz zurückbilden. Eine Röntgenbestrahlung oder eine β-Bestrahlung ist in ihrer Wirkung fraglich.

Lymphangiome können ebenfalls bei Beschwerden oder aus kosmetischen Gründen exstirpiert werden.

Bei *Hämangioendotheliomen* bestehen genauso wie bei *Myelosen* und *Lymphomatosen* alle Übergänge von benignen (lymphoide Hyperplasie, klein-großfollikuläre Lymphoblastome) zu malignen (Lymphoretikulosarkom) Pseudotumoren bzw. Tumoren.

Therapie

Nach Probeexzision muß bei malignen Prozessen eine Totalexstirpation — evtl. eine Röntgenbestrahlung — der sehr strahlensensiblen Tumoren durchgeführt werden.

9.3 Gemischte Tumoren

Therapie

Bei den gemischten Tumoren können *Dermoide* oder *Dermoidzysten* genauso wie *Lipodermoide* oder *Neurofibrome* der Bindehaut leicht operativ entfernt werden.

9.4 Pigmenttumoren

Am häufigsten tritt in der Bindehaut ein kleiner oder größerer, bräunlicher oder dunkler *Nävus* auf. Nicht selten kommt es auch zur stärkeren *Melanosis* oder *Melanozytose* der Bindehaut. Es kann sich auch um eine *präkanzeröse Melanose*, um ein *intraepitheliales Melanom* (erworbene Melanose) und schließlich um ein *malignes Melanom* handeln.

Therapie

Es ist von großer Bedeutung, daß jeder „Nävus" der Bindehaut, der sich in Form oder Farbe ändert oder insbesondere wächst, sofort in toto entfernt und histologisch untersucht wird. Stellt sich histologisch Malignität heraus, dann muß der Tumor weit im Gesunden exstirpiert werden. Ist das nicht möglich, weil der

Tumor bereits in die Sklera oder die Lider vorgewachsen ist, dann ist unbedingt eine Evisceratio orbitae durchzuführen.

Erfolge mit Röntgentherapie, Photokoagulation oder Zytostatika sind bei melanotischen Tumoren nicht eindeutig und sollten höchstens ergänzend zur operativen Behandlung durchgeführt werden.

Literatur

1. Bonnet, M., Durand, L.: Résultats du traitement de la conjonctivite printanière rebelle par la greffe de muqueuse buccale. Bull. Mem. Soc. franç. Ophtal. **81**, 215–229 (1969)
2. Dawson, C. R., Schachter, J., Ostler, H. B., Gilbert, R. M., Smith, D. E., Engleman, E. P.: Inclusion conjunctivitis and Reiter's syndrom in a married couple. Amer. Arch. Ophthal. **83**, 300–306 (1970)
3. Duke-Elder, St.: System of Ophthalmology. Diseases of the Outer Eye, Bd. **VIII**, 1 u. 2. London: Kimpton 1965
4. François, J., Victoria-Troncoso, V.: Treatment of ligneous conjunctivitis. Amer. J. Ophthal. **65**, 674–678 (1968)
5. Freyler, H., Sehorst, W.: Keratoconjunctivitis epidemica. Klin. Mbl. Augenheilk. **166**, 69–76 (1975)
6. Harkey, M., Metz, H. S.: Cryotherapy of conjunctival papillomata. Amer. J. Ophthal. **66**, 872–874 (1968)
7. Jones, B. R., Al-Hussaini, M. K.: Therapeutic considerations in ocular vaccinia. Trans. ophthal. Soc. U. K. **83**, 613 (1963)
8. Jones, B. R., Al-Hussaini, M. K., Dunlop, E. M. C., Emarah, M. H. M., Freedman, A., Garland, J. A., Harper, I. A., Race, J. W., Du Toit, M. S., Treharne, J. D.: Infection by Tric agent and other members of the Bedsonia group; with a note on Reiter's diseases. Trans. ophthal. Soc. U. K. **86**, 291–348 (1967)
9. Laibson, P., Dhiri, S., Oconer, J., Ortolan, G.: Corneal Infiltrates in epidemic keratoconjunctivitis. Reponse to double-blind corticosteroid-therapy. Arch. Ophthal. **84**, 36–40 (1970)
10. Lemp, M. A., Holly, F. J., Dohlman, C. H.: Corneal desiccation despite normal tear volume. Ann. Ophthal. **2**, 258 (1970)
11. Lemp, M. A., Holly, F. J., Shuzo, I., Dohlman, C. H.: The precorneal tear film. Arch. Ophthal. **83**, 89–94 (1970)
12. Reinhards, J., Weber, A., Maxwell-Lyons, F.: Collective antibiotic treatment of trachoma. Bull Wld Hlth Org. **21**, 665–702 (1959)
13. Rieger, H.: Die Erkrankungen der Bindehaut. Der Augenarzt, 2. Auflage, Band **III**, S. 553–811. Leipzig: VeB. Georg Thieme 1975
14. Sen, D. K., Thomas, A.: Incidence of subconjunctival cysticercosis. Acta ophthal. (Kbh.) **47**, 395–399 (1969)
15. Venkataswamy, G.: B-Complex deficiency. Brit. J. Ophthal. **51**, 749–754 (1967)

Kapitel 12

Hornhaut

W. Böke und H.-J. Thiel

1. Keratitis

1.1 Mikrobielle Keratitis

Bedingt durch Mikroben aller Art. Sofortnachweis des Erregers durch Ausstrich (Mikroskop) und Abstrich (Mikrobenkultur) versuchen! Antibiotische Therapie sofort beginnen, d. h. noch bevor das Ergebnis der Mikrobenkultur vorliegt. Therapie evtl. später nach Mikrobenkultur und Antibiogramm korrigieren. Unter therapeutischen Aspekten werden als Mikroben *Bakterien* (grampositive und gramnegative Kokken, grampositive und gramnegative Stäbchen, säurefeste Stäbchen, Spirochäten, Chlamydien, Mykoplasmen und Rickettsien), *Viren* (DNS- und RNS-Viren) sowie *Pilze* verstanden.

Erregernachweis
Jeweiligen Erreger durch Ausstrich (Mikroskop) und/oder Mikrobenkultur nachzuweisen versuchen. Bindehautabstrich genügt nicht. Weiteres Untersuchungsmaterial muß von der Hornhaut entnommen werden und zwar Sekret von der Hornhautoberfläche (Ulkusgrund) zur sofortigen mikroskopischen Untersuchung und entzündetes oder nekrotisches Gewebe (Pinzette, Hockeymesser, Schere!) für die Mikrobenkultur.

1.1.1 Allgemeine Maßnahmen zu Beginn jeder Therapie

Fremdkörper oder primäre Entzündungsherde in Konjunktiva oder Übergangsfalte (doppelt ektropionieren!) sowie primäre Tränenwegsinfektion (Actinomyces, Pilze) durch Spülung ausschließen. Bei lebhafter Bindehautsekretion und starker Eiterabsonderung wiederholt Bindehautsack spülen (NaCl 0,9%, Borsäurelösung 1%, Oxyzynat 1:4000). Langzeit-Mydriatika (Atropin 0,5–1%, Scopolamin 0,25%) oder Kurzzeit-Mydriatika (Cyclopentholat-AT 0,5%, Mydrial-AT, Mydriaticum-AT) geben. Stets Sekundärglaukom in Betracht ziehen, evtl. Carboanhydrasehemmer (Azetazolamid = Diamox, 250–1000 mg/Tag). Kaliumsubstitution (Kalinor, Kalium-Duriles, Rekawan, je 1–2 Tabletten tgl.).

1.1.2 Spezielle antibiotische Therapie*

1.1.2.1 Infektionen mit grampositiven Kokken

Diese sprechen am besten auf Penicilline an, z. B. Penicillin G (bz), Mindestkonzentration 100000 E/ml. Um ein breites Spektrum zu erreichen und penicillinaseresistente Staphylokokken primär mit zu erfassen, ist eher die kombinierte Anwendung von Ampicillin und Dicloxacillin (Totocillin = 0,05 g/ml) oder Ampicillin und Oxacillin (Summopen = 0,05 g/ml, bz) zu empfehlen. Bei Penicillinallergie können folgende Alternativen in Betracht gezogen werden: Cephalosporine[2] (bz), Bacitracin (bst, vgl. 1.1.2.9, S. 102), Erythromycin[2] (bst, vgl. 1.1.4.11, S. 104), Lincomycin[2] (bst), Spiramycin (Rovamycine-AS, bst), Tetracycline (Aureomycin-AS, bst), Sulfonamide (Aristamid-AS, -AT, bst; Combiamid-AS, -AT, bst; Gantrisin-AT, bst; Irgamid-AS, bst; Isopto-Sulfa-AT, bst). Allerdings liegen für einige dieser Substanzen weder spezielle Augenpräparate noch ausreichende klinische Erfahrungen vor.

---

* Im folgenden werden die Arzneimittel mit generischen und mit Handelsnamen (in Klammern) angegeben. Spezielle Augenpräparate sind mit dem Zusatz AS (Augensalbe) oder AT (Augentropfen) zum Handelspräparat gekennzeichnet. bz = bakterizide, bst = bakteriostatische Wirkung.
[2] Ausreichende Erfahrungen mit dieser Substanz am Auge fehlen.

1.1.2.2 Infektionen mit gramnegativen Kokken

Wie 1.1.2.1 oder Gentamicin (Refobacin-AT, -AS, bz). Bei Unverträglichkeit alternativ Chloramphenicol (Aquamycetin-AT, bst; Leukomycin-AS, Leukomycin N-AT, bst; Oleomycetin-AT, bst; Paraxin-AS, bst), Erythromycin[1] (bst), Rifampicin (Chibro-Rifamycin-AS, -AT, bst), Tetracycline (Aureomycin-AS, bst).

1.1.2.3 Gramnegative Stäbchen

Die zahlreichen hierher gehörenden Erreger sind gegen sehr verschiedene Antibiotika empfindlich. Im Vordergrund stehen Gentamycin (Refobacin-AS, -AT, bz), Kanamycin (Kanamytrex-AS, -AT, bz), Neomycin und Polymyxin (Eustoporin-AT, bz; Isopto PNP-AT, bz), aber auch Ampicillin (bz) kann in Betracht kommen.
Ferner Chloramphenicol (Präparate vgl. 1.1.2.2, oben) und Tetracycline (Aureomycin-AS, -AT).

1.1.2.4 Grampositive Stäbchen

Sie sind vornehmlich empfindlich gegen Penicilline und Ampicillin (1.1.2.1, oben), alternativ auch gegen Cephalosporine,[1] Erythromycin,[1] Tetracycline (Aureomycin-AS, -AT) und Sulfonamide (1.1.2.1, oben).

1.1.2.5 Säurefeste Stäbchen

Eine systemische tuberkulostatische Therapie (INH, PAS, Ethambutol, Rifampicin) kommt bei Hornhauterkrankungen praktisch nicht in Betracht, da „Hornhauttuberkulose" praktisch nie nachzuweisen ist. Korneale Lepra- und atypische Mykobakterien vgl. 1.1.4.8 und 1.1.4.9, S. 104.

1.1.2.6 Spirochäten

Depotpenicilline, alternativ Tetracycline oder Erythromycine (vgl. 1.1.4.11, S. 104).

1.1.2.7 Chlamydien

Tetracycline (Aureomycin-AS) lokal und Langzeit-Sulfonamide systemisch (vgl. 1.1.4.16, S. 108).

1.1.2.8 Pilze

„Um wirklich effektiv zu sein, muß eine Antifungustherapie langdauernd und unschädlich sein; das Medikament muß in das Auge eindringen und eine hochgradige Aktivität gegen den patienten-eigenen Pilz haben" [10]. Dieses Postulat trifft für keine der zur Zeit gegen Okulomykosen verfügbaren Substanzen zu; sie wirken entweder lokal und systemisch toxisch oder haben ein schmales Wirkungsspektrum und darin eine geringe Aktivität, sind ferner schlecht oder nicht wasserlöslich und haben dadurch eine geringe Penetration. Es handelt sich um folgende Fungistatika:

Amphotericin B. Vom Auge und systemisch schlecht toleriert; hohe Aktivität gegen Candidaarten, geringer gegen sonstige okuläre Pilze, wenig gegen Aspergillus, kaum gegen Fusarium, geringe Penetration in die Hornhaut, hohe Toxizität bei systemischer Applikation.

Nystatin. Lokal gut toleriert, mittlere Aktivität gegen die meisten Candidaarten und sonstige okuläre Fungi, weniger gegen Aspergillus und Fusarium. Geringe Penetration, begrenzte systemische Verträglichkeit.

Pimaricin (Natamycin). Wird sehr gut lokal vertragen, breites Spektrum, insbesondere gegen Candida, Aspergillus, Fusarium, weniger gegen sonstige okuläre Pilze. Geringe Penetration.

Weitere, besser tolerierte und intensiver wirksame Fungistatika wurden entwickelt und experimentell wie klinisch erprobt [10]; sie werden vermutlich in einer nicht zu fernen Zukunft allgemein zur Verfügung stehen, nämlich

Clotrimazol. Lokal gut toleriert, sehr gute Aktivität gegen Aspergillus, Candida, Dreschlera, Paecilomyces, wahrscheinlich auch gegen Alternaria, Cladesporium, Fonsecaea und viele andere. Weniger wirksam gegen Fusariumarten.

Econazol. Wie Miconazol, aber mehr wirksam gegen Aspergillus, Fusarium und Penicillium. 1%ige Lösung gut vom Auge vertragen.

Fluocytosin. Hochaktiv gegen Candida, Cryptococcus neoformans.

Miconazol. Vom Auge gut vertragen, breites Aktivitätsspektrum gegen verschiedene Pilze. Hochgradig wirksam gegen Candida, etwas weniger, aber immer noch gut wirksam gegen

Aspergillus und Fusarium. Gleichzeitig gegen grampositive Kokken.

Thiabendazol. Mittlere Aktivität gegen Fusarium und verschiedene okuläre Fungi (Penicillium, Cladesporium). Geringe Toxizität, gute okuläre Verträglichkeit.

Offenbar beginnt mit diesen Präparaten eine neue Phase der Therapie okulärer Mykosen, in der nicht nur − ähnlich wie bei den Mikroben − aufgrund von spezifischem Erregernachweis und Empfindlichkeitstesten eine mehr selektive fungistatische Therapie möglich wird, sondern auch breiter und intensiver wirkende, nicht schädigende Substanzen lokal wie systemisch eingesetzt werden können. Konkrete Möglichkeiten, mykogene Mischinfektionen durch langfristige Kombination von zwei oder mehreren der neuen Fungistatika zu beherrschen, zeichnen sich ab.

Tabelle 2 versucht − soweit aus der Literatur ersichtlich − eine Übersicht über die derzeitigen (Januar 1976) Indikationen zu geben. Danach kommt dem Amphotericin B trotz seiner ungünstigen Eigenschaften noch immer eine ziemliche Indikationsbreite zu. Dieser Eindruck mag sich in wenigen Jahren und in dem Maße ändern, in dem die neuen Substanzen weiter erprobt werden. Schon jetzt meint Jones [10], daß − solange die neuen Substanzen nicht verfügbar sind − das Pimaricin als Mittel der ersten Wahl zu empfehlen sei.

1.1.2.9 Mischinfektionen

Bei Verdacht auf mikrobielle Mischinfektionen, aber auch solange der Erreger und seine spezifische Empfindlichkeit nicht bekannt sind, d. h. in praktisch allen Fällen bis zum Vorliegen des mikrobiologischen Befundes und des Antibiogramms, empfiehlt sich, mehrere Antibiotika zu einem möglichst breitwirkenden Spektrum zu kombinieren. Dabei ist bakteriziden Substanzen der Vorzug vor bakteriostatischen zu geben; niemals sollten bakterizide und bakteriostatische Antibiotika gleichzeitig gegeben werden.

Das wirksamste Spektrum dürfte durch Kombination von breitwirkendem Ampicillin und penicillinaseresistentem Dicloxacillin (Totocillin, 0,05 g/ml, bz) oder Oxacillin (Summopen, 0,05 g/ml, bz) mit dem gegen gramnegative Stäbchen wirkenden Gentamicin (Refobacin-AS, -AT, bz) erzielt werden. Bei Penicillinallergie auf Kombination von Neomycin und Bacitracin (Batrax-AS, bz; Nebacetin-AT, -AS, Neotracin-AS, bz), von Polymyxin und Bacitracin (Eustoporin-AT, bz), von Polymyxin und Neomycin (Antibiotika-AT, Dr. Mann) oder von Polymyxin, Bacitracin und Neomycin (Polyspectran-AS, bz) ausweichen! Weniger wirksam dürften Tyrothricin und Streptomycin (Penimycin-AS, bst), Tyrothricin und Neomycin (Dorothricin-AS, bst; Tyrosur-AS, bst) sowie Tyrothricin und Sulfonamide (Penioazol-AS, bst) sein. Gegebenenfalls könnten auch Cephalosporine[1] (bz) oder Erythromycin[1] (bz) mit Gentamicin (Refobacin-AS, -AT, bz) oder Kanamycin (Kanamytrex-AT) kombiniert werden.

Kommt vom klinischen Bild her auch eine Keratomykose in Betracht, so ist eine zusätzliche fungistatische Therapie indiziert, am besten mit Amphotericin B oder Pimaricin (vgl. 1.1.4.17, S. 108).

Tabelle 2. Fungistatika und ihre derzeitige Indikation

Pilzart	1. Wahl	alternativ
Aspergillus	Clotrimazol[a]	Econazol[a], Miconazol[a], Pimaricin, Nystatin
Blastomyces	Amphotericin B	Nystatin, Stilbamidin
Candida	Fluorocytosin[a]	Clotrimazol[a], Miconazol[a], Amphotericin B, Pimaricin, Nystatin
Cephalosporium	Pimaricin	Amphotericin B, Nystatin
Coccidioides	Amphotericin B	Nystatin? Pimaricin?
Cryptococcus	Amphotericin B	Fluorocytosin[a], Nystatin? Pimaricin?
Fusarium	Pimaricin	Clotrimazol[a], Miconazol[a], Thiabendozol[a], Econazol[a]
Histoplasma	Amphotericin B	Nystatin? Pimaricin?
Penicillium	Clotrimazol[a]	Pimaricin, Amphotericin B
Mucoraceae	Amphotericin?	Nystatin? Pimaricin?
Sporotrichon	Amphotericin	Nystatin? Pimaricin

[a] = geeignete Präparation für ophthalmologische Behandlung noch nicht im Handel (Januar 1976)
? = Wirkung schwach oder fraglich

1.1.3 Applikation der antibiotischen Therapie

Lokale Applikation der jeweils gewählten Antibiotika und Antimykotika ist im allgemeinen ausreichend, muß aber je nach Akuität der Keratitis mehr oder minder intensiviert werden. Bei hochakuten Prozessen zunächst 1–2 Tropfen/min. Nach Befundbesserung auf 1–2 Tropfen alle 5, 10, 15, 30 und schließlich 60 min zurückgehen, auch initial subkonjunktivale Injektionen, am besten zusammen mit einem Anästhetikum (Xylocain 0,5%, Xylonest 0,5%) oder als „Dauerspülung" (8 Tropfen/min über mehrere Stunden), um die höchstmögliche Gewebskonzentration in Hornhaut und Vorderkammer zu erreichen [17].

Systemische Gaben nur dann erforderlich, wenn systemische Symptome vorliegen, z.B. Übergang in Lid- oder Orbitaphlegmone, Fieber, septische Zeichen, Infektarthritis, intraokulare Ausbreitung.

1.1.4 Krankheitsbilder

1.1.4.1 Ulcus serpens corneae

Zentral oder parazentral gelegener Defekt mit grauweißlichem Grund, dicht infiltriertem progressiven Rand und Hypopyon. Perforationsgefahr! Meist durch Pneumokokken bedingt, gelegentlich ähnliche Bilder durch Strepto- oder Staphylokokken.

Therapie
Erregernachweis; allgemeine Maßnahmen (vgl. 1.1.1, S. 100); 1.1.2.1, S. 100; evtl. 1.1.2.9, S. 102 und 1.1.3, S. 103; bei Versagen der konservativen Therapie frühzeitig perforierende Keratoplastik [9].

1.1.4.2 Diplobazillengeschwür

Ebenfalls zentrale, eitrige Keratitis mit Hypopyon, aber schärfer begrenztes Ulkus, wenig infiltrierter Rand und geringe Progression; meist oberflächlich.

Therapie
Erregernachweis, allgemeine Maßnahmen (vgl. 1.1.1, S. 100), ferner Zinksulfat-Tropfen 0,25–0,3% (!), je nach Akuität des Prozesses stündlich oder 5–6mal tgl. Außerdem können Penicilline (vgl. 1.1.2.1, S. 100) oder Chloramphenicol (vgl. 1.1.2.2, S. 101) eingesetzt werden.

1.1.4.3 Keratitis bei Gonoblennorrhöe

Zunächst Randulzera, am 3.–5. Tag übergehend in eitriges Ringgeschwür oder primär als Zentralulkus auftretend. Hohe Perforationsgefahr!

Therapie
Erregernachweis; allgemeine Maßnahmen (vgl. 1.1.1, S. 100); 1.1.2.2, S. 101; auch 1.1.2.9, S. 102 indiziert (Gentamicin-Zusatz!); 1.1.3, S. 103.

1.1.4.4 „Pyocyaneus-Keratitis"

Nekrotisierende zentrale oder parazentrale Keratitis durch Pseudomonas aeruginosa mit rascher Ulkusbildung und Einschmelzung. „Grünliches" Hypopyon. Foudroyanter Verlauf.

Therapie
Sofortige und höchst intensive (subkonjunktivale Injektion oder Dauerspülung!) Behandlung nach 1.1.2.3, S. 101. Als ebenfalls gegen den Erreger gerichtet können Carbenicillin (bz) und Mikrocillin (bz) (für beide keine Augenpräparate) in Betracht gezogen werden. Vgl. auch Erregernachweis, allg. Maßnahmen (1.1.1, S. 100) und 1.1.3, S. 103.

1.1.4.5 Ringabszeß

Nach perforierender Verletzung oder Operation auftretende hochakute ringförmige Infiltration und Nekrose der Hornhaut mit charakteristischer klarer Zone zwischen Ring und Limbus. Rapide Einschmelzung, hochgradiger Reizzustand. Wird durch verschiedene Erreger ausgelöst, vor allem durch gramnegative Stäbchen (Ps. aeruginosa, B. proteus), aber auch andere (B. subtilis, Actinomyces).

Therapie
Erregernachweis; allg. Maßnahmen (vgl. 1.1.1, S. 100); 1.1.2.3, S. 101; am besten 1.1.2.9, S. 102; 1.1.3, S. 103.

1.1.4.6 Zentraler oder parazentraler Hornhautabszeß

Rotes Auge, kompakte, grau-weiße oder gelblichdichte Infiltration des Stromas mit oder ohne Hypopyon. Kein einheitliches Krankheitsbild. Ätiologisch kommen zahlreiche Erreger einschl. Viren (Herpes-Nekrose, vgl. 1.1.4.12, S. 105) und Pilze (vgl. 1.1.4.17, S. 108) in Betracht.

Therapie

Erregernachweis; allg. Maßnahmen (vgl. 1.1.1, S. 100); 1.1.2, S. 100; am besten 1.1.2.9, S. 102; 1.1.3, S. 103; falls konservative Behandlung nicht in angemessener Zeit sichtbar zur Besserung führt, frühzeitige (d. h. vor sekundären Veränderungen von Iris und Linse) perforierende Keratoplastik in Betracht ziehen [9].

1.1.4.7 Purulente Randkeratitis

Periphere, weißlich-graue oder gelbliche Randinfiltrationen, oft mit Ulkusbildung. Bedingt durch mikrobielle Erreger (Nachweis!). *Differentialdiagnose:* sonstige Formen der Randkeratitis (vgl. 1.2.2.3, S. 111; 1.3.2.7, S. 113; 1.4.3, S. 114; 1.5.1, S. 114; 1.5.2, S. 114).

Therapie

Erregernachweis; allg. Maßnahmen (vgl. 1.1.1, S. 100); je nach nachgewiesenem Erreger 1.1.2.1–1.1.2.8, S. 100 ff.; ferner 1.1.2.9, S. 102; 1.1.3, S. 103.

1.1.4.8 Lepra-Keratitis

Kommt praktisch nur bei der lepromatösen Form unter dem Bild der K. superficialis punctata, kornealer Leprome oder einer interstitiellen Lepra-Keratitis vor. Die oft herabgesetzte Hornhautsensibilität kann auch zu neurotrophischen Ulzera führen. Bei retrobulbären Lepromen Protrusio bulbi und evtl. Keratitis e lagophthalmo.

Therapie

Erregernachweis; allg. Maßnahmen (vgl. 1.1.1, S. 100). Behandlung der Grundkrankheit durch Sulfonamide (Diaminodiphenylsulfon = 25 mg 2mal wöchentlich, allmählich steigern bis 100 mg/Tag) und Rifampicin (Rifa, Rimactan = 10 mg/kg Körpergewicht tgl., langfristig). Sorgfältige Dosierung und Überwachung erforderlich. Bei Aktivität des kornealen Prozesses oder iritischen Reizzuständen (allergische Reaktion auf Erregerzerfall durch Therapie?) auch Mydriatika und Kortikosteroide (vgl. 1.2.1.1, S. 100). Nach Ausheilung mit starker Hornhautvernarbung Keratoplastik in Betracht ziehen.

1.1.4.9 Fortuitum-Keratitis

Mycobacterium fortuitum gehört zu den atypischen oder anonymen Mykobakterien; es wurde in den letzten Jahren wiederholt als Keratitis-Erreger nachgewiesen [12]. Nach kornealem Trauma allmählich zunehmende weißgraue Infiltration mit Ulkusbildung; sehr langsame Progredienz, kein Hypopyon.

Therapie

Erregernachweis; allg. Maßnahmen (vgl. 1.1.1, S. 100); ferner 1%ige Rifampicin-Lösung 6mal tgl. (Rifamycin-AT), evtl. auch systemisch Rifampin-Tabletten, 600 mg/Tag (Rifa, Rimactan).

1.1.4.10 Actinomyces-Keratitis

Sehr selten! Konfluierende gelbliche Infiltrate und Nekrosezonen, die unter Ulkusbildung abgestoßen werden. Oft Hypopyon und Iritis. Torpider Verlauf.

Therapie

Erregernachweis; allg. Maßnahmen (vgl. 1.1.1, S. 100). Mögliche Infektionsherde (Actinomyces-Granulome in Lidern, Tränenwegen oder Konjunktiva) exzidieren. Danach lokale Sulfonamide (vgl. 1.1.2.1, S. 100). Tetracycline (Aureomycin-AS, bst) oder Penicilline (vgl. 1.1.2.1, S. 100) geben.

1.1.4.11 Lues-Keratitis

Primäraffekte in der Hornhaut und Hornhautbeteiligung im Sekundärstadium sind extrem selten, aber prinzipiell möglich. Gummata können unter dem Bild einer Randkeratitis oder ausgedehnter Randgeschwüre auftreten, aber auch plötzliche Hornhautnekrose auslösen. Auch die einseitige luische „Hypopyon-Keratitis" (K. pustuliformis profunda Fuchs) wird dem dritten Stadium zugerechnet. Interstitielle Lues-Keratitis vgl. 1.2.2.2, S. 110.

Therapie

Systemisch in allen Stadien hochdosierte Depotpenicilline G (Benzathin-Penicillin-G = Tardocillin 1200, Clemizol-Penicillin = Neopenyl oder Kombinationen = Aquacillin, Depotcillin, Megacillin, Tardocillin comp., tgl. 1 Mega bis zur Gesamtdosis von 10–15 Mega über 14–21 Tage. Wiederholung nach 4–6 Wochen in Abhängigkeit von Serumbefunden. Herxheimer-Reaktion beachten!
Bei Penicillinallergie auf Tetracycline (*i. m. oder i. v.:* Reverin, Vendarcin; *nur i. v.:* Supramycin pro infusione, Terravenös, Vibravenös; *nur i. m.:* Supramycin, Terramycin-Depot) oder Erythromycin (Erycinum-Lösung i. v., Erythrocin i. m. und i. v.) ausweichen. In allen

Fällen keine Therapie per os! Kontraindikationen und Dosierungen jeweils individuell beachten.

Lokal. Bei Primäraffekt in Hornhaut oder Bindehaut kann Lokalapplikation von Penicillin (vgl. 1.1.2.1, S. 100) versucht werden. Bei Hornhautbefall im zweiten und dritten Stadium am ehesten systemische Penicillintherapie mit lokaler Anwendung von Glukokortikoiden (vgl. 1.2.1.1, S. 109) kombinieren. Außerdem Mydriatika und Druckkontrollen (vgl. 1.1.1, S. 100).

1.1.4.12 Herpes corneae

Dieser Terminus umfaßt alle Reaktionen der Hornhaut auf Kontakt mit dem Herpes hominis I-Virus („Herpes simplex-Virus"). Folgende klinische Formen sind zu unterscheiden:

1.1.4.12.1 Keratitis herpetica superficialis

Vorwiegend ist das Epithel betroffen, häufig Übergang auf Bowman-Membran und vorderes Stroma. Der Prototyp ist die K. dendritica, aber auch andere Formen, wie K. superficialis punctata, K. stellata und K. filiformis können herpetischen Ursprungs sein.

Therapie

Frühzeitige und gründliche mechanische Entfernung der erkrankten Epithelpartie und damit der Viren ist allen anderen Maßnahmen vorzuziehen! Solange allein das Epithel befallen ist, bietet sie die beste Chance einer vollständigen Eliminierung des Virusreservoirs. Virostatika können dagegen die Viren nur inaktivieren, nicht sie beseitigen. Virusbestandteile bleiben in der Hornhaut zurück; sie können nach Absetzen der Therapie und unter ungünstigen Einflüssen (Fieber, Resistenzminderung, Cortison) zum aktiven Virus wieder aufgebaut werden. Dementsprechend ist nach virostatischer Therapie eine höhere Rezidivquote zu erwarten; sie wurde für IDU nachgewiesen [8].

Die mechanische Abrasio sollte das erkrankte Epithel in genügendem Umfang (5 mm „im Gesunden") erfassen und keinesfalls die Bowman-Membran verletzen. Daher weiches Instrumentarium (Tupfer, Wattestäbchen, Kryoansatz) besser geeignet als hartes (Skalpell, Klinge, Hockeymesser u. ä.). Die Kryosonde ($-40°C$, 5–6 sec/Einzelherd) erfüllt diese Voraussetzungen; die Kälte hat aber

wahrscheinlich keinen direkten Effekt auf den Erreger.

Die breitflächige Abrasio ist stets unter dem Operationsmikroskop oder an der Spaltlampe vorzunehmen; sie kann durch chemische Agentien unterstützt werden, z. B. bei alleinigem Epithelbefall mit Äthyljodid [14] oder mit 0,5%igem Zinksulfat. Die bei gleichzeitiger Bowman-Membran- und Stromaläsion empfohlene Anwendung von 5–10%iger Jodtinktur scheint hinsichtlich der Reepithelialisierung, der Narbenbildung und der Rezidivfrequenz Nachteile zu haben [3].

Virostatika. Die Mehrzahl der zur Verfügung stehenden Substanzen greift in die DNS-Synthese der Viren ein, und zwar entweder durch kompetitiven Einbau von thyminanalogen Substanzen (Joddesoxyuridin = IDU: Idurin-AT, Spersidu-AS, Symniol-AS; Äthyldesoxyuridin = ÄDU: Aedurid-AT; Trifluoro-Thymidin = F_3T: Trifluo-Thymidin-AT) oder über eine Enzymhemmung (Arabinoside, z. B. Adenin-Arabinosid = ARA-A: Vidarabin-AS). Sie greifen damit auch in den Zellstoffwechsel der normalen wie der reparativ tätigen Hornhautzellen ein und reduzieren im Prinzip das Abwehrpotential der Hornhaut. Andere Substanzen (Adamantan-Derivate, z. B. Tromantadin-HCl: Viru Merz-Serol) hemmen die Penetration des Virus in die Zelle.

In welchem Ausmaß die eine oder andere Substanz die Hornhautzellen schädigt, ist z. Zt. schwer zu sagen. Experimentellen Untersuchungen und klinischen Eindrücken zufolge scheinen sich F_3T und ARA-A günstiger als das IDU auszuwirken. Hinsichtlich der klinischen Effekte sind die einzelnen Substanzen jedoch miteinander nur z. T., im Vergleich mit der einfachen Abrasio praktisch nicht untersucht worden. Das IDU — insbesondere wenn langfristig angewandt — führt offenbar häufiger zu hornhauttoxischen oder allergischen Reaktionen als F_3T und ARA-A [13].

Die Anwendung von Interferon-Induktoren [6] hat sich bisher noch nicht klinisch durchsetzen können. Der Wert einer direkten Applikation von Human-Interferon [18] läßt sich noch nicht sicher beurteilen. Das gleiche gilt für die photodynamische Virusinaktivierung [15].

Bei oberflächlichem Herpes ist wie folgt vorzugehen

An der Spaltlampe feststellen, ob nur das Epithel oder auch schon die Bowman-Membran und vorderes Stroma betroffen sind.

Im ersten Fall Kryo- oder Tupferabrasio (Wattestäbchen mit Ringerlösung oder Äthyljodid, Merck 895, getränkt) unter dem Operationsmikroskop oder an der Spaltlampe. Großzügige Entfernung des umgebenden, wenn auch anscheinend gesunden Epithels. Bei mehreren Einzelherden gegebenenfalls Totalabrasio. Bowman-Membran schonen! Nach Abrasio epithelfördernde Salben (Bepanthen-AS, Corneregen-AT, Regepithel-AS, Ophthovitol-AS). Danach Binokulus. Nach Epithelschluß weiter Epithelschutzsalben. Verband ab. Keine Monokulus-Verbände der Hornhaut, da Hornhaut anästhetisch ist und das Reiben des Verbandes auf ihr nicht bemerkt wird.

Im zweiten Fall (Bowman-Membran und Stroma bereits befallen): Vorgehen wie im ersten, aber nach Reepithelialisierung Virostatikum F$_3$T, ARA-A, 5 mal tgl. für 7 Tage, danach allmählicher Abbau.

1.1.4.12.2 Keratitis metaherpetica (Gundersen)

Originaldefinition beachten. Nach Gundersen (1936) ist das Krankheitsbild charakterisiert durch runde oder ovale, einzelne oder konfluierend auftretende, sich meist im Bereich einer vorangegangenen K. dendritica einstellenden Ulzeration im Epithel und oberflächlichen Stroma. Bulbus meist relativ reizfrei. Patient ohne Beschwerden. Erreger im Epithel nicht nachzuweisen. Neurotrophische Störung?

Therapie

Dementsprechend ausrichten. Bei typischem Krankheitsbild Virostatika und Kortikosteroide kontraindiziert, da sinnlos und die trophische Situation weiter verschlechternd. Beide sollten nur bei interstitiellen Komplikationen, Kortikoide eher systemisch gegeben werden. Eventuell initiale Kryoabrasio zur Beseitigung pathologischer Epithelproliferationen (Kollagenaseproduktion?) und blande Nachbehandlung. Im übrigen Mydriatika und Carboanhydrasehemmer (vgl. 1.1.1, S. 100) sowie Therapie nach 1.3.1, S. 111.

1.1.4.12.3 Interstitielle Herpes-Keratitis

Befall der tiefen Stromaanteile, meist sekundär nach primärem Epithelbefall, und Penetration des Erregers in die Tiefe, evtl. gelegentlich auch primär hämatogen oder vom Kammerwasser aus. Je nach Befund ist zu unterscheiden zwischen der typischen K. disciformis, der

diffusen interstitiellen Herpes-Keratitis und der nekrotisierenden Form [3].

Therapie

Bei allen Formen sorgfältige Definition des Krankheitsbildes, Spaltlampenkontrolle, Mydriatika, Carboanhydrasehemmer (vgl. 1.2.1, S. 109). Im einzelnen wie folgt:

K. disciformis. Intensive lokale Kortikoidanwendung („lokaler Kortikoidstoß") nach Neubauer = 3 Tage stündlich 1 Tropfen, jedoch nur beim typischen Bild und bei voll intaktem Epithel (Präparate vgl. 1.1.1.1, S. 100). Das zum typischen Bild gehörende zentrale Epithelödem stellt keine Kontraindikation dar. Später evtl. Übergang auf systemische Kortikoidapplikation, am besten Methylen-Prednisolon (Decortilen, 60–78 mg/Tag für Erwachsene) oder Fluocortolon (Ultralan, 60–80 mg/Tag für Erwachsene). Allgemeine Kontraindikationen der systemischen Glukokortikoidtherapie und entsprechende Vorsichtsmaßnahmen beachten (vgl. 1.2.1.4, S. 110).

Diffuse interstitielle Herpes-Keratitis. Falls Epithelläsionen vorhanden, zunächst Kryoabrasio und blande Tropfen oder Salben (vgl. 1.3.1, S. 111). Bei Verdacht auf Sekundärinfektion breitwirkende Antibiotika lokal (vgl. 1.1.2.9, S. 102) hinzugeben. Virostatika zunächst nur, wenn Viren nachgewiesen oder klinisch wahrscheinlich sind (z. B. aufgepfropfte K. dendritica). Ständige Spaltlampenkontrolle. Erst bei inaktem Epithel vorsichtig mit Glukokortikoiden beginnen, zunächst in epithelschonender Form (Präparate vgl. 1.2.1.1, S. 109). Heilt das Epithel trotz aller Maßnahmen nicht ab oder nimmt das Ulkus zu, muß an Kollagenaseeffekt oder an immunpathologische (autoaggressive?) Genese der Epithelläsion gedacht werden. Im ersten Fall Kollagenasehemmer (vgl. 1.3.1, S. 111), im zweiten Glukokortikoide (vgl. 1.2.1.1, S. 109), beides jedoch nur mit größter Kritik und unter täglich mehrfacher Spaltlampenbeobachtung. Bei weiterer Progression tektonische Maßnahmen (siehe unten). Im übrigen epithel- und stoffwechselfördernde Maßnahmen (vgl. 1.3.1, S. 111) Druckkontrolle! Bei Übergang in herpetische Keratouveitis werden intravenöse Gaben von ARA-A (20 mg/kg Körpergewicht tgl.) empfohlen [1].

Nekrotisierende Herpes-Keratitis. Stoffwechselförderung und Vitamine (vgl. 1.3.1, S. 111), antibiotische Abschirmung (1.1.2.9, S. 102), Druckkontrollen, Carboanhydrasehemmer (vgl. 1.1.1, S. 100), jedoch keine „Polypragmasie". Kollagenasehemmer nur unter strenger Indikation. Perforierende Keratoplastik in Betracht ziehen, aber nicht erst dann ausführen, wenn schwere sekundäre Veränderungen der Vorderkammer (Hypopyon, Fibrin, hintere Synechien, Sekundärglaukom) vorliegen.

Rezidive während der Therapie

Bei Verdacht auf epitheliales Rezidiv (K. dendritica) zunächst sicherstellen, daß es sich nicht um eine Überaktivität des reparativ tätigen Epithels und eine entsprechende Leistenbildung im Hornhautepithel handelt. Abrasio nicht vor dem siebten Tag wiederholen. Vermeintlich frische Dendritika-Figuren können durch überschießend wachsendes Epithel bedingt sein. Pfropft sich eine K. dendritica auf eine interstitielle Herpes-Keratitis auf, so ist Absetzen der Kortikosteroide und Abrasio des betroffenen Epithels angezeigt. Wechseln epitheliale und interstitielle Rezidive einander ab, kann die gleichzeitige Applikation von Virostatika und Kortikosteroiden angezeigt sein.

Kombination von Virostatika und Kortikosteroiden in lokaler Applikation

Problematisch, zuweilen aber unumgänglich. Größte Kritik bei der Indikationsstellung und äußerste Vorsicht in der Durchführung sind geboten. Sie ist streng kontraindiziert bei K. metaherpetica, wie oben definiert, und bei der nekrotisierenden interstitiellen Keratitis. Sie ist nicht erforderlich bei der typischen K. disciformis, kann aber relativ indiziert sein bei diffuser interstitieller Herpes-Keratitis, insbesondere wenn diese im Wechsel mit epithelialen Rezidiven einhergeht. Anscheinend eignen sich F_3T und ARA-A zur kombinierten Therapie besser als IDU.

Tektonische und chirurgische Maßnahmen

Um metaherpetische und herpetische Ulzera an der Perforation zu hindern und um eine schnellere Abheilung von Epithel- und Stromadefekten zu erreichen, können Haftschalen, das Aufnähen einer Hornhaut [16], ferner eine lamelläre oder perforierende Keratoplastik notwendig werden. Das Vorgehen im einzelnen wurde an anderer Stelle dargestellt [3]. Die von verschiedenen Autoren versuchte Therapie mit Herpes-Vakzinen (Lupidon) hat sich noch nicht durchsetzen können.

1.1.4.13 Keratoconjunctivitis epidemica

Infektion mit APC-Virus 8. Hochkontagiöse akute Erkrankung mit Lidödem und Chemose. Auffallender Befall der Plica semilunaris und Karunkel. Präaurikulardrüse geschwollen. Um den 8.–11. Tag facettenförmige oberflächliche Hornhautinfiltrate.

Therapie

Symptomatisch, „kühlende" Augentropfen mit Vaskonstriktiva (z. B. Bicriron-AT, Ophtalmin-AT, Ophtopur-AT, Yxin-AT u. ä.) werden als wohltuend empfunden. Bei Auftreten von Hornhautinfiltraten (nicht früher!) Glukokortikoide lokal. Virostatika erfolglos. Bei Bedarf 1.1.1, S. 100.

1.1.4.14 Vakzine-Keratitis

Komplikationen bei Vaccinia der Lider und der Bindehaut nach Pockenschutzimpfung. Epitheltrübung und subepitheliale Infiltrate, Ulzeration und Abszeß können im Früh-, interstitielle Keratitis im Spätstadium auftreten.

Therapie

Allg. Maßnahmen (vgl. 1.1.1, S. 100). Als Virostatikum soll ARA-A (vgl. 1.1.4.12, S. 105) wirksam sein. Bei Verdacht auf Superinfektion 1.1.2 (S. 100) und 1.1.3 (S. 103).

1.1.4.15 Zoster-Keratitis

Punctata- und nummularisartige Herde, später interstitielle Keratitis, auch oberflächliche Ulzeration der Hornhaut möglich. Gelegentlich dendriticaähnliche Epithelaufwerfungen.

Therapie

Symptomatisch, Virostatika erfolglos. Spezifische oder unspezifische (Gammabyk, Beriglobin, Gammavenin u. a.) Immunglobuline sollen Symptome mildern, wenn bei Beginn der Erkrankung gegeben. Lokal antibiotische Maßnahmen gegen Sekundärinfektionen (vgl. 1.1.2, S. 100; 1.1.3, S. 103). Im übrigen Mydriatika, Carboanhydrasehemmer (vgl. 1.1.1, S. 100). Bei interstitieller Zoster-Keratitis und Keratoiritis können lokal Glukokortikoide (vgl. 1.2.1.1, S. 109) mit der erforderlichen Vorsicht versucht werden.

1.1.4.16 TRIC-Keratokonjunktivitis, Trachom

TRIC-K. punctata mit follikulärer Einschlußkörperchen-Konjunktivitis und guter Prognose wird von den typischen Hornhautveränderungen bei Trachom (epitheliale und subepitheliale Infiltrate, Pannus, Vaskularisation und Narbenbildung) abgegrenzt.

Therapie

In beiden Fällen lokal Tetracycline (Aureomycin-AS) in Kombination mit systemischer Gabe von Langzeit-Sulfonamiden (Sulfamethoxypyridazin = Lederkyn, Sulfadimethoxin = Madribon, Sulfamethoxydiazin = Durenat, Methylsulfadiazin = Pallidin, jeweils 30–50 mg/kg Körpergewicht oral wöchentlich für Erwachsene und etwa 20 mg/kg Körpergewicht für Kinder mindestens 3 Monate lang; danach alle 14 Tage 10–20 mg/kg Körpergewicht/Woche). Lokal keine Virostatika oder Kortikosteroide geben! Bei fortgeschrittenen Hornhautnarben Keratoplastik!

1.1.4.17 Keratomykosen

Meist unauffällig beginnende, langsam progrediente, grau-weißliche oder gelbliche Infiltrationen der Hornhaut, die im weiteren Verlauf nekrotisieren und in Ulzera übergehen. Häufig Hypopyon, nicht selten Übergang in multiple „Demarkationslinien" sowie „Ring"- oder „Satelliten"-Infiltrate in einigem Abstand vom Primärherd. Torpider Verlauf; Zunahme unter antibiotischer und vor allem unter Steroidbehandlung. Mit Progredienz der Keratitis Zunahme der Vorderkammer-Symptome, schließlich Endophthalmitis und Hornhautperforation.

Erregernachweis

Abstrich von befallener Hornhaut (Ulkusgrund), besser noch Exzision kleiner Gewebestückchen und Ansetzen von Pilzkulturen versuchen. Meist erfolglos. Eventuell auch Punktion der Vorderkammer und Beschicken eines Spezialnährbodens mit Kammerwasser.

Therapie

Bei Verdacht Antibiotika und Steroide probeweise absetzen. Im übrigen Möglichkeiten begrenzt durch Schwierigkeit des Erregernachweises, mäßige Wirkung und mangelhafte Penetration der z. Zt. verfügbaren Fungistatika. Allgemeine Behandlungsprinzipien (vgl. 1.1.2.8, S. 101). Derzeit verfügbare Substanzen und Zubereitungen:

Lokale Applikation

Amphotericin B (Amphotericin B zur Infusion). 0,1–1,0%ige Tropfen = 1–10 mg/ml Aq. dest. oder in 5%ige Glukoselösung. Stündliche Anwendung. Zur subkonjunktivalen Injektion (sehr schmerzhaft) 0,015 mg Reinsubstanz/ml 5%ige Glukose (täglich 1 mal).

Nystatin (Moronal). 100 000 E/ml 0,9%ige NaCl, 100 000 E/g Salbengrundlage oder 3,3%ige Salbe [10]. Stündliche Applikation oder subkonjunktivale Injektion von 5000 E/0,5 ml 0,9%ige NaCl (täglich 1 mal, cave: Nekrosen!).

Primaricin (Natamycin). 5–10%ige Suspension oder 1%ige Augensalbe (Pimafucin ung. ophthal., Pimabiciron-AS = Chloramphenicol + Pimaricin, je 10 mg). Stündliche Anwendung; fungizider Effekt.

Solange Erreger nicht bekannt ist, tagsüber kombinierte Anwendung von Amphotericin- und Nystatin-Tropfen sowie Pimaricin-Salbe zur Nacht oder primär intensive Pimaricin-Applikation (vgl. Tabelle 2, S. 102). Nur frisch zubereitete Lösungen verwenden, alle 4–5 Tage erneuern!

Systemische Applikation

Nur bei Zeichen einer Ausbreitung der Infektion über die Hornhaut hinaus (Innenauge, Orbita, übriger Organismus) erforderlich. Mögliche toxische Effekte (Nierenfunktion, Anämie, Übelkeit, Erbrechen, Fieber, Durchfall) bedenken. Folgende Dosierungen wurden empfohlen:

Amphotericin B. Nach Francois [7] Initialdosis 0,05–0,2 mg/kg Körpergewicht in 500 ml 5%iger Glukoselösung als intravenöse Infusion mit 20–30 Tropfen/min (Amphotericin B zur Infusion). Allmähliche Steigerung bis zu 1,0 mg/kg Körpergewicht. Danach wieder Rückgang auf eine Infusion jeden zweiten Tag. Bei Nebenwirkungen weiterer Rückgang oder Therapie abbrechen. Jones [10] empfiehlt eine noch vorsichtigere Dosierung, nämlich:
1. Tag = 1 mg in 500 ml 5%ige Dextrose;
2. Tag = 5 mg in 500 ml;
3. Tag = 10 mg in 500 ml;
4. Tag = 15 mg in 500 ml; allmählich steigern auf 20–40 mg/1000 ml, aber abhängig von Nierenfunktion und klinischem Bild machen. Intoleranzerscheinungen zwingen zu noch langsamerer Steigerung der Dosis oder zum Rückgang. Besser langfristig relativ geringe Dosen als keine Therapie, sofern Amphoteri-

cin B eindeutig das Fungistatikum der Wahl sein muß. Serumkonzentration von Harnstoff, Kalium und Stickstoff kontrollieren lassen.

Nystatin. 3 × 500000 E/Tag (3 mal 1 Dragee Moronal, bei Erwachsenen per os).

Primaricin. 4 × 100 mg/Tag per os (z. Zt. im Handel nicht verfügbar).

Weitere Maßnahmen wie zusätzliche lokale Anwendung von Kaliumjodid (1%ige Lösung stündlich im Wechsel mit Antimykotika) und häufige Säuberung des Auges von Sekret; pupillenerweiternde Mittel und Senkung des intraokularen Drucks durch Carboanhydrasehemmer (vgl. 1.1.1, S. 100) sind zu empfehlen. Die Frage, ob die konservative Therapie oder eine frühzeitige perforierende Keratoplastik mehr Aussicht auf Heilung bieten, ist zu erwägen. Stets an Möglichkeit der bakteriellen Superinfektion denken und entsprechend vorbeugen (vgl. 1.1.2, S. 100; 1.1.2.9, S. 102).

1.1.4.18 Raupenhaar-Keratitis

Feine nadelförmige, manchmal von kleinen Infiltraten umgebene Fremdkörper im Hornhautstroma, die bis auf die Descemet-Membran vorwandern können.

Therapie

Sofortige Entfernung des Epithels und soweit wie möglich aller Einzelhaare aus dem oberflächlichen Stroma. Zur Minderung der Stromareaktion lokale Applikation von Glukokortikosteroiden (vgl. 1.2.1.1, S. 109).

1.2 Immunpathogene („allergische") Keratitis

Kausalfaktor

Sein Nachweis ist oft schwierig. Bei mikrobeninduzierter Reaktion kann die (meist zelluläre) Überempfindlichkeit durch Hautteste (z. B. Tuberkulin-Test) oder durch in vitro-Teste (Lymphozyten-Transformationstest, Makrophagen-Inhibitionstest, Leukozyten-Inhibitionstest; Technik jedoch aufwendig, Interpretation schwierig) versucht werden. Bei atopischen Allergien Nachweis durch Prausnitz-Küstner-Versuch, bei Kontaktdermatitis Epikutanteste. Bei atopischen und Kontaktreaktionen Diagnose durch Antigen-Karenz und kontrollierte Reexposition stützen.

1.2.1 Grundzüge der antiimmunpathogenen („antiallergischen") Therapie

1.2.1.1 Mikrobiell-allergische Keratitis

Falls ein „Fokus" nachweisbar ist, von dem eine hämatogene Streuung mikrobieller Antigene angenommen werden muß, sollte dieser saniert werden (Antibiotika, operative Entfernung). Die Problematik dürfte bekannt sein. Kausaltherapie fast immer unmöglich, da Antigeninformation und spezifische Reaktionsfaktoren (Antikörper, T-Lymphozyten) über den primären Fokus hinaus verbreitet werden. Die symptomatische Therapie berücksichtigt eine Begleitiritis und potentielle oder vorhandene sekundäre Drucksteigerungen (Mydriatika, Carboanhydrasehemmer, vgl. 1.1.1, S. 100), sie stützt sich aber vor allem auf Glukokortikoide, deren lokale Applikation zu relativ hohen Konzentrationen in der Hornhaut führt. Dazu können *Hydrocortison* (Cortisol-AS, Ficortril-AS, Hydrocortison-AS), *Prednisolon* (Ultracortenol-AS, -AT), *Dexamethason* (Decadron-AT, Dexamethason-AT, Dexa-sine-AT, Isopto-Dex-AT, Spersadex-AT), *Fluorometholon* (Efflumidex-AT) oder *Medryson* (Spectamydrin-AT) gewählt werden, doch scheinen biologische Verfügbarkeit in der Hornhaut und damit der Effekt der einzelnen Kortikosteroide ihrer primären antiphlogistischen Aktivität nicht direkt proportional zu sein. Entsprechenden Untersuchungen [11] zufolge soll 1%ige Prednisolon-Acetat-Suspension die besten Effekte haben. Fluorometholon scheint am wenigsten glaukominduzierend zu wirken, aber dennoch eine ausreichende antiinflammatorische Wirkung zu haben.

Zahlreiche Glukokortikoidpräparate für das Auge werden mit Antibiotika zu Sätzen angeboten, vornehmlich mit *Chloramphenicol* (Aquapred-AT, Cortiophtiole-AT, Cortiphenol-AS, Hydrocort-AT, Oleomycetin-Predni-son-AT, Predni-Ophtiole-AT, Scherofluron-AT, Scheroson ophth.-AT, Spersadex comp.-AT, Ultralan ophthalm.-AT), aber auch mit *Tetracyclin* (Achromycin-AS), *Neomycin* (Chibrocadron-AT, Combison-AS, Neo-Delphicort-AS, Predni-aquos.-Ophtiole, Volon A-AS), *Sulfonamiden* (Isopto-Sulfapred-AT) oder mit mehrfach kombinierten Substanzen, z. B. *Neomycin und Polymyxin B* (Dexa-Polyspectran-AT, Isoptomax-AT). Weniger empfehlenswert sind Kortikoidpräparate, in denen bakterizid und bakteriostatisch wirkende Antibiotika miteinander kombiniert sind. Aspekte der biologischen Verfügbarkeit des Kortikoids einerseits und eines optimalen antibiotischen Schutzes andererseits sollten den Therapeuten gegebenenfalls zu einer eigenen Kombination (etwa 1%ige Prednisolon-Acetat-Suspension mit Neomycin- und Bacitracin-T) veranlassen.

1.2.1.2 Atopische Keratitis

Den atopischen Reaktionen liegen besondere Antikörper (Reagine = IgE) zugrunde. Die entsprechenden Antigen-Antikörper-Reaktionen setzen Histamin und histaminähnliche Substanzen frei. Antihistaminika (Antistin-Privin-AT, Avil 0,01, Aq. dest. ad 10,0) können daher eingesetzt werden. Neuerdings wird auch Dinatrium-Chromoglykat (Intal) diskutiert, steht aber als Augenpräparat noch nicht zur Verfügung. Im übrigen auch hier, jedoch nicht langfristig, lokal Glukokortikoide (vgl. 1.2.1.1, S. 109). Bei schwerer atopischer Allergose auch systemische Antihistaminika (Antistin, Avil, Fenestil, Synpen, Systral u. a.). Verordnungsvorschriften beachten!

1.2.1.3 Kontakt-Keratitis

Da es sich immunpathologisch um eine zellvermittelte Reaktion handelt, die kein Histamin freisetzt, sind Antihistaminika zwecklos. Absolut entscheidend sind Antigenelimination und Antigenkarenz. Außerdem zeitlich begrenzte Glukokortikoide lokal (vgl. 1.2.1.1, S. 109).

1.2.1.4 Transplantatabstoßung nach Keratoplastik

Zellvermittelte Aggression gegen allogene (homologe) Transplantate. Immunsuppressive Maßnahmen im weitesten Sinne indiziert. *Therapie der Wahl:* intensive lokale Glukokortikoidanwendung (vgl. 1.2.1.1, S. 109), intensiverer Effekt durch subkonjunktivale Injektion. Voll lösliches Steroid (Fortecortin-Monoampulle = 4 mg Dexamethason) ist der Injektion von Kortikoidsuspensionen vorzuziehen, da Depoteffekt der Suspension unkontrollierbar. Systemische Wirkung, besonders bei häufig wiederholten Injektionen beachten.

Systemische Glukokortikoide am besten Methylen-Prednisolon (Decortilen) oder Fluocortolon (Ultralan). Bei akuter Abstoßungsgefahr kurzfristig (6–8 Tage) hohe Dosen (80–100 mg/Tag) geben, dann abbauend über 2–3 Wochen. Kontraindikationen beachten! Prophylaktische (Antazida), substituierende (Kalium) und diätetische (Eiweißzufuhr!) Maßnahmen während der Therapie ergreifen. Zytostatika (Azathioprin = Immurek, Cyclophosphamid = Endoxan jeweils 50–100 mg/Tag) dürften als langfristige Immunsuppressiva nur selten indiziert sein.

1.2.1.5 Autoimmunkeratitis

Falls nachweisbar, gleiche Behandlungsprinzipien wie bei 1.2.1.4 (Siehe oben).

1.2.2 Spezielle Therapie der Krankheitsbilder

1.2.2.1 Keratoconjunctivitis phlyktaenulosa seu scrophulosa

Bei Kindern meist auf dem Boden einer tuberkulogenen Überempfindlichkeitsreaktion, anscheinend aber auch durch andere Mikroben (Staphylokokken, Streptokokken) induziert. Vollbild heute sehr selten. Als Teilsymptome werden in der Hornhaut umschriebene Hornhautphlyktänen oder diffuse, meist oberflächliche Infiltrate mit Vaskularisation beobachtet, die auch über die Hornhaut fortschreiten können („Wanderphlyktänen").

Therapie
Allgemeine Maßnahmen (vgl. 1.1.1, S. 100); 1.2.1.1, S. 109. Außerdem allgemein roborierende und diätetische (kohlenhydratarm, eiweißreich, Vitamine) Maßnahmen. Staphylokokken-Blepharitis ausschließen.

1.2.2.2 Interstitielle Lues-Keratitis (Keratitis parenchymatosa e lue connata)

Klassische 3-Stadien-Form heute selten. Abortivformen mit zentraler Stromaaufquellung und Vaskularisation oder atypische Formen (K. parenchymatosa annularis, K. linearis migrans) werden gelegentlich beobachtet. Kausalnachweis durch Serumreaktion, Immobilitätstest oder Fluoreszein-Antikörpernachweis im Kammerwasser.

Therapie
Allgemeine Maßnahmen (vgl. 1.1.1, S. 100); 1.2.1.1, S. 109. Außerdem Grundkrankheit in Absprache mit Venerologen spezifisch behandeln (vgl. 1.1.4.11, S. 104). Auf Spätglaukome achten!!

1.2.2.3 Mikrobiell-allergisches Randulkus

Die als Ulcus catarrhale bekannte Randkeratitis kann u. a. auch durch Mikrobenallergene, hauptsächlich wohl Staphylokokkenantigene bedingt sein. *Differentialdiagnose:* 1.1.4.7, S. 104; 1.3.2.7, S. 113; 1.4.3, S. 114; 1.5.1, S. 114; 1.5.2, S. 114 beachten. Diagnose durch spezifische Hautüberempfindlichkeit sichern!

Therapie
Lidrandsanierung (Meibomitis?). Mikrobielle Infektion durch Abstrich und Kultur ausschließen. Bei negativem Ergebnis Glukokortikoide lokal (vgl. 1.2.1.1, S. 109), evtl. unter antibiotischer Abdeckung (vgl. 1.1.2, S. 100). Gegebenenfalls Desensibilisierung mit Staphylokokkenantigen.

1.2.2.4 Atopische Keratitis

Hornhaut bei atopischen Reaktionen (z. B. Pollen-Konjunktivitis) am ehesten in Form einer K. superficialis punctata. Sehr selten und nur bei häufig rezidivierenden Schüben wird auch das vordere Stroma betroffen.

Therapie. Vgl. 1.2.1.2, S. 110.

1.2.2.5 Keratitis durch Kontaktallergene

Überwiegend zusammen mit entsprechender Liddermatitis oder Dermatokonjunktivitis. Fast immer durch primäre Augenmedikamente (Miotika, Mydriatika, Anästhetika, Antibiotika), seltener durch primären Lid- oder Bindehautbefall (Kosmetika) oder durch Fingerkontakt (Berufsallergene?) ausgelöst. Tritt vornehmlich als K. superficialis punctata, gelegentlich auch als oberflächliche Stromakeratitis auf. Tiefes Stroma extrem selten beteiligt.

Therapie. Vgl. 1.2.1.3, S. 110.

1.2.2.6 Transplantatabstoßung nach Keratoplastik

Geht mit zunehmendem Epithel- und Stromaödem, Vaskularisation der Wirtshornhaut und des Transplantates, schließlich mit mehr oder minder ausgedehnter Transplantattrübung einher, ist aber schwer oder kaum von anderen postoperativen Trübungsformen (z. B. trophisch, Herpes-Rezidiv) zu unterscheiden, am ehesten durch deutliche „Endothellinie" [3], häufig auch Opaleszenz und Zellvermehrung im Kammerwasser.

Therapie. Vgl. 1.2.1.4, S. 110.

1.3 Keratitis durch trophische Störungen

1.3.1 Allgemeine Therapie

Ausreichende Innervation, ständige Befeuchtung der Hornhaut durch Tränen und Muzinfilm sowie ein von Epithel und Endothel kontrollierter Stoffwechsel sind entscheidende Voraussetzungen für die Transparenz der Hornhaut. Ausfall der Nervenversorgung und Defekte im präkornealen Tränen- und Muzinfilm führen zu Epithelschäden, die in Stromaläsion, Ulkusbildung, Vaskularisation und Narbenbildung, aber auch in Perforation übergehen können. Ferner hat die Hornhaut einen bestimmten Vitamin A-Bedarf und ist auf eine adäquate Durchblutung des Randschlingennetzes angewiesen. Dementsprechend sind Maßnahmen zur Aufrechterhaltung, Wiederherstellung oder Substitution der Tränen- und Muzinproduktion, eines intakten Epithels und der normalen Innervation, aber auch des Vitamin A-Spiegels und der Randdurchblutung die wesentlichen hier interessierenden Behandlungsprinzipien.

Epithelbefeuchtung. Wiederholte Gaben von 0,9%iger NaCl- oder Ringerlösung. Bromhexin-HCl (Dakryo-Biciron-AT 0,2%, 3–5 mal tgl., evtl. auch 3 × 1 Kapsel à 12,5 mg oral) soll die Funktion der Tränendrüsenepithelien bei K. sicca (Sjögren-Syndrom) wieder aktivieren. Bei ungenügendem Muzinfilm außerdem „Netzstoffe" auf Methylzellulose-Basis (Gewazell-AT, Isopto-Fluid-AT, Oculotect-AT, je 3–5 mal tgl. 1 Tropfen). Ferner zum Epithelschutz und zur Reepithelialisierung: Pantothensäurehaltige Tropfen oder Salben (Bepanthen-AS, Calcium pantothenicum c. Vit. A-AS, Corneregen-AT, Regepithel-AS, Solan-AT).

Bei neurotrophischen Störungen. Vitamine B lokal (Chibro-B 12-AT, Ophtol-AT, Solan-AT). Schließlich Förderung des lokalen Stoffwechsels durch Vasodilatation (2–5%ige „Dionin"-AS: Aethylmorphini hydrochlorici 0,2 (0,5), vas. alb. puriss. ad 10,0; Priscol-AS,AT) und Vitamine (Ophtovitol-AS, Vitamin A, Dispersa-AS, Unguentolan-AS). Einem enteiweißten Extrakt aus Kälberblut (Actoregin-Augengel 20%) wird ein günstiger, wenn auch kausal ungeklärter Effekt auf die Hornhauttrophik zugesprochen [5].

Bei therapieresistenten Epitheldefekten und Stromaulzerationen, nicht selten einhergehend mit Proliferation eines pathologischen Epithels am Ulkusrand und Kollagenfetzen im Ulkus, ist an *Kollagenaseaktivität* zu denken. Entsprechende Inhibitoren sind L-Cystein (Cystein-Gel 2,4% oder 0,15 molare Lösung) oder D-Penicillamin (Metalcaptase 0,15 molare Lösung stündlich oder 6 mal tgl. tagsüber 1–2 Tropfen). Bei aufgehobener Sensibilität kein Monokulus; Gefahr der unbemerkten Epithelläsion. Anhaltende trophische Ulzeration, insbesondere bei K. neuroparalytica, bei Stevens-Johnson-Syndrom u. a., heilen manchmal unter weicher Kontaktschale ab. Bei iritischer Reizung Mydriatika, bei Sekundärglaukom evtl. Carboanhydrasehemmer (vgl. 1.1.1, S. 100).

1.3.2 Spezielle Therapie der Krankheitsbilder

1.3.2.1 Keratitis e lagophthalmo

Epithelveränderungen, Erosionen, Infiltrate und Ulkusbildungen im unteren Drittel der Hornhaut; sämtlich bedingt durch mangelhaften Lidschluß (Fazialisparese, Narbenektropium).

Therapie
Vgl. 1.3.1, S. 111. Auch einfache Borvaseline zum nächtlichen Abdecken (Acid. boric. 0,1, vas. alb. pur. ad. 10,0; Borocerol-AS), sonst „Uhrglasverband" oder operativer Lidverschluß (laterale Kantorraphie, zentraler oder paramedianer Nahtverschluß, zirkuläre Naht o. a.). Bei Ulkusbildung Antibiotika zur Prophylaxe einer Sekundärinfektion (Neomycin und Bacitracin, Polymyxin und Bacitracin (vgl. 1.1.2.9, S. 102).

1.3.2.2 Keratitis neuroparalytica

Vornehmlich nach operativen Eingriffen am Trigeminus. Zentrale Infiltration und Ulkusbildung in der Hornhaut. Nicht selten „Vorwarnung" durch eine konjunktivale Injektion von 8–10 Tagen Dauer.

Therapie
Sofort nach der Trigeminusoperation prophylaktisch Schutzsalben (vgl. 1.3.1, S. 111), spätestens dann, wenn initiale Rötung auftritt. Falls unter der Behandlung Progredienz eintritt, temporärer totaler Lidverschluß, spätestens wenn Erosionen oder Ulkus erkennbar werden. Dieser Verschluß sollte 6–12 Monate bestehen bleiben; evtl. auch weiche Kontaktschalen. Bei drohender Perforation Hornhautaufnähung [16]. Perforierende Keratoplastik bei dauernd aufgehobener Sensibilität problematisch.

1.3.2.3 Anästhetikumschaden der Hornhaut

Ausfall der sensiblen Nerven durch kurzfristige und häufig wiederholte Instillation von Lokalanästhetika. Das Epithel trübt sich; Epithelerosionen, diffuse Stromaquellung und Vaskularisation und Vernarbung folgen je nach Intensität der Läsion.

Therapie
Anästhetikum sofort absetzen. Stoffwechsel- und epithelfördernde Maßnahmen (vgl. 1.3.1, S. 111). Auch hier operativen Lidverschluß erwägen.

1.3.2.4 Keratitis sicca

Mangelnde Tränenproduktion aus sehr verschiedener Ursache führt zur K. superficialis punctata oder zur K. filiformis. Nachweis durch Anfärbung mit Rose Bengal oder Fluoreszein, Schirmer-Test und Beobachtung des präkornealen Tränenfilms („break up-time"). Oft zähes (muzinhaltiges) Sekret.

Therapie
Da Ursache meist nicht beseitigt werden kann, symptomatische Anwendung von künstlichen Tränen, Netzmitteln oder öligen Augentropfen, besser noch Applikation spezieller Sekretolytika (Bromhexin-HCL = Dakryo-Biciron-AT) (vgl. 1.3.1, S. 111). Keinesfalls adrenalinhaltige oder ähnliche Augentropfen verordnen; sie wirken vaskonstriktorisch, aber sekretionshemmend. Eventuell weiche Kontaktschale! Auch operativer Verschluß der Tränenpünktchen! Keine Glukokortikoide!! 20%iges Acetylcystein soll muzinhaltiges Sekret und K. filiformis günstig beeinflussen.

1.3.2.5 Xerosis conjunctivae

Sekundäre Austrocknung der Hornhaut durch primäre Bindehautveränderungen (Stevens-Johnson-Syndrom, okuläres Pemphigoid, Alkaliverätzung; Bindehautvernarbung). Defekte im Muzinfilm durch Verlust der Becherzellen.

Therapie

Sehr begrenzt, im wesentlichen wie bei 1.3.1 (S. 111) und 1.3.2.4 (S. 112); evtl. Epithelschutz durch weiche Haftschalen.

1.3.2.6 Keratomalazie

Durch Vitamin A-Mangel bedingte keratokonjunktivale Austrocknung mit nachfolgender Hornhauttrübung und Einschmelzung. Ohne rechtzeitige Therapie ist irreversible Erblindung die Regel.

Therapie

Sofort (!) hohe Gaben von Vitamin A, mindestens 100 000 E/Tag i. m., bei Säuglingen auch per os mit Flasche über 3 Tage (Vogan-Aquat; bei mehr als 50 000 E/Tag Verschreibungspflicht!) und danach allmählicher Abbau bis zu 30 000 E/Tag (cave: Überdosierung). Danach Übergang auf orale Zufuhr. Andere Vitamine und Spurenelemente hinzugeben (Multibionta, Omnival, Supradyn). Ferner Lokalapplikation von Vitamin A-Tropfen (Arovit-Tropfen, 1 Tropfen = 5000 E; A-Vicotrat-Tropfen, Vitamin A-AT) oder Salben (Vitamin A-AS, Ophtovitol-AS). Sekundärinfektion verhüten (1.1.2).

1.3.2.7 Ischämische Randgeschwüre

Zumeist bei alten Patienten oder nach primären Entzündungen, Verätzungen oder Operationen im Bereich des Randschlingennetzes. Vielleicht gehört auch ein Teil der (sterilen) „Ringgeschwüre" (vgl. 1.5.1, S. 114) hierher. Klinisch einzelne oder konfluierende Randinfiltrate, Epithelaufbrüche, Verlust von Stromasubstanz mit Ulkus- oder Furchenbildung, in schweren Fällen auch mit Descemetozele und Perforation. Häufig steiler zentraler und schräger peripherer Rand. Nur relativ geringer Entzündungszustand, meist mäßige Vaskularisationstendenz, wenig Beschwerden. Abgrenzung gegen 1.1.4.7, S. 104; 1.2.2.3, S. 111; 1.4.3, S. 114; 1.5.1, S. 114; 1.5.2, S. 114.

Therapie

Unter der Annahme intravaskulärer Blutkoagula wurde lokale Heparintherapie empfohlen: 0,3 ml Heparin, 0,2 ml Xylocain 2%, 0,5 ml 0,9%ige NaCl-Lösung, als Mischung subkonjunktival injiziert, max. 10 Injektionen, insgesamt nicht mehr als 3000 E Heparin [2]. Eventuell auch leicht adstringierende und milde desinfizierende Tropfen und Salben (Bisrenin-AS, Borohexamin-AS, Dulcargan-AT, Hydrocerol-AS, Noviform-AS). Bei Verdacht auf gleichzeitige oder primäre mikrobielle Infektion entsprechende Antibiotika (vgl. 1.1.2, S. 100). Bei Hinweis auf Kollagenose-Ulkus (vgl. 1.5.1, S. 114) lokal Kortikosteroide (vgl. 1.2.1.1, S. 109). Alternativ auch an Kollagenaseaktivität im Randulkus denken und entsprechend behandeln (vgl. 1.3.1, S. 111).

1.4 Keratitis bei verschiedenen Allgemeinkrankheiten

1.4.1 Rosacea-Keratitis

Meist beidseitige plurifokale Infiltration der Hornhaut mit Übergang in ausgesprochen weiße („kalkweiße") Narben. Oberflächliche Vaskularisation, die die Herde oder Narben umzieht. Rezidivierende Schübe sind relativ häufig. Ulkusbildung und Perforation sind möglich.

Therapie

Ursache nicht bekannt. Lokale Anwendung von Glukokortikoiden mildert oder beseitigt die Symptome. Langfristig Rezidivneigung. Bei Sekundärinfektion Erregernachweis versuchen und antibiotisch behandeln (vgl. 1.1.2, S. 100) sowie Mydriatika und evtl. Carboanhydrasehemmer (vgl. 1.1.1, S. 100). Bei fortgeschrittener Vernarbung oder Perforation perforierende Keratoplastik.

1.4.2 Keratitis bei rheumatoider Arthritis

Bei der primär chronischen Polyarthritis wie beim Sjögren-Syndrom kommt Keratitis sicca als Folge einer Tränendrüsenatrophie vor. Ferner werden Randkeratitiden und Hornhautbeteiligung bei Scleromalacia perforans und Necroscleritis nodosa beobachtet. In seltenen Fällen torpide Nekrotisierung zentraler oder parazentraler Anteile, aber auch des Limbusbereichs, die zur Perforation neigen: Eine solche „Rheumatische Keratomalazie" ist wahrscheinlich Folge einer langfristigen systemischen oder lokalen Kortikoidanwendung bei gleichzeitig bestehender K. sicca [4].

Therapie

Maßnahmen wie bei K. sicca (vgl. 1.3.2.4, S. 112). Bei Skleromalazie und Necroscleritis nodosa sollten antibiotische und lokale antiphlogistische Mittel (Oxyphenylbutazon = Tanderil-AS) kombiniert werden (vgl. Kap. 13). Glukokortikosteroide (vgl. 1.2.1.1, S. 109) nur vorsichtig und probeweise. Mehrmals täglich an der Spaltlampe kontrollieren! Tiefe Defekte reagieren oft gut auf lamelläre Keratoplastik. Bei Keratomalazie vor allem gleichzeitige K.. sicca behandeln (vgl. 1.3.2.4, S. 112), dazu Kollagenasehemmer (vgl. 1.3.1, S. 111) und epithelfördernde Maßnahmen (vgl. 1.3.1, S. 111). Keine Glukokortikosteroide! Akute, vor allem parazentrale Perforation erfordert perforierende Notkeratoplastik; sie schließt Rezidive nicht aus.

1.4.3 Randgeschwüre bei Systemkrankheiten

Bekannt bei Periarteriitis nodosa, Erythematodes, Riesenzellgranulomatose (Wegener), rheumatoide Arthritis (vgl. 1.4.2, S. 113) und Sjögren-Syndrom. Nicht selten auf Sklera übergreifend, z. T. akut entzündlich, z. T. mehr torpide („Randfurchen") verlaufend.

Therapie
Meist werden lokale Glukokortikoidgaben (vgl. 1.2.1.1, S. 109) indiziert sein. Vorsicht bei 1.4.2, (S. 113)! Alternativ, aber weniger wirksam sind antirheumatische Substanzen (Oxyphenylbutazon = Tanderil-AS). Zur Behandlung der Grundkrankheit Internisten oder Rheumatologen zuziehen.

1.5 Keratitis unbekannter Genese

1.5.1 Rand- und Ringkeratitis

Ätiologisch klassifizierbare Formen vgl. 1.1.4.7 (S. 104), 1.2.2.3 (S. 111), 1.3.2.7 (S. 113), 1.4.3 (S. 114), 1.5.2 (S. 114). Klinisch grau-weiße oder gelbliche, mehr oder minder ausgedehnte, z. T. als Einzelherde, z. T. konfluierend auftretende Infiltrationen der limbusnahen Hornhaut, nicht immer durch eine klare Zone vom Limbus getrennt, manchmal auch unregelmäßig nach zentral reichend.

Therapie
In Anbetracht der unklaren Ätiologie problematisch. Differentialdiagnostische Möglichkeiten abklären und gegebenenfalls entsprechend

behandeln. Im übrigen vorsichtiger Versuch mit lokalen Antiphlogistika (adstringierend, desinfizierend, vgl. 1.3.2.7 (S. 113) oder Oxyphenylbutazon = Tanderil-AS). Unter antibiotischem Schutz auch Glukokortikosteroide (vgl. 1.2.1.1, S. 109), cave: Mykose! Bei tiefen Substanzdefekten auch operative Maßnahmen (marginale Keratoplastik oder Keratoskleroplastik) in Betracht ziehen.

1.5.2 Ulcus rodens Mooren

Oberflächliche, am Limbus beginnende, unter starken Entzündungszeichen nach zentral nahezu unaufhaltsam fortschreitende, aber niemals die Descemet-Membran perforierende Keratitis unbekannter Ätiologie. Zentraler Rand zeigt überschießendes Epithel. Nachfolgende Bindegewebsreparation führt zu erheblicher Sehminderung oder praktischer Erblindung. Fast immer Männer betroffen, meist anhaltende Schmerzen. *Differentialdiagnose:* vgl. 1.1.4.7 (S. 104), 1.2.2.3 (S. 111), 1.3.2.7 (S. 113), 1.4.3. (S. 114), 1.5.1 (S. 114).

Therapie
Praktisch machtlos. Von vielen konservativen (lokal Antibiotika, Kortikosteroide, Heparin, β-Bestrahlung) und operativen (Bindehautdeckung, lamelläre Keratoplastik) Vorschlägen hat keiner überzeugende Erfolge gebracht. Neuerdings wurde Kryoapplikation des Ulkusrandes (− 50 °C, 20 sec) mit Peritomie und Gefäßkoagulation als wirksam empfohlen.

1.5.3 Sklerosierende Keratitis

Auf die Hornhaut übergreifende Skleritis mit Umwandlung des befallenen Hornhautgewebes in eine dichte, weißliche, skleraähnliche Narbe.

Therapie
Unter der Annahme einer den Kollagenkrankheiten nahestehenden Reaktion ist am ehesten die lokale (vgl. 1.2.1.1, S. 109), evtl. auch eine systemische (vgl. 1.2.1.4, S. 110) Glukokortikoidtherapie in Betracht zu ziehen. Sie kann durch örtliche oder allgemeine Applikation von weiteren Antiphlogistika ergänzt werden. Je nach Lage des Falles etwa bei chronischer Uveabeteiligung sind auch immunsuppressive Maßnahmen (vgl. 1.2.1.4, S. 110; vgl. auch Kap. 13 und Kap. 14) zu erwägen.

1.5.4 Cogan-Syndrom

Nicht luische, interstitielle Keratitis mit vestibuloaurikulären Symptomen (Schwindel, Innenohrtaubheit), wahrscheinlich durch Arteriitis und Vaskulitis bedingt.

Therapie

Gute Erfolgschancen für die lokale (vgl. 1.2.1.1, S. 109), je nach intern-otologischem Befund auch gleichzeitige systemische (vgl. 1.2.1.4, S. 110) Glukokortikoidanwendung. Für die Hornhaut ist die Lokalapplikation der systemischen deutlich überlegen.

1.5.5 Keratitis epithelialis Thygeson

Mit mäßigem Reizzustand, nicht selten zyklisch rezidivierend auftretende, oft nur an der Spaltlampe sichtbare Erkrankung. Kleine oder mittelgroße trübe Epithelaufbrüche, die regellos über die ganze Hornhaut verteilt sind. Stroma praktisch frei. Subjektiv starke Belästigung durch Fremdkörpergefühl, Lichtscheu und Schmerzen.

Therapie

Das typische Bild ist mit Glukokortikoiden (vgl. 1.2.1.1, S. 109) 4–5 mal als Tropfen oder Salbe sehr schnell zu beherrschen, doch schließt diese Behandlung Rezidive nicht aus. Guter Kortikoideffekt ist geradezu pathognomonisch.

1.5.6 Keratitis nummularis Dimmer

Seltene, vornehmlich in Österreich und im Zusammenhang mit Erntearbeiten beobachtete Hornhautentzündung, die durch subepitheliale, grau-weiße Herde meist einseitig auftretend und durch zentrale Facetten gekennzeichnet ist.

Therapie

Symptomatisch, Kortikosteroideffekte fraglich.

Literatur

1. Abel, R., Kaufman, H. E., Sugar, J.: Intravenous adeninearabinosid against herpes simplex keratouveitis. Amer. J. Ophthal. **79**, 659–664 (1975)
2. Aronson, S. B., Elliott, J. R., Moore, T. E.: Pathogenetic approach to therapy of peripheral corneal inflammation. Amer. J. Ophthal. **70**, 65–90 (1970)
3. Böke, W., Thiel, H. J.: Erkrankungen der Hornhaut. In: Augenheilkunde in Klinik und Praxis (J. Francois u. F. Hollwich, Hrsg.) Stuttgart: Thieme (im Druck)
4. Böke, W., Thiel, H. J., Winter, R.: Hornhaut-Veränderungen bei rheumatoider Arthritis und bei Sjögren-Syndrom. Klin. Mbl. Augenheilk. **168**, 483–492 (1976)
5. Brückner, R.: Über die Anwendung von Solcoseryl-Augengel. Klin. Mbl. Augenheilk. **165**, 646–649 (1975)
6. Doden, W., Lieb, W., Wacker, A.: Herpes-corneae-Therapie mit Interferon-Induktoren. Ber. dtsch. ophthal. Ges. **70**, 434–437 (1969)
7. Francois, J.: Les mycoses oculaires. Paris: Masson, 1968
8. Fulkhorst, H. W., Richards, A. B., Bowbyes, J., Jones, B. R.: Cryotherapy of epithelial herpes simplex keratitis. Amer. J. Ophthal. **73**, 46–51 (1972)
9. Hallermann, W.: Keratoplastik aus akuter Indikation. Klin. Mbl. Augenheilk. **167**, 345–352 (1975)
10. Jones, B. R.: Principles in the management of oculomycosis. Trans. Amer. Acad. Ophthal. Otolaryng **79**, 15–53 (1975)
11. Kupfermann, A., Leibowitz, H. M.: Therapeutic effectiveness of Fluormetholone in inflammatory Keratitis. Arch. Ophthal. **93**, 1011–1016 (1975)
12. Lazar, M., Nemet, P., Bracha, R., Campus, A.: Mycobacterium fortuitum Keratitis. Amer. J. Ophthal. **78**, 530–532 (1974)
13. McGill, J., Holt-Wilson, A. D., McKinnon, J. R., Williams, H. P., Jones, B. R.: Some aspects of the clinical use of trifluorothymidine in the treatment of herpetic ulceration of the cornea. Trans. Ophthal. Soc. U. K. **94**, 342 (1974)
14. Neubauer, H., Severin, M.: Die herpetischen Hornhauterkrankungen. In: Bücherei des Augenarztes, Heft 64, S. 32–53. Stuttgart: Enke 1974
15. O'Day, D. M., Jones, B. R., Poirier, R., Pilley, S., Chisholm, J., Steele, A., Rice, N. S. C.: Proflavine photodynamic viral inactivation in herpes simplex keratitis. Amer. J. Ophthal. **79**, 941–948 (1975)
16. Reuscher, A.: Hornhautaufnähung als Therapie schwerer chronischer Hornhauterkrankungen. Klin. Mbl. Augenheilk. **165**, 650–655 (1974)
17. Slogan, S. H., Pettit, T. H., Litwack, K. D.: Gentamicin penetration in the aqueous humor of eyes with corneal ulcers. Amer. J. Ophthal. **73**, 750–753 (1972)
18. Sundmacher, R., Neumann-Haefelin, D., Manthey, K. F.: Humaninterferon-Therapie der Keratitis dendritica. Vortrag vor der Deutschen Ophthalmologischen Gesellschaft in Essen (1975)

2. Erbliche degenerative Erkrankungen der Hornhaut (Hornhautdystrophien)

Die therapeutischen Möglichkeiten sind bei den *heredofamiliären Erkrankungen (Hornhautdystrophien)* naturgemäß begrenzt, da diese Leiden durch zumeist unbekannte zelluläre Enzymdefekte hervorgerufen werden. Dennoch sollte man bei Hornhauttrübungen mit erheblicher Funktionseinbuße eine Keratoplastik in Betracht ziehen. Auch wenn man bei den klassischen Hornhautdystrophien immer mit Rezidiven im Transplantat rechnen muß, so rechtfertigt die zwischenzeitliche Visusbesserung oft eine operative Intervention. Alle medikamentösen Behandlungsvorschläge treten demgegenüber zurück, sie können höchstens Sekundärveränderungen und die damit verbundenen Beschwerden wie Fremdkörpergefühl, Blepharospasmus und Lakrimation, beeinflussen.

Die *nicht-erblichen Degenerationen* der Hornhaut können dagegen Folgezustände anderer Affektionen sein und daher gewisse therapeutische Maßnahmen zulassen; aber auch hier ist in Abhängigkeit von der funktionellen Behinderung die Frage der Keratoplastik zu diskutieren.

Nachfolgend werden nur diejenigen Krankheitsbilder besprochen, die eine Therapie erfordern.

2.1 Dystrophien des Hornhautepithels

2.1.1 Epitheldystrophie
(Messmann-Wilke)

Klinisch intraepitheliale Bläschen, punktförmige Epitheltrübungen und disseminierte Epithelaufbrüche. Das autosomal dominante Leiden ist häufiger als angenommen, Erkrankungsfälle sind vorwiegend im Norddeutschen Raum bekannt.

Therapie
Während der Schmerzattacken (Ursache: Epithelaufbrüche) sollten indifferente Salben oder Augentropfen (vgl. 1.3.1 S. 111) zur Linderung der Beschwerden angewandt werden. Weder Abrasionen noch Keratoplastiken bringen den gewünschten Erfolg. Da die Krank-

heitsursache im Epithel liegt, besteht nur bis zum Ersatz des transplantierten Epithels eine relative Beschwerdefreiheit. Wiederholte Abrasionen haben sogar zu schweren Narbenzuständen im Epithel und Stroma mit weiterer Visusbeeinträchtigung geführt. Bei ausgeprägter Funktionsstörung durch Veränderungen (Narben) der Bowman-Membran käme eine lamelläre Keratoplastik in Frage; es ist jedoch darauf hinzuweisen, daß dadurch der Krankheitsverlauf nicht beeinflußt wird.

2.2 Dystrophien der Bowman-Membran

2.2.1 Ringförmige Dystrophie
(Reis-Bücklers)

Charakteristisch sind ring- bis landkartenartige Trübungslinien in Höhe der Bowman-Membran. Mit zunehmendem Alter treten größere, im Niveau der Bowman-Membran gelegene Plaques mit nachfolgenden hartnäckigen Erosionen, evtl. Ulzerationen mit zunehmender Stromatrübung auf.

Therapie
Zur Linderung der Beschwerden indifferente Augensalben oder Tropfen (vgl. 1.3.1, S. 111). Wie bei allen schlecht heilenden Epitheldefekten versuchen, die Epithelisierung durch einen Binokulus zu fördern. Allerdings findet das Epithel bei sekundären Veränderungen in der oberen Stromaschicht (Narben, evtl. Kalkinkrustationen) kaum einen genügenden Halt auf der schwer veränderten Unterlage. In solchen Fällen oder bei starker Visusbeeinträchtigung (Stromanarben) kann die perforierende oder tiefe lamelläre Keratoplastik erörtert werden. Die Rezidivhäufigkeit ist in Betracht zu ziehen. Die Abrasio ist als erste Maßnahme nicht zu empfehlen; nach einer Keratoplastik mit Wiedereintrübung des Transplantates haben Winkelman und Delleman [11] allerdings günstige Ergebnisse gesehen. Bei Verdacht auf Infektion, besonders nach Epithelaufbrüchen, lokale antibiotische Behandlung (vgl. 1.1.2, S. 100; 1.1.2.9, S. 102).

2.2.2 Subepitheliale wabenförmige Dystrophie (Thiel-Behnke)

Führt zwischen dem 10. und 20. Lebensjahr zu einer in Höhe der Bowman-Membran gelegenen, zentralen wabenartigen Struktur; die Hornhautoberfläche ist glatt und spiegelnd.

Therapie

Bei Schmerzattacken indifferente Salben oder Augentropfen (vgl. 1.3.1, S. 111). Bei stärker ausgeprägten Trübungen in der Bowman-Membran mit entsprechender funktioneller Beeinträchtigung Keratoplastik. Die Ergebnisse eigener perforierender Plastiken sind bisher gut, keine Rezidive nach mehr als 2 Jahren.

2.3 Dystrophien des Hornhautstromas

2.3.1 Klassische Formen (nach Bücklers)

2.3.1.1 Bröcklige Hornhautdystrophie

Sie ist die häufigste der von Bücklers [2] beschriebenen Formen; sie wird autosomal dominant vererbt. Hyaline Degeneration aufgrund von Enzymdefekten in den Keratozyten.

2.3.1.2 Gittrige Hornhautdystrophie

Sie ist dagegen selten, ebenfalls autosomal dominant vererbt. Sie wird heute als eine auf die Hornhaut lokalisierte Amyloidose aufgefaßt (Stoffwechselstörung der Keratozyten).

2.3.1.3 Fleckförmige Hornhautdystrophie

Sie wird autosomal rezessiv vererbt; Enzymdefekt der Keratozyten, Ablagerung von sauren Mukopolysacchariden (wahrscheinlich Keratansulfat) in allen Hornhautanteilen.

Therapie

Charakteristisch für nahezu alle Dystrophieformen des Stromas sind die Angaben der Merkmalsträger über zeitweise auftretende Schmerzen, verbunden mit Lichtscheu, Fremdkörpergefühl, Lakrimation und Blepharospasmus. Sie können in aller Regel auf biomikroskopisch sichtbare Epithelaufbrüche zurückgeführt werden. Der Epithelverband liegt den jeweiligen Stromaveränderungen vielfach nur locker auf, so daß umschriebene Epithelläsionen leicht auftreten können. Prinzipiell nur symptomatische Behandlung möglich. Sonnenschutzgläser mit Lichtabsorption zwischen 65 und 75% werden als angenehm empfunden. Indifferente Augensalben und Tropfen (vgl. 1.3.1, S. 111) können über schmerzhafte

Phasen hinweghelfen. Bei größeren Epitheldefekten, Zeit der Epithelregeneration durch Binokulus abkürzen. Bei erheblicher Stromatrübung, sei es durch Narben oder Substanzablagerungen, sollte aber doch eine *perforierende Keratoplastik* vorgeschlagen werden. Wie bei anderen hereditären Stromadystrophien ist mit einer erheblichen Wiedereintrübungsrate, auch noch nach Jahren zu rechnen. *Keine Hornhautabrasio*, sie bringt selbst als vorbereitende oder einzige therapeutische Maßnahme im allgemeinen keine Vorteile, kann jedoch bei wiederholten Eingriffen zu Gefäßeinsprossungen im Bereich der Bowman-Membran und der angrenzenden Stromaschichten und zu Veränderungen im Sinne einer sekundären bandförmigen Hornhautdegeneration führen.

2.3.2 Kristalline Hornhautdystrophie

Seltene autosomal dominante Erkrankung. Bereits im Kindesalter feine nadelförmige Cholesterolkristalle in den oberflächlichen zentralen Stromaanteilen, die erst spät zu Sehstörungen führen.

Therapie

Überprüfung des Lipidstoffwechsels mit Bestimmung des Lipidmusters, Behandlung einer eventuellen Hyperlipoproteinämie. Wenn im höheren Alter Sehstörungen auftreten, lamelläre oder perforierende Keratoplastik.

2.3.3 Arcus corneae (juvenilis, senilis, lipoides)

Vorzugsweise im Senium auftretende ringförmige periphere Trübung der Hornhaut. Im jugendlichen oder frühen Erwachsenenalter kann der Arcus corneae Ausdruck einer erblichen Dyslipoproteinämie sein.

Therapie

Bei allen Patienten unter 50 Jahren mit Arcus corneae die Serumlipide untersuchen lassen, evtl. diätetische oder medikamentöse Behandlung durch Internisten einleiten. Vornehmlich die hereditären Hyperlipoproteinämien der Typen II (IIa und IIb) und III führen frühzeitig zu einem Arcus corneae, der damit ein überdurchschnittlich hohes Infarktrisiko anzeigen kann. Aber auch nicht erbliche Allgemeinerkrankungen (z. B. schwerer Leberschaden, Myxödem) können zu vergleichbaren Lipidmustern und zum Arcus corneae führen.

2.4 Dystrophien des Hornhautendothels

2.4.1 Angeborene erbliche Endotheldystrophie

Seltene Erkrankung, dominant und rezessiv vererbt; sie zeigt eine bilaterale diffuse Hornhauttrübung ohne Vaskularisation und kann bereits bei der Geburt nachweisbar sein oder sich im frühen Kindesalter entwickeln. Ursache ist ein angeborener Defekt des Endothels.

Therapie
Methode der Wahl ist die perforierende Keratoplastik, auch wenn eine Wiedereintrübung selbst nach mehreren Eingriffen nicht verhindert werden kann. Nach einer Zusammenstellung von Pearce u. Mitarb. [9] waren nur 15% der übertragenen Hornhäute nach 2 Jahren noch klar. Kaufman u. Mitarb. [8] empfehlen, vor allem bei der angeborenen erblichen Endotheldystrophie junges Spendermaterial zu verwenden, da nur ein leistungsfähiges Endothel über längere Zeit eine transparente Hornhaut zu garantieren scheint. Entquellende Mittel (Glucosulmid-AS, Glycomycin-AS, Glycerintropfen = 70%iges Glycerin in physiologischer Kochsalzlösung), Kombinationen mit Kortikosteroiden (Prednisulmid-AS, Glycocortison H-AS) oder Steroide schlechthin (vgl. 1.2.1.1, S. 109) haben, wenn überhaupt, nur einen sehr begrenzten Effekt; sie eignen sich nicht für eine Langzeitbehandlung und haben keinen entscheidenden Einfluß auf den weiteren Krankheitsablauf. Abrasionen des Epithels sind ungeeignet, nach häufigen Abschabungen kann es zu sekundären Veränderungen kommen (bandförmige Hornhautdegeneration, Ulzerationen der Hornhautoberfläche).

2.4.2 Nicht-angeborene erbliche Endotheldystrophie

2.4.2.1 Cornea guttata

„Tropfenartige" Veränderungen der zentralen Hornhautrückfläche im regredienten Spaltlampenlicht; es handelt sich um hyaline Ablagerungen zwischen Endothelzellenbelag und Descemet-Membran. Nur bei stark ausgeprägter Cornea guttata Beeinträchtigung des Sehvermögens; Übergang in die Endotheldystrophie Fuchs ist möglich. *Differentialdiagnostisch* können vergleichbare Veränderungen der Hornhautrückfläche auch nach chirurgischen Eingriffen oder Entzündungen des vorderen Augenabschnittes auftreten. Diese sog. „sekundäre Cornea guttata" ist Ausdruck eines Stromaödems, sie ist weiterhin abhängig vom Ablauf und von der Intensität der Primärerkrankung und von der eigentlichen Cornea guttata abzugrenzen; sie bedarf überdies keiner speziellen Behandlung.

Therapie
Bei Übergang in die Endotheldystrophie Fuchs mit Stromaquellung perforierende Keratoplastik. Konservative Maßnahmen mit entquellenden Mitteln (vgl. 2.4.1, S. 118) oder mit Glukokortikoiden (vgl. 1.2.1.1, S. 109) können, wenn überhaupt, nur einen zeitlich begrenzten Erfolg haben.

2.4.2.2 Endotheldystrophie (Fuchs)

Charakteristisch ist eine scheibenförmige zentrale Hornhautquellung und Trübung mit Epithelödem und gelegentlich mit großflächigen Epithelblasen. Ursache der Erkrankung ist eine gestörte oder aufgehobene Endothelfunktion. *Differentialdiagnostisch* kann eine Stromaquellung auch nach operativen Eingriffen im Bereich des vorderen Augensegments auftreten, so nach Kataraktoperationen mit Glaskörperkomplikationen, nach Traumen, Uveitiden, Glaukom, Keratitiden oder auch nach Xenon- oder Laserkoagulation; es liegt hier eine meist temporäre Endothelbeeinträchtigung vor, die sich nach Behandlung des Grundleidens oft beheben läßt.

Therapie
Möglichst frühzeitig, d. h. bevor die Endothelveränderungen den Hornhautrand erreicht haben, partielle perforierende Keratoplastik [10]. Bei gleichzeitiger Linsentrübung kombinierte Kataraktextraktion und Keratoplastik. Umschriebene Kauterisationen und damit bindegewebige Vernarbungen zwischen Bowman- und Basalmembran bei Schmerzen infolge Epithelblasen oder Epithelaufbrüchen sollten sehr zurückhaltend beurteilt werden, da zusätzliche Narben das ohnehin reduzierte Sehvermögen weiter beeinträchtigen. Auch das Aufkleben

einer harten Kontaktlinse nach Entfernung des Hornhautepithels sollte einer strengen Indikation unterliegen (Infektionsgefahr; keine kausale Therapie). Die Anwendung von entquellenden Augensalben oder Tropfen (vgl. 2.4.1, S. 118) ist eine Maßnahme ohne dauerhaften Erfolg. Wegen der häufigen Kombination von Fuchsscher Endotheldystrophie mit Glaukom sind regelmäßige Kontrollen des Augeninnendrucks erforderlich.

2.4.2.3 Hintere polymorphe Dystrophie

„Blasen-, ring- und dellenförmige Veränderungen" im Bereich der Descemet-Membran und der Hornhautrückfläche. Diese vorwiegend zentralen polymorphen Trübungen können gelegentlich eine Sehbeeinträchtigung verursachen.

Therapie
Bei deutlicher Visusminderung perforierende Keratoplastik.

2.5 Ektasien der Hornhaut

2.5.1 Keratokonus

Meist bilateral auftretende, zentrale kegelförmige Vorwölbung der Hornhaut mit Verdünnung und Trübung des Stromas. Hereditäres Leiden mit verschiedenen Erbgängen (rezessiv, dominant, unregelmäßig dominant). Die sog. „formes frustes" sind als Varianten der Expressivität aufzufassen [1]. Der *akute Keratokonus* wird durch eine Ruptur der Funktionseinheit Endothel/Descemet-Membran hervorgerufen und geht auf eine Quellung des Hornhautstromas durch einfließendes Kammerwasser zurück.

Therapie
Bei beginnendem Keratokonus Verordnung einer harten Kontaktlinse („Gegendruck auf die Hornhaut") erwägen, doch kann damit die weitere Krankheitsentwicklung keineswegs immer beeinflußt werden. Im allgemeinen ist die Korneallinse der Skleralhaftschale vorzuziehen. Aus optischer Sicht sind Astigmatismen von mehr als 1,5–2 dptr oft schwer auszugleichen, trotzdem sollten Anpassungsversuche nach den sonst üblichen Regeln mit sphärischen oder torischen Hornhautlinsen (Durchmesser nur selten über 8,5 mm) unternommen

werden. Bei fortgeschrittenem Keratokonus mit zentraler Trübung und erheblicher Visusbeeinträchtigung perforierende Keratoplastik. Die Erfahrung von Chandler und Kaufman [3], die in etwa 35% ihrer Patienten eine Transplantatreaktion gesehen haben, läßt sich wohl nicht verallgemeinern. Neuerdings wird die *Thermokaustik* (nicht Thermokeratoplastik!) bei Keratokonus (Kontraindikation: Stark verdünnter Konus, akuter Keratokonus) empfohlen [6]. Sie soll durch Schrumpfung des kornealen Gewebes eine Verfestigung erreichen und die weitere Vorwölbung verhindern. Dazu werden mit einem Thermokeratophor (Temp. 115 °C, Durchmesser 5 mm) das Hornhautzentrum und der untere Konusrand angegangen. Der Schrumpfungsprozeß zieht sich jedoch über Monate hin, ein Erfolg ist somit erst spät erkennbar. Als Komplikationen werden Schmerzen durch zerstörtes Epithel sowie Stromatrübungen genannt. Nach Angaben von Gasset und Kaufman [5] war nur noch bei 3 von 59 so behandelten Patienten eine perforierende Keratoplastik notwendig. Bei akutem Keratokonus temporärer Druckverband und hyperosmotische Salben (vgl. 2.4.1, S. 118) bis zur sichtbaren Entquellung der Hornhaut, evtl. auch Glukokortikoide lokal (vgl. 1.2.1.1, S. 109). Plastische Operation möglichst nicht in gequollenem Hornhautgewebe durchführen, auf keinen Fall, wenn die gesamte Hornhaut exzessiv gequollen ist, auch wenn sich der Konsolidierungsprozeß über Wochen hinziehen sollte. Frühkeratoplastik nur bei umschriebener zentraler Quellung, sonst Narbenstadium abwarten. Die Perforation eines akuten Keratokonus dürfte zu den ausgesprochenen Raritäten gehören.

2.5.2 Keratoglobus

Seltene bilaterale Ektasie der Hornhaut ohne Vergrößerung des Hornhautdurchmessers; die Vorwölbung umfaßt in aller Regel die gesamte Hornhautoberfläche bei meist klarem Gewebe. In seltenen Fällen Ruptur der Descemet-Membran mit Hydratation des Stromas und Verlust der Durchsichtigkeit (akuter Keratoglobus).

Therapie
Bei stark verdünnter Hornhaut oder nur umschriebener Anteile totale oder subtotale lamellierende Keratoplastik [7]. Im übrigen wie bei akutem Keratokonus (vgl. 2.5.1, S. 119).

2.6 Genodermatosen

Diese sind erbliche Systemerkrankungen der Haut; im allgemeinen gehen nur die rezessiv erblichen Formen [*Epidermolysis bullosa hereditaria; Keratosis palmo-plantaris; Keratosis follicularis spinulosa decalvans* (Siemens)] mit Hornhautveränderungen einher [4]. Variable Hornhautbeteiligungen zeigt die *Ichthyosis* (deskriptiver Begriff für eine Gruppe diffuser Verhornungsstörungen).

Therapie
Meist nur Palliativmaßnahmen (vgl. 1.3.1, S. 111) zur Linderung der jeweiligen Beschwerden möglich. Bei narbigen Veränderungen der Lider mit Scheuern der Wimpern auf der Hornhaut entsprechende Maßnahmen einleiten (plastische Korrekturen, Elektroepilation). Sollten Sehstörungen durch narbige Veränderungen der Hornhaut selbst vorliegen, lamelläre oder perforierende Keratoplastik.

Literatur

1. Amsler, M.: Kératocône classique et kératocône fruste: Arguments unitaires. Ophthalmologica (Basel) **111**, 96 (1946)
2. Bücklers, M.: Die erblichen Hornhautdystrophien. Bücherei des Augenarztes, Heft 3. Stuttgart: Enke, 1938
3. Chandler, J. W., Kaufman, H. E.: Graft reactions after keratoplasty for keratoconus. Amer. J. Ophthal. **77**, 543 (1974)
4. Franceschetti, A., Thier, C. J.: Über Hornhautdystrophien bei Genodermatosen unter besonderer Berücksichtigung der Palmoplantarkeratosen. Albrecht v. Graefes Arch. Ophthal. **162**, 610 (1961)
6. Gasset, A. R., Kaufman, H. E.: Thermokeratoplasty in the treatment of keratoconus. Amer. J. Ophthal. **79**, 226 (1975)
6. Gasset, A. R., Shae, E. L., Kaufman, H. E., Itoi, M., Sakimoto, T., Ishii, Y.: Thermokeratoplasty. Trans. Amer. Acad. Ophthal. Otolaryng. **77**, 441 (1973)
7. Hallermann, W.: Über atypischen Keratokonus und andere konstitutionell-progressive Hornhautektasien. Klin. Mbl. Augenheilk. **156**, 161 (1970)
8. Kaufman, H. E., Kapella, J. A., Robbins, J. E.: The human corneal endothelium. Amer. J. Ophthal. **61**, 835 (1966)
9. Pearce, W. G., Tripathi, R. C., Morgan, G.: Congential endothelial corneal dystrophy; clinical, pathological and genetic study. Brit. J. Ophthal. **53**, 577 (1969)
10. Sautter, H., Hinzpeter, E. N., Naumann, G.: Über Indikation, Technik und Ergebnisse der partiellen perforierenden Keratoplastik bei Fuchs'scher Hornhautdystrophie. Klin. Mbl. Augenheilk. **160**, 129 (1972)
11. Winkelman, J. E., Delleman, J. W.: Reis-Bücklers Hornhautdystrophie und die Rolle der Bowmanschen Membran. Klin. Mbl. Augenheilk. **155**, 380 (1969)

3. Nicht-erbliche Degenerationen der Hornhaut

3.1 Störungen des Fettstoffwechsels mit Lipidablagerungen

3.1.1 Lipidablagerungen ohne nachweisbare oder allgemeine Ursache

Sie sind extrem selten; es bestehen berechtigte Zweifel an ihrer Existenz [4].

3.1.2 Lipidablagerungen bei primär vorgeschädigter Hornhaut (Lipidkeratopathie)

Bekanntes klinisches Bild nach vorangegangenen entzündlichen Erkrankungen mit Vaskularisation. Ablagerungen gelblich-weißlicher kristalliner Granula meist scheibenförmig in und um vaskularisierte Bezirke.

Therapie
Bei schwerwiegender Visusbeeinträchtigung perforierende oder lamellierende Keratoplastik, allerdings erst dann, wenn der Hornhautprozeß zur Ruhe gekommen ist, und sich biomikroskopisch keine Entzündungszeichen mehr nachweisen lassen. Rezidive sind nicht ungewöhnlich, so daß plastische Maßnahmen erst zu einem späteren Zeitpunkt (meist 1 Jahr nach den letzten Entzündungszeichen) in Erwägung gezogen werden sollten. Sorgfältige Behandlung des jeweiligen Grundleidens ist vordringlich.

3.1.3 Lipidablagerungen bei Hyperlipoproteinämie (Lipidinfiltration)

Hier sind die primären, genetisch determinierten Erkrankungen [5] von den sekundären Hyperlipoproteinämien als Folgen allgemeiner Leiden (z. B. Myxödem, schwere Leberschädigung) abzutrennen. Der sehr seltene *Typ I der familiären primären Hyperlipoproteinämie* kann mit einer Lipaemia retinalis einhergehen. Gelbliche Infiltrate des Stroma corneae sind möglich, sie können bei mehr oberflächlicher Anordnung oder Epithelbeteiligung einen konjunktivalen Reizzustand unterhalten. Die *Hyperlipoproteinämien Typ II und III* zeigen schon frühzeitig einen Arcus corneae lipoides, der bei Auftreten vor dem 50. Lebensjahr bezüglich des erhöhten Infarktrisikos prognostisch bedeutsam sein kann. Gelegentlich auch Fettinfiltrate der Hornhaut. Die *Hyperlipoproteinämien Typ IV und V* pflegen im höheren Alter mit einem Arcus corneae senilis einherzugehen.

Therapie
Je nach Ausdehnung und Lage von kornealen Fettinfiltrationen mit entsprechender Funktionsbeeinträchtigung, lamelläre oder perforierende Keratoplastik. Auch diätetische Maßnahmen sollen wirkungsvoll sein, dürften jedoch kaum zur Rückbildung der Hornhautveränderungen führen. Ein Arcus corneae lipoides allein bedarf keiner ophthalmologischen Therapie. *Differentialdiagnostisch* kann eine *sekundäre Hyperlipoproteinämie* als Folge allgemeiner Leiden (z. B. Nephropathie, Hepatopathie, endokrine Störung) einen Arcus corneae lipoides aufweisen. Auch in derartigen Fällen bietet sich die Behandlung des Grundleidens an, von ophthalmologischer Seite sind keine weiteren Maßnahmen indiziert.

3.2 Störungen des Eiweißstoffwechsels mit Hyalin- und/oder Amyloidablagerungen

Degenerative Veränderungen der Hornhaut, die durch Ablagerungen homogener Massen im Stroma corneae gekennzeichnet sind. Keine einheitliche Ursache. Die Ablagerungen können weiteren degenerativen Prozessen unterliegen und zusätzlich zu Lipid- oder Kalkeinlagerungen führen.

3.2.1 Hyaline Degeneration

3.2.1.1 Hyaline Degeneration durch klimatische Einflüsse
Auch als Labrador-Keratopathie, hyaline Hornhautdegeneration, klimabedingte tropfen-

förmige Degeneration oder bandförmige noduläre Degeneration bekannt. Tritt unter besonders ungünstigen klimatischen Bedingungen (Orient, Afrika, Labrador, Neufundland), vorwiegend bei Männern auf.

Therapie
Bei stärkerer Funktionsbeeinträchtigung lamelläre Keratoplastik. Lokale Behandlungen mit indifferenten Augensalben oder Tropfen (vgl. 1.3.1, S. 111) können nur eine vorübergehende Linderung der Beschwerden bringen.

3.2.1.2 Noduläre Degeneration Salzmann
Gewöhnlich einseitige seltene Erkrankung ohne Heredität, vorwiegend bei älteren Patienten (Frauen) nach anamnestisch längst ausgeheilten Keratitiden.

Therapie
Lamelläre oder perforierende Keratoplastik.

3.2.1.3 Degeneratio sphaerularis elaioides
Gelbe, tropfenförmige hyaline Gebilde in den subepithelialen Stromaschichten [6, 8].

Therapie
Bei Visusstörungen plastische Operation.

3.2.1.4 Bandförmige Hornhautdegeneration
Gürtelförmig im Lidspaltenbereich gelegene Trübung, meist Folge anderer Augenkrankheiten, nach Traumen (Verätzungen) und metabolischen Störungen. Das klinische Bild unterscheidet sich grundsätzlich nicht von der seltenen, primären, erblichen bandförmigen Hornhautdystrophie, doch sollen bei der Sekundärerkrankung häufiger korneale Kalkeinlagerungen vorkommen. Rupturen im Epithelverband über diesen Kalkkrusten führen zu rezidivierenden und schlecht heilenden Wunden, sie verursachen außerdem die von den Patienten geklagten Schmerzzustände mit Lichtscheu und Lakrimation und leiten die bekannten Spätveränderungen ein. Die Beschwerden sind nur solange unbedeutend, wie ein durchgehender Epithelbelag die darunterliegenden Stromaveränderungen bedeckt.

Therapie
Bei Verdacht auf eine systemische Erkrankung mit sekundärer Beteiligung der Hornhaut sind blutchemische Untersuchungen des Kalziumstoffwechsels anzuraten. Unabhängig vom

Grundleiden lassen sich etwaige Kalkinkrustationen behandeln, und zwar *nach Abrasio des Epithels* lokale Instillation von Äthylendiamintetraessigsäure = EDTA, die zu einer Auflösung der Kalkablagerungen führt. Verwendung findet eine 0,01–0,05 molare Lösung (0,01 M ≙ 0,4%, Konzentration jeweils nach Stärke der Kalkinkrustationen wählbar), die tropfenweise innerhalb von 15 min aufgebracht wird [7,2]. Das jeweilige Grundleiden (Hornhautoder Allgemeinleiden) sollte gleichfalls therapiert werden. Als operative Maßnahme lamelläre oder perforierende Keratoplastik. Die mancherorts noch durchgeführte sektorenförmige Iridektomie dürfte wohl kaum mehr indiziert sein. Einfache Abrasio von Epithel und oberflächlichen Ablagerungen allein bringt keine Vorteile.

3.2.2 Lokale amyloide Degeneration

Die seltenen *sporadischen Fälle* einer primären lokalen amyloiden Degeneration der Hornhaut sind ebenso wie die *sekundären lokalen amyloiden Degenerationen* (in entzündlichen, chronisch entzündlichen oder narbig veränderten Hornhäuten) nur histologisch zu diagnostizieren.

Therapie
Behandlung der Grundkrankheit, falls erforderlich, lamelläre oder perforierende Keratoplastik.

3.3 Störungen des Kalkstoffwechsels

Hornhautdegenerationen mit Kalkablagerungen können Folge eines erhöhten Kalziumspiegels des Serums (metastatische Kalzifikation) sein oder nach degenerativen oder lang anhaltenden entzündlichen, lokalen Erkrankungen unabhängig vom Kalziumspiegel des Blutes auftreten. Sie sind damit als sekundäre Veränderungen zu betrachten.

Therapie. Vgl. 3.2.1.4, S. 121.

3.4 Periphere Degenerationen der Hornhaut

3.4.1 Marginale Randdegeneration (Terrien)

Chronische periphere Affektion der Hornhaut mit Trübung, Vaskularisation und Verdünnung meist der oberen peripheren Hornhaut, führt über eine Ektasie zur Perforation. In keiner Phase Epitheldefekte.

Therapie
Kausale Therapie nicht bekannt; als Methode der Wahl gilt die marginale lamelläre Keratoplastik, um einer Spontanperforation zuvorzukommen. Bei schneller Progression in den Stadien 2 (rinnenartige Vertiefung der oberen peripheren Hornhaut durch Stromaverdünnung) und 3 (ektatische Vorwölbung der verdünnten peripheren Hornhaut mit Perforationsgefahr) auch Resektion der ektatischen peripheren Hornhaut in voller Dicke und Naht der Schnittränder empfohlen [1].

3.4.2 Degeneratio marginalis pellucida

Seltene nicht-erbliche Erkrankung, im Gegensatz zur marginalen Randdegeneration Terrien Vorwölbung der unteren Randpartien der Hornhaut. Die Erkrankung ist wahrscheinlich mit der *„walzenförmigen Vorwölbung und Verdünnung der unteren Hornhauthälfte"* sowie mit dem *„Keratotorus"* identisch.

Therapie
Marginale lamelläre Keratoplastik, wenn ektatische Vorwölbung und/oder erheblicher irregulärer Astigmatismus zur Funktionseinschränkung führen.

3.4.3 Periphere Hornhautverdünnung bei rheumatoider Arthritis

Nach langer Krankheitsdauer (5–30 Jahre) kann sich eine periphere rinnenartige Verdünnung ($1/3$ der Hornhautdicke) der Hornhaut ausbilden, die gelegentlich zirkulär (Haftschalenhornhaut), in den meisten Fällen jedoch lediglich in der unteren Hälfte ausgebildet ist.

Therapie
Oft stationäres Bild ohne Beschwerden. Epithelaufbrüche mit Ulkusbildungen oder Spon-

tanperforationen sind möglich, wenn Kortikosteroide lokal bei verminderter oder aufgehobener Tränensekretion verabreicht werden. Daher immer Prüfung der Tränensekretion; Kortikosteroide bei fehlender Tränensekretion (Schirmer-Test) wegen Perforationsgefahr kontraindiziert; bei subnormaler Tränenproduktion vgl. 1.3.1 (S. 111), auch 1.4.2 (S. 113). Bei Perforationsgefahr lamelläre oder perforierende Keratoplastik, die bei bereits eingetretener Perforation unbedingt indiziert ist; evtl. auch Hornhautaufnähung [9] diskutieren (vgl. 1.1.4.12.3, S. 106). Bei hartnäckigen oder progressiven Epithel- und Stromadefekten sollten D-Penicillamin (vgl. 1.3.1, S. 111) oder andere Kollagenasehemmer (L-Cystein) angewandt werden. Sinnvoll ist auch die Anwendung hochhydrophiler Weichlinsen [10].

3.4.4 Dellen der Hornhaut

Periphere grubenartige Vertiefungen mit intaktem Epithel, gewöhnlich in unmittelbarer Nachbarschaft einer paralimbalen Bindehautschwellung; ätiologisch Unterbrechung der für die Haftung des Tränenfilms wichtigen Muzinschicht.

Therapie
Abschwellende Medikamente (u.a. Ophtopur-AT, Visadron-AT, Visuphrine-AT, Yxin-AT, Zincfrin-AT), bei ausgedehnten Dellenbildungen zusätzlich visköse Netzmittel („künstliche Tränen"), die Polymere, wie Methylzellulose oder Polyvinylalkohol, enthalten (vgl. 1.3.1, S. 111).

3.5 Störungen der Epithelhaftung

3.5.1 Keratopathia filamentosa (Keratitis filiformis)

Man findet einen bis mehrere, vom Hornhautepithel ausgehende und frei flottierende Filamente, die Schmerzen und Fremdkörpergefühl auslösen und bei verschiedenen Erkrankungen beobachtet wurden [11].

Therapie
Lokalanwendung von Eleparon-Tropfen (Eleparon ex amp. 2,0; Aqua. dest. sterilis. ad 20,0), kann erfolgreich sein, gegebenenfalls ist auch die Anwendung von viskösen Netzmittel

zu diskutieren (vgl. 1.3.1, S. 111). Gelegentlich können das Abtragen der Epithelfäden mit einem Watteträger und ein Binokulus bis zum Epithelschluß den Krankheitsverlauf günstig beeinflussen. Keine Abrasio der Hornhaut, da Störung der Haftung zwischen Basalmembran des Epithels und Bowman-Membran vorliegt. In jedem Falle Schirmer-Test durchführen, um eine verminderte Tränensekretion auszuschließen (vgl. 1.3.1, S. 111). Die Epithelfäden bei Keratoconjunctivitis sicca sind meist anders aufgebaut und enthalten abgeschilferte Epithelien in Schleimfäden; ein Abstreifen dieser Filamente ist ohne weitere Folgen möglich.

3.5.2 Rezidivierende Erosion des Hornhautepithels

Spontan oder nach Traumen (Anamnese!) entstehend; dazu Fremdkörpergefühl, vor allem morgens beim ersten Lidschlag, bis zu heftigen Schmerzen; vermehrtes Tränen, Blepharospasmus, konjunktivale Injektion. Überwiegend im mittleren Lebensalter einseitig oder in seltenen Fällen auch doppelseitig auftretend, gelegentlich auch als erbliches Leiden bereits im Kindesalter beobachtet.

Therapie
Binokulus bis zur Epithelisierung des Defektes; die Abheilung mit durchgehendem Epithelbelag beansprucht selten mehr als 1–3 Tage. Frei flottierende Epithelanteile (Abhebung des an den Defekt angrenzenden Epithels als konstantes Zeichen) sollten mit einem Watteträger entfernt werden. Keine scharfen Instrumente (Skalpell, Rund- oder Hockeymesser) benutzen, da Verletzungen der Bowman-Membran zu Narben und damit zu Sehstörungen führen können. Eine großzügige Abrasio bringt keine Vorteile, sie kann bei unvorsichtigem Vorgehen ebenfalls zu narbigen Veränderungen führen. Auch chemische Mittel sind nicht geeignet, die Epithelheilung zu fördern. Wichtig ist in jedem Fall, abgelöste Epithelanteile zu entfernen, da von den noch fest haftenden Rändern die Epithelisierung ausgeht. Erst nach etwa 3 Wochen haftet das Epithel einigermaßen sicher auf der Unterlage.

3.6 Verschiedene Hornhautveränderungen

3.6.1 Mikrozystische Degeneration

Charakteristisch sind feine im Hornhautepithel gelegene punktförmige Trübungen ohne nennenswerte Visusbeeinträchtigung und ohne Progressionstendenz [3]. Die Erkrankung ist bisher in Europa nicht beobachtet worden.

Therapie
Keine kausale Behandlung; symptomatische Therapie bei Beschwerden (Fremdkörpergefühl). Abrasio corneae nicht indiziert.

3.6.2 Hornhautzysten

Meist traumatischer Genese! Sie treten nach Verletzungen oder operativen Eingriffen an der Hornhaut auf, sind von Epithel ausgekleidet und führen bei zentralem Sitz zu Sehstörungen.

Therapie
Einfache Drainage der Zyste führt zur Wiederauffüllung und stellt daher keine kausale Behandlung dar. Die Methode der Wahl ist die Ausräumung mit Entfernung der Zystenwand. Kauterisationen sowie Einbringung von chemischen Agentien können bleibende Trübungen mit Narbenbildungen des angrenzenden Stromas verursachen.

Literatur

1. Alberth, B., Süveges, I.: Die Formen und die Behandlung der Terrienschen Erkrankung. Klin. Mbl. Augenheilk. **157**, 419 (1970)
2. Breinin, G. M., Voe, de A. G.: Chelation of calcium with edathamil calcium-disodium in band keratopathy and corneal calcium affections. Arch. Ophthal. **52**, 846 (1954)
3. Cogan, D. G., Donaldson, D. D., Kuwabara, T., Marshall, D.: Microcystic dystrophy of the corneal epithelium. Trans. Amer. ophthal. Soc. **62**, 213 (1964)
4. Fine, B. S., Townsend, W. M., Zimmerman, L. E., Lashkari, M. H.: Primary lipidal degeneration of the cornea. Amer. J. Ophthal. **78**, 12 (1974)
5. Fredrickson, D. S., Levy, R. J., Lees, R. S.: Fat transport in lipoproteins – an integrated approach to mechanism and disorders. New Engl. J. Med. **276**, 32 (1967)
6. Garner, A.: Keratinoid corneal degeneration. Brit. J. Ophthal. **54**, 769 (1970)
7. Grant, W. M.: New treatment for calcific corneal opacities. Arch. Ophthal. **48**, 681 (1952)
8. Hanna, C., Fraunfelder, F. T.: Spheroid degeneration of the cornea and conjunctiva. Amer. J. Ophthal. **74**, 829 (1972)
9. Reuscher, A.: Hornhautaufnähung als Therapie schwerer chronischer Hornhauterkrankungen. Klin. Mbl. Augenheilk. **165**, 650 (1974)
10. Sundmacher, R., Junker, Ch., Fanti, P.: Erste Erfahrungen mit hoch hydrophilen therapeutischen Weichlinsen. Klin. Mbl. Augenheilk. **169**, 422 (1976)
11. Thiel, H.-J., Blümcke, S., Niedorf, W. D.: Zur Pathogense der Keratopathia filamentosa. Albrecht v. Graefes Arch. Ophthal. **184**, 330 (1972)

4. Ablagerungen von Metallionen

4.1 Ablagerungen von Kupfer

Kupfersplitter in der Hornhaut führen zur direkten *Chalkosis* durch Abgabe von Metallionen an das umgebende Gewebe. Bei intraokularen Fremdkörpern mit hohem Kupfergehalt finden sich Kupferablagerungen peripher ringförmig an der Hornhautrückfläche. Bei Kupferarbeitern gelegentlich rötliche Imprägnation des Epithels und der Bowman-Membran als Ausdruck einer exogenen Kupfereinwirkung.

Therapie
Entfernung des intrakorneal oder intraokular gelegenen Fremdkörpers.

4.1.1 Hepatolentikuläre Degeneration
(Wilson)

Determinierte Störung des *Kupferstoffwechsels*, führt zu proteingebundenen Kupferablagerungen auch in der Hornhaut. Der *Kaiser-Fleischer-Ring* kann bereits vor den neurologischen Störungen nachweisbar sein. Auch bei einer *Hyperkuprämie* können Kupferanteile in den tiefen peripheren Hornhautschichten auftreten.

Therapie
Internistisch wird die systemische Behandlung mit D-Penicillamin (Metalcaptase) empfohlen, wodurch das freie Serumkupfer gebunden und in eine nierengängige Verbindung übergeführt

wird. Eine Rückbildung des Ringes nach dieser Therapie ist möglich, ohne daß die klinisch-neurologischen Symptome gleichermaßen zurückgehen.

4.2 Silberablagerungen (Argyrosis)

In der Hornhaut in Höhe der Descemet-Membran und der tiefen Stromaschichten vorwiegend nach unkontrollierter Lokalanwendung silberhaltiger Präparate (z. B. bei chronischer Konjunktivitis). Praktisch keine nennenswerte Visusminderung.

Therapie
Absetzen der lokal applizierten Medikamente, wenn diese als auslösende Faktoren in Frage kommen.

4.3 Goldablagerungen (Chrysiasis)

Sie sind in den letzten Jahren im Zusammenhang mit der Therapie der rheumatoiden Arthritis häufiger beobachtet worden. Die heute standardisierten und gereinigten Goldpräparate (z. B. Auro-Detoxin) führen allerdings nicht zu den früher beschriebenen allergischen Reaktionen und Ulzerationen der Hornhaut [2, 3]. Spaltlampenoptisch sind feine glitzernde Pünktchen in den vorderen Stromaanteilen und in Hornhautnarben, bei höherer Gesamtdosis des Medikamentes ($>1,5$ g Au) in allen Hornhautschichten nachweisbar. Die kornealen Goldablagerungen stellen keine Indikation zur Absetzung des Medikamentes dar; sie sind als Zeichen einer Sättigung des Bindegewebes aufzufassen [4]. Etwa ein halbes Jahr nach Absetzen des Medikamentes sind kaum noch Metallanteile nachweisbar, keine Visusbeeinträchtigung.

Therapie
Ophthalmologischerseits keine Therapie, Beratung des Internisten bzw. Rheumatologen.

4.4 Eisenablagerungen (Siderosis bulbi, Siderosis corneae)

Bei *Siderosis bulbi* infolge von intraokularen eisenhaltigen Fremdkörpern kann die Hornhaut im Spaltlampenbild eine granuläre rotbraune Färbung als Ausdruck einer Metallaufnahme durch Hornhautzellen zeigen. Erst spät kommt es zu einer Mitbeteiligung des Epithels und der Bowman-Membran.

Siderosis corneae. Es kommt zur charakteristischen Ausprägung des „Rostringes" vornehmlich im Epithel, der Bowman-Membran und des benachbarten Hornhautstromas mit umgebender zelliger Infiltration und Gewebsreaktion.

Therapie
Entfernung des intraokularen Fremdkörpers, ebenso Entfernung des Hornhautfremdkörpers und des angrenzenden Rostringes mit Fremdkörpernadel oder Fräse. Bei stark ausgeprägter Hornhautinfiltration Entfernung des Rostringes so schonend wie möglich vornehmen, da das Gewebe durch die zellige Infiltration sehr weich ist und größere Defekte mit entsprechender Narbenbildung entstehen können. Infektionsprophylaxe! (vgl. 1.1.2, S. 100; 1.1.2.9, S. 102) Die Lokalbehandlung mit Desferrioxamin (Desferal, 500 mg als Trockensubstanz) in Form von Salbenzubereitungen oder als intrakorneale Injektion zur Bindung der Fe-Ionen ist nicht überzeugend [1].

5. Pigmentierungen der Hornhaut

5.1 Haemosiderosis corneae

Eindringen von Blutfarbstoffen in das Hornhautstroma nach Blutungen in die Vorderkammer (Verletzung, Operation, Spontanblutung); ist gleichzeitig der Augeninnendruck erhöht, penetrieren Abbauprodukte des roten Blutfarbstoffes leichter in die Hornhaut; zur Imbibition des Stromas kommt es wahrscheinlich über eine Druckschädigung des Endothels.

Therapie
Nach 6–10 Tagen oder bei den ersten Zeichen einer Hämosiderosis corneae Vorderkammerpunktion vornehmen, insbesondere dann, wenn die Vorderkammer von unbeweglichen Blutkoagula austamponiert oder keine Spiegelbildung erkennbar ist; Vorderkammerpunktion auf jeden Fall bei erhöhtem intraokularen Druck. Die Augendruckkontrolle gehört zu jeder Behandlung der Vorderkammereinblu-

tung. Bei altersbedingten Veränderungen des Endothels (Cornea guttata, beginnende Endotheldystrophie) kann auch bei normalem Druckverhalten rasch das Bild der Hämosiderosis entstehen. Bei bereits eingetretener oder bei ausgeprägter Hämosiderosis (Endothel- und Stromanekrosen) sollte mit der perforierenden Keratoplastik nicht zu lange gewartet werden.

Literatur

1. McGuiness, R., Knight-Jones, D.: Iron-containing corneal rust rings treated with desferrioxamine. Brit. J. Ophthal. **52**, 777 (1968)
2. Mylius, K.: Über eine toxische Hornhautentzündung. Ber. 56. Zus. DOG München 1950, S. 265. München: Bergmann 1951
3. Rodenhäuser, J. H.: Hornhautveränderungen nach Goldtherapie. Ber. 117. Vers. Rhein.-Westf. Augenärzte, 54 (1968)
4. Thiel, H.-J., Langness, U.: Augensymptome bei parenteraler Goldtherapie der chronischen Polyarthritis. Med. Klinik **65**, 1366 (1970)

6. Hornhautveränderungen durch Medikamente

6.1 Medikamentenschäden nach lokaler Applikation

6.1.1 Adrenalinhaltige Augentropfen

Häufig angewandt als Mydriatika, Vasokonstriktiva, in der Glaukomtherapie, bei allergischen Reaktionen und bei Hyperämie der Konjunktiva. Oberflächliche Epithelläsionen nach Langzeitanwendung sind möglich, ebenso eine Pigmentierung der Binde- und Hornhaut (Symptom der schwarzen Hornhaut).

Therapie
Absetzen des Medikamentes, sobald Pigmentierungen auftreten, Überprüfung der Indikation bei Langzeittherapie mit adrenergen Medikamenten.

6.1.2 Antiglaukomatöse Medikamente

Nach langer Behandlungszeit mit Pilocarpin (mehr als 10 Jahre) sind diskrete Symptome

einer bandförmigen Hornhautdegeneration beobachtet worden.

Therapie
Absetzen des Medikamentes.

6.1.3 Kontaktlinsenflüssigkeiten

Besonders Präparate, die Benzalkonium (oberflächenaktives Desinfiziens = Invertseife) enthalten, führen zu unterschiedlichen Reizzuständen.

Therapie
Permanente Reizzustände bei Kontaktlinsenträgern sollten zur Überprüfung der Kontaktlinsenflüssigkeit Anlaß geben. Verschmutzte Lösungen auf jeden Fall ersetzen.

6.2 Medikamentenschäden nach systemischer Applikation

6.2.1 Chlorpromazin

Löst dosisabhängige (mehr als 1 g/Tag) Trübungen der tiefen Stromaschichten, gelegentlich auch des Epithels aus.

Therapie
Bei Auftreten von Hornhautveränderungen Medikament absetzen.

6.2.2 Indomethazin

Tägliche orale Dosen zwischen 75 und 200 mg können zu Hornhautveränderungen in Form einer fleckigen bis punktförmigen Trübung des Epithels, der Bowman- und der Descemet-Membran führen. Hornhautveränderungen sind reversibel.

Therapie
Absetzen des Medikamentes nicht notwendig.

6.2.3 Amiodaron

Dosisabhängige (ab 200 mg/Tag) Keratopathie, vergleichbar den Chloroquin-Veränderungen. Gelegentlich Lichtscheu, nur ausnahmsweise Beeinträchtigung der Sehfunktion.

Therapie
Absetzen des Medikamentes bei Beschwerden.

6.2.4 Chloroquin

Die Chloroquin-Keratopathie in Form wirbel-
förmiger Epithelveränderungen (Cornea verti-
cillata) ist im Gegensatz zur Retinopathie *reversibel*.
Gaben von 250 mg/Tag und mehr führen nach
etwa 2 Monaten zu Hornhautveränderungen;
gewöhnlich ist das Sehvermögen nicht beeinträchtigt.

Therapie
Es sollte im Einzelfall das Für und Wider einer
Behandlung mit Chloroquin diskutiert werden,
da dieses Medikament zu einer pharmakon-in-
duzierten Phospholipidosis führen und im Bereich der Retina irreversible Veränderungen
nach sich ziehen kann [1].

6.2.5 Practolol

Hat nach Dosen von 100–200 mg/Tag als
β-Rezeptoren-Blocker nach einer Langzeitbehandlung von mehr als 2 Jahren zu Keratokon-
junkividiten mit limbusnahen Randinfiltrationen, Bindehautschrumpfungen und Sistieren
der Tränensekretion geführt. Offenbar ist auch
in einem Fall eine Hornhautperforation aufgetreten.

Therapie
Absetzen des Medikamentes, Lokalbehandlung mit Tränenersatzflüssigkeit (z. B. Vidisept).

Literatur

1. Seiler, K.-U., Thiel, H.-J., Wassermann, O.: Die
   Chloroquinkeratopathie als Beispiel einer arznei-
   mittelinduzierten Phospholipidosis. Klin. Mbl.
   Augenheilk. 170, 64 (1977)

7. Hornhautbeteiligungen bei Allgemeinkrankheiten

7.1 Mukopolysaccharidosen

Seltene, autosomal rezessiv erbliche Stoffwechselstörungen mit Augenbeteiligung, durch
Mukopolysacchariddurie und Speicherung sau-
rer Mukopolysaccharide, u. a. in der Hornhaut,
gekennzeichnet. Hornhauttrübungen entwik-
keln sich bei den Syndromen nach Hurler und
Scheie bereits frühzeitig und können das Sehvermögen erheblich beeinträchtigen; später
auftretende Hornhauttrübungen (Morquio-
Syndrom, Maroteaux-Lamy-Syndrom) werden
nur ausnahmsweise eine wesentliche Visusbeeinträchtigung verursachen.

Therapie
Bei ausgeprägter Hornhauttrübung sollte unter
Berücksichtigung der Lebenserwartung eine
Keratoplastik in Erwägung gezogen werden;
lamelläre Plastiken sind nicht geeignet.

7.2 Mukolipidosen

Symptome der Mukopolysaccharidosen sowie
Sphingolipidosen. Es kann bei den erkrankten
Kindern bereits im frühen Kindesalter zu dif-
fusen Trübungen der Hornhaut kommen.

Therapie
Keine kausale Behandlung möglich; bei entsprechender Sehstörung und unter Berücksichtigung der Lebenserwartung Keratoplastik diskutieren.

7.3 Systemische Amyloidose mit Hornhautbeteiligung

Die Hornhaut zeigt Amyloideinlagerungen in
Form von Gitterlinien, die jeweils bis zum
Hornhautrand reichen, sowie fleckförmige De-
pots in den vorderen Stromaschichten.

Therapie
Bei Sehstörungen perforierende Keratoplastik.

7.4 Zystinose

Seltene angeborene Störung des Aminosäurenstoffwechsels; sie führt u. a. zu Ablagerungen von Zysteinkristallen in Hornhaut und Konjunktiva. Aus klinischer Sicht werden infantile, juvenile und adulte Form als Phänotypen unterschieden.

Therapie

Bei ausgeprägten Hornhautveränderungen (infantile Form) und nur bei entsprechender Lebenserwartung perforierende Keratoplastik. In allen Fällen frühzeitig diätetische Maßnahmen.

8. Tumoren

8.1 Primäre Hornhauttumoren

Extrem selten, aber in einzelnen Fällen beschrieben. Epitheliome: mehr grau-weiß oder durch Vaskularisation rötlich erscheinend, höckerige Oberfläche. Nävi, intraepitheliale und maligne Melanome: rosa-rötlich bis tiefschwarz verfärbte Masse.
Die primären Hornhauttumoren sind in typischen Fällen durch eine klare Zone vom Limbus getrennt. Sie können der Hornhaut fest aufsitzen, aber auch gestielt und verschieblich sein.

Therapie

Abtragung und lokale Exzision der vollständig oder vorwiegend auf die Hornhaut begrenzten „primären" Tumoren. Oft erstaunlich leicht; die Geschwulstmasse läßt sich dann fast mühelos von der Bowman-Membran abstreifen; eine nahezu klare Hornhaut resultiert. Gelegentlich ist oberflächliche Keratektomie, bei Ausbreitung in die Umgebung auch groals Nachbehandlung mit Radiologen nach Lage des Falles erwogen werden, wenn Exzision des Tumors im Gesunden (Übergang auf die Bindehaut) nicht sicher anzunehmen oder nachzuweisen ist. Bei primären Hornhauttumoren keinesfalls Enukleation. Epibulbäre maligne Melanome können lange Überlebenszeiten haben. Bei lokalen Rezidiven, insbesondere bei älteren Patienten, kann lokale Exzision wiederholt werden. Stets histologische Untersuchung des Exzisats.

8.2 Sekundäre Hornhauttumoren

Vgl. Kap. 11 (Bindehaut).

Literatur

1. Hallermann, W.: Über Korneapapillome und ihre Behandlung. Klin. Mbl. Augenheilk. **163**, 518–523 (1973)

Kapitel 13

Sklera

W. Böke

1. Episkleritis

Sektorenförmige, an den Limbus angrenzende Rötung von mehr blau-violetter Tönung. Zu unterscheiden sind die flüchtige (E. periodica fugax) und die mehr dunkelrote, druckempfindliche knötchenartige Form (E. nodularis). Beide neigen zu Rezidiven, die sich über Jahre hinziehen können.

Therapie
Grundkrankheit (nicht selten systemische Entzündung des Bindegewebes = „Kollagenkrankheiten", aber auch Gicht!) definieren und intern-rheumatologisch behandeln lassen. *Symptomatisch:* lokale Applikation von Glukokortikoiden (vgl. Kap. 12, 1.2.1.1, S. 109) ist die Therapie der Wahl, evtl. auch sonstige Antiphlogistika (Oxyphenyl-Butazon = Tanderil-AS, 3–4 mal tgl.). Die Episkleritis ist oft aber auch ohne Therapie innerhalb einer Woche rückläufig.

2. Skleritis

2.1 Nicht-mikrobielle Skleritis

Meist langfristige oder chronisch verlaufende Erkrankung. Diffuse, dunkelrote bis rot-violette Verfärbung des Bulbus, oft anhaltende Schmerzen.
Langzeitkomplikationen: Uveitis, Sekundärglaukom, Katarakt.
Im wesentlichen durch zelluläre Infiltrationen (Lymphozyten, Plasmazellen, Riesenzellen), fibrinoide Nekrose und granulomatöse, z. T. nekrotisierende Gewebeproliferation gekennzeichnet. Je nach Krankheitsbild und Verlauf werden verschiedene klinische Formen unterschieden, wobei infiltrative, nekrotisierende oder granulomatöse Veränderungen jeweils in den Vordergrund treten können.

2.1.1 Scleritis annularis

Mehr ringförmig um die Hornhaut lokalisierte Entzündung. Nach Abheilung charakteristische blau-graue Narbenzone. Langwierig, schmerzhaft.

2.1.2 Scleroperikeratitis progressiva (von Szily)

Sektoren- oder ringförmige Skleritis mit Übergang auf die Hornhaut, die aber nicht „sklerosiert" wird (vgl. Kap. 12, 1.5.3, S. 114).

2.1.3 Nekrotisierend-perforierende Skleritis

Dem Bild der *Scleromalacia perforans* bei älteren Patienten, meist Frauen mit rheumatoider Arthritis, relativ reizfreiem und schmerzlosem Auge, aber ausgeprägter Nekrose der Sklera und mit z. T. relativ großflächiger Freilegung der Uvea wird das der *Scleritis nodulosa necroticans* mit akuter schmerzhafter Entzündung und multiplen intraskleralen Nekroseherden gegenübergestellt; auch diese können zum Uveavorfall führen. Ferner sind chronisch-nekrotisierende und perforierende Skleritiden im Limbusbereich bei Riesenzellgranulomatose (Wegener-Gr.) und Periarteriitis nodosa beobachtet worden.

2.1.4 Entzündliche Skleragranulome

Hier überwiegt die granulomatöse Gewebeproliferation. Bei der *sulzigen Skleritis* findet man eine eigenartige, gelatinöse Verquellung der Sklera, oft mit erheblicher Chemosis conjunctivae. Das *massive Graunulom der Sklera* kann durch übermäßige Zellproliferation als intraokularer oder intraorbitaler Tumor imponieren.

Therapie

Für alle Formen gilt: Sofern die Grundkrankheit definiert werden kann (z. B. rheumatoide Arthritis, Erythematodes, Periarteriitis nodosa, Felty-Syndrom, Riesenzellgranulomatose = Wegener-Gr., Gicht), diese systemisch behandeln und durch adäquate lokale Maßnahmen unterstützen. Bei ätiologisch und nosologisch unklarer Skleritis symptomatische Therapie.

Antiphlogistika. Die *lokale Anwendung* von Glukokortikoiden (vgl. Kap. 12, 1.2.1.1, S. 109) steht ganz im Vordergrund. Vorübergehend, etwa um die Behandlung wirksam einzuleiten oder eine akute Phase zu überwinden, auch subkonjunktivale Injektionen (Fortecortin-Monoampullen 2–4 mg, vgl. Kap. 12, 1.2.1.4, S. 110) in Betracht ziehen. Weniger wirksam, bei Kontraindikationen gegen Steroide aber durchaus eine Alternative, ist die lokale Applikation von Oxyphenylbutazon (Tanderil-AS, 4–5 mal tgl.). Bei gleichzeitiger Keratitis sicca sind Glukokortikoide nicht indiziert (vgl. Kap. 12, 1.3.2.4, S. 112).

Die lokale Therapie kann durch *systemische Gaben* ergänzt werden. Wiederum wird zunächst an **Glukokortikoide** zu denken sein, die kurzfristig und stoßartig (vgl. Kap. 12, 1.2.1.4, S. 110) oder langfristig gegeben werden können. Bei langfristiger Anwendung auch geringer Dosen (von mehr als 10 mg Fluocortolon oder entsprechender Äquivalenzdosen) alle *Voraussetzungen* (Kontraindikationen, Wahl des optimalen Glukokortikoids, erforderliche Mindestdosis austesten) und mögliche *Folgen* sowie *Zwischenfälle* („Neben"-Wirkungen, insbesondere Magenblutung, Nebennierininsuffizienz mit akutem Schock oder chronischer Nebennierenrindenatrophie, vermehrte Infektanfälligkeit, Steroiddiabetes) beachten.

Überwachungsmaßnahmen in regelmäßigen Abständen während der Dauertherapie: Gewicht, Blutdruck, Elektrolyte, Blutzucker, Röntgen, Augendruck, Linse!

Die systemische Kortikoidtherapie kann ergänzt oder bei Kontraindikationen ersetzt werden durch systemische Gabe von **antirheumatischen Antiphlogistika.** *Pyrazolone* (Phenylbutazon-Butazolidin, Elmedal, Oxyphenylbutazon-Tanderil, durchschnittliche Dosierung 200–600 mg/Tag), *Indometazin* (Amuno, langsam ansteigend von 50 mg bis max. 200 mg/Tag), bei Unverträglichkeit der vorigen auch *Ibuprofen* (Brufen 3 × 200 mg/Tag, relativ gut magenverträglich), *Azapropazon*

(Prolixan 300; 3 × 2 Kapseln/Tag), *Nifluminsäure* (Actol 3 × 250 mg/Tag). Alle diese Medikamente können ebenso wie die Kortikosteroide Magen-Darm-Geschwüre hervorrufen oder aktivieren!

Auch **Immunsuppressiva** (vgl. Kap. 12, 1.2.1.4, S. 110) können prinzipiell eingesetzt werden, mögliche Nebenwirkungen (Knochenmarksschäden, Magen-Darm-Störungen, vermehrte Infektionsanfälligkeit, fragliche Förderung des Tumorwachstums, Leber- und Nierenschädigungen, Schwangerschaft!) beachten.

Unter dem Aspekt der Skleritis als einer Kollagenkrankheit könnte auch der Einsatz von **D-Penicillamin** (Metalkaptase, Trolovol) in Betracht gezogen werden, dessen antiphlogistischer Effekt im wesentlichen auf einer Suppression der Kollagenneubildung (Blockierung der Quervernetzungen) beruht. Da dieses Medikament vornehmlich bei Erkrankungen mit vermehrter Kollagenbildung und -schrumpfung (rheumatoide Arthritis, Sklerodermie, aggressive Hepatitis) eingesetzt wird, bleibt die Indikation bei den chronisch endogenen Augenentzündungen vorerst noch fraglich. Zuverlässige Erfahrungen liegen nicht vor.

Auch das **Chloroquin** (Quensyl, Resochin, im allgemeinen 250 mg/Tag) kann erwogen werden. Wirkung erst nach Wochen oder Monaten. Möglichkeit der Keratopathie und Retinopathie beachten.

Mydriatika. Sie sind wegen der nahezu immer beteiligten Uvea meist indiziert. Sorgfältige Spaltlampenkontrollen und Pupillenerweiterung nach Lage des Falles.

Lokale Hyperämie durch Thermophor, Mikrowellen, Priscol- oder Dionin-Salbe (vgl. Kap. 12, 1.3.1, S. 111) mag den Heilungsprozeß fördern, kann aber auch als schmerzhaft und unangenehm empfunden werden.

Sonstige Maßnahmen können diätetischer (eiweißreiche, salz- und kohlenhydratarme Kost) oder roborierender Art (Multivitamine: Multibionta, Omnival, Supradyn, evtl. auch Klimawechsel) sein. Anhaltende Schmerzen (Ziliarneuralgien) nach Lage des Falles analgetisch behandeln. Sekundärglaukom ausschließen.

Operative Therapie

Bei Staphylombildung und Skleraperforation indiziert. Plastische Deckung der Skleradefekte durch Hornhaut, Fascia lata oder lyophilisierte Dura [2]. Weniger geeignet, aber prinzipiell möglich ist die Verwendung von konservierter Sklera. Meist gleichzeitige Bindehautplastik, manchmal auch gleichzeitige lamelläre Keratoplastik erforderlich. Kombination mit D-Penicillamin wurde empfohlen.

2.2 Mikrobielle Skleritis

2.2.1 Scleritis (Episcleritis) metastatica furunculiformis

Eitrige, hämatogene Skleritis, kleine Abszesse in Sklera und Episklera bei mehr oder minder deutlich septischem Krankheitsprozeß.

Therapie

Vgl. Kap. 12, 1.1.2 (S. 100), insbesondere 1.1.2.1 (S. 100).

2.2.2 Exogener Skleraabszeß

Exogene Infektion nach lamellärer oder perforierender Skleraverletzung, nach operativen Eingriffen (Netzhautchirurgie, Schieloperationen) meist akuter Beginn, heftiger Reizzustand. Umschriebene oder diffuse Chemosis der Konjunktiva. Darunter meist gelblichweißliche Abszeßbildung sichtbar. Komplizierende Uveitis!

Therapie

Vgl. Kap. 12, 1.1.2 (S. 100), insbesondere 1.1.2.1 (S. 100).

2.2.3 Skleramykose

Infektion mit Aspergillus, Mucor, Phycomycetes und Sporotrichon wurden nach Operationen (Katarakt, Amotio) beobachtet [1, 3]. Sie sind durch eher schleichenden Beginn und langsame Zunahme einer nekrotisierenden Iritis gekennzeichnet.

Therapie

Vgl. Kap. 12, 1.1.2.8 (S. 101) und 1.1.4.17 (S. 108).

2.2.4 Tuberkulogene Skleritis

Sie ist sicher selten. Spezifische Ätiologie wird kaum je überzeugend nachzuweisen sein, am ehesten bei Patienten mit sonst aktiver Tuberkulose. Noduläre Infiltrate, Verkäsung und Ulzeration gelten als typisch [1]. Skleraperforation ist möglich.

Therapie

Systemische, evtl. auch lokale tuberkulostatische Behandlung (vgl. Kap. 12, 1.1.2.5, S. 101), lokal bei Ulkusbildung und nachgewiesenen Mykobakterien evtl. Rifamycin-Augentropfen.

2.2.5 Lepra-Skleritis

Praktisch nur im Zusammenhang mit Lepra-Keratitis.

Therapie

Vgl. Kap. 12, 1.1.2.5, S. 101) und 1.1.4.8 (S. 104).

2.2.6 Lues-Skleritis

Am ehesten in Form spezifischer Gummata bei nachgewiesener Lues zu erwarten: Knötchenförmige Rötung, unterschiedliche Größe, evtl. Einschmelzung und Ulkus, nekrotisierende Perforation möglich.

Therapie. Vgl. Kap. 12, 1.1.4.11 (S. 104).

2.2.7 Zoster-Skleritis

Episklerale und sklerale Granulomknoten als Spätfolge nach Zoster ophthalmicus. Häufig zusammen mit Zoster-Uveitis.

Therapie. Vgl. Kap. 12, 1.1.4.15 (S. 107).

3. Formveränderungen und Degenerationen der Sklera

Sklerektasie (Sklera verdünnt, ohne Uveavorfall) und Sklerastaphylome (Sklera verdünnt mit Vorfall der Uvea über das Skleraniveau) sowie die „senile äquatoriale Skleromalazie" stellen typische Atrophien der Sklera dar, die als angeborene, postinflammatorische, posttraumatische oder senile Veränderungen auftreten können.

Therapie
Sofern notwendig, chirurgische Deckung [2].

4. Scleromalacia perforans bei Porphyrie

Angeborene oder erworbene Störung des Porphyrinstoffwechsels. Sklera kann vornehmlich bei den hereditären erythropoetischen Formen (kongenitale Form, Protoporphyrie, Koproporphyrie) in Mitleidenschaft gezogen werden. Skleraveränderungen sind durch fast symptomlos entstehende, dunkel-pigmentierte Verdünnungen, die den senilen hyalinen Plaques ähnlich sind, oder durch akute Attacken mit Nekrose und Perforation gekennzeichnet. Sehr selten!

Therapie
Lichtschutz (Schutzglas, Chibro-Uvelin), Leberschutztherapie (Dextrose, Vitaminzufuhr), Alkoholkarenz, evtl. Splenektomie. Internisten und Dermatologen hinzuziehen.

Literatur

1. Duke-Elder, St.: System of Ophthalmology, Bd. **VIII**/2, S. 1024. London: Kimpton 1965
2. Heydenreich, A.: Zur operativen Behandlung der Sklera-Staphylome. Klin. Mbl. Augenheilk. **159**, 456–457 (1971)
3. Lincoff, H., McLean, J. H., Nano, H.: Scleral abscess. I. A complication of retinal detachment buckling procedure. Arch. Ophthal. **74**, 641–648 (1965)

Kapitel 14

Uvea: Vorderkammer, Iris, Corpus ciliare, Chorioidea und Papille

R. Witmer

Die Uvea und die an sie angrenzenden Gewebeabschnitte der Augen können verschiedenen pathologischen Veränderungen unterworfen sein. Weitaus am häufigsten werden wir es mit Entzündungen zu tun haben, seltener sind Neoplasmen anzutreffen, und schließlich sind degenerative Veränderungen sowie Miß- und Fehlbildungen evtl. einer Therapie zugänglich. Wir werden also die Therapie der Erkrankungen der Uvea in dieser Reihenfolge besprechen.

Ferner liegt es in der Natur der Augenheilkunde, daß wir unterscheiden müssen zwischen der medikamentösen und der chirurgischen Behandlung, wobei im Bereich der Uvea das Schwergewicht auf der konservativen Therapie liegt, während chirurgische Maßnahmen eher die Ausnahme sind.

Da aber die Uvea auch Verletzungen erleiden kann, werden wir jeweils auch diese Möglichkeiten, d. h. ihre nötigenfalls chrirugische Versorgung behandeln müssen.

1. Vorderkammer

Gewissermaßen gehört auch die vordere Augenkammer zur Uvea, wird sie doch in ihrem hinteren Teil durch die Iris begrenzt und vom Kammerwasser, das im Ziliarkörper gebildet wird, ständig durchspült. Erkrankungen der vorderen Uvea werden daher immer auch in der Vorderkammer Veränderungen nach sich ziehen. Da sie aber sekundärer Natur sind, hat es wohl keinen großen Sinn, sie gesondert zu behandeln.

Andererseits ist die Vorderkammer vorne begrenzt durch die Hornhautrückfläche. Infolgedessen können auch Erkrankungen der Hornhaut zu Mitbeteiligung der Vorderkammer führen. Wieder handelt es sich um sekundäre Erscheinungen, deren Ursache in Kap. 12 (Hornhaut) besprochen werden.

Auch Verletzungen der Vorderkammer sind kaum denkbar ohne gleichzeitige Mitbeteiligung der Hornhaut oder auch der Iris, weshalb sie in diesen Kapiteln behandelt werden.

2. Iris

2.1 Entzündungen

Eine isolierte *Iritis* ist eigentlich ein seltenes Ereignis. Fast unvermeidlich ist mindestens der Ziliarkörper mitbetroffen, häufig aber auch die hintere Uvea, also Pars plana und Chorioidea, evtl. sogar die Papille. Trotzdem gibt es zwei Syndrome, die wir hier besprechen wollen, da sie fast ausschließlich die Iris betreffen.

2.1.1 Uveitis anterior der Kinder

Sie wird fälschlicherweise immer noch als Still-Chauffard-Iritis bezeichnet, während die Bezeichnung uveo-artikuläres Syndrom viel zutreffender ist (Franceschetti). Es ist ein chronisches Leiden, das typischerweise schon im Kleinkindesalter beginnen kann und wesentlich mehr Mädchen als Knaben befällt.

Am Auge finden sich früh subepitheliale limbale Verkalkungen der Hornhaut im Lidspaltenbereich, meist eine mäßig starke Exsudation in die Vorderkammer mit kleinen Präzipitaten der Hornhautrückfläche, immer aber ausgesprochene Bildung von hinteren Synechien und früh eine Cataracta complicata. Meist sind beide Augen, wenn auch nicht gleich stark, befallen. Die Kinder leiden häufig an einer Monarthritis, oft in einem Knie, doch ist dies gar nicht obligat.

Ätiologisch muß man annehmen, daß diese Entzündung in den rheumatischen Formenkreis gehört, wenn auch sämtliche Rheumateste negativ ausfallen.

Therapie

Sie ist dementsprechend vorwiegend antiphlogistisch. *Lokal* wird man Steroide in Tropfenform, evtl. als subkonjunktivale Injektionen verabreichen, wobei man sehr darauf bedacht sein sollte, mit einem Minimum auszukommen. Denn erstens wird die schon vorhandene Neigung zur Cataracta complicata durch die Steroide verstärkt und zweitens kann ein sehr therapieresistentes Cortisonglaukom entstehen. Selbstverständlich wird man auch heute noch Atropin geben, wobei es allerdings häufig nicht mehr gelingt, evtl. schon vorhandene hintere Synechien zu sprengen. Da die Erkrankung ausgesprochen chronisch, über Jahre, sogar über Jahrzehnte verläuft, muß man sich auf eine entsprechende Langzeittherapie einstellen. Dies bedeutet, daß man den unter Atropin stehenden Kindern u. U. eine Lesebrille verschreiben muß.

Die lokale Therapie ist in der Regel nicht in der Lage, die Entzündung unter Kontrolle zu bringen. Die heute noch übliche *Allgemeintherapie* mit Steroiden ist aber aus den eben erwähnten Gründen nicht unbedenklich. Man wird sie einige Monate bis höchstens ein Jahr lang durchführen können, wobei aber regelmäßig die bekannten Nebenerscheinungen, wie Hirsutismus, Cushing-Syndrom, evtl. auch Wachstumsstillstand, auftreten. Wir sind daher mit allgemein verabreichten Steroiden bei diesen Kindern sehr zurückhaltend, denn auch intermittierende Gaben, jeden zweiten Tag oder mit Wochenendpausen, können die Nebenerscheinungen kaum verhindern. Unter der Annahme eines autoimmunen Geschehens beim primär-chronischen Rheumatismus sind wir daher dazu übergegangen, die Kinder mit uveo-artikulärem Syndrom immunsuppressiv zu behandeln.

Dabei hat sich das Cyclophosphamid (Endoxan) besser bewährt als das Azathioprin (Imuran, Immurel). Wir geben es in einer Dosierung von 2 mg/kg Körpergewicht, also meist 50–75 mg tgl. unter wöchentlicher Kontrolle der Leukozytenzahl. Diese darf nicht unter 3000/mm^3 Blut absinken. Ist dies bei der gegebenen Dosierung der Fall, so muß die Dosis um die Hälfte reduziert werden. Diese Therapie muß während mindestens 6 Monaten, besser ein ganzes Jahr, fortgeführt werden. In den meisten Fällen kommt es zu einer deutlichen Beruhigung der Entzündungserscheinungen. Vor Ablauf eines Jahres ist kaum mit einer wesentlichen immunologischen Umstimmung

zu rechnen. Andererseits sollte eine solch einschneidende Behandlung auch nicht länger als unbedingt nötig praktiziert werden. Wir brechen sie daher immer nach Ablauf eines Jahres ab. Wir lassen uns auch in all diesen Fällen durch einen immunologisch interessierten Kinderarzt beraten und führen die Kontrollen gemeinsam durch. So konnten wir bis jetzt wesentliche Komplikationen vermeiden. Der zu Beginn einer Endoxantherapie zu beobachtende Haarausfall ist kein Grund zu Besorgnis, da er nach Absetzen der Therapie voll reversibel ist und jedenfalls nie zu einer eigentlichen Alopezie führt.

Eine *chirurgische Therapie* drängt sich bei totaler Trübung der Linse auf, was relativ häufig der Fall ist, weniger bei Sekundärglaukomen. Die Operation einer reifen Cataracta complicata sollte unseres Erachtens nicht aufgeschoben werden, da die Gefahr besteht, daß sich noch eine phakoantigene Uveitis auf die rheumatische aufpfropft. Unter allgemeiner Immunsuppression und lokaler Steroidtherapie sollte man die Katarakt durch Aspiration (unter dem Mikroskop) so total wie nur möglich entfernen. Es gelingt dann meistens, volle Sehschärfe wieder herzustellen, wobei nach unseren Erfahrungen auch weiche Kontaktschalen ohne weiteres getragen werden können. Zögert man mit der Kataraktoperation bei kleinen Kindern zu lange, so ist eine Amblyopie unvermeidlich. Deren nachträgliche Behandlung bietet größte Schwierigkeiten.

Ein Sekundärglaukom ist selten Grund für chirurgische Maßnahmen. Eventuell kommt bei Iris bombata eine Sektoriridektomie in Frage. Bei sehr hartnäckigen Cortisonglaukomen hat sich bei uns in einzelnen Fällen eine Trabekulotomie bewährt.

2.1.2 Akute Iritis bei Morbus Bechterew

Sie betrifft im Unterschied zur kindlichen Uveitis anterior viel mehr Männer als Frauen zwischen dem 20. und 40. Lebensjahr. Typisch ist eine sehr massive fibrinöse Exsudation in die Vorderkammer bei gleichzeitig heftiger ziliarer Injektion und oft auch starken Schmerzen. Sie kann ein- und beidseitig auftreten, neigt zu Rezidiven und kann auch als erstes Symptom vor dem Manifestwerden von Gelenkveränderungen an Lendenwirbelsäule und Iliosakralgelenken erscheinen (Uveo-artikuläres Syndrom Franceschetti [2]).

Ätiologisch gehört wohl auch diese Iritis zu den rheumatischen Erkrankungen, was uns aber im Grunde genommen nicht sehr viel weiterhilft.

Therapie

Diese ist meist nur eine *lokale*, wenn man von den physikalischen Maßnahmen der Rheumatologen absieht, die wohl kaum einen großen Einfluß auf das Geschehen am Auge haben können. Bei den sehr heftigen exsudativ-entzündlichen Veränderungen wird man im Beginn am besten täglich subkonjunktivale Injektionen eines wasserlöslichen Steroidpräparates machen, unterstützt natürlich durch häufige Gaben von Atropin oder Scopolamin. Es gelingt meist, die flächenhaften Synechien zu sprengen, und der Fibrinpilz in der Vorderkammer verschwindet in wenigen Tagen. Man kann dann übergehen zu lokaler Tropfenapplikation, die man allerdings meist während einiger Wochen weiterführen muß, da es in der Regel 3–4 Wochen dauert, bis die Entzündung abgeklungen ist.

Eine *Allgemeintherapie* ist nach Ansicht der Rheumatologen nicht nötig; man wird also weder Steroide noch Zytostatika geben. Chirurgisch ist man evtl. gezwungen einzugreifen beim Auftreten eines Sekundärglaukoms bei Iris bombata. Wir ziehen in solchen Fällen eine Sektoriridektomie der früher geübten Transfixion vor. Nach mehrfachen Rezidiven kann auch eine Cataracta complicata auftreten, die in einem ruhigen Intervall wenn irgend möglich intrakapsulär extrahiert werden sollte.

2.1.3 Herpetische Iritis

Sie tritt fast ausnahmslos nach oder gleichzeitig mit einer tiefen Keratitis durch Herpes simplex-Virusinfekt auf. Sie muß daher immer im Zusammenhang mit der Keratitis behandelt werden, was vor allem beim Einsatz von Steroiden wichtig ist. Es gibt aber Fälle, wo nach Abklingen einer Keratitis in späteren Schüben nur noch eine Iritis auftritt; das kann u.U. auch nach einer erfolgreichen Keratoplastik der Fall sein. Die herpetische Iritis ist gekennzeichnet durch eine ziemlich starke zelluläre Exsudation in die Vorderkammer, eine oft umschriebene fleckförmige Hyperämie der Iris und, nach einigen Schüben, einer auffallenden Atrophie der Iris, die evtl. sogar eine Heterochromie vortäuschen kann. Sehr oft stellt sich auch ein Sekundärglaukom ein.

Therapie

Die *lokale Therapie* hängt weitgehend vom Zustand der Hornhaut ab. Bei Vorliegen eines floriden herpetischen Ulkus (Keratitis dendritica oder „geographisches" Ulkus) wird man keine Steroide geben dürfen, sondern man wird sich auf Atropin und evtl. Diamox in Kombination mit einer antiviralen Therapie (vgl. Kap. 12, 1.1.4.12, S. 105) beschränken. Sobald das Hornhautulkus abgeheilt ist oder wenn die Hornhaut überhaupt nicht beteiligt ist, kann man Steroide in Tropfen- oder Salbenform geben. Auch subkonjunktivale Injektionen sind zu empfehlen. Solange ein Auge stark gereizt erscheint, soll man massive Steroide, auch beim Vorliegen eines Sekundärglaukoms, geben. Nur bei „weißen Augen" besteht die Gefahr der Aufpfropfung eines Cortisonglaukoms auf ein chronisches Sekundärglaukom. In solchen Fällen wird man versuchen, mit einem Minimum an Steroiden, evtl. in Kombination mit einem Adrenalinpräparat zur Drucksenkung auszukommen.

Eine *Allgemeintherapie* ist bei der herpetischen Iritis nicht indiziert. Die von verschiedenen Seiten empfohlenen Impfungen (Diamant, Lupidon) haben sich bei uns überhaupt nicht bewährt. Eine chirurgische Intervention ist zuweilen bei sehr hartnäckigen Sekundärglaukomen nötig, wobei wir der Trabekulektomie den Vorzug geben.

2.1.4 Iritis beim Herpes zoster opthalmicus

Sie ist ein fast obligates Begleitsymptom dieser Erkrankung. Im Unterschied zur Herpes simplex-Infektion kommt es selten zu Ulzerationen der Hornhaut, wenn auch dendritische Figuren vorübergehend beobachtet werden können. Man findet auch Sekundärglaukome und vor allem partielle Lähmungen der Papille.

Therapie

Die lokale Therapie kann sich auf Steroide in Tropfenform beschränken. Atropin ist selten nötig, da keine große Neigung zu Synechienbildung besteht.

2.1.5 Heterochromie-Zyklitis

Sie ist eine fragliche entzündliche, möglicherweise mehr degenerative Erkrankung der Iris, einhergehend mit langsamer Depigmentierung und Atrophie des Stromas. Sie betrifft meist nur ein Auge, hintere Synechien treten nie auf, hingegen früh eine Cataracta complicata. Die meist grau-weißen feinen Präzipitate verteilen sich regelmäßig über die ganze Hornhautrückfläche. Sekundärglaukome finden sich bei ca. 10% der Fälle.

Therapie
Da die Ätiologie dieser Erkrankung noch unbekannt ist, wird man sich darauf beschränken, bei massiveren Schüben den Reizzustand mit Hilfe lokal applizierter Steroide in Tropfenform zu mildern. Allerdings kann man in den meisten Fällen auf eine Behandlung überhaupt verzichten. Sicher braucht man keine Mydriatika zu geben, und auch eine Allgemeintherapie mit Steroiden oder Antibiotika ist sinnlos.
Führt die Cataracta complicata zu einer starken Funktionsstörung, kann man sie operativ entfernen und den Patienten mit einem Kontaktglas ausrüsten. Das Sekundärglaukom ist meist sehr therapieresistent und muß operativ mit einem fistulisierenden Eingriff angegangen werden.

2.2 Neoplasmen

Tumoren der Iris sind nicht so selten, und da sie meist pigmentiert sind, ist man über ihre Gut- oder Bösartigkeit solange im Zweifel, als man sie nicht exzidiert.

2.2.1 Iriszysten

Sie können vom Stroma, meist aber eher vom Pigmentepithel ausgehen, wölben die Iris vor und wachsen sehr langsam. Sie können auch spontan verschwinden.

Therapie
Medikamentös lassen sie sich nicht beeinflussen; eine *operative* Therapie wird nur selten notwendig. Als Folge langdauernder Behandlung mit Cholinesterasehemmern, wie Phospholin oder Mintacol, können Zysten des Pigmentepithels am Pupillarrand auftreten. Nach Absetzen der Miotika verschwinden sie meist sehr langsam.

2.2.2 Irisleiomyome

Sie gehen häufig vom Sphincter pupillae aus und führen zu einer Entrundung der Pupille.

Da dies auch ein Zeichen von malignen Tumoren sein kann, werden sie oft exzidiert.

Therapie
Meist wird man eine Sektoriridektomie zur Exzision wählen.

2.2.3 Irisnävi

Sie sind sehr häufig, wobei es fließende Übergänge von den kleinen rundlichen Irisflecken („freckels") über eine Iris bicolorata bis zum eigentlichen Nävustumor gibt. Solche Nävi treten schon bei Jugendlichen auf. Sie weisen ein langsames Wachstum auf und können klinisch einen recht „malignen Aspekt" haben.

Therapie
Die Entfernung durch Sektoriridektomie ist (daher) zu empfehlen, vor allem auch zur Sicherung der Diagnose.
Das *Nävoxanthogranulom* der Iris ist eine sehr seltene Erkrankung im Kleinkindesalter. Es handelt sich um eine granulomatöse Infiltration des Irisstromas mit Speicherung von Lipoiden; daher die gelbliche Farbe. Das Granulom führt meist zu einem Sekundärglaukom, und eine Verwechslung mit einem kongenitalen Glaukom ist möglich.

Therapie
Die Therapie der Wahl ist eine intensive lokale Steroidapplikation, die meist zu einem raschen Rückgang der Infiltration und zur Drucknormalisierung führt. Hingegen haben natürlich Miotika oder sogar Glaukomoperationen keinen Sinn.

2.2.4 Irismelanome

Sie sind wesentlich seltener als die Melanome des Ziliarkörpers und der Chorioidea. Sie werden meist früh erkannt, wachsen schneller als ein Leiomyom oder Nävus, haben oft eine papillomatöse Struktur und können sich im Kammerwinkel ausbreiten. Häufig ist die Pupille verzogen.

Therapie
Eine Sektoriridektomie ist sicher indiziert, vor allem solange der Tumor noch klein ist. Bei Invasion des Kammerwinkels ist evtl. eine partielle Resektion der Sklera und des benachbarten Ziliarkörpers (Iridozyklektomie) aus Si-

cherheitsgründen angezeigt. Hingegen ist eine Enukleation nur in den seltensten Fällen, wenn mehr als die Hälfte der Iris vom Tumor durchwachsen ist, indiziert. Die Untersuchungen von Ashthon [1] haben gezeigt, daß die Prognose quo ad vitam für die Irismelanome sehr gut ist. Dies beruht wahrscheinlich auf der Tatsache, daß diese Tumoren relativ früh erkannt und operiert werden, zu einem Zeitpunkt, da sie noch wesentlich kleiner sind als z. B. die Aderhautmelanome, die häufig spät erkannt werden.

2.2.5 Sekundäre Iristumoren (Metastasen)

Sie können selten bei Karzinomen der Lunge, des Magens und der Mamma beobachtet werden.

Therapie
Eine operative Therapie wird in den seltensten Fällen in Frage kommen, hingegen u. U. eine Strahlenbehandlung.
Differentialdiagnostisch muß man bei Iristumoren auch an die Möglichkeit einer Boeck-Sarkoidose denken. Diese wird später zu besprechen sein.

2.3 Mißbildungen und degenerative Veränderungen

2.3.1 Persistenz der Pupillarmembran

Dies kann zu Funktionsstörungen führen, namentlich in der Kombination mit einem vorderen Polstar. Meist sind diese Mißbildungen aber bedeutungslos.

Therapie
Keine.

2.3.2 Iriskolobome

Sie sind eine sehr häufige Hemmungsmißbildung. Solange sie nur die Iris allein betreffen, können sie durchaus mit einer guten Funktion vereinbar sein. Kombinierte Kolobome der Iris und Aderhaut hingegen, oft noch kompliziert durch einen Mikrophthalmus, können schwerste Funktionsstörungen bedingen.

Therapie
Leider sind sie aus verständlichen Gründen einer operativen Therapie nicht zugänglich. Es wurden zwar schon Versuche unternommen, anläßlich der Kataraktoperation von Patienten mit Iriskolobom, dessen beide Schenkel mit einer Irisnaht zusammenzuziehen. Es gelingt zwar dadurch u. U., eine Apposition der beiden Schenkel zu erzielen, eine Vernarbung wird man aber sicher nicht bewirken; vielmehr ist anzunehmen, daß solche Irisnähte nach längerer oder kürzerer Zeit durchschneiden.

2.3.3 Iridoschisis

Dies ist eine seltene Altersveränderung der Iris.

Therapie
Sie bedarf keiner Therapie, da sie auch zu keinen Funktionsstörungen Anlaß gibt.

2.3.4 Essentielle Irisatrophie

Sie ist eine sehr seltene, *ätiologisch* und *pathogenetisch* ganz unklare, progrediente Erkrankung der Iris, die in späteren Stadien fast immer zu einem Sekundärglaukom führt.

Therapie
Das Sekundärglaukom ist medikamentös nicht zu beeinflussen, so daß eine operative Therapie versucht werden muß. Heute würde man am ehesten eine Trabekulektomie oder gedeckte fistulierende Operation empfehlen. Die *Prognose* bleibt aber sehr zweifelhaft.

2.3.5 Kongenitale Aniridie

Therapie
Weder medikamentös noch operativ zu behandeln. Man wird versuchen, durch das Tragen von Kontaktgläsern mit stenopäischer Lücke die Funktion etwas zu verbessern.

2.4 Verletzungen

2.4.1 Irisprolaps

Dieser ist nach perforierenden Verletzungen der Hornhaut eine sehr häufige Komplikation.

Therapie

Innerhalb der ersten 24 Std nach dem Trauma sollte man immer versuchen, falls sich keine floride Infektion installiert hat, den Prolaps zu reponieren. Nur wenn dies nicht gelingt, wird man das vorgefallene Irisgewebe resezieren, was dann immer zu einem sowohl funktionell als auch kosmetisch mehr oder weniger störenden Iriskolobom führt. In geeigneten Fällen kann man daher versuchen, die Iriswunde zu nähen. Es ist aber auch in diesen Fällen eher unwahrscheinlich, daß eine solche genähte Verletzung heilt. Das Irisgewebe hat eine sehr geringe Tendenz zu wirklicher Vernarbung, was auch experimentell am Affenauge nachgewiesen wurde [16].

2.4.2 Iriskolobome

Nach intraokularen Fremdkörpern sieht man diese relativ häufig. Obwohl die Durchschüsse meist nur sehr klein sind, zeigen sie überhaupt keine Selbstheilungstendenz.

Therapie

Eine operative Versorgung wird meist nicht nötig sein.

2.4.3 Iridodialyse

Sie ist eine recht häufige Komplikation nach einer schweren Contusio bulbi. Solange sie 2 Std der Irisperipherie nicht überschreitet, wird man sie am besten belassen. Bei größeren Dialysen, die sich über 3–6 Std, also über ein bis zu zwei Quadranten erstrecken, kommt es zu einer Verlagerung der Pupille und u. U. auch zu starker Funktionstörung durch monokuläre Doppelbilder.

Therapie

Es drängt sich evtl. eine Naht an der Iriswurzel auf. Es kann mit geeigneter Nahttechnik gelingen, die Iridodialyse zu verschließen, doch entwickelt sich anschließend u. U. eine sektorielle Irisatrophie, so daß an Stelle der verlagerten Pupille schließlich ein großes Iriskolobom resultiert.

2.4.4 Rezession des Kammerwinkels

Sie ist ebenfalls eine häufige Kontusionsfolge und führt fast immer zu einem Sekundärglaukom.

Therapie

Man ist (daher) oft gezwungen, dieses Glaukom medikamentös entweder mit Adrenalinpräparaten oder Carboanhydrasehemmern zu beeinflussen. Erweist es sich als therapieresistent und verschwindet es nach Ablauf von 6 Monaten nicht von selbst, so wird man operativ vorgehen müssen. Eine Zyklodiathermie- oder Kryokoagulation wird empfohlen, fistulierende Eingriffe können versucht werden, während Eingriffe im Winkel (Gonio- oder Zyklodialyse) weniger in Frage kommen.

2.4.5 Traumatische Aniridie

Sie ist eine nicht so seltene Komplikation nach schweren perforierenden Verletzungen (z. B. durch Windschutzscheibe) oder nach Bulbusruptur. Im Unterschied zur kongenitalen Aniridie findet man auch gonioskopisch keine Iriswurzelreste.

Therapie

Da bei intakten hinteren Abschnitten eine starke Funktionsstörung resultiert, muß man versuchen, mit Hilfe von Kontaktgläsern mit stenopäischem Loch eine Visusverbesserung zu erreichen.

2.4.6 Epithelinvasion der Vorderkammer

Sie tritt auf nach perforierenden Verletzungen am Limbus, viel häufiger aber nach intraokularen Eingriffen, vor allem nach der Staroperation. Es ist eine sehr ernste Komplikation, die zum Verlust eines Auges führen kann, wenn sie nicht rechtzeitig erkannt und entsprechend radikal behandelt wird.

Die *Pathogenese* scheint einigermaßen klar, indem durch eine klaffende Limbuswunde Konjunktivalepithel einwächst, wobei offenbar schlechtsitzende Nähte diesen Prozeß noch beschleunigen können. Es können zwei Erscheinungsformen unterschieden werden.

2.4.6.1 Epithelzyste der Iris

Hierbei bildet das einwachsende Epithel auf der Irisvorderfläche eine Zyste. Diese wächst langsam und enthält ein eiweißreiches Transsudat, in dem auch desquamierte Epithelzellen schwimmen.

Therapie

Die beste Therapie ist die radikale chirurgische Exzision durch möglichst große Sektoriridektomie und Kürettieren der Fistelgegend. Die von manchen Autoren empfohlene Röntgenbestrahlung hat keinen Sinn.

2.4.6.2 Eigentliche Epithelinvasion der Vorderkammer

Diese ist wesentlich ernster, da sie meist viel später erkannt wird. Dabei wächst das Epithel sowohl auf der Irisvorderfläche als auch auf der Hornhautrückfläche langsam vor. Meist besteht gleichzeitig ein iritischer Reizzustand, u. U. mit Schmerzen, und relativ bald ein Sekundärglaukom durch Verlegung des Kammerwinkels. Die Diagnose stützt sich auf den Nachweis einer feinen Linie an der Hornhautrückfläche sowie der Epithelzellen im Kammerwasser.

Therapie

Die beste Behandlung ist auch in diesen Fällen die chirurgische Exzision der vom Epithel überwachsenen Iris, soweit das noch möglich ist, und die Kürettierung der Hornhautrückfläche.

Die Hauptschwierigkeit ist dabei, daß die feine, vollkommen durchsichtige Epithelschicht auch bei der Benutzung der stärksten mikroskopischen Vergrößerung fast nicht sichtbar ist. Gelingt es, sämtliches Epithel zu entfernen, so resultiert trotzdem meist eine schwere Hornhautdystrophie infolge der irreversiblen Schädigung des Endothels. Man wird u. U. später eine perforierende Keratoplastik durchführen müssen.

Auch in diesen Fällen halten wir nicht viel von einer Röntgenbestrahlung, da es sich ja bei dem ins Auge eindringenden Konjunkivalepithel um ein sehr differenziertes, ausgereiftes Epithel und nicht um undifferenzierte Krebszellen handelt. Eine wirkungsvolle Bestrahlung müßte daher unweigerlich auch das Hornhautepithel in Mitleidenschaft ziehen, was mit Sicherheit eine schwere Hornhautdystrophie mit Röntgenulkus des Epithels zur Folge haben würde.

3. Corpus ciliare

3.1 Entzündungen

Der synonyme Begriff ist die *Zyklitis*, während man unter *Iridozyklitis* eine gleichzeitige Entzündung von Iris und Ziliarkörper versteht. Neuerdings ist der Begriff der *Pars planitis* [13] sehr beliebt, obwohl es sich um eine unmögliche Wortbildung handelt, und eine Entzündung der Pars plana ciliaris praktisch nicht möglich ist ohne Mitbeteiligung des Ziliarkörpers. Wir ziehen daher auch in den Fällen mit Exsudaten in der Pars plana den Begriff der Zyklitis vor. Treten herdförmige Veränderungen der extremen Netzhautperipherie hinzu, so würden wir eher von einer peripheren Chorioretinitis sprechen.

Die *Zyklitis* verläuft fast immer *chronisch* und ist gekennzeichnet durch eine ausgesprochene Exsudation in den Glaskörperraum, während das vordere Segment vollkommen reizfrei bleiben kann. Insbesondere treten fast nie hintere Synechien auf. Die Zyklitis tritt in jedem Lebensalter auf, mit Vorliebe aber im ersten und zweiten Lebensjahrzehnt, also bei Kindern und Jugendlichen, wobei außerdem noch wesentlich mehr Knaben als Mädchen befallen sind. Die Glaskörpertrübungen können so intensiv sein, daß man den Fundus kaum mehr sieht.

Häufig kommt es zur Mitbeteiligung der Papille und der Netzhaut, also einer Papillitis und einem zystoiden Makulaödem. Infolgedessen kann die Funktionsstörung sehr beträchtlich sein.

Therapie

Die *lokale Therapie* muß der Tatsache Rechnung tragen, daß der Hauptentzündungsherd in der Tiefe sitzt. Tropfen und Salben haben daher nur geringe Wirkung. Atropin ist oft gar nicht nötig, ja es führt höchstens noch zu einer zusätzlichen Funktionsbehinderung durch Ausschaltung der Akkommodation. Wir geben daher der subkonjunktivalen Injektion von Steroiden den Vorzug und verwenden Depotpräparate, die wir alle 10–20 Tage injizieren. Oft genügt diese Behandlung, um den Visus wieder entscheidend zu verbessern.

Bei sehr schweren Fällen wird man aber um eine *Allgemeintherapie* kaum herumkommen, namentlich dann, wenn der zentrale Visus stark gestört ist, und eine Tendenz zu Sekundärglaukom eine zu intensive lokale Therapie verbietet. Da in den allerwenigsten Fällen von chronischer Zyklitis eine spezifische Infektion nachgewiesen werden kann, haben Antibiotika praktisch keine Wirkung. Wir geben daher nur sehr selten Antibiotika. Andererseits ist aber auch eine allgemeine Steroidtherapie nicht ganz unbedenklich, da man sich ja von vornherein auf eine Langzeittherapie mit all ihren Folgeerscheinungen einrichten muß. Trotzdem wird man sie versuchen, wobei man darauf tendieren sollte, nach einem initialen Stoß mit höheren Dosen schließlich eine möglichst niedrige Erhaltungsdosis zu wählen, die gerade genügt, den entzündlichen Prozeß in Schach zu halten. Der zentrale Visus ist dabei meist ein recht guter Gradmesser des jeweiligen Entzündungszustandes. In größeren Abständen wird man immer wieder versuchen, die Therapie abzubrechen.

Hat die allgemeine Steroidtherapie nach 1 oder 2 Jahren keinen eindeutigen Erfolg gezeitigt oder sind die Nebenerscheinungen sehr ausgesprochen, so ist es auch in diesen Fällen angezeigt, eine immunsuppressive Behandlung zu beginnen. Wir geben die Kombination Endoxan 2 mg/kg Körpergewicht 1 Woche lang und Natulan in gleicher Dosierung in der zweiten Woche; in der dritten dann wieder Endoxan, in der vierten Natulan usw. während mindestens 6 Monaten. Wöchentlich einmal müssen die Leukozyten kontrolliert werden. Sie dürfen nicht unter 3000 mm^3 Blut absinken [8]. Ist dies trotzdem der Fall, so muß die Dosis auf die Hälfte reduziert werden. Auch die Zytostatika machen Nebenerscheinungen. So kann Endoxan einen vorübergehenden Haarausfall bewirken; auch werden zystitische Beschwerden beschrieben. Beide Komplikationen sind selten und müssen nicht unbedingt den Abbruch der Therapie bedeuten. Natulan verursacht leichte gastrointestinale Störungen, die aber meist von selbst wieder abklingen.

Das Imurel oder Imuran (Azathioprin), das nach der Nierentransplantation als immunsuppressives Medikament bevorzugt wird, scheint sich zur Behandlung chronischer Entzündungszustände weniger zu eignen.

Eine *operative Therapie* der chronischen Zyklitis oder deren Folgezustände wird z. Zt. diskutiert. Amerikanische Autoren [12] empfehlen Kryo- und Lichtkoagulationen der entzündlichen Herde in der Pars plana. Uns scheint eine solche Behandlung wenig sinnvoll, da man in ein bereits entzündetes Gewebe einen zweiten

Entzündungsreiz setzt. Es ist unwahrscheinlich, daß evtl. vorhandene Erreger durch die kurzdauernde Wärme- oder Kälteeinwirkung geschädigt werden.

Bei sehr massiven Glaskörpertrübungen kann man den Wert einer Vitrektomie durch die Pars plana diskutieren. Man muß sich dabei aber im klaren sein, daß die operative Entfernung der Glaskörpertrübungen nur ein Symptom der Entzündung beseitigt, nicht aber die Erkrankung selbst beeinflußt. Im Gegenteil, das zusätzliche operative Trauma in der Pars plana wird die Entzündung im Ziliarkörper eher verstärken, so daß u. U. ein Rezidiv ausgelöst werden kann. Wir sind jedenfalls in der Indikationsstellung der Vitrektomie bei chronischer Zyklitis bis jetzt sehr zurückhaltend und würden sie nur befürworten in sehr fortgeschrittenen Fällen und in Kombination mit einer intensiven antiphlogistischen und immunsuppressiven Behandlung.

Gelingt es in seltenen Fällen, eine spezifische Infektion als Ursache einer chronischen Zyklitis zu finden, so wird man — falls möglich — eine entsprechende spezifische Therapie mit Steroiden oder Zytostatika kombinieren. Ich denke vor allen Dingen an Tuberkulostatika oder auch Antibiotika, evtl. auch Sulfonamide bei Verdacht auf Toxoplasmose.

3.2 Neoplasmen

3.2.1 Gutartige Tumoren

Sie sind sehr selten. *Zysten*, vom Pigmentepithel ausgehend, können einen Tumor vortäuschen, sind aber bei der Diaphanoskopie transparent. Wie die Zysten der Iris wachsen sie sehr langsam und können auch spontan wieder verschwinden.

Therapie
Meist muß man daher therapeutisch nichts unternehmen.

Es gibt auch *Adenome* des Ziliarepithes. Meist sind diese Tumoren sehr klein und werden als Zufallsbefund in enukleierten Augen gefunden. Selten kann ein Adenom so groß werden, daß Funktionsstörungen infolge Subluxation und Trübung der Linse auftreten. Die operative Entfernung durch eine Zyklektomie drängt sich dann auf, besonders auch weil man rein klinisch nicht feststellen kann, ob es sich um ein gutartiges Adenom oder ein bösartiges Melanom handelt.

3.2.2 Bösartige Tumoren

3.2.2.1 Diktyom

Es tritt vor allem im Kindesalter auf und kann früh zu einer Subluxation der Linse, Katarakt oder auch einem Sekundärglaukom führen. Der vom Ziliarkörper ausgehende Tumor wächst infiltrativ in das umgebende Gewebe ein; er zerstört so das Auge und ist in diesem Sinne maligne. Eine eigentliche maligne Entartung ist aber sehr selten, und Metastasierung erfolgt nicht.

Therapie
Trotzdem besteht die einzig mögliche Therapie in der Enukleation des Auges, da eine Zyklektomie für ein kindliches Auge eine zu große Belastung bedeutet. Sie würde fast sicher zur Phthisis führen. Eine Bestrahlung hat bei dem ziemlich hoch differenzierten Tumor gar keinen Sinn.

3.2.2.2 Melanom

Es ist etwa gleich häufig wie dasjenige der Iris, aber wesentlich seltener als das Melanom der Aderhaut. Die *Diagnose* wird in der Regel sehr spät gestellt, wenn ein Sekundärglaukom infolge Verlegung des Kammerwinkels zu Sehstörungen und Schmerzen führt. Das Melanom kann umschrieben auf einen Quadranten beschränkt bleiben; es gibt aber auch „Ringsarkome" des Ziliarkörpers, die sich ringsum ausbreiten.

Therapie
Bei *kleinen Tumoren*, die weniger als einen Quadranten einnehmen, wird man eine *Zyklektomie* versuchen. Die Hauptschwierigkeit bei diesem Eingriff besteht darin, daß man durch die klinische Untersuchung keine sicheren Anhaltspunkte über die genaue Ausdehnung des Tumors gewinnt. Man exzidiert dann möglicherweise nicht im Gesunden. Auch stellt eine Zyklektomie mit dem fast unvermeidlichen, beträchtlichen Glaskörperverlust ein sehr großes operatives Trauma dar. Glaskörperblutungen, Katarakt und Hypotonie sind häufige Komplikationen; auch eine Phthisis bulbi kann sich einstellen. Nur in ca. der Hälfte der Fälle wird eine brauchbare Funktion erhalten bleiben. Bei *größeren Tumoren* ist daher die *Enukleation* die einzig sinnvolle Therapie.

3.3 Mißbildungen und degenerative Veränderungen

Sie sind sehr selten und spielen in der Pathologie der Uvea praktisch keine Rolle. Kolobome kommen in Verbindung mit Iris- und Aderhautkolobomen vor.

Therapie
Sie sind einer Therapie nicht zugänglich.
Im Alter erleidet der Ziliarkörper typische degenerative Veränderungen; es kommt zur hyalinen Entartung des Stromas und zu Proliferation des nicht-pigmentierten Ziliarkörpers, das eigentliche Papillome und auch Zysten bilden kann. Beides sind harmlose Erscheinungen, die nicht zu Funktionsstörungen führen.

Therapie
Keine.

3.4 Verletzungen

Bedeutungsvoll sind eigentlich nur die *perforierenden Verletzungen* im Bereich des Ziliarkörpers, da sie schwere Komplikationen nach sich ziehen können. So sind Glaskörperblutungen aus dem Ziliarkörper nicht selten. Sie resorbieren sich außerordentlich langsam, so daß später u. U. eine Vitrektomie in Frage kommt. Auch im Zeitalter der Antibiotika und Steroide ist es wichtig, daß bei der primären Wundversorgung eine möglichst gute Wundtoilette durchgeführt wird, damit kein uveales Gewebe in die Wunde eingeklemmt wird. Eine solche Inkarzeration von Ziliarkörper kann Anlaß geben zu der gefürchteten *sympathischen Ophthalmie*, über deren *Ätiologie* und *Pathogenese* immer noch keine absolute Klarheit herrscht. Man kann zwar mit ziemlicher Sicherheit annehmen, daß es sich um eine auf das Auge, und im speziellen die Uvea beschränkte Autoimmunerkrankung handelt. Dafür sprechen auch die sehr schönen Erfolge der neuen immunsuppressiven Therapie. Ob ein zusätzlicher Infekt mit Bakterien oder Viren im Anschluß an die perforierende Verletzung für die Auslösung der autoimmunologischen Reaktionen

Voraussetzung ist, wissen wir nicht. Wir können auch nicht sagen, auf welche Bestandteile der Uvea die Sensibilisierung erfolgt, ob auf das Melanin oder das Basalmembran-Material der zahlreichen Gefäße. Fest steht nur, daß in dem inkarzerierten Uveagewebe (seien das nun Iris, Ziliarkörper oder Aderhaut) sich ca. 10–20 Tage nach der perforierenden Verletzung (es kann dies auch ein intraokularer Eingriff gewesen sein) ein entzündliches Granulationsgewebe mit Epitheloidzellen entwickelt. Die Entzündung ergreift zunächst die gesamte Uvea des verletzten (operierten) Auges, geht dann aber sehr rasch auf das andere Auge über. Charakteristisch handelt es sich also um eine Panuveitis beider Augen, wobei der Reizzustand im vorderen Segment nicht sehr stark zu sein braucht, während namentlich der Ziliarkörper und vor allem die Chorioidea massiv infiltriert sind, so daß es zur exsudativen Amotio am hinteren Pol, aber auch in der Peripherie kommen kann. Dies ist auch der Grund des rapiden und massiven Visusabfalles, der für die sympathische Ophthalmie typisch ist.

Therapie
In der Therapie der sympathischen Ophthalmie gilt immer noch der Grundsatz, daß man das verletzte Auge *enukleieren* soll. Leider hat dies aber auf den Verlauf der Entzündung im anderen Auge gar keinen Einfluß. Man kann sich daher heute füglich fragen, ob eine Enukleation eines noch funktionstüchtigen Auges sehr sinnvoll ist, es sei denn zur Sicherung der Diagnose. Diese läßt sich nämlich bisher auch durch serologische Untersuchung auf eventuelle Antikörper gegen uveales Gewebe nicht eindeutig sicherstellen.
Die *medikamentöse* Behandlung der sympathischen Ophthalmie besteht in einer hoch dosierten lokalen Steroidtherapie, kombiniert mit einer allgemeinen Immunsuppression. Wir geben auch in diesen Fällen die Kombination von Endoxan und Natulan in der erwähnten Dosierung von 2 mg/kg Körpergewicht. Man kann sich fragen, ob man im Beginn noch Steroide auch allgemein geben soll, um eine möglichst intensive und rasche antiphlogistische Wirkung zu erzielen. In der Regel klingen die entzündlichen Zeichen unter dieser Behandlung relativ rasch, jedenfalls innerhalb weniger Wochen ab, und der Visus kann sich wieder erholen. Je nach dem Stadium, in dem man mit der Behandlung begonnen hat, bleiben aber Narben am Augenhintergrund zurück, die eine Resti-

tutio ad integrum nicht erlauben. Die Immunsuppression muß nach unserer Erfahrung mindestens 6 Monate konsequent durchgeführt werden. Sie führt aber zur Heilung der früher so gefürchteten sympathischen Ophthalmie [8].

4. Chorioidea

4.1 Entzündungen

Die Entzündungen der Aderhaut ziehen fast unweigerlich die darüber liegende Netzhaut in Mitleidenschaft, so daß wir gewohnt sind, von den *Chorioretinitiden* zu sprechen. Dabei hängt es natürlich von der Lokalisation und Intensität des entzündlichen Geschehens in der Chorioidea ab, wie weit die Funktion der Netzhaut mitgeschädigt wird. Am besten werden daher die verschiedenen Formen der Chorioretinitis nach der Lokalisation geordnet; denn auch hier lassen sich *ätiologisch* nur wenige Formen eindeutig abgrenzen.

4.1.1 Zentrale Chorioretinitis

4.1.1.1 Chorioretinitis centralis serosa

Ihre entzündliche Natur wird heute z. T. angezweifelt [14], und man rechnet sie mehr zu den degenerativen Veränderungen. Wir sind aber der Auffassung, daß es sich doch um ein exsudativ-entzündliches Leiden handelt. Das *klinische Bild* ist im Beginn wenigstens sehr typisch: ein subretinales Exsudat wölbt die Makulagegend vor, bei der Fluoreszenzangiographie findet sich ein Quellpunkt oder ein Leck (die Amerikaner sprechen von „leakage"), meist etwas exzentrisch. Später entsteht an dieser Stelle eine drusenartige Verdichtung der Bruchschen-Membran. Der zentrale Visus ist bei leichten Fällen wenig gestört; im Beginn sieht der Patient ein positives gelbliches oder graues Zentralskotom, erreicht aber mit einer leichten Plus-Korrektur volle Sehschärfe. Bei Rezidiven, die recht häufig sind, ist das Bild nicht mehr so klar; die alten Quellpunkte erscheinen als Narben im Pigmentblatt, so daß schließlich klinisch der Aspekt einer degenerativen Makulaerkrankung ähnlich wird. Nicht selten wird auch das Pigmentblatt abgehoben.

Therapie

Die medikamentöse Therapie ist enttäuschend. Man wird antiphlogistische Mittel verwenden, z. B. Tanderil, Butazolidin oder Irgapyrin. Sehr häufig werden auch Steroide lokal als retrobulbäre Injektionen oder allgemein als kurzer Stoß gegeben. Die Erkrankung heilt sehr häufig auch spontan innerhalb von 2–3 Monaten ab, und man hat nicht den Eindruck, daß die erwähnte Therapie diesen natürlichen Verlauf wesentlich beeinflußt. Es gibt daher viele Autoren, die der Meinung sind, daß man nicht behandeln solle [3].

Wesentlich besser sind die Erfolge der Licht- und Laserkoagulation des Lecks. Liegt dieser Quellpunkt nicht zu nahe der Foveola und auch nicht gerade im papillo-makulären Bündel, so kann man mit einem gezielten „Schuß" das Leck verschließen und sieht dann, daß das Ödem innerhalb weniger Tage oder Wochen verschwindet. Diese Therapie wäre also ideal, wenn sie nicht mit demselben Nachteil behaftet wäre wie jede andere medikamentöse Behandlung, nämlich dem Rezidiv. Es kann an anderer Stelle ein Leck auftreten, und das gleiche Spiel beginnt von neuem. Wir sind daher der Ansicht, daß man bei einem ersten Schub ruhig zuwarten sollte. Kommt es innerhalb von 2–3 Monaten nicht zur Spontanheilung, und bleibt der Quellpunkt weiterhin sichtbar, oder erfolgt ein zweites oder drittes Rezidiv mit neuen Lecken, dann empfehlen wir die Laser- oder Lichtkoagulation.

4.1.1.2 Kongenitale Toxoplasmose

Es ist wohl die einzige Uveitis, bei der wir aus dem klinischen Aspekt in vielen Fällen einen einigermaßen sicheren Schluß auf die *Ätiologie* ziehen können. Die typische rosettenförmige, stark pigmentierte Narbe in der Makula, die man schon beim Neugeborenen antreffen kann und die in der Regel mit einem hohen Antikörpertiter beim Kind und bei der Mutter einhergeht, ist an sich aber nur dann Grund zu therapeutischem Eingreifen, wenn Zeichen von Aktivität vorhanden sind. Dies trifft aber in den wenigsten Fällen zu; in der Regel ist die fetale Infektion und Entzündung zur Zeit der Geburt abgeklungen. Die Toxoplasmoseerreger sind dann in Zysten abgekapselt und wahrscheinlich gegen chemotherapeutische Mittel ziemlich gut geschützt. Nun kann aber im Verlaufe des Lebens, häufig im ersten und zweiten Lebensjahrzehnt aus unbekannten Gründen

eine bis dahin ruhige Narbe wieder aktiv werden: Es entstehen Satellitenherde mit deutlicher exsudativer Reaktion in Netzhaut, Aderhaut und Glaskörper. Im Fluoreszenzangiogramm findet man in der Spätphase eine intensive Anfärbung. Die entzündliche Reaktion kann auch auf die vorderen Abschnitte der Uvea übergreifen; man findet einen positiven Tyndall und Zellen in der Vorderkammer. Der Antikörpertiter kann im Serum ansteigen, und man kann die Diagnose evtl. sichern durch den Nachweis erhöhter Antikörperaktivität im Kammerwasser.

Therapie

Diese Fälle behandeln wir mit einer Kombination von Steroiden, lokal als retrobulbäre Injektionen, allgemein in üblicher, relativ hoher Dosierung, mit Sulfonamiden und Daraprim.

Da das Daraprim in der üblichen Dosierung von 2×25 mg/Tag zu einer Thrombopenie führen kann, und da dessen Wirkung etwas umstritten ist, geben wir es eigentlich nur in den serologisch gesicherten schweren Rezidiven. Bei den leichten Fällen ziehen wir heute das Bactrim vor. Es kann ohne Schaden über längere Zeit, 3–4 Wochen, gegeben werden. Die von verschiedener Seite empfohlenen Antibiotika (z. B. Rifamycin) haben wir bis jetzt nicht verwendet.

Die meisten Rezidive einer kongenitalen Toxoplasmose klingen im Verlauf von 2–3 Monaten ab. Vielleicht würden sie es auch ohne Chemotherapeutika und Steroide. Jedenfalls findet man hie und da bei Kontrolluntersuchungen frische Narben in stummen Regionen, die vom Patienten offensichtlich nicht bemerkt wurden.

Die von amerikanischen Autoren empfohlene Lichtkoagulation entzündlicher Herde halten wir für ebenso sinnlos wie die Koagulation der Infiltrationen in der Pars plana bei der chronischen Zyklitis. Es ist ganz unwahrscheinlich, daß durch die kurzdauernde Hitzeeinwirkung evtl. vorhandene Toxoplasmen zerstört werden können. Vielmehr ist zu befürchten, daß die zusätzliche Schädigung von Netzhaut und Aderhaut durch die Lichtkoagulation letzten Endes nur zu einer größeren Narbe und damit zu einer stärkeren Funktionsstörung führt.

4.1.1.3 Zentrale serpiginöse Chorioretinitis

Sie ist eine seltene, wahrscheinlich durch ein Virus bedingte, von der Papille gegen die Makula fortschreitende Erkrankung, die bei meist beidseitigem Auftreten schwere Funktionsstörungen bedingen kann.

Therapie
Die Behandlung mit retrobulbären Injektionen von Steroiden scheint das Krankheitsgeschehen nur wenig zu beeinflussen.

4.1.1.4 Zentrale hämorrhagische Chorioretinitis „presumed ocular histoplasmosis der Amerikaner"

Sie findet sich auch selten in Europa, trotzdem hier sicher keine Histoplasmose vorkommt. Man muß daher annehmen, daß auch andere Erreger ein ähnliches *klinisches Bild* hervorrufen können. Die Tatsache, daß bei dieser speziellen Form der zentralen Chorioiditis Blutungen auftreten, beruht darauf, daß aus der entzündeten Chorioidea kleine Gefäßproliferationen wachsen. Diese lassen sich fluoreszenzangiographisch nachweisen, und aus ihnen heraus erfolgen offenbar die sub- und intraretinalen Blutungen.

Therapie
Diese ist noch sehr umstritten. Solange keine Gefäßproliferation nachweisbar ist und nur exsudative Schübe erfolgen, die der Patient evtl. selbst mit Hilfe eines Amsler-Netzes und der darin feststellbaren Metamorphopsien erfassen kann, werden Steroide allgemein und lokal empfohlen. Ist hingegen fluoreszenzangiographisch ein Quellpunkt nachweisbar, wird die Licht- oder Laserkoagulation angeraten [10]. Es ist allerdings bis heute nicht erwiesen, ob es sich tatsächlich um eine Histoplasmoseinfektion handelt, obwohl die Wahrscheinlichkeit sehr groß ist. Deshalb wird auch eine antimykotische Behandlung von den amerikanischen Autoren nicht befürwortet. Aber auch die Behandlungserfolge mit Steroiden und Lichtkoagulationen sind bei weitem nicht statistisch gesichert.

4.1.1.5 Zentrale septische Chorioretinitis

Sie ist bei eindeutig nachweisbarem entzündlichem Herd, z.B. in den Tonsillen oder in einem Sinus, relativ häufig, wenigstens in unserem Krankengut [15]. Der eindeutige Zusammenhang zwischen „Fokus" und chorioiditischem Herd ist aber nicht zu beweisen. Es handelt sich meist um solitäre, massiv exsudative Herde am hinteren Pol (nicht nur zentral) mit starker Mitbeteiligung des Glaskörpers.

Therapie
Wir geben in solchen Fällen neben der lokalen und allgemeinen Steroidtherapie meistens auch einen massiven Penicillinstoß (10 Millionen E./Tag in einer Tropfinfusion während 5–8 Tagen). Es sind dies die einzigen Formen der Chorioretinitis, wo wir an die Wirkung der Antibiotika glauben. Jedenfalls sind die Resultate mit dieser Behandlung gut, so daß auch „ex juvantibus" die septische Natur dieser solitären Streuherde wahrscheinlich wird.

4.1.2 Chorioretinitis juxtapapillaris

Sinngemäß gilt das für die zentralen Chorioretinitiden schon Gesagte auch für die spezielle Lokalisationsform der juxtapapillären Chorioretinitis. Es ist hie und da klinisch nicht ganz leicht, den papillennahen Herd zu erkennen, namentlich im Beginn, wenn das Ödem sehr stark ist und Blutungen auftreten. Man kann dann evtl. auch an eine hämorrhagische Papillitis denken. Der charakteristische sektorförmige Gesichtsfeldausfall, der durch Blockierung der Nervenfaserschicht erklärt wird, ist ein diagnostisches Hilfsmittel, die Fluoreszenzangiographie mit dem in der Spätphase aufleuchtenden Herd, ein anderes.
Ätiologisch kann eine Chorioretinitis juxtapapillaris ebenso gut durch eine Toxoplasmose als auch durch eine septische Streuung bedingt sein. In weitaus den meisten Fällen werden wir aber die Ursache nicht herausfinden.

Therapie
Sie unterscheidet sich (deshalb) nicht von derjenigen der übrigen Chorioretinitiden. Wir machen retrobulbäre Injektionen von Steroiden, geben diese als kurzdauernden Stoß (4 Wochen) auch allgemein und machen Penicillininfusionen dann, wenn der Verdacht auf septische Streuung groß ist.

4.1.3 Chorioretinitis disseminata

Sie ist heute ein sehr seltenes Krankheitsbild. Die in der aktiven Phase flauen, unscharfen, gelblichen Herde verteilen sich über den ganzen hinteren Pol. Sie sind leicht prominent, es finden sich entzündliche Zellen im Glaskörper, die Fluoreszenzangiographie ergibt eine starke Anfärbung in der Spätphase. Meist finden sich neben frischen Herden bereits alte pigmentierte Narben, die dem Augenhintergrund einen landkartenartigen Aspekt verleihen. Die zentrale Funktion hängt von der Mitbeteiligung der Makula ab.

Ätiologisch kommen auch für diese Entzündungsform im Prinzip alle Infektionen in Frage. Es scheint aber, daß auch heute noch die *Tuberkulose* und evtl. die *Lues* für diese spezielle Lokalisation verantwortlich sind. Es würde dies auch erklären, warum die Chorioretinitis disseminata heute seltener zu sehen ist. Aber in vielen Fällen ist es unmöglich, eine spezifische Infektion nachzuweisen.

Therapie

Sie richtet sich (infolgedessen) nach der Ätiologie. Neben den Steroiden, die wiederum lokal in Form retrobulbärer Injektionen und allgemein als Stoß von ca. 4 Wochen Dauer gegeben werden, wird man bei Verdacht auf Tuberkulose die heute gebräuchlichen Tuberkulostatika verordnen, mit Ausnahme vielleicht des Myambutols, das ja relativ häufig eine toxische Retrobulbärneuritis verursacht. Die Zusammenarbeit mit einem Phthisiologen ist jedenfalls zu empfehlen. Liegt Verdacht auf Lues oder septische Streuung vor, dann werden wiederum Penicillininfusionen über 5–8 Tage indiziert sein.

Nachdem wir nun die entzündlichen Erkrankungen der Uvea nach ihren Lokalisationsformen besprochen haben, scheint es mir wichtig, zu betonen, daß es eine recht große Zahl von Erkrankungen der Uvea gibt, bei denen alle Abschnitte mehr oder weniger stark beteiligt sind. Zu diesen *Panuveitiden* gehört z. B. auch die sympathische Ophthalmie, die wir unter den Verletzungen des Ziliarkörpers erwähnt haben, weil diese der häufigste Auslösungsmechanismus sind. Wir müssen aber noch zwei weitere Erkrankungen erwähnen:

4.1.4 Panuveitis bei Morbus Behçet

Häufig auch als rezidivierende Hypopyon-Iritis bezeichnet, ist sie immer eine Erkrankung des gesamten Gefäßsystems der Augen, wobei auch die Netzhautgefäße befallen sind. Das Hypopyon, bei oft relativ reizlosem äußerem Auge, ist nur ein Symptom; meist treten gleichzeitig auch Glaskörpertrübungen durch entzündliche Exsudation oder sogar Blutungen auf. Die Funktion ist stark beeinträchtigt, was sich auch durch eine ausgesprochene Reduktion der Potentiale im ERG bestätigen läßt.

Man findet am Augenhintergrund ein Papillenödem, periphlebitisartige Einscheidungen von Netzhautarterien und -venen, streifige intraretinale Hämorrhagien und oft auch ein zystoides Makulaödem. Charakteristisch sind die häufigen Rezidive; die entzündlichen Schübe können sich in Intervallen von oft nur einem Monat pausenlos folgen. Jedesmal wird die Funktion schlechter, so daß diese Patienten nicht selten praktisch erblinden.

Zum *Krankheitsbild* des Behçet-Syndroms gehören aber auch die Aphthosis der Mund- und Genitalschleimhaut, Exantheme der Haut, periphere Phlebitiden und gastrointestinale Manifestationen, selten sogar zentral nervöse Erscheinungen.

Die *Ätiologie* ist umstritten. Ein Virusnachweis gelingt praktisch nie; der chronisch-rezidivierende Verlauf spricht eher gegen eine eigentliche Infektionskrankheit, hingegen vielleicht für eine Autoimmunerkrankung. Dabei ist es aber noch absolut unklar, gegen welche Gewebe sich diese Autoaggression richtet.

Therapie

Die heute wirkungsvollste Therapie ist die Immunsuppression, während Steroide allgemein praktisch wirkungslos sind. Lokal wird man bei einem frischen Schub trotzdem Steroide geben, im Sinne einer antiphlogistischen Maßnahme. Allgemein hat sich uns auch bei dieser Uveitis die Kombination Endoxan – Natulan wesentlich besser bewährt als Imuran oder auch Leukeran oder Metothrexat.

Die Therapie wird in gleicher Dosierung (2 mg/kg Körpergewicht) alternierend (1 Woche Endoxan, 1 Woche Natulan) über mindestens 6, besser 12 Monate weitergeführt, mit wöchentlichen Kontrollen der Leukozyten. Es ist uns mit dieser Immunsuppression gelungen, eine ganze Reihe von Fällen effektiv zur Abheilung zu bringen.

Operativ muß man bei der Behçet-Uveitis relativ häufig eine Cataracta complicata angehen, wenn möglich unter dem Schutze der Immunsuppression. Die *Resultate* sind recht gut. Eine Lichtkoagulation der periphlebitischen Veränderungen scheint uns nicht indiziert.

4.1.5 Panuveitis bei Boeckscher Sarkoidose

Die Uveitis beim Morbus Boeck ist eine relativ häufige Komplikation [7]. Wahrscheinlich kann ausnahmsweise die Uveitis das einzige manifeste Symptom der Sarkoidose sein. Alle Abschnitte der Uvea werden befallen. In der Iris können tumorartige Granulome auftreten, die durch Verlegung des Kammerwinkels evtl. zum Sekundärglaukom führen. Charakteristisch sind die großen, speckigen Präzipitate der Hornhautrückfläche. Fast regelmäßig ist der Ziliarkörper mitbeteiligt, und ganz typisch sind kleine, runde, periphere chorioretinitische Herde. Der Morbus Boeck muß daher auch bei jeder chronischen Zyklitis *differentialdiagnostisch* in Erwägung gezogen werden. Seltener sind isolierte Granulome der Aderhaut, hingegen kann auch eine Periphlebitis retinae eine Manifestation der Sarkoidose sein.

Meist weisen die Patienten auch typische Hiluslymphome auf, seltener sind Granulome der Haut oder der Knochen anzutreffen.

Therapie
Sie beschränkt sich ausschließlich auf Steroide, lokal in Form von subkonjunktivalen Injektionen bei heftigen Reizerscheinungen oder tief liegenden Herden, oder auch nur Tropfen bei mäßiger Entzündung. Bei einer ausgesprochenen Panuveitis wird man Steroide auch allgemein über längere Zeit (mehrere Monate) geben müssen, wobei man mit allen bekannten Nebenerscheinungen rechnen muß. Die Boecksche Sarkoidose ist eine gutartige Erkrankung und heilt in der Regel spontan ab. Am Auge können aber schwere Funktionsstörungen die Folge sein, weshalb vom augenärztlichen Standpunkt aus die Steroidtherapie oft absolut indiziert ist. Eine Immunsuppression ist nicht indiziert.

4.2 Neoplasmen

4.2.1 Haemangioma cavernosum

Es ist eine seltene Erkrankung und wird meist mit einem Melanom verwechselt. Das Hämangiom liegt fast immer am hinteren Pol, ist relativ flach (2–3 mm dick) und gut begrenzt. Es ist kaum pigmentiert und wächst nur sehr langsam. Die darüberliegende Netzhaut ist häufig zystisch verändert; eine eigentliche exsudative Amotio tritt aber nicht auf. Das Fluoreszenzangiogramm zeigt schon in der Frühphase eine intensive Anfärbung der großen Gefäße, später ist dann der ganze Tumor mehr oder weniger stark angefärbt.

Therapie
Eine wirkungsvolle Therapie des Hämangiomes gibt es nicht. Man wird sich auf genaue Beobachtung und wiederholte Fluoreszenzangiographie beschränken. Ist die Diagnose eindeutig, so wird man auch bei stark gestörter Funktion das Auge nicht entfernen.

4.2.2 Melanom der Chorioidea

Es ist der häufigste Tumor im Auge. Es tritt meist im höheren Alter auf, aber ausnahmsweise können auch Kinder befallen sein. Das klinische Bild ist bei größeren Tumoren mit ihrer Prominenz und starken Pigmentierung ziemlich klar. Echographisch ergibt sich ein sehr charakteristisches Bild, und auch fluoreszenzangiographisch ist eine typische Anfärbung in relativ frühen Phasen zu sehen. Meist besteht auch eine mehr oder weniger ausgedehnte exsudative Amotio.

Therapie
Die immer noch beste Therapie der Melanome ist die möglichst frühzeitige Enukleation des Auges, bevor der Tumor die ominöse Fläche von 1 cm² überschritten hat. Trotzdem ist man nie sicher, ob man wirklich früh genug war und nicht doch schon klinisch noch nicht manifeste Metastasen vorhanden sind. Statistische Arbeiten über größere Zahlen von Melanom-Patienten mit mehrjähriger Beobachtung nach der Enukleation ergeben fast immer wieder die Tatsache, daß nur ca. 50% der Patienten mehr als 5 Jahre überleben. Man kann daher bei sehr alten Patienten mit der Enukleation eher zurückhaltend sein, da man ihre Lebenserwartung kaum wesentlich verlängern wird. Solange lokal keine Komplikationen − z. B. schmerzhaftes Sekundärglaukom − auftreten, darf man zuwarten.

Schwieriger ist die Situation bei letzten Augen. Hier wird man u. U. eine Bestrahlung veranlassen, obwohl deren Resultate noch umstritten sind [2 a]. Dringend warnen möchten wir vor der Lichtkoagulation bei relativ kleinen Tumoren. Es gelingt mit Sicherheit nicht, sie total zu zerstören. Es bildet sich aber eine oberflächliche Narbenplatte, unter der der Tumor weiterwächst, biomikroskopisch und fluoreszenzangiographisch aber unsichtbar bleibt, bis er über die Grenzen der Narbe hinauswächst. Er kann aber während dieser Zeit sicher auch Metastasen setzen.

4.2.3 Metastasen der Chorioidea

Sie finden sich relativ häufig nach Mammakarzinomen, seltener nach Magen- und Lungenkarzinomen. Sie unterscheiden sich von den primären Tumoren durch ihre flache Ausbreitung und die gelblich-fleckige Farbe. Fluoreszenzangiographisch findet man in der Frühphase nur eine geringe, in der Spätphase eine etwas stärkere Anfärbung. Eine exsudative Amotio besteht fast immer.

Therapie
Die Therapie der Wahl ist die Röntgenbestrahlung des hinteren Augenpoles, evtl. in Kombination mit Zytostatika oder Hormonen. In der Regel bilden sich die Tumorinfiltrationen zurück, und der Visus bessert sich wieder.

4.3 Mißbildungen und degenerative Veränderungen

4.3.1 Kolobom der Chorioidea

Es ist eine relativ häufige Mißbildung (vgl. auch 2.3.2, S. 137). Kleine Kolobome sind bedeutungslos; oft manifestieren sie sich durch eine unregelmäßige Ausbuchtung des hinteren Augenpoles mit entsprechender Refraktionsstörung (Astigmatismus fundi bei Konus nach unten). Größere Kolobome können die Makulagegend mit einschließen und führen dann zu starker Funktionseinbuße.

Therapie. Keine.

4.3.2 Chorioideremie

Sie ist eine seltene, angeborene Degeneration der Aderhaut, die zu Nachtblindheit und schließlich totaler Erblindung führt. In den Endstadien erscheint der ganze Fundus weiß mit einzelnen Pigmentflecken. Durch die atrophische Netzhaut sieht man direkt auf die Sklera.

Therapie. Keine.

4.3.3 Myopische Degenerationsherde

Diese Herde am hinteren Pol finden sich praktisch nur bei den sehr hohen Myopien von 15 dptr und mehr. Ihre *Pathogenese* ist unklar; ob man sie einfach als „Dehnungsherde" eines zu langen Auges auffassen kann, ist mehr als fraglich, um so mehr, als sie auch im höheren Lebensalter noch an Umfang zunehmen, wenn das Längenwachstum des Bulbus längst abgeschlossen ist. Man wird daher eher an genetisch bedingte degenerative Störungen denken müssen.

Therapie
Leider sind auch diese Veränderungen einer Therapie kaum zugänglich. Hyperämisierende Maßnahmen werden empfohlen, wobei wir dem Ronicol retard gegenüber dem immer noch herumgeisternden Kalijodat in Tropfenform den Vorzug geben. Von den retrobulbären Injektionen mit hypertonischen Kochsalzlösungen oder gar Plazentaextrakten halten wir gar nichts. Sie gehören meines Erachtens beinahe in den Bereich der Scharlatanerie.

4.3.4 Vitelliforme Zyste

Sie ist ein familiär auftretendes Leiden, das meist beide Augen betrifft, wenn auch in unterschiedlicher Ausprägung. In der Makulagegend findet sich ein runder, leicht prominenter, gelblicher Herd der Chorioidea. Die Funktion kann erstaunlich gut sein, solange keine exsudativen Veränderungen auftreten, was als Komplikation nicht selten der Fall ist.

Therapie
In der ruhigen Phase bedarf die vitelliforme Zyste keiner Therapie. Wenn eine Exsudation auftritt, wird man versuchen, mit Steroiden retrobulbär die Reaktion etwas zu dämpfen.

4.3.5 Angioid streaks

Sie sind Risse in der Bruchschen-Membran, die am Fundus wie unregelmäßige, gefäßähnliche Streifen verlaufen und mit dem Pseudoxanthoma elasticum der Haut vergesellschaftet sind (Grönblad-Strandberg-Syndrom). Es können spontan oder durch leichte Traumen ausgedehnte Blutungen in der Makulagegend auftreten, die später in Narben übergehen.

Therapie
Die Angioid streaks lassen sich therapeutisch nicht beeinflussen, ebensowenig natürlich die Blutungen.

4.4 Verletzungen

4.4.1 Perforierende Verletzungen

Solche Verletzungen des Bulbus führen häufig zu Mitbeteiligung der Aderhaut, was zu mehr oder weniger ausgedehnten subretinalen Blutungen Anlaß geben kann. Meist stehen aber die mitverletzten anderen Gewebe, vor allem die Netzhaut und der Glaskörper so im Vordergrund, daß man nur wenig an die Aderhaut denkt.

Im Prinzip gilt aber natürlich auch für die Aderhaut das, was wir bei den perforierenden Verletzungen des Ziliarkörpers erwähnt haben.

Therapie

Es muß unbedingt vermieden werden, daß Aderhaut in eine Sklerawunde inkarzeriert wird, denn auch von der Aderhaut kann eine sympathische Ophthalmie ausgehen; eine möglichst saubere Wundtoilette ist daher immer anzustreben. Eine intensive antibiotische Therapie kombiniert mit Steroiden − lokal − ist nach jeder perforierenden Verletzung sehr zu empfehlen.

4.4.2 Kontusionsverletzungen

Kontusionen des Bulbus führen sehr häufig zu *Aderhautrupturen*. Sie liegen meist am hinteren Pol, bogenförmig um die Papille herum, wobei sie auch mitten durch die Makula gehen können. Es können mehr oder weniger ausgedehnte subretinale Blutungen auftreten. Der zentrale Visus ist gefährdet bei Rissen in der Makulagegend.

Therapie

Eine unmittelbare Therapie der Rupturen gibt es nicht. Die Blutungen werden sich spontan resorbieren, aber es können sehr unliebsame Narben zurückbleiben. Aus diesen Narben können später, evtl. erst nach Jahren, neugebildete Gefäße proliferieren, wie bei der zentralen hämorrhagischen Chorioretinitis, die dann einerseits zu exsudativen Veränderungen, andererseits zu rezidivierenden Blutungen Anlaß geben können. Solche Gefäßproliferationen sind daher eine Indikation für eine Lichtkoagulation, womit man weitere Visusverluste evtl. verhindern kann.

Eine besondere Form der Aderhautverletzung ist der von Siegrist [11] beschriebene anämische *Aderhautinfarkt* nach *Abriß hinterer Ziliararterien*. Nach einer schweren Kontusion tritt um die Papille herum und in der Makulagegend sofort eine schiefergraue Verfärbung auf. Bei der Fluoreszenzangiographie bemerkt man in dieser Zone eine stark verspätete Gefäßfüllung. Später entwickelt sich eine Narbe, evtl. auch ein Makulaloch. Der Visus bleibt meist stark herabgesetzt.

Therapie

Leider ist diese Form der Aderhautverletzung keiner Therapie zugänglich.

4.4.3 Chorioideaabhebung

Die Aderhaut kann sich einige Tage nach einem intraokularen Eingriff (Katarakt, Glaukom), vor allem nach fistulierenden Glaukomoperationen abheben. Es bilden sich hohe Blasen, vor allem nasal, aber auch temporal; sie erscheinen dunkelbraun oder grau und können sich in der Mitte berühren. Die Funktion kann fast ganz erlöschen; es bestehen eine ausgesprochene Hypotonie und meist eine aufgehobene Vorderkammer.

Die *Pathogenese* ist wahrscheinlich hydrodynamisch zu erklären. Durch den zu raschen Abfluß des Kammerwassers durch die operative Fistel bei der Glaukomoperation oder die undichte Wunde eines Starschnittes kommt es zur Hypotonie. Der Ziliarkörper hört zunächst ganz auf, Kammerwasser zu produzieren; die Vorderkammer wird flach oder sogar total aufgehoben. Ziliarkörper und Aderhaut werden passiv hyperämisch, da der Venendruck höher ist als der intraokulare Druck: Es kommt zur Transsudation in den subchorioidalen Raum und damit zur Aderhautabhebung. Die Komplikation ist in den meisten Fällen harmlos; sie verschwindet mit und ohne Therapie nach ca. 10 Tagen. In einzelnen Fällen kann die Aderhautabhebung aber auch über Wochen oder Monate bestehen bleiben, die Hypotonie bleibt ebenso hartnäckig, und es kann zu einer Cataracta complicata oder auch zu einem Ödem des hinteren Poles mit Pseudostauungspapille kommen.

Therapie

In diesen Fällen muß man etwas unternehmen. Medikamentös werden Atropin und Steroide, paradoxerweise von einzelnen Autoren auch

Diamox empfohlen. Führt das nicht zum Ziel, so wird angeraten, den Subchorioidalraum durch Inzision der Sklera zu drainieren und gleichzeitig die Vorderkammer durch eine Injektion von Luft wieder herzustellen [6]. Besser ist es wohl, eine Aderhautabhebung zu vermeiden, was bei der Staroperation durch exakte Wundnaht durchaus möglich ist. Bei den Glaukomoperationen wird man heute der Trabekulektomie oder auch der gedeckten fistuliesierenden Operation den Vorzug geben, da hier der Kammerwasserabfluß nicht so leicht erfolgt, und Aderhautabhebungen in der Tat zu den großen Ausnahmen gehören.

5. Papille

Die Papille − also der Sehnervenkopf − gehört eigentlich nicht mehr zur Uvea. Da aber sehr enge nachbarliche Beziehungen zwischen Aderhaut und Papille bestehen, und außerdem sowohl die Aderhaut als auch die Papille durch die hinteren Ziliararterien versorgt werden, sieht man bei Erkrankungen der hinteren Uvea sehr häufig eine Mitbeteiligung des Sehnerveneintrittes. Es ist daher sinnvoll, diese Veränderungen an dieser Stelle zu behandeln, wobei Überschneidungen mit Kap. 18 (Sehnerv) alledings kaum zu vermeiden sind.

5.1 Entzündungen

Eine *Papillitis* ist gekennzeichnet durch ein Papillenödem, leichte Prominenz, häufig radiäre Blutungen, leicht gestaute Venen und eine Kapillarhyperämie. Wesentlich für die *differentialdiagnostische* Abgrenzung gegenüber der Stauungspapille bzw. dem Papillenödem bei der angiospastischen Retinopathie ist die starke Funktionsstörung durch ein Zentralskotom. Fluoreszenzangiographisch ist es oft nicht mit Sicherheit möglich, eine Papillitis von einer beginnenden Stauungspapille zu unterscheiden; beide zeigen eine Kapillarhyperämie, eine Venenverbreitung und eine diffuse Anfärbung in der Spätphase. Die Papillitis kann isoliert auftreten oder − wie bereits erwähnt − im Rahmen einer Panuveitis; betroffen sind mehr Frauen als Männer. Wie bei den Uveitiden gelingt es nur sehr selten, eine eigentliche Infektion als *Ätiologie* des Leidens nachzuweisen.

Therapie

Diese beschränkt sich deshalb auf Steroide, lokal in Form retrobulbärer Injektionen, allgemein als Stoß von 4−6 Wochen Dauer. Antibiotika haben nur einen Sinn, wenn ein florider Infekt vorhanden ist.

Die *Prognose* ist immer mit Vorsicht zu stellen. Der Visus kann sich auf fast normale Werte erholen, aber lange nicht in allen Fällen. Oft bleibt ein Zentralskotom zurück, und die Papille geht über in eine postneuritische Atrophie.

5.2 Vaskuläre Störungen

Die Gefäßversorgung der Papille durch den Zinn-Hallerschen Circulus arteriosus, der durch die hinteren kurzen Ziliararterien gespeist wird, ist leicht verletzlich.

5.2.1 Apoplexie der Papille bei Riesenzellarteriitis Horton (Arteriitis temporalis)

Bei dieser Erkrankung kann es zum akuten Verschluß einzelner Ziliararterien kommen und damit zum anämischen Infarkt der Papille. Man spricht von Apoplexie der Papille [9] oder von akuter ischämischer Neuropathie der Sehnerven [4]. Im Vordergrund steht der akute Visusabfall bis zur Amaurose. Die Papille erscheint blaß, leicht unscharf, es finden sich vereinzelte, zarte streifige Blutungen. Die retinalen Gefäße sind intakt, aber bei der Fluoreszenzangiographie sieht man überhaupt keine Kapillaren auf der Papille, und auch die Aderhaut wird verspätet durchblutet.

Sehr wesentlich ist der Palpationsbefund der Arteria temporalis, die häufig entzündlich verdickt, pulslos und schmerzhaft ist. Die *Diagnose* wird gesichert durch die stark erhöhte Senkung und die Histologie einer Biopsie aus der Temporalarterie.

Therapie

Diese beschränkt sich auf Steroide allgemein in hoher Dosierung und über sehr lange Zeit. Die Erhaltungsdosis richtet sich nach der Senkung, die auf einigermaßen normale Werte zurückkehren sollte. Die Behandlung hat vor allem den Sinn, eine Apoplexie der Papille am zweiten Auge − wenn irgend möglich − zu verhindern, denn das ersterkrankte Auge erholt sich in der Regel nicht; es kommt zur Atrophie des N. opticus.

5.2.2 Apoplexie der Papille bei allgemeiner *Arteriosklerose*

Sie unterscheidet sich von derjenigen der Riesenzellarteriitis nur durch das Fehlen entzündlicher Zeichen. Die Senkung ist normal, die Temporalarterie pulsiert. Das *klinische Bild* am Sehnerv ist gleich wie bei der Arteriitis temporalis.

Therapie
Diese ist noch undankbarer, da eine antiphlogistische Behandlung der Arteriosklerose keinen großen Sinn hat. Trotzdem wird sie von Hayreh [4] empfohlen. Wir geben in diesen Fällen meist nur Infusionen von Ronicol in der akuten Phase und evtl. retrobulbäre Injektionen mit Priscol.
Später sollen die Patienten ständig Ronicol oder auch Eupaverin nehmen, sofern sich dies mit dem Allgemeinzutand verträgt. Die *Prognose* ist auch in diesen Fällen sehr zweifelhaft. Nur sehr selten erholt sich der Visus wieder auf brauchbare Werte.

5.3 Stauungspapille

Die Stauungspapille ist Symptom erhöhten Hirndruckes und kommt bei ca. 70% aller Hirntumoren vor [5].
Charakteristisch sind die deutliche Prominenz der unscharfen Papille, die ausgesprochene Kapillarstauung, die starke Venenstauung und die radiären Blutungen und weißen Exsudate. Das Ödem reicht nicht weit über die Papillengrenzen hinaus. Zirkuläre Netzhautfalten treten nur bei starker Stauung auf. Wesentlich ist, daß der zentrale Visus sehr lange gut bleibt, während im Gesichtsfeld eine Vergrößerung des blinden Fleckes nachzuweisen ist. Bei ganz massiver, länger bestehender Stauung können sog. amblyopische Attacken, also kurzdauernde Störungen des Visus, Verdunkelungen auftreten. Bleibt die Stauungspapille mehrere Monate bestehen, so kann schließlich eine Atrophie der Papille eintreten und eine dauernde, mehr oder weniger starke Funktionseinbuße die Folge sein. Amblyopische Attacken treten auch auf beim sog. Pseudotumor cere-

bri, einem nicht so seltenen Syndrom, bei dem zwar ein hoher Hirndruck besteht, aber kein Hirntumor als Ursache gefunden wird.
Für den Augenarzt wichtig sind diese erwähnten kurzdauernden Sehstörungen, da sie ein Hinweis sind, daß bei Nichtbeheben des zu hohen Hirndruckes innerhalb weniger Tage u. U. dauernde Sehstörungen resultieren.

Therapie
Eine lokale Therapie ist natürlich wirkungslos; die Behandlung muß vom Neurologen oder Neurochirurgen übernommen werden. Bei Pseudotumor cerebri haben sich Steroide und Lasix als Diuretikum bewährt, während man von den wiederholten Lumbalpunktionen und evtl. sogar Entlastungsoperationen eher abgekommen ist. Beim Vorliegen eines Hirntumors ist natürlich dessen Operation die Therapie der Wahl.

5.4 Neoplasmen

5.4.1 Melanozytom

Am Papillenrand treten gutartige Melanozytome auf, die vor allem *differentialdiagnostisch* wichtig sind. Man darf sie nicht mit Melanomen verwechseln.

Therapie
Sie bedürfen keiner Therapie, hingegen wird man sie genau beobachten.

5.4.2 Gliomatöser Tumor

Bei der tuberösen Hirnsklerose können gliomatöse Tumoren in Papillennähe, selten direkt auf der Papille, auftreten. Sie sind ebenfalls gutartig und wachsen kaum.

Therapie. Keine

5.4.3 Neurofibromatose Recklinghausen

Bei dieser Krankheit können Tumoren im N. opticus wachsen. Sie sind jedoch meistens im Fasciculus opticus und nur selten in der Papille selbst lokalisiert.
An sich sind es gutartige Tumoren, ihre Lokalisation im Sehnerv führt aber doch zu schweren Funktionsstörungen, evtl. Erblindung.

Therapie

Trotzdem sind die Neurofibrome nur dann eine Indikation zu einem (neuro)chirurgischen Eingriff, wenn sie durch Wachstum ins Schädelinnere zu schweren neurologischen Störungen führen.

5.4.4 Melanom

Melanome der Aderhaut können auf die Papille überwachsen und sie schließlich ganz verdecken, so daß man den Eindruck hat, der Tumor wachse aus dem Sehnervenkopf. Eine genaue klinische Abklärung mit Echographie, Fluoreszenzangiographie, evtl. auch Szintigraphie sollte die *Diagnose* sichern.

Therapie

Die einzig sinnvolle Therapie ist die Enukleation.

5.4.5 Retinoblastom

Auch sie können auf die Papille übergreifen.

Therapie

Sie richtet sich nach den in Kap. 17 und 18 (Netzhaut bzw. Sehnerv) erwähnten Methoden.

5.5 Mißbildungen

5.5.1 Persistierende Arteria hyaloidea

Als feiner Strang von der Papille in den Glaskörper hineinragend, ist sie meist ohne Bedeutung.

Therapie
Keine.

5.5.2 Grubenpapille

Sie ist eine Hemmungsmißbildung, die gar nicht so selten ist. Es handelt sich wahrscheinlich um ein Kolobom in der Papille selbst. Der Aspekt der kleinen grauen Grube im temporalen gefäßlosen Papillenteil ist sehr charakteristisch. Recht häufig führt diese Mißbildung der Papille zu einem zystoiden Ödem der Netzhaut am hinteren Pol. Es können auch Löcher in der Makulagegend auftreten.

Therapie

Die Grubenpapille selbst ist selbstverständlich keiner Therapie zugänglich. Bei Makulaödem und Makulalöchern wird von einigen Autoren eine Lichtkoagulation empfohlen. Wir glauben aber, daß man ruhig zuwarten sollte, u. U. sogar einige Jahre, denn das Ödem ist spontan reversibel, die Narben nach Lichtkoagulation hingegen nicht.

5.5.3 Papillenkolobom

Es geht meist einher mit einem Kolobom der Aderhaut. Solche Augen sind häufig mikrophthalmisch und hochgradig amblyop.

Therapie

Einer Therapie sind diese Mißbildungen nicht zugänglich.
Eine seltene Form des Papillenkoloboms ist die „Morning glory"-Papille (Windblütenpapille), wobei die Papille einen trichterförmigen Aspekt aufweist, aus dessen Tiefe die Netzhautgefäße austreten. Auch diese Augen sind amblyop.

Therapie

Da sie sonst keine schweren Mißbildungen aufweisen, ist eine Amblyopiebehandlung jedenfalls zu versuchen.

5.6 Verletzungen

5.6.1 Intraokulare Fremdkörper

Diese (meist Eisensplitter) können selten einmal in der Papille steckenbleiben. Je nach der Größe des Splitters kann daraus eine schwere Funktionsstörung, u. U. Erblindung resultieren.

Therapie

Ihre chirurgische Entfernung durch Magnetextraktion ist schon wegen der Gefahr der Infektion oder der Siderosis geboten.

5.6.2 Optikusabriß

Schwere Kontusionsverletzungen oder Schußverletzungen der Orbita können zum Abriß des Sehnerven führen. Es resultiert dann ein Pseudokolobom der Papille, wobei vor allem auffällt, daß die retinalen Gefäße blutleer oder sehr eng erscheinen.

Meist ist ein solcher Abriß auch mit einer schweren Vernarbung des ganzen hinteren Poles verbunden: Retinopathia sclopetaria.

Therapie

Therapeutisch ist leider nichts zu machen.

Literatur

1. Ashton, N., Wybar, K.: Primary tumours of the iris. Ophthalmologica (Basel) **151**, 97–113 (1966)
2. Franceschetti, A., Blum, J.D., Bamatter, F.: Diagnostic value of ocular symptoms in juvenile chronic polyarthritis (Still's disease). Trans. ophthal. Soc. U. K. **71**, 17–27 (1952)
2a. Gailloud, Cl.: Traitement conservateur des tumeurs malignes de l'oeil. Cancer information **10**, No. 1, 1976 (Ligue Suisse contre le cancer, Victoriastraße 94, 3013 Bern)
3. Gass, J.D.M.: Stereoscopic atlas of macular diseases: a funduscopic and angiographic presentation. St. Louis: Mosby 1970
4. Hayreh, S.: Anterior ischemic optic neuropathy. Berlin–Heidelberg–New York: Springer 1975
5. Huber A.: Augensymptome bei Hirntumoren. Neuauflage, im Druck. Bern: Huber 1956
6. Huber, A.: Delayed restoration of the anterior chamber after cataract extraction. Acta XIX. Cong. Ophthal., New Dehli, Vol. **I**, 753–759 (1962)
7. Martenet, A.-C.: Les formes oculaires de la sar-coidose. Praxis, Schweiz. Rundsch. Med., **18**, 594–600 (1972)
8. Martenet, A.-C.: Résultats de l'immunodépression par cytostatiques en ophtalmologie. Ophthalmologica (Basel) **172**, 106–115 (1976)
9. Rintelen, F.: Zur Kenntnis der Leistungsstörungen des Fasciculus opticus, insbesondere der „Apoplexia papillae". Ophthalmologica (Basel) **141**, 283–289 (1961)
10. Schlaegel, T.F.: The natural history of histospots in the disc-macula area. In: Ocular Histoplasmosis. Int. Ophthal. Clinics **15**, Nr. 3, (1975)
11. Siegrist, A.: Über die Schädigungen des menschlichen Sehorgans durch stumpfe Traumen des Schädels, wie des Augapfels. Diss. *Birkhäuser*. In: Festschrift zur Eröffnung der neuen Augenklinik der Universität Bern. Franke, Bern (1910). Erwähnt durch *Goldmann;* in: Biomicroscopie du vitré et du fond de l'oeil. Rapport Soc. franç. Ophtal. Paris: Masson 1975
12. Spalter, H.F.: A therapeutically oriented uveitis survey. In: Clinical Methods in Uveitis. Fourth Sloan Symposium on Uveitis (Ed. by Aronson, Gamble, Goodner and O'Connor. St. Louis: Mosby 1968
13. Welch, R.B., Maumenee, A.E., Wahlen, H.E.: Peripheral posterior segment inflammation, vitreous opacities and edema of the posterior pole, „pars planitis". Arch. Ophthal. **64**, 540–549 (1960)
14. Wessing, A.: Degenerative Erkrankungen der Makula: zentrale seröse Retinopathie und Pigmentblattabhebung. Ber. dtsch. ophthal. Ges. **73**, 488–499 (1973)
15. Witmer, R.: Makulaveränderungen bei entzündlichen Erkrankungen der Uvea und beim Hypotoniesyndrom. Ber. dtsch. ophthal. Ges. **73**, 551–560 (1973)
16. Witmer, R., Remé, Ch.: Irisnaht. Experimentelle und klinische Resultate. Ophthalmologica (Basel) **170**, 160–155 (1975)

Kapitel 15

Glaskörper

H. Pau

1. Glaskörperverflüssigung und -abhebung

1.1 Glaskörperverflüssigung

Der Glaskörper hat eine ausgesprochene Struktur, wobei das Glaskörpergerüst als Fibrillenverdichtungen (gefältelte Membranen) topographisch dem Verlaufe embryonaler Blutgefäße entspricht. Zur Verflüssigung des Glaskörpers mit hier optisch leeren Bezirken und dabei destruiertem, fädig vergröbertem, verdichtetem, zerrissenem, stark flottierendem Gerüstwerk kommt es zunehmend im Alter (meist nach dem 40. Lebensjahr), bei Achsenmyopie, Netzhautablösung, Entzündungen, Blutungen, Verletzungen und intraokularen Metallsplittern. Die zerrissenen Strukturen sind ophthalmoskopisch sichtbar und werden – genauso wie Glaskörpereinlagerungen – entoptisch (gegen weiße Wand, hellen Himmel usw.) als Punkte, Striche, kommaähnliche, fetzige oder runde, sich bei Blickbewegung verschiebende, bei Stillstand nach unten sinkende Gebilde (fliegende Mücken, ,,mouches volantes") empfunden.

1.2 Glaskörperabhebung

Zusätzlich zur Verflüssigung hebt sich der Glaskörper von der Unterlage als vordere (präbasale) oder als hintere Glaskörperabhebung, zunächst am häufigsten als teilweise obere, dann vollständige Abhebung mit Kollaps ab. Die einfache vollständige, die trichterförmige und die unregelmäßige hintere Glaskörperabhebung haben mehr theoretisches Interesse.
Die hintere Glaskörperabhebung beginnt häufig ,,akut" mit Fotopsien, entoptischen Trübungen und evtl. 2–3 Wochen lang erkennbaren kleinen Blutungen peripapillär, vor dem

Äquator und besonders gefäßnah. Blitzartige Phosphene durch Zug von Glaskörperadhärenzen an der Netzhaut in Form von leuchtenden Blitzen sind besonders suspekt auf einen möglichen Netzhauteinriß.

Therapie
Glaskörperverflüssigungen und -abhebungen können therapeutisch nicht gebessert werden.
Wohl muß die *Ursache* der Verflüssigung dann behandelt werden, wenn es sich um Einlagerungen von entzündlichen Ausschwitzungen, Erythrozyten oder gelösten bzw. korpuskulären Fremdstoffen handelt (vgl. 5., S. 158). Bei Glaskörperverflüssigung ist die genaue Ophthalmoskopie der Netzhautperipherie in Mydriasis von großer Wichtigkeit, und das ganz besonders beim Auftreten von Phosphenen, da immer die Möglichkeit und die Gefahr von Glaskörperverflüssigungen im Bereich von Ansätzen von Glaskörperstrukturen an der Netzhaut bestehen, und hier reaktive Veränderungen auftreten können in Form von degenerativen sklerotischen Arealen, hirschgeweihartigen, schneckenspurartigen Veränderungen oder sogar Einrissen oder flachen Netzhautablösungen.
Bestehen nach perforierenden Verletzungen neben Glaskörperverflüssigungen streifige bleibende Glaskörperverdichtungen, die telefondrahtähnlich zur Perforationsstelle ziehen, dann besteht hier die große Gefahr des Netzhauteinrisses mit Amotio retinae; es sollte stets eine prophylaktische Netzhautoperation (Kryo-, Laser-, Lichtkoagulation) erwogen werden.
Wenn die Netzhaut keinerlei verdächtige Veränderungen zeigt, dann ist bei vielen Menschen Beruhigung und *Psychotherapie* von besonderer Bedeutung, da bei ihnen sonst die Befürchtung einer schweren Augenerkrankung oder von Fremdkörpern im Auge bestehen bleibt.

2. Glaskörpertrübung

Wenn der Glaskörper ophthalmoskopisch nicht einsehbar (Hornhaut-Linsen-Trübungen) oder dicht getrübt (Blutungen, zellige Trübungen, retrolentale Membranen, Schwarten) ist, dann kann die Frage eines Tumors, einer Amotio retinae, einer Blutung oder einer Entzündung mit Ultraschall oder evtl. auch mit der Diaphanoskopie (Sachs-Lange-Lampe) geklärt werden.

2.1 Glaskörperverflüssigung

Vgl. 1.1, oben.

2.2 Glaskörperzyste

Therapie
Bei *kongenitalen* Glaskörperzysten ist keine Therapie erforderlich; bei erworbenen Zysten (vgl. Parasiten, 7.6, S. 76).

2.3 Glaskörperblutung

Geringe Blutungen sind frisch als rötliche Fäden oder Schleier erkennbar, die nach einigen Wochen — wie Glaskörperexsudate — grauweiße zerrissene Strukturen oder Schleier hinterlassen. Starke Blutungen erscheinen zunächst dunkelrot und später als dichte graubräunliche Schleier.

Allgemeine Therapie
Die therapeutischen Möglichkeiten, einen stark durchbluteten bzw. getrübten Glaskörper aufzuhellen, sind begrenzt. Zu erreichen ist häufig nur ein stark destruierter Glaskörper. Es ist in erster Linie die Ursache der Blutungen zu bekämpfen: Bei umschriebenen Blutungen und Gefäßveränderungen (Periphlebitis retinae, Diabetes, Angiomatosis retinae von Hippel-Lindau, Arteriosklerose usw.) kommt je nach Durchsichtigkeit des Glaskörpers die Koagulation des blutenden Gefäßes mit Licht, Laser, Diathermie, Kälte (Kryo) in Betracht. Die bei allen Glaskörperblutungen versuchten Hämostyptika (Rutin, Stryptobion, Kalzium,

Vitamine K und P) sind faktisch ohne therapeutischen Erfolg. Wenn die Blutungen sich nicht in einigen Wochen bis Monaten zunehmend resorbierten, dann konnten wir durch eine Linsenextraktion eine schnellere Resorption hervorrufen; das Kammerwasser spült dabei manchmal den Glaskörper in einigen Wochen (Monaten) förmlich aus.
Durch Licht- besonders durch Laserkoagulation kann es evtl. zur Beschleunigung der Blutresorption kommen [8].
Alle Versuche, Glaskörperblutungen durch Bäderkuren, Jod, Rutin-Kalzium-Präparate, Calciumdobesilat (Dexium), Injektionen (subkonjunktivale, retrobulbäre oder intravitreale) von Streptokinase, Hyaluronidase, Trypsin, sowie Wärme und Diathermie zur beschleunigten Resorption zu veranlassen, sind sehr fraglich und wissenschaftlich nicht erwiesen.
Kleinere Glaskörperblutungen resorbieren sich bei Kindern und Jugendlichen meist relativ schnell. Mit zunehmendem Alter, zunehmendem Ausmaß und bei (evtl. mehrfachen) Rezidiven nimmt die Resorptionsneigung erheblich ab.

2.3.1 Trauma

Traumen, perforierende Verletzungen (auch Operationen) und stumpfe Prellungen (auch Geburtstraumen), evtl. nach freiem Intervall von Stunden (posttraumatischer Schock), können zu unterschiedlichen, evtl. schweren Glaskörperblutungen führen.

Therapie. Vgl. Kap. 21 (Verletzungen).

Eine intensive Ultraschallbehandlung (1,27 und 4,20 MHz, mittlere Intensität zwischen 100 und 1000 W/cm^2, Impulsfolgefrequenz 10 Hz, Impuls-Pausen-Verhältnis 1:1) soll zu einer Beschleunigung der Resorption von Glaskörperblutungen führen. Eine Rolle soll dabei die hämolysierende Wirkung des Ultraschalls spielen [5]. Experimentell hatte Kleifeld [11] keinen Einfluß von Ultraschall auf die Blutresorption gefunden.
Bei sich nach (3–6) Monaten nicht resorbierenden Blutungen können evtl. eine Glaskörperpunktion, eine Vitrektomie, bei strukturiertem Glaskörper mit dem Glaskörperschneidersauger-Extraktor (Eingehen durch die Sklera 7 mm vom Limbus entfernt nach Diathermie- oder Kryokoagulation) versucht werden; es

besteht dabei aber immer die Gefahr einer Nachblutung oder einer Amotio retinae. Nach Glaskörperpunktionen kann evtl. Ringerlösung injiziert werden. Eine Reinjektion von Liquor cerebrospinalis, Luft oder Gasen, frischem oder lyophilisiertem Glaskörper oder Hyaluronsäure bietet demgegenüber keine Vorteile; es ist im Gegenteil die Gefahr einer Infektion oder eines Glaukoms größer. Auch 3,5%iges Haemaccel, ein Polypeptidderivat der Gelatine (Farbwerke Hoechst AG) kann bei Netzhautoperationen als Glaskörpersubstitut injiziert werden [13]. Injektionen von Trypsin oder Hyaluronidase in den Glaskörper sind gefährlich und nicht zu empfehlen [2].

Da jede langdauernde Glaskörperblutung zu Proliferationen, evtl. zur Retinitis proliferans mit Amotio führt, kann hier eine Licht-, Laserkoagulation auf die Gefäße oder um die Proliferations-Traktionsfalten oder eine Netzhautoperation (mit Custodis-Plombe, Skleraresektion oder Cerclage) angezeigt sein.

Prophylaxe
Schutzbrille; Zange bei Geburt nicht über das Auge legen.

2.3.2 Entzündungen

Periphlebitis (juvenile rezidivierende Glaskörperblutung), Iridozyklitis, Chorioretinitis.

Ursachen
Toxoplasmose, Leptospirosen, Brucellosen, Virusinfektionen, Lues, Tbc. Fokalerkrankungen, Autoaggressionserkrankungen, intraokulare Parasiten.

Therapie
Vgl. Kap. 17 (Netzhaut) und Kap. 14 (Uvea).

2.3.3 Blutkrankheiten

Hämorrhagische Diathesen, Thrombopathien, Anämien, Leukämien, Dysparaproteinämien, Erythrozytosen, Sichelzellenanämie, Mittelmeeranämie (Thalassämie).

Therapie
Internistisch; bei beginnender Retinitis proliferans: u. U. Licht-, Laser-, Kryo-, Diathermiekoagulation, evtl. Netzhautoperation.

2.3.4 Subarachnoidalblutung

Etwa $1/5$ der Patienten mit Subarachnoidalblutungen (Aneurysmen, Hämangiome, Tumoren, Hypertonie, Arteriosklerose, Lues, Traumen) bekommen eine intraokulare und meist präretinale Blutung.

Therapie. Am Auge meist Spontanresorption.

2.3.5 Gefäßerkrankungen

Arteriosklerose, Hypertonie, Diabetes, Thrombose, angeborene Anomalien.

Therapie
Internistisch. Zusätzlich bei Diabetes (und Arteriosklerose) Licht- oder Laserkoagulation. Mitgeteilte Erfolge mit Rutin-, Kalzium-, Jod-Präparaten, Calciumdobesilat (Dexium) sind in ihrer Aussage sehr umstritten.

2.3.6 Ablatio retinae oder Netzhauteinriß

Therapie
Netzhautoperation (vgl. Kap. 17, 5., S. 193).

2.3.7 Retrolentale Fibroplasie

Vgl. 7.3, S. 160.

2.3.8 Hämorrhagisches Glaukom

Es tritt als Folge einer Thrombose der Zentralvene, einer Retinopathia diabetica oder von Netzhaut-Glaskörper-Blutungen auf.

Therapie
Drucksenkung sehr schwierig, nur operativ möglich, z.B. durch Zyklodiathermie (vgl. Kap. 19, 2.8.6, S. 221).

2.3.9 Vikariierende Blutungen (Menses)

Therapie. Gynäkologisch.

2.3.10 Tumoren

2.3.10.1 Aderhautmelanom

Therapie. Enukleation, selten Exzision.

2.3.10.2 Angiomatosis retinae

Therapie

Licht-, Laserkoagulation, evtl. Netzhautoperation.

2.3.10.3 Neuroepitheliom-Retinoblastom

Therapie

Enukleation, ausnahmsweise Lichtkoagulation, Röntgen- bzw. Radiumbestrahlung.

2.3.10.4 Metastatisches Karzinom

Therapie

Röntgenbestrahlung.

2.4 Weitere zellige Trübungen

2.4.1 Entzündungszellen

Entzündungszellen treten meist als grau-weiße Pünktchen, flockige, grobflächige Trübungen oder als fädige, graue Vorhänge auf, besonders bei (Irido-)Zyklitis, Retinitis, Chorioretinitis sowie beginnenden Abszessen. Die Trübungen können weitgehend resorbiert werden oder sich bindegewebig organisieren und dichte weiß-graue Schwarten, eine Amotio retinae, evtl. eine Phthisis bulbi hinterlassen. Zu richtigen Glaskörperabszessen kommt es häufiger bei Infektionen nach perforierenden Verletzungen sowie − seltener − metastatisch (bei bestehendem Furunkel, Karbunkel, bei Kachexie, Diabetes, Sepsis, Pyämie usw.). Meist kommt es schon nach Stunden zur diffusen grauen, dann gelben Glaskörpertrübung und zusätzlichen exsudativ-eitrigen Iritis. Trotz Therapie wird häufig die Vorderkammer flacher, es entstehen ein gelblich-grünlicher Reflex hinter der Linse (Pseudogliom, amaurotisches Katzenauge) und evtl. eine Vaskularisation, schließlich eine Phthisis bulbi.

Therapie

Iridozyklitis. Vgl. Kap. 14, 2.1, S. 133.
Retinitis. Vgl. Kap. 17, 3., S. 172.
Chorioretinitis. Vgl. Kap. 14, 4.1, (S. 142).
Bei jeder Entzündung mit *Zyklitis* muß natürlich versucht werden, die Pupille mit Mydriatika zu erweitern (Atropin $^1/_2$−1%, Scopolamin $^1/_3$% usw.).
Bei beginnendem *Abszeß* ist eine Punktion der Vorderkammer oder des Glaskörpers zum Nachweis des Erregers und zur anschließenden

einmaligen Injektion von Antibiotika (Penicillin, Tetracycline usw.) nur ausnahmsweise angezeigt und bringt bei der Gefahr einer Aufflammung der Entzündung kaum therapeutische Erfolge, da die antibiotische Therapie über eine gewisse Zeit fortgesetzt werden muß. Eine *lokale* Therapie kann bei Abszessen − auch bei äußerer Infektion der Wunde − die schwere Infektion im Glaskörper nicht beherrschen. Trotzdem sollten Antibiotika in Salben- oder Tropfenform gegeben werden, z. B. Tetracyclinsalben (Terramycin, Aureomycin usw.), Chloramphenicolsalben (Leukomycin, Paraxin, Oleomycetin usw.), Bacitracin (Nebacetin usw.), Kanamycin (Kanamytrex-AS usw.). Es können auch Sulfonamide (Irgamid, Aristamid) verwandt werden.
Wichtigste Therapie ist − auch ohne Kenntnis des ursächlichen Erregers, − möglichst schnell eine hohe systemische Dosierung von Breitbandantibiotika per os (evtl. auch intravenös); auch dabei sollten lokal und systemisch nur jeweils bakteriostatische oder bakterizide Antibiotika zusammen gegeben werden. Penicillin (5−20 Mega Baycillin, Oricillin, Cryptocillin, Stapenor, Totocillin usw.), Tetracycline (1−2 g bei Erwachsenen, Achromycin, Hostacyclin, Supramycin, Aureomycin, Terramycin usw.). Eventuell zusätzlich künstliches Fieber (Pyrifer usw.), Schwitzkur. Bei Pilzen Antimykotika (Griseofulvin, Nystatin, Amphotericin B, Pimaricin).
Die Beherrschung einer Glaskörperinfektion läßt sich mehr klinisch vermuten (Verschwinden des Fibrins und des Hypopyons aus der Vorderkammer, Abnahme des Reizzustandes). Nach Beherrschung der Infektion werden evtl. Diathermie, Wärme oder Cortison lokal und systemisch verabfolgt.
Es werden bei allen *entzündlichen Ausschwitzungen* in den Glaskörper weiterhin, je nach Einstellung des behandelnden Arztes, zahlreiche therapeutische Versuche empfohlen: *Lokale* Gaben von Jod-, Dionin-, Traubenzuckertropfen oder -salben; Injektionen von Eigenblut, hypertonischen Kochsalzlösungen oder Priscol subkonjunktival oder retrobulbär. Implantation von Plazentastückchen bzw. Re-Pla-Serol retrobulbär. Es wird ferner Hyaluronidase retrobulbär injiziert.
Auch eine *allgemeine* Therapie mit Bäderkuren, Bürstenmassagen, Trinkkuren, Laxantien, Salizylaten, Diuretika sowie Quecksilberschmierkuren wird versucht. Alle die zuletzt aufgeführten Maßnahmen haben kaum repro-

duzierbare Erfolge und sind − es wird häufig polypragmatisiert − eher als Psychotherapeutika anzusehen, deren Wirkung mehr vom Glauben des Therapeuten abhängt.

2.4.2 Epitheliale Zellen

Epithelzellen des Ziliarkörpers, deren Pigmentgranula z. T. in den Glaskörper freigesetzt sind, sowie Gliazellen aus der Netzhaut.

Therapie
Nicht erforderlich.
Zusammenhängende oberflächliche Netzhautzellen bzw. -gewebe sind dagegen sehr suspekt auf ein zu behandelndes (Licht, Kryokoagulation) Netzhautloch.

2.4.3 Tumorzellen

Beispielsweise als Geschwulstaussaat beim Retinoblastom oder Aderhautmelanom.

Therapie. Enukleation.

2.5 Nicht-entzündliche Eiweißpräzipitate

Bei der *Fuchsschen Heterochromia complicata* kommt es zu grauen nicht-entzündlichen Eiweißpräzipitaten im Glaskörper (und an der Hornhauthinterwand). Diese Präzipitate verschwinden größtenteils einige Monate nach Entfernung der aufgetretenen Katarakt immer mehr.

Therapie
Eine weitere Therapie der Präzipitate ist nicht erforderlich, wohl evtl. eine Glaukombehandlung (Operation) oder eine Kataraktextraktion.

2.6 Pigmenteinlagerungen

Häufiger als Granula, seltener als Zellen (Pigmentepithelien) treten sie besonders bei Amotio retinae, Zyklitis, Retinitis, Verletzungen, Siderosis, Melanoblastom der Aderhaut, aber auch im Alter bei lange bestehendem Glaukom auf. Auch nach Blutungen erscheint das

Blutpigment noch längere Zeit rot-braun-gelblich-grau.

Therapie
Operation der Amotio retinae, Versorgung der Verletzung, Fremdkörperentfernung, Enukleation bei Melanoblastom.

2.7 Scintillatio nivea

Die kleinen, weißlichen oder gelblichen, in der Glaskörperstruktur liegenden, wie wirbelnde Schneeflocken erscheinenden Körperchen resorbieren sich in vielen Monaten und bilden sich immer wieder neu.

Therapie
Nicht erfolgreich. Genaue Kontrolle auf ein relativ häufiges Aderhautmelanom erforderlich.

2.8 Synchisis scintillans.

Die meist als Folge von Blutungen auftretenden glitzernden, wie Blättchen in Danziger Goldwasser erscheinenden gelblichen Cholesterinkristalle resorbieren sich manchmal von selbst.

Therapie
Diese bleiben aber evtl. auch unbeeinflußbar im schwer geschädigten, häufig phthisischen Auge.

3. Linsenluxation

Die in den Glaskörper nach hinten luxierte Linse führt häufig zur Netzhaut-Aderhaut-Ziliarkörper-Schädigung.

Therapie
Wenn kein Glaukom oder keine Entzündung besteht, sollte wegen der großen Komplikationsrate der Operation (über 50% Verschlechterung) abgewartet werden. Soll wegen eines Glaukoms oder einer Amotio retinae oder einer Ophthalmia phakogenetica usw. operiert werden, dann empfiehlt sich die Verlagerung der Linse nach vorne durch Bauchla-

ge, Fixation und Extraktion der Linse (z. B. nach der Technik von Barraquer [1]) oder die Kryoextraktion.

4. Glaskörpermembranen

4.1 Erworbene Membranen

Es können bei Netzhauteinrissen, nach Diathermie-, Licht-, Kryokoagulation der Netzhaut, Iridozyklitis, Glaskörperblutungen richtige Membranen auf der Netzhautoberfläche oder präretinal entstehen, die sich aus pigmentierten oder unpigmentierten Ziliarepithelzellen, Pigmentepithelien der Netzhaut, mesodermalen Zellen der Netzhautgefäße, Glaskörperrindenzellen und eingewanderten Entzündungszellen zusammensetzen. Solche Membranen führen zur Präretinitis (Leber), internoretinaler Fibroplasie (Gloor und Werner), Puchering-Syndrom (Gass), Sternfalten oder bedingen besonders nach Blutungen (Diabetes, Arteriosklerose, Periphlebitis, Perforation usw.) sowie bei der retrolentalen Fibroplasie eine Retinopathia proliferans und eine Traktionsamotio. Präretinale Membranen können auf der einen Seite Folge von Netzhauteinrissen sein, auf der anderen Seite kann es durch den Zug dieser neugebildeten Membranen zum Netzhauteinriß (mit Amotio retinae) kommen.

4.2 Angeborene Fibrillenverdichtungen

Als angeborene Fibrillenverdichtungen (gefältelte Glaskörpermembranen), die sich je nach Disposition (Myopie, Alter) allmählich verstärken, setzen Strukturen des Glaskörpers an der Netzhaut an. Diese nur bei hellem Spaltlampenlicht sichtbaren Glaskörperstrukturen entsprechen topographisch weitgehend embryonalen Glaskörperblutgefäßen [15]. Im Bereiche dieser Ansätze treten bei Disposition in der Netzhaut sklerotische Areale, degenerative Areale, Schneckenspuren, hirschgeweihähnliche Veränderungen auf, die zum Netzhauteinriß mit Amotio führen können.

Therapie
Die Behandlung der präretinalen Membranen ist sehr unbefriedigend. Man kann versuchen,

durch lange (Monate) Zeit gegebene Kortikosteroidgaben (cave: Glaukom, Cortisonschäden!) als Salbe und als Tabletten (5–10 mg tgl.) einen Stillstand der proliferativen Gewebsreaktionen zu erreichen. Wegen der großen Gefahr einer sekundären Netzhautablösung empfiehlt es sich − falls möglich −, bei den Sternfalten der Netzhaut eine Diathermie- oder Kryokoagulation zusammen mit Custodis-Plombe, Sklerafältelung, Sklareresektion oder Cerclage durchzuführen.

Bei entzündlichen oder posthämorrhagischen fibroplastischen Glaskörpermembranen oder -brücken kann nach Abklingen der Entzündung ausnahmsweise eine Durchtrennung dieser Gewebe mit der Schere oder einem (Diszissions-) Graefemesser von Erfolg sein [14, 6]. Eine solche Schwartendurchtrennung ist evtl. bei einer Traktionsamotio von Vorteil. Es besteht aber immer die Gefahr einer Blutung, einer operativen Zugwirkung und Amotiovermehrung sowie einer Neubildung der Membranen. Bei der Behandlung von Netzhautablösungen werden verschiedene Injektionen in den Glaskörper versucht (vgl. [3]: Luftinjektionen, isotonische Salzlösungen, Kammerwasser, subretinale Flüssigkeit, Liquor cerebrospinalis, Leichenglaskörper, lyophilisierter Glaskörper, Hyaluronsäure, Polyvinylpyrrolidin, flüssiges Silikon, Haemaccel (synthetisches Polypeptid).

5. Intravitreale Fremdkörper und Metalleinlagerungen

Bei intravitrealen Fremdkörpern vgl. Kap. 21 (Verletzungen).
Eisenhaltige Splitter führen zu Glaskörperverflüssigung und bräunlich-gelblichen Pigmentpünktchen im Gerüst (Siderose). Kupfer- oder Messingsplitter führen zur blaugrünlich-grauen Verfärbung (Chalkose).

Diagnose
Magnetische und nicht-magnetische Fremdkörper: Ophthalmoskopie, Diaphanoskopie, elektromagnetische Untersuchungen, Ultraschall, Röntgen (auch stereoskopisches).

Therapie
Sie richtet sich nach der Größe und der chemischen Zusammensetzung des Fremdkörpers,

wobei auch ohne eingetretene Infektion Eisen-(Siderosis retinae, Katarakt), Kupfer- (Chalcosis retinae, aseptischer Abszeß) bzw. Messingsplitter immer aus dem Auge entfernt werden müssen (vgl. Kap. 21, 4.3, S. 244), da diese sonst nach kürzerer oder längerer Zeit zur Erblindung führen. Eine Therapie der Chalkose mit Natriumthiosulfat oder BAL ist nur von sehr fraglichem Erfolg. Blei-, Magnesium-, Aluminium-, Glas-, Steinsplitter können dagegen dann, wenn sie nicht infolge ihrer Form oder ihrer Größe mechanische Schädigungen erzeugen, reizfrei einheilen (Diagnose und Therapie vgl. Kap. 21, 4.3.2, S. 245). Holz, Stroh, Knochen, Zilien erzeugen meist auch ohne Infektion zunächst heftige Reizzustände (aseptische Abszesse), können sich dann aber abkapseln und reizfrei bleiben.

6. Vitreo-retinale Degenerationen

6.1 Rezessiv-geschlechtsgebundene kongenitale Netzhautabhebung

(Norrie-Syndrom, Atrophia bulborum hereditaria)

Therapie. Nicht beeinflußbar.

6.2 Rezessiv geschlechtsgebundene Retinoschisis

Diese geht hauptsächlich temporal-unten mit schleierartigen, durchsichtigen Membranen einher, die zu arkadenförmigen Defekten, Glaskörpermembranen, Pigmentverschiebungen, zystischem Makulaödem, gitterartigen Streifen führen können.

Therapie
Verdacht auf Lochbildung: Sofortige prophylaktische Laser-, Licht- bzw. Kryokoagulation; *Auftretende Amotio:* Amotiooperation mit Plombe, Einfältelung, Sklareresektion, Arruga-Naht.

6.3 Autosomal rezessiv vererbte hyaloideo-tapeto-retinale Degeneration (Favre-Goldmann)

Bei dieser kommt es zusätzlich zu einer peripheren Retinochisis, zu einer tapeto-retinalen Degeneration mit ERG-Verlust.

Therapie
Bei Amotio und tapeto-retinaler Degeneration vgl. Kap. 17; 5., S. 193 bzw. 6.1, S. 196.

6.4 Dominant vererbte Degeneratio hyaloideo-retinalis hereditaria

(Wagner) (mit gefäßlosen durchlöcherten präretinalen Membranen) und **dominant vererbte makrofibrilläre Glaskörper-Netzhaut-Degeneration (Favre)**

Therapie
Es kommt nur eine Behandlung der möglichen oder eingetretenen Amotio retinae in Betracht.

7. Pseudogliom

Alle dichteren, im auffallenden Licht grau-weißen Glaskörpertrübungen werden als Pseudogliom bezeichnet; bei gleichzeitiger Erblindung spricht man vom amaurotischen Katzenauge.

7.1 Angeborene Anomalien

Persistenz der Arteria hyaloidea, Persistenz des sog. hyperplastischen primären Glaskörpers, kongenitale enzephalo-ophthalmische Dysplasie (Krause), Atrophia bulborum hereditaria, Patau-Syndrom (Trisomie 13–15) oder Edwards-Syndrom (Trisomie 18) sowie Incontinentia pigmenti (Bloch-Sulzberger).

Therapie. Medikamentös nicht beeinflußbar.

7.2 Sog. Persistenz des hyperplastischen primären Glaskörpers

Therapie
Eine Operation kann versucht werden.
Bei angeborenen Gefäßanomalien ist überraschenderweise nach einer Durchtrennung die Blutungsgefahr postoperativ relativ gering. Bei fibröser kongenitaler Hyperplasie des Glaskörpers können [16] zunächst die Linsenkapsel breit eröffnet, der Linsenbrei entfernt und die Resorption der Linseneiweiße abgewartet werden. Sechs Monate später wird die fibrovaskuläre retrolentale Membran mit der Schere oder einem Messer (Graefe, Sato) durchtrennt. Wenn kein guter Einblick ins Auge möglich ist, kommt eine Iridotomie in Betracht. Die Sehkraft bleibt auch nach anatomischem Erfolg wegen einer bestehenden Amblyopie meist gering. Epstein [7] entfernt Linse und retrolentale Membran in einer Sitzung. Ausnahmsweise kann ein verhältnismäßig gutes Sehvermögen resultieren [9].

7.3 Retrolentale Fibroplasie

Die retrolentale Fibroplasie (Terry-Syndrom) tritt bei Frühgeburten mit einem Geburtsgewicht bis zu 1800–1900 g nach Absetzen der Sauerstoffbeatmung im Inkubator frühestens Ende des ersten, meist des dritten Lebensmonats auf und führt zur meist doppelseitigen Dilatation und Tortuositas der Netzhautgefäße mit Blutungen, Gefäßneubildungen, fibrotischem Gewebe im Glaskörper und totaler Traktionsamotio.

Prophylaxe
Sauerstoffgaben im Inkubator möglichst unter 40%, wenn höhere Gaben erforderlich sind, dann nur so kurz wie möglich. Absetzen des Sauerstoffs nur sehr langsam.

Therapie
Kaum erfolgreich. Bei Beginn einer retrolentalen Fibroplasie sofortiger Behandlungsversuch mit wellenförmiger Sauerstoffgabe [10]. Bei Herabsetzung des O_2-Gehaltes sah Manchot [12] 4mal einen Neubeginn, bei Erhöhung des O_2-Gehaltes ein Verschwinden des Netzhautödems (Beginn einer retrolentalen Fibro-

plasie). Nach einigen Wochen bis 2 Monaten sehr langsames Ausschleichen des O_2-Gehaltes unter Augenkontrolle. Kortikosteroide systemisch. Etwaige Anämie oder Erkrankungen des Respirationstraktes sollten behandelt werden.

7.4 Glaskörperabszeß

Dieser tritt mit Endophthalmitis, Glaukom oder Phthisis bulbi auf. Ein metastatischer Glaskörperabszeß kann auch bei Kindern, z. B. bei Meningokokkensepsis oder bei Toxoplasmose, beobachtet werden.

Therapie
Hohe Dosen von Breitbandantibiotika, künstliches Fieber; nach Abklingen der Infektion Versuch mit Kortikosteroiden (vgl. Kap. 23, 44, S. 263).

7.5 Glaskörperblutungen

Vgl. 2.3, S. 154.

7.6 Parasiten

Bei der sehr seltenen, durch Dipterenlarven bedingten Ophthalmomyiasis interna posterior ist die sofortige Entfernung der Fliegenlarven (durch die Sklera oder nach Linsenentfernung nach vorne) erforderlich. Bei Loa-Loa sollte der Wurm, falls er subkonjunktival auftritt, entfernt werden. Bei Wucheria Bancrofti kann der sehr selten in der Vorderkammer zu findende Wurm hier leicht entfernt werden. Die Mikrofilarien, die bei der Onchozerkose sowohl im Glaskörper als auch in der Vorderkammer auftreten können, sollten nicht behandelt werden.
Die sehr seltenen Echinokokken im Glaskörperraum führen so gut wie immer zur Enucleatio bulbi. Zystizerken als Finnen der Taenia solium (Schweinebandwurm) oder der Taenia saginata (Rinderbandwurm) können selten unter der Netzhaut und auch im Glaskörper auftreten. Es folgen meist fortschreitende Glaskörpertrübungen, entzündliche Netzhautablösung, Gefahr des Augenverlustes.

Therapie

Die irisierende bläulich-graue Blase muß mit Kopf und Hakenkranz unbedingt entfernt werden. Das kann mittels Verödung durch Diathermie, Lichtkoagulation, Extraktion, Zerkleinerung und Absaugung [17] der Blase erfolgen. Die transsklerale Extraktion führt häufig zur Phthisis bulbi oder Netzhautablösung.

8. Glaskörperprolaps

8.1 Glaskörperprolaps in die Vorderkammer

Zum Glaskörperprolaps in die Vorderkammer kann es bei Linsensubluxation und -luxation kommen. Nach intrakapsulärer Kataraktextraktion kann der Glaskörper als unterschiedlich große Hernie in die Vorderkammer reichen. Ist es dann zur Ruptur der vorderen Grenzschicht gekommen, dann kann ein Glaukom durch Kammerwinkelverlegung auftreten. Eine Berührung der Hornhauthinterwand führt (besonders leicht bei einer Cornea guttata) zu Hornhautquellung, -trübung sowie bullösem Epithelödem (Keratopathia vitreogenica, Hyalopathie der Hornhaut, hyaloideo-korneales Syndrom).

Therapie

Bei Glaukom durch eine große Glaskörperhernie in die Vorderkammer (bei Aphakie) mit intakter Grenzmembran (Pupillarblock, Iris bombé mit zunehmenden vorderen Synechien) kann evtl. eine Pupillenerweiterung durch Mydriatika der Parasympathikolytikareihe (Atropin ¹/₂%, Scopolamin ¹/₃%) oder besser ein Sympathikomimetikum (Neo-Synephrin, Links-Glaukosan) zur Drucksenkung führen. Fällt der Druck dann nicht, empfehlen sich zunächst Gaben von Diamox, Glyzerin (100 mg + 100 mg H_2O + Zitrone), hypertone Lösungen von NaCl oder Glukose intravenös, dann evtl. eine Iridektomie, weniger eine Zyklodialyse oder Zyklodiathermie. Wird die Hornhauthinterwand (bei Aphakie, Linsenluxation) durch die vordere Grenzmembran berührt oder treten Hornhautadhärenzen auf, dann kann therapeutisch eine starke Pupillenverengung (Pilocarpin, Mintacol) und dadurch eine Glaskörperretraktion verursacht werden; evtl.

muß abwechselnd eine Pupillenerweiterung (L-Glaukosan) und -verengung erfolgen. Gelingt es so nicht, den Glaskörper genügend zu retrahieren, dann kann in vielen Fällen durch Luftinjektion in die Vorderkammer eine teilweise Glaskörperrückziehung erreicht werden; da offenbar nur die Berührung des intakten Glaskörpers zur Keratopathie führt, kann in resistenten Fällen eine vorherige Zerreißung der Glaskörpergrenzmembran bzw. der -struktur versucht werden. Auch eine direkte Glaskörperabsaugung kommt evtl. in Betracht. Auch rein infolge der Zeit (Monaten) kommt es hier zu einer gewissen Glaskörperretraktion. Unter allen Umständen müssen (Anlagerungen und) Adhäsionen von Glaskörper und Hornhauthinterwand gelöst werden. Das ist häufig nur durch eine operative Lösung mit dem Zyklodialysespatel, dem Diszissionsmesserchen oder einer Schere und anschließender Luft- bzw. Flüssigkeitsinjektion möglich. Versuche mit Osmotherapie, z.B. intravenöse Injektionen von hypertonen NaCl oder Glukoselösungen, Glycerintrunk usw. zeigen hier kaum Erfolge. Verziehungen der Iris (mit Ektropium uveae) durch schrumpfende Glaskörperstränge nach Glaskörperverlust (z.B. bei Kataraktoperationen) und Glaukom erfordern eine operative Lösung mit dem Zyklodialysespatel oder dem Diszissionsmesserchen.

8.2 Glaskörperprolaps nach außen

Nach Perforation der Sklera oder Hornhaut oder Operationen kann es auch zum Glaskörperprolaps nach außen kommen. Es bleibt bei Hornhautlimbus-Wunden auch später eine mehr oder weniger starke Irisverziehung zur Operationsnarbe hin bestehen.

Therapie

Bei einem Glaskörperprolaps nach außen sind sofortige, sorgfältige Abtragung des Glaskörpers und exakte Lederhaut- (Hornhaut-)naht mit Bindehautdeckung und hohe Gaben von Antibiotika (Penicillin, Tetracycline) erforderlich (vgl. Kap. 21 (Verletzungen). Neben einer Infektion, der Gefahr einer sympathischen Ophthalmie, einer Amotio retinae, eines Glaukoms besteht sonst die Gefahr einer Epithelimplantation in den Vorderkammer- oder Glaskörperraum.

Literatur

1. Barraquer, J. I.: Surgical treatment of the lens displacement. Arch. Soc. Amer. Ophthal. Optom. **1**, 30–38 (1958)
2. Bronner, A.: Biologie et chirurgie du corps vitré, S. 547–595. Paris: Masson, 1968
3. Bronner, A., Gerhard, J. P.: Biologie et chirurgie du corps vitré, S. 596–634 Paris: Masson, 1968
4. Cibis, P.: Vitreoretinal pathology and surgery. In: Retinal Detachment, S. 199. St. Louis: Mosby 1965
5. Coleman, D. J., Lizzi, F., Weininger, R., Burt, W. J.: Vitreous dispersion by ultrasound. Ann. Ophthal. **2**, 389–396 (1970)
6. Dodo, T.: Window-making procedure for posthaemorrhagic vitreous membrane. Acta Soc. Ophthal. Jap. **68**, 811–826 (1964)
7. Epstein, E.: The transscleral approach. S. Afr. med. J. **37**, 879–882 (1963). Zbl. ges. Ophthal. **90**, 306 (1964)
8. Falkowska, Z., Kecik, T., Malinowska, D., Szretter, K.: Laser energy treatment of haemorrhages into the anterior chamber and vitreous body. Brit. J. Ophthal. **52**, 450–452 (1968)
9. Gass, J. D. M.: Surgical excision of persistent hyperplastic primary vitreous. Arch. Ophthal. **83**, 163–168 (1970)
10. Kittel, V.: Ein Beitrag zur Klinik der retrolentalen Fibroplasie. Klin. Mbl. Augenheilk. **155**, 792–803 (1969)
11. Kleifeld, O.: Ultraschallwirkung auf das Tierauge. Ber. dtsch. ophthal. Ges. **57**, 138–140 (1951)
12. Manchot, W. A.: Therapy of retrolental fibroplasia. Arch. Ophthal. **54**, 596–601 (1955)
13. Oosterhuis, J. A.: Polygeline as a vitreous substitute. Arch. Ophthal. **76**, 374–377 (1966)
14. Paqué, W., Meyer-Schwickerath, G.: Durchschneidung von Glaskörpersträngen bei Netzhautablösung. Klin. Mbl. Augenheilk. **142**, 522–526 (1963)
15. Pau, H.: Die Strukturen des Glaskörpers in Beziehung zu embryonalen Blutgefäßen und Glaskörperrindenzellen. Albrecht v. Graefes Arch. Ophthal. **177**, 261–270 (1969)
16. Reese, A. B.: Persistent hyperplastic vitreous. Amer. J. Ophthal. **40**, 317–331 (1955)
17. Wessing, A., Meyer-Schwickerath, G.: Intraokularer Zystizerkus und Behandlung mit dem „vitreous suction cutter" (VISC). Klin. Mbl. Augenheilk. **165**, 865–867 (1974)

• **Ausführliche Literatur**

Duke-Elder, Sir St.: Diseases of the vitreous body. In: System of Ophthalmology, S. 315–368. London: Kimpton 1969

Hruby, K.: Erkrankungen des Glaskörpers. In: Der Augenarzt (K. Velhagen, Hrsg.), 2. Aufl. S. 1067–1115. Leipzig: Thieme 1975

Kapitel 16

Linse

H. Pau

1. Linsentrübungen

Bei einer grauen Linsentrübung handelt es sich [5] entweder um eine Denaturierung des Eiweißes durch Flüssigkeitsvermehrung oder um Flüssigkeitsvakuolen in der Linse, die wieder mit verflüssigtem denaturiertem Eiweiß oder mit klarer Flüssigkeit gefüllt sein können. Diese Vakuolen können scharf begrenzt sein und von klaren Linsenfasern umgeben werden: Cataracta coronaria, Kontusionskatarakt. Die flüssigkeitsgefüllten Hohlräume imponieren hier als mehr weiße, evtl. bläuliche Trübungen. Diese Linsentrübungen bleiben nach ihrer Entstehung weitgehend stationär. Es kann aber auch Flüssigkeit frei im Gewebe liegen und hier dann zu unterschiedlichen und zunehmenden Eiweißtrübungen (Detritus) Veranlassung geben wie beim typischen grauen Altersstar mit Speichentrübungen, Wasserspalten, lamellärer Zerklüftung, Keiltrübungen − durch mechanische Strukturzerreißung (zwischen Rinde und Kern) − oder bei einer Perforationsrosette oder beim Farbschillern bei tuffsteinartigen Trübungen unter der Hinter-Vorderkapsel, Cataracta complicata − Permeabilitätskatarakt infolge einer Schädigung der Kationenpumpe (Cataracta subcapsularis, evtl. mit sekundärem grauem Kernstar).

Schließlich können Neubildungen bzw. Fehlbildungen von Linsenfasern Trübungen hervorrufen: Cataracta membranacea, Kapselstar, Reiterchen beim Schichtstar, Gewebsneubildung bei Siderosis lentis.

Beim primären grauen Kernstar ebenso wie dem braunen Kernstar (Cataracta brunescens, rubra, nigra) handelt es sich eigentlich nicht um einen grauen Star, sondern um ein vorzeitiges Altern mit zunehmender Braunverfärbung. Ursächlich kommen besonders höheres Alter, höhergradige Myopie, sehr chronische Iridozyklitis, absolutes Glaukom usw. in Betracht.

Beim erworbenen, fortschreitenden, primären grauen Kernstar kommt es als Alterungsprozeß der Linseneiweiße zu (einer Linse mit doppeltem Brennpunkt, mit monokularem Doppelt- bzw. Mehrfachsehen sowie) zunehmender Linsenmyopie, die bei Weiterentwicklung zum braunen Kernstar (Cataracta rubra, brunescens, nigra) noch stärker werden kann.

Ein solcher Myopinisierungseffekt fehlt meist beim sekundären grauen Kernstar, der in Verbindung mit einer Permeabilitätskatarakt auftritt.

Therapie. Vgl. [4].

1.1 Erworbene Katarakt

1.1.1 Typischer grauer Altersstar

Therapie

Im Hinblick auf eine Verhinderung der Zunahme der Linsentrübung oder erst recht eine Aufhellung der Linsentrübung gibt es beim rein altersbedingten *typischen grauen Altersstar* (supranukleärer Star mit Wasserspalten, lamellärer Zerklüftung, Speichentrübungen, Keiltrübungen) keine Möglichkeiten.

1.1.2 Primärer grauer und brauner Kernstar

Therapie

Es gibt keine Möglichkeiten der therapeutischen Beeinflussung, wenn dieser Star durch hohes Alter oder hochgradige Myopie hervorgerufen würde. Liegt ursächlich eine chronische Iridozyklitis oder ein absolutes Glaukom vor, dann könnte daran gedacht werden, durch Behandlung der Entzündung bzw. Senkung des Augeninnendruckes zu versuchen, eine Progredienz des braunen Kernstars zu verhindern (das ist bei den dann meist blinden Augen nur Theorie). Therapeutisch kommen beim primären Kernstar zunehmend Konkavlinsen (bis −4, −8 oder sogar −15 dptr) in Betracht.

Bei reinen Kernstaren (angeborenen oder erworbenen) oder umschriebenen Staren kann eine medikamentöse (Sympathikomimetikum, Parasympathikolytikum; cave: Glaukom) oder operative (totale optische Iridektomie) Pupillenerweiterung versucht werden.

1.1.3 Cataracta complicata (Permeabilitätskatarakt)

Bei dieser kommt es zu subkapsulären (nicht supranukleären wie beim typischen grauen Altersstar) grauen Vakuolen und tuffsteinartigen Trübungen. Häufig tritt gleichzeitig ein sekundärer grauer Kernstar auf. Bei der Permeabilitätskatarakt handelt es sich ganz überwiegend um eine Stoffwechselstörung, die zur Störung der Kationenpumpe und damit zum Eintritt von Flüssigkeit in die Linse führt. Alle durch äußere Schädigungen und alle experimentell hervorgerufenen Katarakte gehören zu dieser Permeabilitätskatarakt.

Therapie
In manchem Fällen ist es möglich, diese Katarakte solange zu bessern, als es sich nur um subkapsuläre Flüssigkeitsvermehrungen und noch nicht um eine Denaturierung des Linseneiweißes handelt. Das Problem ist also, möglichst schnell die Kationenpumpe (meist den Stoffwechsel) zu normalisieren und damit ein normales Elektrolyt-und Flüssigkeitsverhältnis wiederherzustellen.

1.1.3.1 Stoffwechsel- und Hormonschädigungen

Beim *Diabetes* ist dieser sofort diätetisch und medikamentös (Insulin) optimal einzustellen.
Bei *parathyreopriver Tetanie* muß die Hypokalzämie behandelt werden: In erster Linie mit AT 10 (ultraviolett bestrahltem Ergosterin), dann evtl. mit Parathormon, Kalziuminjektionen und Vitamin D.
Eine *Cataracta syndermatotica* ist dagegen kaum zu verhindern; ursächlich besteht hier eine Neurodermitis disseminata (spätexsudatives Ekzematoid, endogenes Ekzem), eine sog. Poikilodermia vascularis atrophicans oder eine Sklerodermie.
Bei der *Neurodermitis disseminata* (spätexsudatives Ekzematoid) sollte das allgemeine Krankheitsbild durch energische Behandlung (Kortikosteroide), Weglassen des Antigens, wie Milch usw., gebessert werden.

Eine *dystrophische Myotonie* (Curschmann-Steinert-Syndrom) führt ebenfalls zur Permeabilitätskatarakt, die therapeutisch nicht beeinflußbar ist.
Stoffwechselschädigungen, wie die *Galaktosämie*, das *okulozerebro-renale Syndrom* (Lowe-Syndrom), müssen durch Normalisierung des Stoffwechsels durch den Pädiater bzw. bei der *Laktosekatarakt* durch Entfernung von Milch und Milchprodukten aus der Nahrung behandelt werden.
Bei der *Kortikosteroidkatarakt* ist das Weglassen der Kortikosteroide erforderlich.

1.1.3.2 Vergiftungen

Permeabilitätskatarakte, die durch Vergiftungen hervorgerufen werden (Ergotamin, Naphthalin, Thallium, Dinitrophenol, Dinitrokresol usw.) sind nach einigen Wochen nicht mehr progredient, wenn die Giftwirkung abgeklungen ist.

1.1.3.3 Lokale Augenveränderungen

Therapie
Permeabilitätskatarakte, die durch Entzündungen im Auge, wie Iridozyklitis (evtl. bis zur Phthisis bulbi), Retinitis oder eine Amotio retinae, hervorgerufen werden, erfordern eine energische Behandlung der Entzündung bzw. operative Heilung der Amotio retinae. Bei tapetoretinalen Degenerationen ist dagegen kein Erfolg zu erwarten.

1.1.3.4 Strahlenschäden

Beim Röntgen- und Radiumstar kommt es nach unterschiedlich langer Latenzzeit, die 2–10 Monate, meistens aber etwa 3 Jahre beträgt, evtl. zur Ausbildung einer häufig rundlich-grauen Scheibe subkapsulär am hinteren Pol der Linse. Eine solche Katarakt ist nach der Bestrahlung nicht mehr zu verhindern.

Therapie
Möglicherweise kann durch Cystein- oder Gluthationgaben vor der Bestrahlung das spätere Auftreten einer solchen Katarakt vermindert werden [2, 3]. Die Minimaldosen, die zur Katarakt führen können, schwanken bei Röntgeneinzelbestrahlungen zwischen 400 und 900 rad. Besonders empfindlich sind offenbar die wachsenden bzw. kindlichen Linsen.
Sowohl ein *Feuer-Glasbläser-Star* als auch ein *Elektrizitäts-Blitz-Star* lassen sich nur prophy-

laktisch durch Vermeidung der Schädigung verhindern.

1.1.4 Transitorische Refraktionsänderungen

Diese bilden sozusagen den Übergang zur Katarakt (Permeabilitätskatarakt). Transitorische Myopien (meist bis etwa − 4 dptr) treten bei schlecht eingestelltem Diabetes, nach Salvarsan-, Sulfonamid- und Salizylgaben sowie nach Durchfällen und Gärungsstühlen, Influenza und Schlammfieber usw. auf.

Therapie
Nach Behandlung des Grundleidens bzw. Weglassen der entsprechenden Medikamente gehen die transitorischen Myopien wieder zurück. Eine transitorische Hyperopie wird nach Insulingaben beim Diabetes beobachtet. Auch diese transitorische Hyperopie verschwindet wieder.

1.1.5 Cataracta coronaria (Kranzstar)

Sie wird nach der Pubertät bei etwa 20–25% aller Menschen beobachtet.

Therapie nicht beeinflußbar.

1.1.6 Cholesterineinlagerungen

Diese sind nicht zu verhindern.

1.2 Angeborene Katarakte (Schichtstar, Kernstar, Reiterchen)

Therapie
Medikamentös nicht beeinflußbar.

1.2.1 Embryopathien

Es ist daran zu denken, daß ursächlich evtl. Embryopathien infolge von Schädigungen der Mutter während der Schwangerschaft vorliegen könnten. Hier ist besonders zu denken an die Virusinfektionen durch Röteln, Mumps, Hepatitis epidemica, Masern, Poliomyelitis, Encephalitis epidemica, Zoster, Varizellen, Pocken, infektiöse Mononukleose, dann durch Lues, Toxoplasmose, Diabetes der Mut-

ter, Thalidomidschädigung, Röntgenbestrahlung der Mutter.

Prophylaxe (Therapie)
Es sollte eine Erkrankung bzw. Schädigung der Mutter und damit des Kindes während der Schwangerschaft verhindert werden. Auch die Gabe von γ-Globulinen nach Beginn der Virusinfektion der Mutter kann wahrscheinlich eine Embryopathie nicht verhindern. Ein mütterlicher Diabetes muß optimal eingestellt werden.

1.2.2 Andere Ursachen

Therapie
Eine Behandlung angeborener Katarakte ist nicht möglich: Beim *Lowe-Syndrom* (okulozerebro-renales Syndrom), dem *kongenitalen hämolytischen Ikterus*, dem *Hallermann-Streiff-Syndrom* (Dysmorphia mandibulo-oculo-facialis), der *Dysostosis cranio-facialis* (Crouzon), dem *Sjögren-Syndrom*, dem *Ehlers-Danlos-Syndrom* (Cutis laxa), dem *Lobstein-Syndrom* (Osteogenesis imperfecta tarda), der *Dysplasia epiphysialis punctata*, dem *Alport-Syndrom* (mit hereditärer Nephritis), der *Osteodystrophia fibrosa* (Albright-Syndrom), bei *chromosomalen Aberrationen* (mongoloide Idiotie), Patau-Syndrom (Trisomie 13–15), Edwards-Syndrom (Trisomie 18). Bei den *syndermatotischen angeborenen Katarakten* (infantile Poikilodermie, Palmoplantarkeratose, kongenitale Ichthyose, Incontinentia pigmenti) ist ebenfalls keine Therapie möglich. Das gleiche gilt für die *Kataracta membranacea, Cataracta coerulea, Nahtstare, Kapselstare, Polstare, Verkalkungen, Verknöcherungen der Linse.*

1.3 Exogene Einlagerungen in die Linse

1.3.1 Sonnenblumenstar

Dieser kann entweder blau bei Kupfer-Messing-Fremdkörpern im Auge (Chalkosis) oder gelblich bei intraokularem Gold (Chrysosis) beobachtet werden.

Therapie
Verschwindet nach Entfernung des Kupfer- oder Goldfremdkörpers aus dem Auge.

1.3.2 Siderose

Braune Flecken auf der Linsenvorderfläche.

Therapie
Nach Entfernung des Eisensplitters aus dem Auge gehen die Flecken nur z. T. zurück. Sowohl der im Bereich der Flecken bestehende Kapselstar (Gewebsneubildung) als auch eine evtl. dabei vorliegende Permeabilitätskatarakt bleiben bestehen oder nehmen sogar auch hinterher noch an Ausdehnung zu.

1.3.3 Phenothiazineinlagerungen

Es kommt zu gelblich-brauner Farbeinlagerung in und unter die Linsenvorderkapsel.

Therapie
Diese verschwindet wieder nach Weglassen des Medikamentes. Eine evtl. aufgetretene Eiweißdegeneration bleibt dagegen als sternförmige Trübung bestehen.

Allgemeine Therapie der Linsentrübungen
„Grauer Star" oder „Katarakt" sollte zur Verminderung der psychischen Belastung bei geringen oder stationären Linsentrübungen möglichst nicht gesagt werden, statt dessen sollte nur von „Linsentrübungen" gesprochen werden.
Vergrößernde *Sehhilfen* oder *Pupillenerweiterung* (nach Glaukomausschluß) können manchmal eine gewisse subjektive Verbesserung bringen.
Als einzige *echte Therapie* kommt bei allen Starformen dann, wenn das Sehvermögen für den Patienten nach Brillenkorrektur zu gering geworden ist, eine *Staroperation* in Betracht.
Ferner ist an die Phako-Emulsifikations-Technik nach Kelman zu denken, bei der nach breiter Eröffnung der Vorderkapsel der Linsenkern in die Vorderkammer luxiert wird. Es folgt dann mit einer vibrierenden (40 000/sec, vertikal) Nadel eine Zertrümmerung und Absaugung des Kerns. Durch gleichzeitige Irrigation und Aspiration wird dabei die Vorderkammer weitgehend konstant gehalten. Geeignet sind Fälle mit gut dilatierbarer Pupille, tiefer Vorderkammer und nicht zu weichem und nicht zu hartem Kern.
Bei Jugendlichen etwa bis zum 30. Lebensjahre (feste Zonula, Glaskörper an der Linse adhärent) durch kleinen Limbuseinschnitt Kap-

seleröffnung und Linsenbreiabsaugung durch dicke Kanüle (und abwechselnd Spülen mit Ringerlösung) oder *extrakapsuläre Extraktion:* Diszission (Quellung, Kammerwinkelverlegung, Glaukom), Lanzenablassung oder Absaugung; evtl. Nachstardurchtrennung (Diszission) oder -durchreißung (Diszission).
Nachstare oder Cataracta membranacea müssen diszidiert werden. Bei älteren Patienten möglichst intrakapsuläre Staroperation (mit Kryoextraktor oder Sauger).
Korrektur der Aphakie durch Starglas: Bei Emmetropie etwa $+11,0$ bis $+12$ dptr, bei Myopie schwächer, bei Hyperopie stärker. Der Astigmatismus muß korrigiert werden. Eventuell kommen Kontaktgläser in Betracht (immer zum Autofahren, da sonst Gesichtsfeldeinengung besteht). Linsenimplantate (Iriscliplinse) vgl. Kap. 1, 3., S. 22.

Komplikationen während der Operation
Einriß der Linsenkapsel

Therapie
Nachträgliche Kapselextraktion oder Linsenbreientfernung und später Diszission.

Glaskörperverlust

Therapie
Entfernung des prolabierten Glaskörpers (Vitrektomie).

Expulsive Blutung = Massenblutung aus der Choriocapillaris und Expulsion von Glaskörper, Netzhaut, Aderhaut.

Therapie
Sofortiger Wundverschluß durch vorgelegte Nähte. Punktion der Blutung durch die Sklera. Meist sind die Augen verloren.

Komplikationen nach der Operation
Infektion

Therapie
Hochdosiert Breitbandantibiotika (vgl. Kap. 23, 4.4, S. 263) i. v. und lokal als Salben.

Eventuelle *Phthisis bulbi*

Therapie. Enukleation.

Sympathische Ophthalmie

Therapie. Vgl. Kap. 14.

Fistelbildung (Fistelversuch mit 2%igem Na-Fluoreszein positiv)

Therapie
(Exzision und) Koagulation mit Bindehautdeckung. Feste Naht der Hornhaut-Lederhaut-Wunde

Irisprolaps (nach 2–10 Tagen)

Therapie. Irisreposition.

Aufgehobene Vorderkammer mit Amotio chorioideae

Therapie
Medikamentöse Änderung (Miosis-Mydriasis) der Pupillenweite; Diamox 2 × 2 Taletten, viel Bewegung, viel Trinken. Bei bestehender Fistelbildung Hornhaut-Lederhaut-Wunde fest vernähen.

Sekundärglaukom

Therapie. Vgl. Kap. 19, 2.8, S. 220.

Epithelimplantation in die Vorderkammer

Therapie
Exzision in toto, Auskratzung. Kryobehandlung, Lichtkoagulation, Röntgen-^{90}Sr-Behandlung; meist sind die Augen verloren.

Amotio retinae

Therapie. Vgl. Kap. 17, 5., S. 193.

Nachstar nach extrakapsulärer Entbindung oder Diszission

Therapie
Diszission oder Wecker-Scherendurchtrennung. Beim Zurückbleiben von Linsenbrei kann eine *Ophthalmia phakogenetica* auftreten.

Therapie
Linsenbreientfernung. Auch bei Eiweißaustritt ins Kammerwasser bei Cataracta hypermatura (mit Sekundärglaukom) muß die Linse entfernt werden.
Im Hinblick auf eine Verbesserung der Linsenbefunde durch *Medikamente* muß die Beurteilung davon ausgehen, daß z.B. der Kernstar sehr langsam (Jahre) und auch der typische graue Altersstar nur langsam (viele Monate bis Jahre) fortschreitet, und daß das Sehen je nach Beleuchtung (Pupillenweite, Blendung) ganz

unterschiedlich ist. Auch kann z.B. eine Wasserspalte durch irreguläre Brechung eine stärkere Sehverschlechterung bedingen als eine später hier auftretende Speichentrübung, die evtl. das Licht umschrieben scharf begrenzt nicht durchtreten läßt.
Bei Katarakten als Altersveränderungen liegt es nahe, *Vitamine* und *Hormone* zu geben. Diese Therapie wurde und wird dann wahllos auf alle Trübungsformen der Linse ausgedehnt. Im Hinblick auf eine Verzögerung oder erst recht Besserung einer altersbedingten Linsentrübung ist bisher kein wissenschaftlicher Beweis erbracht.
Unter anderem wurden bei medikamentöser Therapie versucht: Jod lokal und parenteral, Cystein parenteral, Dionin in den Bindehautsack. Abkömmlinge der Sulfonamide systemisch. Gewebetherapie. Zahlreiche homöopathische Mittel.
Besonders: Extrakte von klaren oder getrübten tierischen oder menschlichen Linsen i.m. Fischlinsenextrakte. Verschiedene Vitamine, Geschlechtshormone.
Beispielsweise werden gegen den grauen Star angepriesen (und enthalten): Pherajod-AT (Jodpräparat), Durajod-Augentonikum (zahlreiche Vitamine, Pflanzenextrakte, Calcium jodatum usw.); Duralentan-Dragees (zahlreiche Vitamine, zahlreiche Hormone, Strychnin usw.); Lentinorm-Dragees (hauptsächlich Vitamine und Hormone); Sanolent-Tabletten u.a. (Jod, Strychnin, Riboflavin usw.); Vitaphakol (verschiedenste Salze, Adenosin, Nicotinsäureamid, Sorbit usw.); Antikataraktikum-AT (Inosin, Nicotinamid usw.); Phakosklerom-Kapseln (Cystein-Ascorbat).

2. Form-und Lageveränderungen der Linse

2.1 Sphäro- oder Mikrophakie

Therapie
Medikamentös natürlich nicht beeinflußbar. Therapeutisch kann der Patient bei der Sphärophakie entweder neben der Linse vorbeisehen und trägt dann ein entsprechendes Starglas oder durch die stärker gewölbte Linse hindurchsehen und muß dann ein entsprechendes Myopenglas (-6 bis -12 dptr) tragen.

2.2 Linsenluxation

2.2.1 Linsenluxation nach vorne

Sie führt fast immer zu einem akuten Sekundärglaukom, evtl. zu Iridozyklitis oder Hornhautdystrophie.

Therapie
Sofortige Linsenentfernung.

2.2.2 Linsenluxation nach hinten

Sie ruft evtl. eine Uveitis, ein Sekundärglaukom, eine Netzhautablösung hervor.

Therapie
Bei relativ erhaltenem Sehvermögen ohne Komplikationen keine Therapie. Bei Komplikationen Extraktion (Gefahr: Amotio retinae, starker Glaskörperverlust, Blutung, Infektion, Phthisis bulbi): Kryo-, Diathermienadelfixationsextraktion, Schlingenextraktion, Glaskörperausspülung, Luxation in die Vorderkammer (Bauchlage) und Extraktion nach Nadelfixation.

2.2.3 Linsensubluxation und -ektopie

Therapie
Zunächst Versuch der optischen Korrektur (durch die gewölbtere Linse Myopieglas, außerhalb der Linse Aphakieglas); bei zu geringem Sehen kommen Diszission (mit zwei Nadeln) und Linsenbreiabsaugung in Betracht.
Bei Extraktionsversuchen Komplikationsgefahr (vgl. 2.2.2 oben).

Literatur

1. Duke-Elder, Sir St.: Diseases of the lens. In: System of Ophthalmology, Bd. XI, S. 1–312. London: Kimpton 1969
2. Hockwin, O.: Early changes of lens metabolism after X-irradiaton. Exp. Eye Res. **1**, 422 (1962)
3. Horiuchi, J. I.: Quantitative estimation of radiation cataract. II. Protective effect of gluthathione against lens injures. Nippon Acta Radiol. **27**, 265 (1967)
4. Koch, H. R., Ebetz, K. H., Hockwin, O.: Konservative Kataratttherapie in Klinik und Experiment. Documenta ophthalmologica **35**/2 85–286 (1973)
5. Pau, H.: Differentialdiagnose der Augenkrankheiten, S. 267–268. Stuttgart: Thieme 1974
6. Sautter, H.: Erkrankungen der Linse. In: Der Augenarzt (K. Velhagen, Hrsg.), 2. Aufl. S. 1117–1226 Leipzig: Thieme 1975

Kapitel 17

Netzhaut

O. E. Lund

Die Entwicklungsabläufe von Netzhaut und Sehnerv weisen enge Beziehungen auf. Im 3. Fetalmonat lassen sich am hinteren Pol die ersten Retinoblasten (Neuroblasten) nachweisen. Die Differenzierung der einzelnen nervösen Elemente der Netzhautschichten erfolgt bis in den 8. Fetalmonat. Die Foveola centralis zeichnet sich vom 6. Fetalmonat an ab, um jedoch erst Monate nach der Geburt ihre volle funktionelle Differenzierung zu erfahren. Die retinalen Gefäße entwickeln und differenzieren sich von der 14. Embryonalwoche bis zum 8. Fetalmonat.

Der Augenbecherstiel bildet sich analog dem Augenbecher; die Opticusfasern wachsen zentripetal ein, werden von Gliazellen umgeben; der Becherstiel schließt sich. Erste feine, vasale Elemente sind Mitte des 3. Fetalmonats nachweisbar.

Eng sind die anatomischen und funktionellen Verknüpfungen der einzelnen Augenstrukturen miteinander. So wird man in einem hohen Prozentsatz bei entzündlichen, bei degenerativen und auch bei vaskulären Prozessen z. B. der Netzhaut, eine Mitbeteiligung auch der Chorioidea erwarten müssen (und umgekehrt). Die Einbeziehung des Glaskörpers bei pathologischen Veränderungen der Ader- und Netzhaut stellt ein häufiger zu beobachtendes Geschehen dar, und nicht selten bietet die Glaskörpertrübung das erste subjetiv erkennbare Symptom einer Chorioretinitis.

Entwicklungsgeschichtliche Gemeinsamkeiten sowie eine enge anatomische und funktionelle Verbindung der Netzhaut mit den umgebenden Strukturen setzen voraus, daß bei pathologischen und dysplastischen Prozessen stets nach einer Mitbeteiligung der Nachbarschaftsstrukturen gefahndet werden muß. Es ist ferner daran zu denken, ob nicht ein allgemeines Krankheitsgeschehen mit obligater oder fakultativer Augenbeteiligung (z. B. Morbus Horton, Kollagenose, Koagulopathie, Encephalomyelitis disseminata usw.) vorliegt.

Die *Untersuchungsbedingungen* für den Augenhintergrund sind ausgezeichnet. Spaltlampe, Ophthalmoskop, Kontaktglas erlauben eine subtile Beobachtung der erkrankten Strukturen im annähernd mikroskopischen Bereich; Fluoreszenzangiographie und Farbphotographie ergänzen diese Verfahren. Die Funktionsproben (Visus, Gesichtsfeld, Farbsinn, Adaptationsvermögen usw.) liefern annähernd objektive Untersuchungs- und Beurteilungskriterien für die Diagnose und den Verlauf von Netzhaut-Optikus-Erkrankungen. (Allg. Lit.: [1, 3, 4, 6, 7, 9, 11])

1. Entwicklungsstörungen

Eine erfolgversprechende Therapie ist nur in Ausnahmefällen möglich. *Retinale Dysplasien* stellen ein seltenes Ereignis dar, können Teil einer kranio-fazialen Dysplasie (Dysplasia retino-encephalo-splanchnica (Reese-Blodi) sein und sind therapeutisch nicht beeinflußbar. Analoge Überlegungen gelten für *chorioretinale Kolobome*. Störungen des Größenwachstums des Auges gehen wie beim *Mikrophthalmus* häufig mit Katarakt und Glaukom einher; die Indikation zur Kataraktoperation hierbei ist besonders streng zu stellen, da die Erfolgsaussichten für eine verwertbare Netzhautfunktion nur gering und die Komplikationsmöglichkeiten groß sind. Diese Überlegungen gelten in besonderem Maße für den einseitigen Mikrophthalmus. Bei *Orbitazysten und Anophthalmus* (meistens ist noch ein Bulbusrudiment vorhanden) kommt abhängig vom Ausmaß der Fehlentwicklung aus prothetischen und kosmetischen Gründen eine frühzeitige operative Entfernung in Frage.

Die *Retinopathia praematurorum* (retrolentale Fibroplasie, Ablatio falciformis usw.) geht auf eine inkomplette Differenzierung der Netzhaut bei unreifen, vorzeitig geborenen Kindern und auf die aus vitaler Indikation notwendige O_2-Beatmung zurück.

Etwa 10% aller Kinder unter 2500 g Geburtsgewicht müssen wegen des respiratorischen
„Distress-Syndroms" mit O_2 beatmet werden.

Therapie

Der arterielle P_{O_2} (Sauerstoffpartialdruck) gesunder Kinder liegt bei 70–80 mm Hg. Werden diese Werte wesentlich überschritten, so
kommt es zur O_2-bedingten retinotoxischen
Schädigung der Netzhaut (um 160 mm Hg arterieller P_{O_2}).
Wird eine O_2-Beatmung wegen „Distress-Syn-
drom" notwendig, so darf P_{O_2} 60–90 mm Hg
nicht überschreiten. Häufige arterielle P_{O_2}-Be-
stimmungen sind deshalb notwendig (technisch
allerdings schwierig), weil unter der O_2-Beat-
mung der arterielle P_{O_2} schlagartig ansteigen
kann. So kann bereits 40% O_2 in der Atemluft
bei einem prämaturen Kind *ohne* respiratorischen Distress eine P_{O_2}-Wert um 200 mm Hg
verursachen und damit retinotoxisch wirken
[32].
Ständige kurzfristige Funduskontrollen sind
unumgänglich; eine allgemeine, weitgehende
Einengung der Arterien ist ein Alarmzeichen.
Die Dauerüberwachung der Kinder in einer
speziell hierin eingearbeiteten Frühgeborenen-
Station ist notwendig, um frühzeitig die O_2-
Beatmung den veränderten arteriellen P_{O_2}-
Werten jeweils anpassen zu können. Hiermit
wird die Intensität der Retinopathia praematurorum reduziert oder diese vermieden.

2. Netzhauttumoren

2.1 Phakomatosen

Fakultativ kommt es bei Phakomatosen zu
okulären Veränderungen. Diese betreffen bei
der tuberösen Sklerose (Bourneville) und bei
der Angioblastomatosis retinae et cerebelli
(von Hippel-Lindau) die Netzhaut.
Bei der generalisierten Neurofibromatose (von
Recklinghausen) können Optikusblastome,
sehr selten Chorioideamelanoblastome beobachtet werden (vgl. Kap. 14, 4.2.2, S. 146).
Die trigemino-encephale Angiomatosis (Stur-
ge-Weber) geht u. U. mit Aderhautangiom
einher.

2.1.1 Tuberöse Sklerose
(Morbus Bourneville)

Die umschriebenen, meist vereinzelten Spongioblastome der Retina sind in der Faser-
schicht gelegen, leicht prominent und weisen
keine Infiltrations- oder Expansionstendenz
auf. Gelegentlich sind flächenhafte, zarte, diffuse oberflächliche Netzhautveränderungen
und Gefäßeinscheidungen zu beobachten, deren histopathologischer Charakter nicht abge-
klärt ist.

Therapie

Therapeutische Maßnahmen entfallen, da
keine Größenzunahme oder Infiltration in die
Umgebung vorliegt. Es muß nach zerebralen
und dermatologischen sowie internen Komplikationen gefahndet werden.

2.1.2 Retinale Angioblastome bei
Morbus von Hippel-Lindau

Diese sind an der Netzhautoberfläche lokalisiert. Auffällig ist die grobkalibrige Gefäßversorgung, die die Erkennung dieser Blastome
erleichtert; diese können auch multipel auftreten. Analog den zerebellaren Angioblastomen
bei dieser Erkrankung neigen die retinalen
Angioblastome ebenfalls zur Infiltration, zur
Exsudation und seltener zu Blutungen. Sekundäre Veränderungen des Glaskörpers mit
Traktion und sekundäre Ablatio retinae sind
die Folge. Sehr selten kann es zur Penetration
in die Aderhaut und Sklera kommen.

Therapie

Zur Vermeidung visusmindernder Sekundärveränderungen kommt die Veröffnung der Angioblastome durch Lichtkoagulation mit der
Xenonhöchstdrucklampe (XLK) nach Meyer-
Schwickerath in Frage. Bei peripherem Sitz
können auch Diathermiekoagulationen durchgeführt werden. Schrumpfung oder Zerstörung
des Tumors sind durch ein- oder mehrmalige
Koagulationen zu erreichen. Die versorgenden
Gefäße zeigen danach eine Normalisierung des
Kalibers. Die Koagulationen müssen schonend
zur Vermeidung intrakoagulativer Blutungen
durchgeführt werden.
Wichtig ist eine ständige, eingehende neurolo-
gische Kontrolle zum Ausschluß intrakranieller
Angioblastome.

2.2 Retinoblastom

Das Retinoblastom (früher auch als Glioma retinae bezeichnet) entwickelt sich bevorzugt innerhalb der ersten 2 Lebensjahre, ist in etwa 20–25% beidseitig nachweisbar und wird in 1 : 25–35000 Geburten beobachtet. Das Retinoblastom tritt in der *Mehrzahl* der Fälle *sporadisch* und in 4% familiär bzw. hereditär auf [19]. Es wird *unregelmäßig dominant vererbt* mit einer 80%igen Penetranz des Gens. Vogel [35] nimmt nur für eine Minderheit (10–20%) der sporadischen einseitigen Retinoblastome eine Neumutation an. Außerordentlich wichtig ist die genetische Beratung der Familie und später auch des Tumorträgers.

Der Tumor geht von den verschiedenen zellulären Schichten der Retina aus und ist häufig multipel. Die Oberfläche des weißlichen, vaskularisierten Blastoms ist unregelmäßig, teils höckrig. Aussaat in den Glaskörper ist möglich; selten ist eine Infiltration in die Vorderkammer. Auffällig ist die Neigung zu Spontannekrosen; Tumorblutungen können die Differentialdiagnose erschweren. Die Prognose verschlechtert sich erheblich nach Infiltration in die Chorioidea oder in den N. opticus. Bei zentralem Sitz ist eine Schielstellung zu beobachten; jeder Schielpatient sollte deshalb eingehend gespiegelt werden!

Therapie

Enukleation bei großen Tumoren, die mehr als die Hälfte der Netzhaut ausfüllen und bei amaurotischem Katzenauge. Ist das Retinoblastom einseitig, so enukleieren wir bereits bei Tumoren von ¼ der Netzhautfläche.

Bei Glaskörperaussaat ist die Enukleation meist nicht zu umgehen, desgleichen bei Vorderkammerbefall. Liegt ein beidseitiger Befall vor, so ist ein Behandlungsversuch (XLK + Röntgen) angezeigt.

Xenonlichtkoagulation (XLK) nach Meyer-Schwickerath.[8] Kleinere, auch multiple Tumoren der mittleren und äußeren Fundusperipherie unter 4 dptr Höhe und bis zu 3–4 Papillendurchmessern werden koaguliert. Koagulation in 2–4 Sitzungen von 10–14tägigen Abständen. Zunächst doppelreihiger XLK-Riegel um den Tumor; in den folgenden Sitzungen XLK des Tumors selbst.

Radiologische Behandlung nach Reese. Kleinere Tumoren des hinteren Augenpols werden über ein temporales und nasales Feld bestrahlt (4–5000 rad).

Kombinierte radiologische und koagulatorische Behandlung (nach Meyer-Schwickerath u. Höpping). Große Tumoren werden zunächst bestrahlt (vgl. oben) mit 4–5000 rad, maximal 8–9000 rad. Einige Wochen danach XLK.

Anzuraten und wünschenswert ist die Behandlung der Kinder in einem „Retinoblastomzentrum", wie es für die BRD in Essen (Meyer-Schwickerath u. Höpping[3]) besteht.

Die gelegentlich vertretene Meinung, bei nur einseitigem Retinoblastom auf jeden Fall, auch bei kleineren Tumoren, zu enukleieren, teilen wir nicht. Die Heilungsmöglichkeiten kleinerer Blastome durch die oben genannten Verfahren sind günstig.

Wichtig ist zu wissen, daß ein Befall des zweiten Auges auch noch nach Jahren eintreten kann. Ständige Verlaufskontrollen zunächst in 3-, später in 6monatigen Abständen (Mydriasis, gegebenenfalls Rauschnarkose) sind von großer Bedeutung und müssen über mehrere Jahre durchgeführt werden.

2.3 Pseudogliom

Unter diesem Begriff werden all jene intraokularen, kongenitalen Affektionen zusammengefaßt, die bei Leukokorie tumorös anmuten, jedoch nicht auf ein Retinoblastom zurückzuführen sind (so z.B. intraokulare, entzündlich-proliferative Veränderungen, persistierender primärer Glaskörper, retinale Dysplasien, ausgeprägte retrolentale Fibroplasien, persistierende Tunica vasculosa lentis, Morbus Coats, Heine-Norrie-Syndrom usw.). Eine Abgrenzung gegen das Retinoblastom kann schwierig oder auch unmöglich sein.

Therapie

Gelingt keine sichere differentialdiagnostische Abgrenzung gegen das Retinoblastom, so muß das Auge enukleiert werden. Ist es bei Pseudogliom zur Phthisis oder zum Sekundärglaukom gekommen, sollte man gleichfalls das Auge entfernen. Liegen keine Beschwerden und keine Zweifel an der Diagnose vor, so ist eine weitere Therapie nicht erforderlich.

---

[3] Universitäts-Augenklinik Essen, Hufelandstr. 55, 4300 Essen-Holsterhausen

3. Entzündungen

Entzündliche, nur auf die Retina beschränkte Prozesse sind selten; sie können in Anfangsstadien einer septischen Retinitis, eines Morbus Coats, bei gefäßgebundenen Prozessen (Periphlebitis), bei Boeck-Retinitis, luischer Neuroretinitis beobachtet werden. Eine ophthalmoskopische oder biomikroskopische Abgrenzung gegen eine gleichzeitige chorioidale Mitbeteiligung gelingt nicht, gegebenenfalls aber eine topische Abgrenzung durch die Fluoreszenzangiographie.

Im allgemeinen wird man bei entzündlichen Affektionen der Netzhaut jedoch an eine kombinierte Netzhaut-Aderhaut-Entzündung (also Chorioretinitis bzw. Retinochorioiditis) denken müssen.

Allgemeines zur Therapie

Lokal am Auge applizierte Medikamente (Tropfen, Salben) erreichen die tiefer gelegenen Abschnitte der Uvea und Retina nicht. In der Therapie chorioidaler und retinaler entzündlicher Erkrankungen kommen somit nur systemische oder parabulbäre Applikationen der Medikamente in Frage. Experimentell scheint bei parabulbärer Injektion ein hoher Wirkspiegel in der Chorioidea erreichbar zu sein (Untersuchungen von Reim [28] an löslichen Kortikoiden). Da eine langfristige Injektionstherapie im allgemeinen nicht durchführbar ist, wird man bevorzugt systemisch die Medikamente verabfolgen und gegebenenfalls in der akuten Phase durch subkonjunktivale bzw. parabulbäre Injektion den Effekt zu intensivieren suchen. Hierbei muß auch an die systemische, allgemeine Wirkung des Medikamentes gedacht werden.

Antibiotika. Liegen septische oder pyämische Erkrankungen vor, so wird bei Endophthalmie, bei zunächst umschriebenen embolischen Prozessen an der Netzhaut die allgemeine antibiotische Therapie durch parabulbär applizierte Antibiotika ergänzt.

Kortikoide. So überzeugend der Wert von Kortikoiden in der Behandlung der Iridozyklitis ist — man hat mit Recht von einer Revolutionierung der Behandlung gesprochen [5] —, so schwierig ist der Nachweis eines auf das Cortison bezogenen Therapieeffektes bei Erkrankungen der hinteren Augenabschnitte und

des N. opticus (Kieler Cortison-Symposion 1972). Überblickt man große Kollektive chronisch-entzündlicher Prozesse, so ist eine deutliche Verkürzung der stationären Verweildauer und selbst nach Rezidiven ein erstaunlich gutes Sehvermögen zu registrieren (Kieler-Symposion 1972). Man weiß indes aus Einzelbeobachtungen, daß Chorioretinitiden, Morbus Jensen, Optikusneuritiden auch ohne Cortisontherapie einen gleichen Verlauf zu nehmen scheinen. Ja, es wurde gelegentlich diskutiert, die Chorioretinitis gar nicht mehr zu behandeln (Zitat nach Wittmer zum Kongreß in IOWA 1972 (Kieler Cortison-Symposion 1972)). Doppelblindversuche fehlen naturgemäß.

Es gibt jedoch Gesichtspunkte, die für eine Anwendung der Kortikoide derzeit sprechen. Der Cortisoneffekt bei Iridozyklitis, somit einer Uveitis des Vorderabschnittes, ist evident; die Verweildauer der Patienten wurde insgesamt verkürzt. Die Nebenwirkungen der neuen Kortikoide sind beträchtlich reduziert worden. Man wird nach derzeitigen Kenntnissen bei zentralen, parazentralen und papillennahen Prozessen mit Gefährdung des Sehvermögens oder der Leitungsbahn von Kortikoiden Gebrauch machen müssen. Sinnvoll ist der Einsatz gerade in der Anfangsphase einer Erkrankung und zwar in höheren Dosen.

Die Indikation richtet sich naturgemäß auch nach der Art des vorliegenden Prozesses. Ein weiterer Gesichtspunkt zur Anwendung von Kortikoiden ist nicht so sehr, das primäre (hyperergische?) Krankheitsgeschehen zu erfassen, sondern auch senkundäre, mesenchymale (proliferative) Reaktionen und Neovaskularisationen sowie Vernarbungstendenzen zu vermindern (z. B. bei Neuritis nervi optici, Retinitis centralis, Irvine-Gass-Syndrom usw.).

Kontraindikationen sind sorgfältig zu berücksichtigen; z. B. Magen-Darm-Ulzera, thrombembolische Prozesse, Herzinsuffizienz, Hypertonie, chronische Nephritis, Osteoporose, Diabetes mellitus, Psychosen, Varizellen, Pockenschutzimpfung, infektiöse Dermatosen.

Im weiteren Text sind Dosierungen angegeben für Kortikoide, und zwar meist über Fluocortolon- oder Prednison/Prednisolongaben; es können auch Äquivalenzdosen anderer Präparate verwendet werden (vgl. Tabelle 3).

Immunsuppressiva. Gleichermaßen schwierig ist die Beurteilung des Effektes von Immunsuppressiva, der Drainage des Ductus thoraci-

Tabelle 3. Äquivalenzdosen für verschiedene Kortikoide bei pharmakodynamischer Therapie (nach H. Mathies und M. Schattenkirchner)

	Äquivalenzdosis
Cortison	50 mg
Hydrocortison	35,5 mg
Prednison/Prednisolon	10 mg
Triamcinolon	7,5 mg
Fluocortolon	10 mg
6-Methylprednisolon (1 Tbl. Urbason retard 8 mg)	7,5 mg
16-Methylenprednisolon	12 mg
Paramethason	4 mg
Betamethason	1 mg
Dexamethason	1,5 mg

cus und der Gabe von Antilymphozytenglobulin (ALG). Gemeinsam mit dem Institut für experimentelle Chirurgie der Univ. München (Prof. Dr. Dr. Brendl) durchgeführte Behandlungen bei schweren, desolaten, beidseitigen Chorioretinitiden scheinen einen günstigen Einfluß zu haben. Das Beobachtungsmaterial ist klein; eine endgültige Beurteilung nicht möglich.

Zusammenfassung. Seit annähernd 30 Jahren ist Cortison Bestandteil therapeutischer Verfahren, seit gut 25 Jahren wird es in der Ophthalmologie angewendet. An der antiphlogistischen therapeutischen Wirksamkeit von Kortikoiden am Vorderabschnitt des Auges ist nicht zu zweifeln. Der gezielte, kausale, primäre Effekt am Hinterabschnitt des Auges ist schwer nachweisbar. Man wird bei einer Reihe von entzündlichen Prozessen der hinteren Fundusabschnitte die kritische, zeitlich begrenzte, vorwiegend initiale Verwendung von Kortikoiden anraten.

Gelegentlich werden noch Milchinjektion und andersartige Fieberbehandlungen angeraten, denen wohl im Prinzip ein Nebennierenffekt zugrunde liegt. Wir schätzen diese Behandlung nicht und ziehen eine exakt dosierbare und auch lokal applizierbare Cortisonbehandlung vor.

Zur *ätiologischen Abklärung* sollten eine gründliche internistische Kontrolle, serologische Blutuntersuchung (Lues, Tbc, Leptospirose, Brucellose, Virosen, Rickettsiosen, Mykosen usw.), gegebenenfalls auch Hauttest (Tuberkulin, Toxoplasmin, Histoplasmin, Mykosen, Wurmerkrankungen) durchgeführt werden. Kammerwasseruntersuchungen bei retinalen Entzündungen bringen keine sicheren ätio-

logischen Erkenntnisse und stellen eher eine Belastung dar.

Obwohl bei all unseren Patienten Fokussuche und — falls angeraten — auch eine Fokussanierung vor allem im Kopfbereich (Nasennebenhöhlen, Tonsillen, Zähne) durchgeführt wurde, habe ich keine klinisch auffälligen, geschweige denn signifikanten Beziehungen zum „Fokus" beobachten können. Auch mehr allgemeine Hinweise, daß die Uvea ohne Frage organisch und geweblich (?) zu fokalen Reaktionen besonders disponiert sei, sind bislang in keiner Form bewiesen und nicht einleuchtend.

Die Beziehungen von Chorioiditis und Chorioretinitis zum rheumatischen Formenkreis (vor allem der Uveitis anterior) liegen eher auf der Hand, sind offensichtlich auch seltener als bislang angenommen.

Skeptisch stehen wir der tuberkulösen Genese vaskulärer retinaler Prozesse (z. B. Periphlebitis retinae tuberculosa) oder der Chorioretinitis gegenüber, deren Nachweis aus dem ophthalmoskopischen Bild keinesfalls erbracht werden kann. Mit Ausnahme der seltenen Miliar-Tbc ist meines Erachtens eine Tbc-Chorioretinitis nur bei sicher nachgewiesener aktiver Tbc anzunehmen.

3.1 Chorioido-retinale Entzündungen

Die umschriebene Chorioretinitis und die disseminierte Chorioretinitis werden als primäre Erkrankungen der Chorioidea abgehandelt (vgl. Kap. 14, 4.1.1–4.1.3, S. 142).

Bei Uveitis anterior und bei Chorioretinitiden kommt es nicht selten zur Mitbeteiligung des retinalen Gefäßapparates und auch der bulbusnahen Abschnitte des N. opticus [14 u. a.].

Die Gefäßbeteiligung läßt sich vornehmlich fluoreszenzangiographisch nachweisen und weist ein beträchtliches Ausmaß umschriebener oder auch generalisierter Permeabilitätsstörungen auf. In diesen Fällen sollte besonders an eine systematische Gabe von Kortikoiden gedacht werden. Bei extrem chronischen Verläufen und Gefährdung des zentralen Sehvermögens kommen gegebenenfalls Immunsuppressiva in Frage.

3.2 Retinochorioiditis juxtapapillaris (Morbus Jensen)

Charakteristisch für den Morbus Jensen sind der papillennahe Sitz und ein sektorenförmiges Parazentralskotom zum blinden Fleck. Die Netzhaut ist flauschig-weiß verändert; bevorzugt werden das zweite und dritte Lebensjahrzehnt. Eine Glaskörpermitbeteiligung und mäßige Iridozyklitis können kombiniert sein. Rezidive treten meist unmittelbar neben den scharf begrenzten Narben auf. Ätiologisch lassen sich keine sicheren Angaben machen. Trotz nicht bekannter Zusammenhänge sollten eine Fokussuche und serologische Untersuchungen durchgeführt werden.

Therapie
In den ersten 3–4 Tagen sind höher dosierte Kortikoidgaben anzuraten (z. B. 40–80 mg Prednison/Tag oder Äquivalenzdosen anderer Kortikoide (vgl. Tabelle 3); Reduzierung der Dosis für die weiteren 3–5 Tage auf 15–20 mg/Tag. Bettruhe, besser stationäre Behandlung. Verlaufskontrolle durch Ophthalmoskopie, Funduskontrolle und Perimetrie (falls möglich: quantitative Perimetrie). Die Fluoreszenzangiographie gibt Hinweise auf die entzündlich-exsudative Aktivität des Herdes.

3.3 Zentrale Netzhautveränderungen

3.3.1 Retinitis centralis serosa (RCS)

Als ein retinales Geschehen ist die RCS anzusehen. Es liegt eine umschriebene „Leckage" der Bruchschen-Membran mit Exsudation aus der Choriocapillaris vor. Es kann sich um eine, gelegentlich auch um zwei oder mehr feinste Defekte handeln (Typ I) oder um ein größeres Areal diffuser Durchlässigkeit der Bruchschen Membran (Typ II) mit Abhebung des Pigmentepithels.
Der Nachweis gelingt über den ophthalmoskopischen Befund, besonders gut aber durch Fluoreszenzangiographie. Subjektiv werden Verzerrung, Mikropsie, gelegentlich Xanthochromatopsie angegeben. Rezidive treten auf. Die Ätiologie ist unklar; vorwiegend sind es Patienten im dritten und vierten Lebensjahrzehnt (mit Streßgefährdung?).

Therapie
Spontanheilung tritt häufig ein (50%?). Kommt es innerhalb von 3 Wochen nicht zur Rückbildung oder liegt ein Rezidiv vor, so ist der Verschluß der Leckage (Fluoreszenzangiographie) durch Argonlaserkoagulationen (ALK) anzuraten. Bewährt haben sich uns bei der ALK Fleckgrößen von 200 µm, eine Expositionszeit von 50 msec und eine Intensität, die unterhalb der ophthalmoskopisch erkennbaren Schwelle liegt [15], d. h. 80–100 mW. Hierbei wird nur das Pigmentepithel koaguliert und eine Koagulationsschädigung der darüber gelegenen Netzhautschichten vermieden. Fluoreszenzangiographische Kontrollen des Therapieeffektes sind nötig. Wiederholungen können erforderlich sein.
Cortison systemisch bringt keine Rückbildung der RCS. Man kann es gegebenenfalls bei Eintreten stärkerer subretinaler Vernarbungen (erkennbar im regredienten Licht) und zur Reduzierung der mesenchymalen Narbenreaktionen geben (15–20 mg Prednison/Tag für 2 Wochen).

3.3.2 Chorioretinitis centralis

Es handelt sich um eine primär chorioidale Erkrankung (z. B. Toxoplasmose, Histoplasmose usw.; vgl. Kap. 14, 4., S. 142). Zur Senkung der Rezidivhäufigkeit und Erhaltung des zentralen Visus kann bei foveanahen chorioretinitischen Herden eine Lichtkoagulationstherapie indiziert sein (bei Toxoplasmose: [40, 21, 3 a].

3.3.3 Macular pucker-Syndrom (Irvine-Gass); Makulopathie

Vorwiegend bei jüngeren Patienten, meist einseitig, kommt es zur Kapillarerweiterung im Makulagebiet, zu angedeuteten feinen, teils sternförmigen Fältelungen der Netzhautinnenfläche und auch zur präretinalen Fibrose. Die Visusminderung kann erheblich sein. Die Fluoreszenzangiographie erlaubt die Diagnose und Abgrenzung gegen die juvenilen Makulopathien. Das Geschehen läuft in 2–3 Wochen ab, um dann keine stärkere Progredienz mehr erkennen zu lassen. Die Prognose bei rein kapillären Formen ist besser als bei den mehr fibrotischen Veräderungen.
Analoge Makulaveränderungen treten nach Kataraktextraktion und Glaukomoperationen auf. Die Ätiologie ist ungeklärt.

Stärkere Sternfalten (Retinitis stellata) parazentral, auch peripher, mit Traktionsamotio der Netzhaut lassen sich in 3–6% bei Ablatio, nach Glaskörpereinblutung bei Netzhautforamen und entsprechenden therapeutischen Eingriffen beobachten (vgl. 5., S. 193). Im allgemeinen tritt diese Retinitis stellata etwa 6 Wochen nach Netzhauteinriß oder Operation auf. Beidseitigkeit ist sehr selten. Auffällig ist, daß diese Retinitis stellata oder Makulopathie meines Wissens nicht oder selten nach lokaler Behandlung (XLK, ALK) der Retinopathia diabetica zu sehen ist.

Therapie

Eine erfolgversprechende Therapie ist nicht bekannt. Kortikoide systemisch verabfolgt bringen keine Besserung. Wir gaben diese anfänglich unter der Vorstellung, die proliferativen Reaktionen zurückzuhalten; eine sichere Beeinflussung war nicht erkennbar.

3.4 Retinale Veränderungen bei Allgemeinerkrankungen

Infektionskrankheiten können zur okulären Mitbeteiligung führen, wohl abhängig von der Toxizität des Erregers, der Immunitätslage und Organotropie des Erregers [18]. Die *ätiologische* Abklärung ist nur selten möglich; hierfür ist mit Heydenreich die Monotonie der Augenveränderungen verantwortlich. Serologische und kutane Teste können die *Diagnose* ermöglichen, wenn Titerhöhe und -abfall eng mit dem okulären Krankheitsverlauf korreliert sind (z. B. Toxoplasmose, Leptospirose). Der Erregernachweis im Auge (Kammerwasser) gelingt nur selten.

3.4.1 Bakterielle Infektion

Auf die Retina beschränkte Prozesse treten hierbei selten auf (z. B. Retinitis septica (Roth). Kommt es zur intraokularen Mitbeteiligung, so entwickelt sich bei foudroyanten Erkrankungen eine End- und Panophthalmie (z. B. Sepsis, Tetanus, Gasbrand, Pest, Gonorrhöe, Pocken, Mykosen (3.4.8)).
Die Behandlung okulärer Veränderungen erfolgt im Rahmen der Allgemeintherapie, gegebenenfalls kommen zusätzliche, tägliche parabulbäre Injektionen der Antibiotika in Frage (vgl. unten).
Einige Krankheitsbilder seien herausgegriffen.

3.4.1.1 Sepsis

Bei septischen Erkrankungen (u. a. auch im Gefolge von Scharlach, Salmonellosen, Klebsielleninfektionen, Mykosen) ist das Ausmaß der okulären Mitbeteiligung unterschiedlich. Der Übergang in End- und Panophthalmie kann innerhalb von Stunden oder Tagen erfolgen. Bei unklaren umschriebenen Fundusblutungen muß an Endocarditis lenta und Endocarditis septica gedacht werden. Der *Retinitis septica* (Roth) liegen kleine, weißliche, gefäßnahe Herde zugrunde mit kleinsten Blutungen. Nach Heydenreich [18] können *Brucellosen* eine exsudativ-hämorrhagische Periphlebitis mit Glaskörpereinblutung aufweisen.

Therapie

Die allgemeine, stationäre Therapie (Ausschaltung des Sepsisherdes, Erregernachweis, Antibiotika, systemische Kortikoide bei toxisch bedingten Komplikationen, Intensivpflegestation) muß bei End- und Panophthalmie ergänzt werden durch Parabulbärinjektion von Antibiotika. Wir bevorzugen eine Kombination von Antibiotika (vgl. Schema).

Kombinationsschema für Parabulbärinjektion
Gentamicin 20 mg/0,5 ml
Cephalotin 125 mg/0,5 ml
Enterale und parenterale Antibiotikatherapie bei Säuglingen und Kleinstkindern *nicht* mit:
Chloramphenicol
Tetracycline
Sulfonamide
Depotpenicilline
Streptomycin
Kanamycin
Die parabulbäre Gabe von Antibiotika bewirkt eine hohe Konzentration im Kammerwasser, wahrscheinlich auch eine Penetration in die hinteren Bulbusabschnitte. Bei schweren intraokularen Infekten kommt eine tägliche Injektion bis zum Abklingen der akuten, endophthalmitischen Entzündungszeichen in Frage. Nur in Ausnahmefällen gelingt es indes, die Funktion des Auges zu erhalten. Meist gehen die Endophthalmien − wenn es gelingt, das Auge zu erhalten − in Erblindung, später in Phthisis über.

3.4.1.2 Tuberkulose

Echte, „metastatische" Augentuberkulosen sehen wir heute nur noch in sehr seltenen Ausnahmefällen. So bei Miliar-Tbc in Form chorioretinaler, multipler Herde, die nach 2–3 Wochen abheilen. Reaktive infekt-allergische Veränderungen werden z. T. als häufige Ursache endogener Augenerkrankungen (z. B. bei Chorioretinitis disseminata) angesehen. Auch die Periphlebitis (Eales) wird von einigen Autoren hierzu gerechnet. Die Beweisführung scheint nicht schlüssig. Die Einordnung der Chorioiditis disseminata und der Periphlebitis als tuberkulo-toxisches Geschehen wird man im Einzelfall sorgfältig nachweisen müssen.

Therapie

Bei echter Augen-Tbc im Rahmen der Tuberkulose erfolgt die Behandlung durch den Internisten. Die Wahl des Chemotherapeutikums und der Antituberkulostatika richtet sich nach der Sensibilität des Mykobakteriums. Ist es zur Augenmitbeteiligung gekommen, so können Kortikoide systemisch indiziert sein (z. B. Prednison 30 mg/Tag in abklingender Dosis oder Äquivalentpräparate).

3.4.1.3 Boeck-Sarkoidose

Eine Uveitis anterior ist häufiger bei Boeck-Sarkoidose zu beobachten (10–40% nach Heydenreich [18]; nach Wegner und Wurm [41] liegt in 15% einer chronischen Iridozyklitis eine Boeck-Sarkoidose vor. Die Netzhaut kann vor allem bei gleichzeitig bestehender Iridozyklitis eine Periphlebitis aufweisen; diese stellt sich als Einscheidung der Gefäße oder flockenartige Wandinfiltration dar. Die Boeck-Retinitis kann Venen und Arteriolen befallen (Kerzenfleckenherde).

Therapie

Die Behandlung einer gesicherten Boeck-Sarkoidose obliegt dem Internisten. Die akuten Verlaufsformen (bevorzugt bei jüngeren Frauen) heilen meist spontan aus. Die primäre, latente chronische Sarkoidose kann sich über Jahre und Jahrzehnte hinziehen. Man wird somit im Einzelfall die Indikation zur medikamentösen Therapie vom Verlauf abhängig machen. Ist es zu okulären Veränderungen (Iridozyklitis, BoeckRetinitis) gekommen, so ist eine Allgemeintherapie unumgänglich. Kortikoide stellen das Mittel der Wahl dar [4.2]. Liegen ausgeprägte Veränderungen am Fundus vor, so muß zusätzlich ein wasserlösliches Kortikosteroid (z. B. Urbason solubile, 1 Ampulle à 20 mg) wiederholt parabulbär gegeben werden.

Fluoreszenzangiographische Kontrollen der Fundusveränderungen auf Aktivität der Herde (Exsudation?) sind zweckmäßig. An Cortison-Nebenwirkung am Auge denken (Linse, i. o. Druck).

3.4.1.4 Lues (Neuroretinitis luica)

Die Mitbeteiligung des Auges bei Lues acquisita ist heute sehr selten. Sowohl bei Lues connata als auch bei Lues acquisita tritt eine diffuse Chorioretinitis auf, die im Narbenstadium schwierig gegen tapeto-retinale Degeneration abgrenzbar ist.
Die Neuroretinitis luica (eine Chorioretinitis) führt seltener zu präretinalen Blutungen. Im Vordergrund stehen grobfleckige, ödematöse Herde mit periangiitischen Gefäßveränderungen und Exsudation (Fluoreszenzangiographie), die in eine Retinitis proliferans übergehen können.

Therapie

Neben der spezifischen Allgemeinbehandlung kommen Kortikoide lokal, nach Absprache mit dem Dermatologen auch systemisch, in Frage.

3.4.2 Virusinfektionen

Gelegentlich kommt es bei Virusinfektionen zu infektiösentzündlicher Mitbeteiligung des Augenhintergrundes und des N. opticus. Bekannt sind bei *Masern* zentrale, weißflockige Netzhautinfiltrate sowie Verengung der Netzhautarterien; bei *Röteln* Pseudoretinopathia pigmentosa; bei *infektiöser Mononukleose* (Pfeiffer) Netzhautödeme mit periphlebitischen Herden; bei *Lyssa und Ornithose* Netzhautblutungen. Häufiger sind bei *Zytomegalie* neben den Veränderungen der Augenadnexe und des vorderen Abschnitts chorioretinitische Herde (Differentialdiagnose: *Toxoplasmose*).

Therapie

Im Rahmen der Allgemeinbehandlung erfolgt die Immunprophylaxe (Impfung), die Inkubationsimpfung und gegebenenfalls Gabe von Virostatika (?).

3.4.3 Rickettsiosen

Rickettsiosen (Fleckfieber, Wolhynisches Fieber, Q-Fieber, Felsengebirgsfieber usw.) ziehen bei akutfieberhafter Erkrankung mit Exanthem entzündliche Gefäßwandveränderungen nach sich. Am Fundus treten hierbei perivasale, knotenförmige Gefäßveränderungen auf. Gefäßastverschlüsse, zentrale Blutungen, exsudative Ablatio können hinzukommen.

Therapie
Im Rahmen der Allgemeinbehandlung Tetracycline und Chloramphenicol (Nebenwirkungen beachten!).

3.4.4 Kollagenosen

Dem Terminus „Kollagenose" werden Krankheitsbilder zugeordnet, bei denen generalisierte Erkrankungen des Bindegewebsapparates überwiegen. Die Prognose der Erkrankung ist mit Zurückhaltung zu beurteilen. Zu den Kollagenosen zählen: Lupus erythematodes disseminatus (LE), Panarteriitis nodosa (PN), Polymyositis und Dermatomyositis sowie Sklerodermie (SC). Die Arteriitis cranialis sive temporalis (Horton) und auch der Morbus Behçet (vgl. 4.1.5.1, S. 184; 3.4.4.6, S. 178) werden in diesen Formenkreis häufig mit hineingenommen.
Ätiologisch werden Immunprozesse angenommen.

Therapie
Die Behandlung erfolgt in Absprache mit dem Internisten. Die Therapie der Wahl besteht in der systemischen Anwendung von Kortikoiden (30–80 mg Prednison/Tag oder Äquivalenzdosen anderer Präparate). Es wird eine hohe Initialdosis — je nach Intensität der Erkrankung — notwendig mit Reduzierung auf eine kleine Erhaltungsdosis, gegebenenfalls über Jahre. Zusätzlich werden Chloroquindiphosphat (Resochin) und u. U. Immunsuppressiva wie Azathioprin (Imurek) bei intensiver Erkrankung erforderlich. Lokal kommen in der akuten Phase gegebenenfalls Kortikoide parabulbär in Frage.

3.4.4.1 Lupus erythematodes disseminatus (LE)

Es handelt sich um eine vorwiegend bei Frauen auftretende Erkrankung mit hoch fieberhaftem Beginn, sepsisähnlichen Verlaufsformen und Remissionen. Haut-, Gelenkerscheinungen, Nierenveränderungen und Leukopenie stehen im Vordergrund. Typisch sind LE-Zellen und antinukleäre Faktoren im Blut. Am Fundus kann es zur disseminierten

Chorioiditis oder seltener zur „Retinitis septica" kommen (feine Netzhautblutungen). Bei Nierenbeteiligung treten hypertonische Fundusveränderungen (Stadium III/IV) auf. Lid-, Hornhaut- und Sklerabefall sind selten.

Therapie
Allgemeintherapie mit Kortikoiden, Resochin; bei Nierenbeteiligung Immunsuppressiva.

3.4.4.2 Periarteriitis nodosa (PN)

Es liegt eine generalisierte Gefäßerkrankung bevorzugt des männlichen Geschlechtes mit ungünstiger Prognose vor. Am Fundus kommt es zur lokalen Periarteriitis mit feinen Blutungen, flauschigen Herden (anoxisch?, entzündlich?) oder auch Gefäßverschlüssen. Der Vorderabschnitt, die Orbita können miteinbezogen sein.

Therapie
In der akuten Phase werden 60–80 mg Prednison/Prednisolon/Tag oder Äquivalentdosen anderer Präparate z. B. Ultralan gegeben, danach Übergang auf Langzeitgaben einer Erhaltungsdosis. Müller und Vischer [24] raten zu einer Kombination mit Immunsuppressiva.

3.4.4.3 Dermatomyositis, Polymyositis

Es liegt eine seltenere Erkrankung der Muskulatur vor. Knotenbildungen der Haut treten auf. Neben der Organbeteiligung kann sich eine Augenbeteiligung einstellen (Paresen, Skleritis). Am Fundus lassen sich u. U. auch Blutungen mit Cotton wool-Herden nachweisen.

Therapie
In der Initialphase hochdosierte Kortikoide mit Übergang auf Erhaltungsdosis; zusätzlich Immunsuppressiva.

3.4.4.4 Sklerodermie

Bei dieser progressiven Induration der Haut können auch Lidveränderungen, Veröddung der Tränendrüsen auftreten. Retinale Veränderungen wurden bislang nicht beschrieben. Bei hypertonischen Fundusgefäßzeichen muß an die renale Mitbeteiligung gedacht werden.

3.4.4.5 Arteriitis cranialis sive temporalis (Horton)

Vgl. 4.1.5.1, S. 184.

3.4.4.6 Morbus Behçet

Die *Ätiologie* des vor allem bei jüngeren Patienten auftretenden Krankheitsbildes ist unklar. Ulzerierende, pluri-orifizielle Schleimhautveränderungen stehen im Vordergrund. Es kann zu Gelenk- und ZNS-Beteiligung (Neuro-Behçet) kommen. Für die *Diagnostik* wesentlich ist die rezidivierende Iritis (Hypopyon-Iritis). Der Fundus läßt in $^1/_4$ der Fälle [18] eine Chorioretinitis mit Periphlebitis erkennen. Es kann zur vollständigen Nekrobiose der Netzhaut kommen.

Therapie

Hochdosierte, systemisch und lokal angewandte Kortikoide; gegebenenfalls Parabulbärinjektion löslicher Steroide.

3.4.5 Rheumatische Erkrankungen

Zu den rheumatischen Erkrankungen sind *entzündlich-rheumatische Erkrankungen und degenerativer Rheumatismus* zu zählen.

Es muß Goldmann [12] und Heydenreich [18] zugestimmt werden, daß eine Mitbeteiligung des Auges bei rheumatischen oder pararheumatischen Erkrankungen sicher sehr viel seltener ist, als heute noch immer angenommen und auch in Lehrbüchern angegeben wird. Voraussetzung für einen gesicherten Zusammenhang sind der klinische Nachweis und der positive serologische Befund der Erkrankung. Eine Irodozyklitis, eine Uveitis posterior, eine Angiitis nur aufgrund subjektiver „rheumatischer" Symptome und Beschwerden sogleich als rheumatisch zu bezeichnen, ist u. E. nicht gerechtfertigt; genauso wenig wie eine Unterteilung nach der Faustregel: Uveitis anterior = fokale Infektion; Uveitis posterior = Tuberkulose.

Der überwiegende Teil rheumatischer Erkrankungen geht auf Immunreaktionen zurück. Die heterogene Gruppe entzündlich-rheumatischer Erkrankungen weist jedoch auch eine Gruppe mit bakterieller Ursache auf [24]. Vor einer Therapie muß somit die exakte *diagnostische Abgrenzung* (exogene Infektion/Autoimmunprozeß) stehen.

Zur Abklärung bedarf es differenzierter internistischer und serologischer Untersuchungen. Es wird in Frühstadien nicht immer möglich sein, eine genügend sichere differentialdiagnostische Absicherung herbeizuführen.

Okuläre Symptome spielen sich mehr im Vorderabschnitt und an der Sklera ab (vgl. Kap. 13, 2.1, S. 129). Meist herdförmige chorioretinitische Entzündungen der hinteren Abschnitte sind selten.

Allgemeine Therapie

Die Therapie ist je nach Ursache des Prozesses unterschiedlich und liegt in der Hand des Internisten und Rheumatologen. Müller und Vischer [24] raten bei zunächst nicht sicherer Diagnose (infektiöses oder immunologisches Geschehen?) zur symptomatischen Therapie mit antiphlogistischen, analgetischen und antipyretisch wirksamen Medikamenten (Salizylate, Pyrazolone); bei Verdacht auf bakterielle Genese zur antibiotischen Therapie. Kortikoide sind erst dann anzuraten, wenn die Antirheumatika keinen wesentlichen Effekt bringen. Bei Augenhintergrundsveränderungen und stärkerer, vor allem zentraler Ausprägung kommt eine kombinierte systemische und parabulbäre Anwendung in Frage. Initial: 30 mg/Tag Ultralan oder Prednisolon mit langsamer Reduzierung innerhalb von 2–3 Wochen auf eine Erhaltungsdosis von 2,5–7,5 mg/Tag. Bei akuter Polyarthritis und akuten Schüben einer chronischen Polyarthritis liegt die Initialdosis wesentlich höher (z. B. 40–60 mg Prednison oder Äquivalentdosis).

Bei jüngeren Patienten bevorzugen wir die alternierende Cortisongabe (jeden zweiten Tag) zur Reduzierung der Nebenwirkungen. Kombinationspräparate mit Kortikoiden verwenden wir nicht. Lokal wird ein wasserlösliches Steroid jeden zweiten Tag gegeben (z. B. Urbason solubile, 1 Ampulle à 20 mg).

3.4.5.1 Akute Polyarthritis (rheumatisches Fieber)

Zugrunde liegt eine hyperergische Reaktion auf β-hämolytische Streptokokken (Gruppe A) mit Neigung zu Rezidiven und Organbeteiligung (vor allem Herz); Augenbeteiligung ist selten. Im Verlauf von Rezidiven kommt es zu ein- oder beidseitigen Iridozyklitiden. Seltener noch ist die Chorioretinitis (vgl. Kap. 14, 4.1.2, S. 144) mit umschriebenen exsudativ-hämorrhagischen Herden.

Therapie

Bettruhe. Es kommen Antibiotika (Depotpenicillin-G), säurestabile Penicilline und eine antiphlogistische Therapie in Frage. Bei schweren Verläufen werden Kortikoide angeraten; im Anschluß daran und bei Abklingen des akuten Bildes Salizylate (z. B. Aspirin) und Pyrazolone (z. B. Butazolidin). Bei intensiven Fundusveränderungen ist die parabulbäre Applikation löslicher Steroide zu diskutieren.

3.4.5.2 Primär-chronische Polyarthritis (PcP)

Die Systemerkrankung manifestiert sich vornehmlich an den kleinen Gelenken. Die seropositiven Formen lassen einen ungünstigeren Verlauf erkennen als die seronegativen, eher in den großen Gelenken lokalisierten Fälle. Eine Augenbeteiligung ist seltener, als allgemein angenommen wird (vgl. oben), und gilt nur bei entsprechend gesichertem, klinischen und serologischen Befund als wahrscheinlich. Im Vordergrund stehen dann chronische rezidivierende Uveitiden (vgl. Kap. 14, 2.1.1, S. 133).

Therapie
Ruhigstellung und vornehmlich symptomatische Behandlung der Gelenkveränderung mit analgetischen und antiphlogistischen Maßnahmen. Eine zusätzliche „Basistherapie" wird von Müller und Vischer [24] empfohlen (Goldsalze, D-Penicillin, Immunsuppressiva usw.). Kortikoide, systemisch verabfolgt, kommen bei Uveitis posterior während der mehr akuten Phase (durch Fluoreszenzangiographie abzuklären) zur Anwendung. Bei sehr ausgeprägter Angiitis retinae oder Chorioretinitis ist die parabulbäre Kortikoidgabe zu überlegen.

3.4.5.3 Sonstige rheumatische Erkrankungen

Bei Morbus Still-Chauffard, Morbus Felty und Morbus Bechterew sind keine entzündlichen Veränderungen der Retina bekannt.

3.4.6 Uveo-Meningitis (Harada), Uveo-Enzephalitis (Vogt-Koyanagi)

Es handelt sich bei den äthiologisch unklaren Erkrankungen (neurotropes Virus? Autoimmunerkrankung?) sehr wahrscheinlich um ein einheitliches Krankheitsgeschehen. Meningeale und enzephale Symptome, Hypakusis für hohe Töne, Poliosis von Brauen, Wimpern und Haaren, Vitiligo an Extremitäten und Stamm. Im Auge findet sich eine beidseitige, u. U. schwere exsudative Iridozyklitis mit Irisatrophie oder -nekrose. Hinzu kommt eine ausgeprägte, fleckförmig beginnende Chorioretinitis mit ausgeprägter exsudativer Ablatio retinae. Zunächst akuter, dann chronischer Verlauf, häufig mit Übergang in Erblindung.

Therapie
In der Initialphase sind hochdosierte Kortikoide (z. B. Ultralan 80–120 mg/Tag) unter Anti-biotikaschutz anzuraten. Zusätzlich tägliche (rechts und links abwechselnde) parabulbäre Injektion wasserlöslicher Kortikoide (z. B. Urbason solubile, 1 Ampulle à 20 mg). In desolaten Fällen sollten Immunsuppressiva, auch Ductus thoracicus-Drainage und Antilymphozytenglobulin (ALG) angewendet werden.

3.4.7 Parasitosen

3.4.7.1 Protozoen

3.4.7.1.1 Toxoplasmose

Die *konnatale,* intrauterin displazentar übertragene Toxoplasmose kann am Auge in der Folgezeit auch neben den zentralen chorioretinalen Narben rezidivieren [18]. Die *erworbene* Toxoplasmose ruft am Auge eine zentrale oder juxtapapilläre Chorioretinitis oder eine diffuse Chorioretinitis hervor; bekannt ist ferner eine Venen und Arterien einbeziehende Angiitis retinae von Perlschnur-Charakter.

Therapie
Die therapeutische Beeinflussung okulärer Veränderungen kann schwierig, wenn nicht unmöglich sein. Daraprim (Pyrimethamin) u. U. kombiniert mit Langzeitsulfonamiden, z. B. Durenat (ein Sulfamethoxydiazin), ist anzuraten.
Dosierung bei Erwachsenen: Daraprim oral 50 mg am ersten Tag; dann für 21 Tage 25 mg Daraprim/Tag. Es wird mit Durenat kombiniert (am 4. Tag 0,5 g oral). Blutbildkontrollen (Hämatopoese) sind notwendig; bei Gravidität Absprache mit Internisten und Gynäkologen zum weiteren therapeutischen Vorgehen.

3.4.7.1.2 Sonstige Protozoen

Die *Amöbenruhr* führt nur selten zu Fundusveränderungen (Uveitis posterior). *Malaria* weist häufiger eine Augenmitbeteiligung auf; am Fundus kommt es hierbei zu Blutungen, Cotton wool-Herden und Glaskörperblutungen mit Sekundärveränderungen. Die *Trypanosomiasis* (Schlafkrankheit, Chagas-Krankheit) kann zur Chorioretinitis führen. Bei *Leishmaniosen* (Kala-Azar, Orientbeule) sind Fundusveränderungen selten (Blutungen, Thrombose).

Therapie
Im Rahmen der Allgemeinbehandlung.

3.4.7.2 Wurmerkrankungen

Nematoden (Filarien, Onchozerkose, Loa-Loa, Toxocarose, Trichinose usw.), *Trematoden* (Bilharziose, Myiasis usw.), *Zestoden* (Zystizerkose, Enchinokokkose) werden in unseren Breitengraden nur selten beobachtet; eine Augenbeteiligung ebenfalls. In tropischen Gebieten ist es eine häufige Erblindungsursache (intraokulares Auftreten (z. B. Zystizerkus), hyperergische Reaktion (Uveitis, Neuritis, Keratokonjunktivitis)).

3.4.7.2.1 Nemotoden

Bei *Filariosen* und *Onchozerkose* kommt es am Augenhintergrund zur Chorioretinitis und Perivaskulitis. *Toxocarosen* führen am hinteren Fundusabschnitt zu größeren, prominenten, grau-weißlichen Netzhautherden, aber auch zur Endophthalmie.
Bei *Trichinose* können Fundusblutungen am hinteren Augenpol beobachtet werden.

3.4.7.2.2 Trematoden

Intraokulare Veränderungen des Hinterabschnittes sind selten, häufig indes der Befall von Lidern und Bindehaut (Bilharziosen) oder des Vorderabschnittes (Myiasis).

3.4.7.2.3 Zestoden

Im vergangenen Jahrhundert wurden intraokulare Zysten (z. B. Cysticercus cellulosae, Hydatidenzysten) bei uns häufiger beobachtet, jetzt nur noch extrem selten. Anzuraten ist die diasklerale Entfernung der Zyste; die *Prognose* ist ungünstig.

Therapie

Operative Entfernung von Zysten oder Parasiten. Jeweils spezifische Allgemeintherapie (vgl. Fachliteratur).

3.4.8 Mykosen

Eine Zunahme mykotischer Infektionen ist auch am Auge (bevorzugt an der Hornhaut) zu beobachten. Ursächlich wird man hierfür die antibakteriell/antibiotische Therapie, die Änderung der Immunitätslage durch Kortikoide und Immunsuppressiva, die Zunahme der Pathogenität der mykotischen Erreger anschuldigen müssen. Eine verbesserte mykologische *Diagnostik* (Hautteste, Serologie) erleichtert die Abklärung.

Bei generalisierten, sepsisartigen mykotischen Infektionen kann es zum Befall der hinteren Augenabschnitte kommen. Es tritt eine umschriebene, weiße, herdförmige, u. U. disseminierte Chorioiditis auf. Erfolgt die Diagnose und damit antimykotische Therapie rechtzeitig, so kommt es zur guten Rückbildung. Die Gefahr einer mykotischen Endophthalmie ist allerdings groß.

Therapie

Bereits bei Verdacht auf ein mykotisches Geschehen ist eine allgemeine antimykotische Therapie notwendig (Amphotericin B, Canesten, Nystatin, Pimaricin oder Kombinationspräparate).

4. Vaskuläre und hämatologische Schäden am Augenhintergrund

4.1 Generalisierte Gefäßerkrankungen

Mehr als 40% aller Todesursachen gehen auf Herz- und Kreislaufleiden zurück; mehr als 30% betreffen hierbei Hirngefäßstörungen und ihre Folgen. In der *Differentialdiagnostik* geben Fundusgefäßveränderungen wertvolle Hinweise. Organgefäßveränderungen (z. B. Hirn, Koronarien, Niere usw.) sind bei Arteriosklerose in einem hohen Prozentsatz mit retinalen Gefäßveränderungen kombiniert (Korrelationskoeffizient Hirn − Auge = + 0,712; Niere − Auge = + 0,455; Aorta − Auge = + 0,340; Koronarien − Auge = + 0,323). Einzelne Gefäßprovinzen im Gesamtkreislaufsystem können unterschiedlich befallen sein. Eine isolierte Retinaarteriosklerose gibt es nicht. Somit ist eine Retinaarteriosklerose stets ein Zeichen für ein arteriosklerotisches Geschehen; mit Zunahme der Intensität gibt sie uns Hinweise auf eine „Generalisierung" der Organarteriosklerosen.

Das ophthalmoskopische Bild des Fundus arteriosclericus ist gegen Anfangsstadien (I, II) einer hypertonischen Retinagefäßveränderung, vornehmlich bei älteren Patienten, nicht immer sicher abgrenzbar. Es bedarf deshalb der Einbeziehung der Anamnese, der RR-Werte, des Alters der Patienten, der Nierenfunktion, um beide Krankheitsbilder (Arteriosklerose? Hypertonie?) ophthalmoskopisch voneinander abzugrenzen. In der ophthalmologischen Praxis laufen arteriosklerotische und hypertonische Fundusveränderungen im allgemeinen noch unter dem „Sammelbegriff" Fundus hypertonicus.

4.1.1 Arteriosklerose

Der generalisierte Gefäßprozeß mit unterschiedlicher Ausprägung in den einzelnen Gefäßprovinzen weist enge Korrelationen zu den Fundusgefäßen auf. Im Auge zeigen sich vermehrte Reflexe an den Arterien, Kaliberunregelmäßigkeiten von Arterien und Venen, seltener Kreuzungsphänomene an Arterien und Venen als weitere Zeichen einer organischen Wandveränderung. Punkt- und feine streifenförmige retinale Blutungen sind seltener. Dyshorische Herde und „harte" Exsudate am hinteren Pol werden beobachtet. Kombinationen mit Makuladystrophie und Aderhautsklerose sind häufig.

Therapie
Eine spezielle, auf retinale Gefäßveränderungen gezielte und auch sicher wirksame Therapie ist nicht bekannt. In der Allgemeinbehandlung (sie erfolgt durch den Internisten) gilt es, fördernde Faktoren zu reduzieren (z. B. Hypertonie, Diabetes mellitus, Fettstoffwechselstörungen, Hyperurikämie usw.); ferner sollen exogene Momente ausgeschaltet werden (z. B. Übergewicht und Rauchen als Risikofaktoren). Zur Anwendung kommen u. a. vasoaktive Substanzen, Digitalisierung und gegebenenfalls auch Antikoagulantientherapie.

4.1.2 Hypertonie

Im Verlauf einer Hypertonie (pathologische konstante RR-Erhöhung von systolischen und diastolischen Werten über 140/90 mm Hg) kommt es zur Mitbeteiligung der Fundusgefäße. *Pathogenetisch* zu trennen sind: primäre Hypertonien (arterielle Hypertonie) und sekundäre Hypertonien (nephrogen, neurogen, hormonell [z. B. Phäochromozytom], vaskulär [z. B. Hyperthyreose, Aortenstenose usw.]).

Im Augenhintergrund treten nach 2–3jährigem Bestehen der Hypertonie Reflexunregelmäßigkeiten an den Gefäßen, Kaliberschwankungen, Kreuzungsphänomene (Gunn-Zeichen) und im weiteren Verlauf Cotton wool-Exsudate (lokal-anoxische Schäden), Gefäßverschlüsse, Blutungen, Lipoidablagerungen (Spritzerfigur), Makula- und Papillenödem auf. Eine Stadieneinteilung (z. B. Keith-Wagener) ist zur *diagnostischen* und *prognostischen* Beurteilung unumgänglich. Verschlechterung der Prognose mit Zunahme der Intensität eines Fundus hypertonicus (vor allem Stadien III und IV). Rückbildung von Papillenödem, Blutungen, Makulaveränderungen unter der Therapie ist möglich.
Echte Gefäßspasmen kommen meines Wissen an Netzhautgefäßen nicht vor, und die Bezeichnung Retinopathia angiospastica ist nicht mehr zutreffend.

Nach Heydenreich [18] ist an unausgesuchten Patientenkollektiven von Hypertonikern in 50% mit Fundusgefäßveränderungen zu rechnen.

Therapie
Die Behandlung erfolgt durch den Internisten und praktischen Arzt, nicht durch den Ophthalmologen. Neben den Allgemeinmaßnahmen (Kochsalzeinschränkung, Ruhe, Streßreduzierung, Gewichtsnormalisierung, Sedativa) steht die Behandlung des Grundleidens bei sekundärer Hypertonie im Vordergrund.
Ausmaß und Indikation einer medikamentösen Therapie richten sich nach dem Schweregrad der Hypertonie und nach dem Alter des Patienten. Die RR-Senkung sollte keine Gefährdung bedeuten; Nebenwirkungen von Antihypertensiva (z. B. Nierenfunktion) gilt es zu berücksichtigen.
Zur Anwendung kommen Saluretika (z. B. Esidrix, Rauwolfia-Alkaloide [z. B. Serpasil], Hydralazin [z. B. Neprosol], β-Rezeptoren-Blocker [z. B. Dociton], α-Methyldopa [z. B. Presinol], Clonidin [Catapresan], Sympathikushemmer [Ismelin]).
Eine lokale Behandlung am Auge ist nicht möglich; es sei denn, es treten Gefäßverschlüsse, Astthrombosen mit sekundären Proliferationen (selten) auf. (vgl. 4.2.1, S. 187)

4.1.3 Gestose (Eklampsie)

Nur sehr selten kommen noch präklamptisch oder eklamptisch bedingte Augenhintergrundsveränderungen in unsere Beobachtung. Innerhalb weniger Wochen kann sich ein Fundus hypertonicus III/IV entwickeln mit Papillenödem, Blutungen, Cotton wool-Herden, Kaliberunregelmäßigkeiten der Gefäße, Netzhautödem am hinteren Pol. Ist es zur bleibenden Nierenschädigung mit sekundärer Hypertonie gekommen, so sind alle Stadien eines Fundus hypertonicus mit auffallend ausgeprägten organischen Gefäßveränderungen möglich.

Therapie
Die Behandlung liegt in den Händen des Geburtshelfers und Internisten. Die Augenhinter-

grundskontrollen geben Hinweise auf die Intensität der vaskulären Veränderungen und ihrer Beeinflussung unter der Therapie. Funduskontrollen während der Gravidität!

4.1.4 Diabetes mellitus (Dm)

3% der Bevölkerung leiden an einem Dm, der in etwa $2/3$ der Fälle diagnostisch erfaßt oder bekannt ist [23]. Im Gesamtkollektiv aller Diabetiker ist bis zu 50% eine Retinopathia diabetica (Rd) zu verzeichnen, die wiederum in 8–10% als proliferative Form auftritt. Makro- und Mikroangiopathien bei Dm sind die häufigste Todesursache. Mit zunehmender Dauer eines Dm nimmt die Häufigkeit einer Rd zu (nach 10 Jahren 80–100%).

Eine gute Stoffwechselführung mit optimaler Einstellung des Blutzuckers vermögen Auftreten und Ausmaß einer Rd günstig zu beeinflussen.

Die Fluoreszenzangiographie erfaßt diabetogene Fundusveränderungen noch vor Auftreten ophthalmoskopisch sichtbarer Hinweise. Kapillarerweiterungen, Mikroaneurysmen, Kapillarverödungen, Blutungen, Exsudation, Gefäßproliferation (intraretinal, intravitreal) sowie organische Gefäßwandveränderungen an Arterien und Venen stellen das Substrat der Rd. Exsudative und traktionsbedingte Netzhautablösungen, massive Glaskörpereinblutungen treten in fortgeschrittenen Stadien auf. Ungünstig ist die Kombination mit Nierenveränderungen (Kimmelstiel-Wilson). Bewährt hat sich eine Stadieneinteilung der Rd (z.B. nach Ballantyne).

Die Verlaufsbeurteilung der Rd — und damit die *prognostische* Einschätzung — ist aufgrund der sehr unterschiedlichen Ausprägung im Einzelfall sehr schwierig. Fluoreszenzangiographisch erkennbare Kapillarveränderungen stellen wohl einen stabilen Parameter zur Beurteilung der [14 a].

Eine diabetogene Neuropathie des N. opticus ist meines Wissens selten.

Die Rd bei jugendlichen Patienten entwickelt sich zunächst langsamer, um ab dem 20. Lebensjahr häufig eine schnellere Progredienz aufzuweisen, und geht nach unserer Beobachtung auch häufiger in die proliferative Verlaufsform über.

Therapie

Entscheidend für die Entwicklung und auch Progredienz einer Rd ist die Allgemeinbe-

handlung (Hinauszögerung der Manifestation, Gewichtsnormalisierung, Beseitigung einer Hyperlipidämie, Diät) und optimale Einregulierung des Blutzuckers mit oralen Antidiabetika (Sulfonylharnstoffe, Biguanide) bzw. Insulin.

Die Rd kann auch ohne Lokaltherapie Rückbildungen durchmachen. Nicht nur deshalb ist der Wirkungseffekt einer zusätzlichen lokalen Behndlung der Rd äußerst schwierig einzuschätzen. Es fehlen hierzu noch immer eine einheitliche Stadieneinteilung und ein „stabiles" Beurteilungskriterium. Mikroaneurysmen, Blutungen, Exsudate, Lipoidablagerungen sind nur „instabile" Kriterien und kein sicher quantitatives Maß. Es scheint, als seien die Kapillarveränderungen ein brauchbares Maß zur quantitativen Beurteilung [14 a]. Nur über ein einheitliches Beurteilungssystem wird eine bessere Einschätzung der medikamentösen und operativen Therapie der Ed möglich sein.

Medikamentöse, gefäßwirksame Therapie

Blutungsprophylaxe. Vitamine A, B, E, K, P und analoge Pharmaka (z.B. Rutonide, Anthrazyanoside), kapillarwirksame Medikamente (Resistenz, Permeabilität) bieten keine erkennbare, keine sichere Beeinflussung. Dies gilt nach unserer Erfahrung ebenso für das Calciumdobesilat (Dexium); es werden jedoch auch sehr positive Bewertungen abgegeben [31, 10, 8].

Antilipämika (z.B. Clofibrat) sollen nach Langzeitanwendung einen günstigen Einfluß auf retinale Lipoidablagerungen haben.

Anabole Steroide werden heute nicht mehr angewendet (cave: Nebenwirkungen).

Salizylate (z.B. Colfarit) könnten über den antiphlogistischen Effekt, über die Einwirkung auf die Aggregation der Thrombozyten langfristig gesehen einen Einfluß auf Kapillarveränderungen und Mikroaneurysmen haben; Beweise hierzu stehen jedoch noch aus.

Die Hypophysektomie hat keine sicher nachweisbaren Resultate gebracht, bedeutet ein beträchtliches operatives Risiko und zieht weitere Belastungen nicht zuletzt auch durch die erforderliche Substitutionstherapie nach sich. Trotz eines hypothetisch vorstellbaren Einflusses gilt für die oben genannten Maßnahmen, daß *Skepsis gegenüber der Wirksamkeit geboten* und vor einer Polypragmasie zu warnen ist.

Lokal-operative Therapie

Die Lichtkoagulation wird seit bald 20 Jahren als Lokaltherapie der Rd angewendet (Meyer-Schwickerath). Als Strahlenquelle kommen heute die Xenonhöchstdrucklampe (XLK) oder der Argonlaser (ALK) in Frage. Durch gezielte Anwendung lassen sich Mikroaneurysmen, Blutungsherde, intraretinale Gefäßproliferationen veröden. In den Glaskörperraum hinein proliferierende Gefäße sind durch XLK oder ALK kaum zu beseitigen oder zu verschließen; hiervon ist derzeit abzuraten (iatrogenes Blutungsrisiko). In den letzten Jahren kommt die Flächenkoagulation vermehrt zur Anwendung (Effekt erklärbar über eine Verringerung der zu versorgenden Netzhautfläche? Änderung der Diffusionsverhältnisse von Aderhaut zu Netzhaut?).

Koagulationstechnik. Bei Koagulationen von Netzhautveränderungen richtet sich die Dosierung nach der Intensität der Trübungen in den brechenden Medien und im Glaskörper, sowie nach der Art der vorliegenden Netzhautveränderungen.

Derzeit werden verschiedene Techniken angewendet:

1. Koagulation von Einzelveränderungen (Mikroaneurysmen, Kapillarneubildung, Blutungen, Gefäßproliferationen im Netzhautniveau).

Technik: Für den Einzelherd genügen im allgemeinen bei XLK Grundlast I oder II, Feldblende 4,5 oder 6,0, Expositionszeit 0,5–1 sec; bei ALK Intensität 200–800 mW, Herdgröße 200–500 µm, Expositionszeit 0,05–0,1 sec. Höhere Dosierungen sollten nach Möglichkeit vermieden werden, da sonst die Gefahr der Hornhautschädigung oder Provokation einer exsudativen Ablatio besteht.

2. Fokale Koagulation (Verödung in Gruppen angeordneter diabetogener Netzhautveränderungen).

Technik: Dichte Anordnung von XLK oder ALK-Herden innerhalb verschiedener Quadranten der Netzhaut unter Aussparung größerer freier Netzhautareale. Die Größe der Einzelkoagulationen bei XLK Feldblende 6,0 und bei ALK 1000 µm.

3. Zirkuläre Flächenkoagulation (panretinale Koagulation).

Koagulation der gesamten Retina mit Ausnahme des hinteren Pols.

Technik: In 2–4 Sitzungen Koagulation der gesamten Netzhautfläche. Die Einzelherde werden bei XLK mit Feldblende 6,0, bei ALK mit 1000 µm durchführt und grenzen dicht aneinander. Bei Verwendung von 1000-µm-Koagulationen bedarf es bei ALK einer längeren Expositionszeit (0,1 sec) und höherer Intensitäten (800–1200 mW).

Kontrollen müssen unmittelbar nach der Behandlung, nach 10–12 Tagen und danach in 6–12monatigen Abständen erfolgen. Wiederholung der Therapie bei Wiederauftreten oder Zunahme der Veränderungen.

Eine umfangreiche, auf 10 Jahre angelegte, sorgfältige prospektive Untersuchungsstudie in den USA zur Koagulationstherapie der Rd dient der Erfolgsbeurteilung von ALK und XLK. Verwendet wird eine standardisierte, panretinale Flächenkoagulation an einem Auge; Verlaufs- und Vergleichskontrolle zum unbehandelten Partnerauge. Vorerst (1976) liegen 2-Jahres-Ergebnisse vorwiegend schwerer, teils proliferativer Formen der Rd vor; das Zwischenergebnis weist eine Reduzierung der Erblindungsrate um 50% auf, läßt jedoch eine abschließende Beurteilung noch nicht zu [43].

Eine Reduzierung der Häufigkeit von Blutungen, Gefäßproliferationen, Exsudationen, Lipoidablagerungen und auch von Kapillarveränderungen ist durch diese symptomatische Behandlung erreichbar. Insgesamt scheinen eine Bremsung des Verlaufes und Reduzierung der intraokularen Komplikationen zu gelingen. Die oben genannte Schwierigkeit der Einschätzung des Therapieeffektes gilt auch für die LK-Verfahren. Die Prognose muß weiterhin mit großer Zurückhaltung gestellt werden. Die Verlaufskontrolle muß über standardisierte Fundusfotos und Fluoreszenzangiographien erfolgen.

Die *Indikation* zur XLK oder ALK ist einmal abhängig vom Außmaß der Rd (u. a. fluoreszenzangiographische Befunde), maßgeblich aber auch von der Progredienz des Leidens. Eine beginnende, gering ausgeprägte Rd wird man zunächst nur kontrollieren. Kontrollen in 6monatigen Abständen mit standardisierter Fundusfoto-Dokumentation und Fluoreszenzangiographie sind notwendig. Bei langjährig unveränderter Rd koagulieren wir nicht.

Nehmen die Kapillarveränderungen und Mikroaneurysmen sicher zu, finden sich Lipoidablagerungen am hinteren Pol und eine beginnende Gefäßproliferation im Netzhautniveau, so ist die Einzel-, fokale oder Flächenkoagulation angezeigt. Im Einzelfall sorgfältig zu überlegen und gegebenenfalls anzuraten sind die

Koagulationen beginnender proliferativer Veränderungen der Gefäße im Netzhautniveau.

Liegen bereits Proliferationen im Glaskörper vor, so ist die Entscheidung zu einer Lichtkoagulation schwierig, da mit Komplikationen zu rechnen ist. Ist das Partnerauge noch nicht so ausgedehnt betroffen, so sollte man versuchen, hier durch Lichtkoagulationen analoge Veränderungen aufzuhalten.

Zu warnen ist vor einer Koagulationsbehandlung bei ausgeprägten Gefäßproliferationen in den Glaskörper, bei Traktionsablatio und bei Papillenneovaskularisation[4] sowie bei Rd mit schwerer Hypertonie und bei Morbus Kimmelstiel-Wilson.

Die intrasklerale Diathermie-Koagulation.

Bei gröberen Blutungen und schlechtem Funduseinblick, u. U. kombiniert mit Skleraeinfaltung bei sekundärer Ablatio, führen wir diese nicht mehr durch; sie blieb erfolglos.

Die *intraokulare Siliconölinjektion* zur Wiederanlegung der Netzhaut bei Traktionsablatio ist gleichfalls erfolglos geblieben.

Die *Vitrektomie* über die Pars plana kann bei lang bestehenden Glaskörperblutungen noch eine Verbesserung der Funktion erbringen. Voraussetzung ist eine anliegende Netzhaut (Ultraschall, Aderfigur). Die Aussichten sind günstiger bei Trübungsmembranen im vorderen Teil des Glaskörpers. Komplikationen ergeben sich bei intravitrealen Gefäßproliferationen und intraoperativen Blutungen. Rezidivblutungen sind häufig.

Allgemeinmaßnahmen bei Rd-Blutungen

Bei frischen, flächenhaften, retinalen, präretinalen und Glaskörperblutungen im Verlauf der Rd kommt Ruhigstellung und körperliche Schonung der Patienten in Frage. Die Wirksamkeit von Hämostyptika und gefäßabdichtenden Medikamenten ist nach meiner Erfahrung nicht nachgewiesen. Optimale Einstellung des Blutzuckers mit nur geringen Schwankungen und damit Stabilisierung der Blutdruck- und Kreislaufverhältnisse sind anzustreben. Eine wirksame kausale Therapie ist nicht bekannt.

---

4 In der US-Studie wurden auch diese Fälle koaguliert.

4.1.5 Gefäßerkrankungen sonstiger Art

4.1.5.1 Arteriitis cranialis sive temporalis (Horton)

Es liegt ein entzündlich-nekrotisierender, obliterierender Gefäßprozeß vor (Riesenzellarteriitis). Die Gefäßveränderungen treten generalisiert, vor allem jedoch im Kopfbereich unter häufiger Beteiligung der A. temporalis auf. Die Erkrankung wird den Kollagenosen (vgl. 3.4.4, S. 177) zugeordnet. Bevorzugtes Lebensalter: 70 und mehr Jahre.

In annähernd 60% tritt eine ein- oder beidseitige Erblindung auf [30], die auf eine ischämisch bedingte Optikusschädigung (A. ophthalmica) zurückgeht. Arterielle Astverschlüsse am Augenhintergrund werden beobachtet.

Therapie vgl. 3., S. 177)
Bei retinalen Gefäßverschlüssen im Verlauf einer A. cranialis kommt eine hochdosierte systemische Korticoidtherapie in Frage (z. B. 80–100 mg Ultralan/Tag oder Äquivalenzdosen anderer Präparate) mit Rückgang auf Dosen von 10–20 mg/Tag über 2–3 Wochen.

4.1.5.2 Periarteriitis nodosa

Die Periarteriitis nodosa (Kußmaul) ist eine seltene Systemerkrankung der Arterien (Haut-, Gelenk-, Abdominalbeteiligung). Sie wird den Kollagenosen zugeordnet. Die Sicherung der Diagnose erfolgt durch Muskelbiopsie.

Am Augenhintergrund treten umschriebene Wandveränderungen mit feinen Blutungen und Netzhautödem, auch arterielle Verschlüsse auf [18].

Therapie
In der akuten Phase hochdosiert systemisch (10–20 mg Prednison oder Äquivalent/Tag). Bei schweren Verläufen wird zu Immunsuppressiva geraten [24], z. B. Imurek (1,5–2,5 mg/kg Körpergewicht/Tag).

4.1.5.3 Endangiitis obliterans (von Winiwarter-Buerger)

Es liegt ein Arterien und Venen einbeziehender obliterierender Gefäßprozeß vorwiegend bei Männern vor. Übergänge zu obliterierender Arteriosklerose sind gegeben; eine Abgrenzung der beiden Krankheitsbilder ist klinisch und morphologisch kaum möglich.

Am Augenhintergrund treten in 12–35% [18] in der Peripherie Gefäßobliterationen an Arterien und Venen sowie Blutungen, Gefäßproliferationen, auch Verschlüsse der Zentralarterie auf.

Therapie

Ausschaltung exogener Faktoren (z. B. Nikotin, Übergewicht, Medikamentennebenwirkung (?) usw.). Behandlung durch den Internisten.

Proliferative Fundusgefäßveränderungen sollten bei Blutungsneigung durch Licht- und Laserkoagulation verschlossen werden. Bei stark entzündlichen und exsudativen Veränderungen der Retinagefäße (Fluoreszenzangiographie) ist die parabulbäre Injektion von löslichen Kortikoiden (z. B. Urbason solubile, 1 Ampulle à 20 mg jeden zweiten Tag) vorübergehend angezeigt.

4.1.6 Blutkrankheiten

4.1.6.1 Störungen der Erythropoese/Anämie*

Anämien ausgeprägten Grades bewirken am Augenhintergrund eine auffallend blaß-rosa Farbe, Papillenödem, schwache Füllung bis Kollaps der Arterien, Venenstauung und u. U. Optikusatrophie.

Therapie

Die Behandlung erfolgt im Rahmen der internistischen Allgemeintherapie. Eine Lokaltherapie am Auge (XLK, ALK) ist nur in seltenen Fällen (z. B. sekundäre Gefäßproliferationen) notwendig und möglich.

4.1.6.1 Hypochrome Anämie

Eisenmangelanämie (häufigste Anämieform), sideroachrestische Anämien.

Therapie

Lokal keine.

4.1.6.1.2 Normochrome Anämien

Akute Blutungsanämie, hämolytische Anämien, aplastische Anämien, kongenital-dyserythropoetische Anämien, Anämien bei chronischen Erkrankungen weisen bei einigen Unterformen eine Neigung zu retinalen und prä-

retinalen Blutungen auf. Es kann zu Gefäßproliferationen und Ausbildung von Mikroaneurysmen kommen. Bekannt sind Fundusveränderungen vornehmlich bei:

Sichelzellanämie (Hämoglobinopathie-Syndrom), die besonders bei Farbigen in den USA und Afrika vorkommt und genetisch determiniert ist (*Differentialdiagnose:* Periphlebitis (Eales)).

Therapie

Lokale Behandlung intraretinaler Gefäßproliferationen durch Lichtkoagulation (XLK oder ALK) beeinflussen günstig die Gefäßveränderungen und reduzieren die Blutungsneigung.

Vergleichbare Augenhintergrundsveränderungen finden sich bei:

Thalassämien mit Glaskörper- und Retinablutungen, subretinalen Exsudaten, Periphlebitis; Vorkommen vorwiegend im Mittelmeerraum (Cooley-Anämie).

4.1.6.1.3 Hyperchrome Anämien

Idiopathische, perniziöse Anämie (Biermer), symptomatische, perniziöse Anämien (Vitamin-B_{12}-Mangel, Bothriocephalus-Perniziosa, gastrointestinale Erkrankungen, Alkoholismus u. a.).

Therapie

Allgemeintherapie, keine lokale Behandlung.

4.1.6.1.4 Störungen des Hb-Stoffwechsels

Methämoglobinämien, Sulfhämoglobinämien, Porphyrien rufen meines Wissens keine oder aber nur selten Fundusveränderungen (Hypoxie?) hervor.

Therapie

Diese müssen im Rahmen der Allgemeinbehandlung therapiert werden.

4.1.6.1.5 Abnorme Erhöhung der Erythrozytenzahl

Polyzythämie und symptomatische Polyglobulien können u. U. retinale Blutungen zur Folge haben.

Therapie

Sie erstreckt sich auf das Grundleiden.

4.1.6.2 Leukämien

Die akute Leukämie, die chronische Leukämie (chronisch-myeloische L., chronisch-lymphati-

---

* Die Einteilung hält sich an die Arbeiten in: Therapie innerer Krankheiten. Berlin-Heidelberg-New York: Springer 1974

sche L.) führen am Fundus (vornehmlich bei akuter Leukämie) zu Leukozyteninfiltraten mit umgebendem Blutungssaum sowie zu fleck- und streifenförmigen retinalen Blutungen. Ähnliche periphere Gefäßproliferationen wie bei Sichelzellanämie werden auch bei myeloischer Leukämie beobachtet.

Therapie
Im Rahmen der Allgemeintherapie.

4.1.6.3 Maligne Lymphome

Die *Lymphogranulomatose* (Hodgkin) tritt vornehmlich bei Männern (25.–50. Lebensjahr) auf und kann zu anämiebedingten Fundusblutungen (hypochrome Anämie) und weißlichen Netzhautinfiltraten führen.
Retikulosarkom, Lymphosarkom, Lymphoblastom, Burkitt-Tumor lassen nur selten Fundusveränderungen (Aderhautmetastasen) erkennen.
Die *Retikulosen* (Leukämie-ähnliche Proliferationen) ziehen Fundusveränderungen in Analogie zu den Leukämien nach sich.
Eosinophiles Granulom, Morbus Hand-Schüller-Christian, Morbus Letterer-Siwe, Histiocytosis-X werden gelegentlich unter dem Sammelbegriff Histiocytosis-X geführt, in anderen Nomenklaturen unter Störungen des Fettstoffwechsels und Speicherkrankheiten subsumiert.
Augenhintergrundsveränderungen sind extrem selten; xanthomatöse Netzhautinfiltrate [18], Pigmentdegenerationen der Netzhaut werden angegeben.

Therapie
Im Rahmen der Allgemeinerkrankung, operative Ausräumung oder Bestrahlung der Herde, Zytostatika, Kortikoide systemisch.
Morbus Gaucher und Morbus Niemann-Pick als hereditäre Stoffwechselstörungen mit intrazellulären Ablagerungen von Zerebrosiden bzw. Sphingomyelin können gleichfalls auch unter Fettstoffwechselstörungen eingeordnet werden. Charakteristisch sind intrazelluläre Einlagerungen vornehmlich am hinteren Augenpol unter Aussparung der Foveola, seltener Blutungen.

Therapie
Im Rahmen der symptomatischen Allgemeinbehandlung.

4.1.6.4 Paraproteinämien

4.1.6.4.1 Plasmozytom (multiples Myelom (Kahler))

Eine maligne, generalisierte Proliferation plasmazellulärer Retikulumzellen als pathologische Reaktion des Knochenmarks. Es kommt zur Bildung von γ-Globulin und Bence-Jones-Protein (10–15%) sowie zu Anämie, Thrombozytopenie und hoher BKS. Infiltrate in den Knochen (Schädelknochen), auch Leber, Milz, Niere, Orbita, Lider. Die Erkrankung tritt vornehmlich im höheren Lebensalter auf; ,,rheumatischer", schleichender Beginn, Osteoporose, Spontanfrakturen. Die *Prognose* ist infaust.
Am Augenhintergrund können die Arterien verengt, vermehrt geschlängelt erscheinen, und perlschnurartige Venenauftreibung, exsudative (infiltrative?) Ablatio, Papillenödem auftreten (Fundus paraproteinaemicus).

Therapie
Die Behandlung erstreckt sich auf die Allgemeintherapie mit Zytostatika, Kortikoiden; zusätzlich Bestrahlung bei isolierten Herden und solitärem Plasmozytom.

4.1.6.4.2 Makroglobulinämie (Waldenström)

Die relativ benigne, lymphoretikuläre, generalisierte Neoplasie mit Knochenmarksbeteiligung, Makroglobulinvermehrung, hämorrhagischer Diathese führt zu charakteristischen Netzhautveränderungen. Es zeigen sich stark erweiterte, gestaute Venen, Papillenödem, ausgeprägte intra- und präretinale Blutungen (u. U. das Bild einer beidseitigen Zentralvenenthrombose vortäuschend).

Therapie
Im Rahmen der Allgemeintherapie kommen Zytostatika, Kortikoide, D-Penicillamin in Frage.

4.1.6.4.3 Amyloidosen

Amyloidosen primärer oder sekundärer Art, z. B. Paraproteinose (Kahler, Waldenström), führen zu massiven Glaskörpereintrübungen, Netzhautblutungen, u. U. Gefäßverschlüssen, Organbefall, Paresen.

Therapie
Im Rahmen der Allgemeinbehandlung. Bei stärkeren Glaskörpereintrübungen und Herab-

setzung des Sehvermögens hat sich die Vitrektomie nach Machemer bewährt.

4.1.6.5 Hämorrhagische Diathesen

4.1.6.5.1 Thrombozytäre hämorrhagische Diathesen

Es sind Blutungsübel infolge eines Mangels der Thrombozyten (erworbene oder hereditäre Thrombozytopenien), Thrombozytopathien, Thrombozythämien (erworben, essentiell), ferner Funktionsstörungen auf immunologischer, infektiöser oder toxischer Basis. Thrombozythämien können auch zu thrombembolischen Komplikationen, wie z. B. intermittierenden Gefäßverschlüssen, führen. Am Augenhintergrund treten flächenhafte retinale Blutungen und gelegentlich auch Glaskörperblutungen auf.

Therapie
Die Behandlung erfolgt im Rahmen der Allgemeintherapie (u. a. Kortikoide, Thrombozytentransfusion, Splenektomie (?)). Ruhigstellung des Patienten bei frischen Funduseinblutungen.

4.1.6.5.2 Vaskuläre hämorrhagische Diathesen

Die *Teleangiectasia hereditaria haemorrhagica* (Osler) führt nur selten zu Fundusblutungen.
Die *Purpura* Schönlein-Henoch kann zu retinalen Hämorrhagien, gelegentlich auch umschriebenen Veneneinscheidungen führen.

Therapie
Im Rahmen der Allgemeinbehandlung (z. B. Antibiotika, Kortikoide).
Bei *Skorbut* und *Morbus Möller-Barlow* werden großflächige Netzhautblutungen beobachtet.

Therapie
Im Rahmen der Allgemeinbehandlung (500 mg Vitamin C/Tag für einige Tage).

4.1.6.6 Koagulopathien (z. B. Hämophilie A, B; von Willebrand-Jürgens-Syndrom)

Bei *hereditären Koagulopathien* können Netzhautblutungen auftreten. Über Orbitahämatome (u. U. nach Bagatelltrauma) kann es zum Kompressionsverschluß der Zentralarterie kommen.

Therapie
Im Rahmen der Allgemeinbehandlung. Die operative Entlastung der Orbita birgt die Gefahr weiterer orbitaler Blutungen.
Bei *erworbenen Koagulopathien* (z. B. bei Vitamin K-Mangel, Leberschaden, Blutungen, Intoxikationen, Sepsis, Infektionserkrankungen, Blastomen, Dysproteinämien usw.) können gleichfalls retinale Blutungen vorkommen.

Therapie
Im Rahmen der Behandlung des Grundleidens.

4.2 Netzhautgefäßerkrankungen und Komplikationen

4.2.1 Gefäßverschlüsse

Zentralarterien- und Arterienastverschlüsse können Folge einer Gefäßwanderkrankung mit Lumeneinengung (z. B. Arteriosklerose, Morbus Horton, Hypertonie, Gerinnungsstörung, Dysproteinämien, Kontrazeptiva [?]) oder sehr selten Folge eines embolischen Geschehens sein (Embolien, Blutplättchenthromben, Cholesterinthrombus, Luftembolie, Fettembolie). Auf eine Verschlußerkrankung weisen Stenosen und chronische Verschlüsse in anderen Gefäßprovinzen hin. Für eine „echte" Embolie spricht ein vorliegender Herzschaden (z. B. Mitralvitium, Karotisstenosen) mit der Neigung zu Embolien. Es kommt ferner auch bei Verschlüssen oder hochgradigen Einengungen der zuführenden Gefäße (A. ophthalmica, A. carotis) zur akuten Anoxie der Netzhaut (vgl. Kap. 17, 4.2.1.1, S. 189). Die *Differentialdiagnose* ist möglich über Dynamometrie, Karotispuls, Fluoreszenzangiographie; das klinische Bild bei A. ophthalmica- oder A. carotis-Verschluß kann einem akuten Verschluß der Zentralarterie gleichen.

Zentralvenen- oder Venenastverschlüsse finden sich bei arteriosklerotischen Gefäßerkrankungen, Strömungsverlangsamung, Gefäßwandschäden, Gerinnungsstörungen; ferner bei Periphlebitis retinae, Morbus Eales (obliterativ-proliferative Periphlebitis).
Im klinischen Sprachgebrauch sprechen wir noch immer von „kompletter" und „inkompletter" Zentralvenen- oder Venenastthrombose. Besser ist die Bezeichnung leichte oder

schwere Thrombose. Der Thrombose liegt aufgrund fluoreszenzangiographischer Erkenntnisse ein arterio-venöses Geschehen zugrunde. Je nach Intensität der arteriellen Durchblutungsminderung kommt es hierbei zu mehr oder minder ausgeprägter Stase im venösen Anteil, d.h. zur leichten oder schweren Thrombose. Wichtige Hinweise zur Hämodynamik, auf die Kapillarschädigungen, aber auch auf das sich anschließende therapeutische Vorgehen liefert uns die Fluoreszenzangiographie.

Eine pathogenetische und ätiologische Abklärung bei Verschlußerkrankungen (arteriell? venös? kombiniert?) ist häufig nicht möglich. Der Funktionsausfall nach Gefäßverschluß ist nicht nur von der Dauer des Verschlusses, sondern auch von der Intensität abhängig. Die Überlebenszeit der Netzhaut beträgt bei komplettem Verschluß etwa 4–10 min. Innerhalb dieser Zeit wird man allerdings nur in extrem seltenen Fällen therapeutisch handeln können. Auch wird ein exakter Zeitnachweis nur sehr selten möglich sein. Da ein arterieller Verschluß jedoch nicht komplett zu sein braucht – es kann lediglich der Funktionsstoffwechsel ausfallen –, muß man jeden nicht totalen arteriellen Verschluß, der nicht älter als 24 Std ist, intensiv behandeln. Voraussetzung einer jeden „Verschluß"-Therapie ist die Unterstützung der Herzleistung (Herzglykoside) und Vermeidung eines stärkeren Blutdruckabfalls [16, 25].

Bevorzugte *Indikationen* einer Therapie bei arteriellen Astverschlüssen sind:
Akute Verschlüsse, akut-embolische Verschlüsse, inkomplette Verschlüsse, Astverschlüsse.

Für venöse Verschlüsse gelten analoge Überlegungen, nur ist hierbei der Zeitfaktor größer anzusetzen. Eine weitere Indikation ist in der Prophylaxe (Vermeidung der Progredienz, Sekundärglaukom, Gefäßproliferation) zu sehen. Für *Diagnostik* und *Therapie* entscheidend sind die *ätiologische Abklärung* (Zu- und Abflußgebiet), der Befund der lokalen und allgemeinen Kreislaufsituation (Blutdruck, kardiale Leistung, retinale Restdurchblutung) und der Wirkungsmechanismus der Therapeutika [25, 26, 17].

Allgemeine Therapie

In der Therapie kommen derzeit zur Anwendung:
1. Vasoaktive Substanzen bzw. Maßnahmen

2. Fibrinolytika, Antikoagulantien und Aggregationshemmer
3. Verbesserung der Mikrozirkulation über hämorheologische Maßnahmen.

Vasoaktive Substanzen. Ihr Wirkungseffekt ist höchst fraglich am organisch veränderten Gefäß, und sie sind nutzlos an Gefäßen im ischämischen Gebiet. Sorgfältigste Überlegung ist somit bei Anwendung *vasodilatierender Substanzen* notwendig. Als u.U. wirkungsvoll kommen Papaverinhydrochlorid, Tolazolinhydrochlorid und Nitroglyzerin sublingual in Frage. Systemisch angewandt führen sie zu Blutdruckabfall und zur Verminderung des Druckgefälles. Es gibt nur wenige Argumente zur Anwendung vasodilatierender Substanzen bei Gefäßverschlüssen, so die akut sichtbare Gefäßembolie oder die Eröffnung pialer Anastomosen (nach [17 a]).

Der Nutzen der CO_2/O_2-Beatmung (90:10) ist gleichfalls umstritten und sollte nicht kritiklos angeraten werden. O_2 führt über die Chorioidea zur O_2-Partialdruckanhebung in der Netzhaut und damit Gefäßverengung [25].

Der Effekt von Vasodilatantien ist somit fraglich, wegen gleichzeitiger Blutdrucksenkung nicht unproblematisch. Die mit Vasodilatation einhergehende Minderdurchblutung könnte zur zusätzlichen Netzhautschädigung führen. Havener [17] sieht keine Gründe zu ihrer Anwendung in der Ophthalmologie mit Ausnahme bei frischen Gefäßembolien; eine Erfahrung, die klinisch unseres Erachtens bestätigt werden kann.

Fibrinolytika, Antikoagulantien un Aggregationshemmer. *Fibrinolyse.* Für die akuten, frischen embolischen oder thrombotischen Verschlüsse wäre die Fibrinolyse zu diskutieren, also Streptokinase, Urokinase. Die Anwendung setzt voraus, daß der Verschluß nicht älter als 3–6 Std ist; es muß ferner gewährleistet sein, daß das Medikament bis an den Thrombus gelangt.

Die Risiken dieser Therapie sind groß und die Liste der *Kontraindikationen* umfangreich (Risiko: zerebrale Blutung, Blutung nach vorausgegangener Operation und Punktion; Kontraindikation: Glaskörperblutung, Retinopathia diabetica, Hypertonie, Apoplex, Alter [über 80 Jahre], größere Wunden, hämorrhagische Diathese, Ulzera).

Antidot: Antifibrinolytika, z.B. Trasylol.
Die Therapie kann *nur* durch einen erfahrenen Internisten stationär erfolgen.

Antikoagulantien.

Heparin, Heparinoide (Liquemin). Hemmung der Blutgerinnung.

Indikation: noch vorhandene Restdurchblutung, Astverschlüsse.

Kontraindikationen: älterer Verschluß, Glaskörperblutung, Hypertonus über 200/100 mm Hg, frischer Apoplex, Ösophagusvarizen, vorausgegangene Punktionen, parenchymatöse Blutungen, Morbus Waldenström [22].

Therapie und Dosierung sollten durch den Internisten unter Funduskontrolle stationär erfolgen. Dosierung zwischen 20000–30000 E für 10–12 Tage, danach Cumarine (Marcumar).

Cumarine, Indandione (Marcumar). Der Wert der Cumarine ist umstritten; ein sicherer Wirkungsmechanismus ist meines Wissens nicht erbracht.

Wirkungsprinzip: Reduzierung der Synthese von Gerinnungsfaktoren (II, VII, IX, X).

Indiktion: langfristige Behandlung und Thromboembolieprophylaxe. Prophylaxe von Sekundärschäden, wie Glaukom, Gefäßproliferation, Rubeosis iridis. Nachbehandlung nach Heparintherapie.

Kontraindikationen: Glaskörperblutung, Gravidität, Apoplex, Hypertonus, hämorrhagische Diathesen. Die Therapie wird durch den Internisten stationär erfolgen. Quick-Werte: 20–25% (Thromboplastinzeit-Methode).

Antidot: Konakion, Konzentrate der Faktoren II, VII, IX, X (Konyne).

Aggregationshemmer. Die Blutviskosität bei arteriellen Verschlußerkrankungen ist erhöht, desgleichen die Plasmaviskosität. Über die Verlangsamung der Strömungsgeschwindigkeit nimmt die Aggregation der Erythrozyten zu, und die Viskosität erhöht sich. Die Hämodilution hat sich in der Klinik durchgesetzt, weshalb aggregationshemmende und damit viskositätssenkende Substanzen angeraten werden. Verbesserung der Erythrozytenfluidität durch: Pentoxiphyllin (z. B. Trental), Senkung der Plasmaviskosität durch Defibrinierung mit Schlangengift (Arvin); dieser Effekt tritt allerdings erst einige Tage später ein. Die Behandlung zur Beeinflussung der Viskosität muß stationär erfolgen und soll gemeinsam mit dem Internisten durchgeführt werden.

Hämorheologische Maßnahmen zur Verbesserung der Mikrozirkulation. Bei venösen und arteriellen Mangeldurchblutungen läßt sich eine erhöhte Gefäßwanddurchlässigkeit registrieren (Netzhautödem). Folge ist eine lokale Zunahme des Gewebevolumens mit Behinderung der Durchblutung und des Stoffwechselaustausches sowie der Mikrozirkulation. Kortikoide systemisch, hochdosiert, sind in der Initialphase vor allen Dingen bei vermutlich entzündlichen Gefäßverschlüssen der Papillenregion indiziert. Plasmaexpander (Makrodex, Rheomakrodex) sind bei akuten Verschlüssen gleichfalls von Nutzen; Niesel [25] warnt hierbei vor der Anwendung größerer Flüssigkeitsmengen. Es bleibt offen, ob eine Dauerbehandlung für mehrere Tage mit Plasmaexpander sinnvoll ist; sie richtet sich auch nach der kardialen Leistung.

Intraokulare Drucksenkung. Sehr anzuraten ist die sofortige intraokulare Drucksenkung durch Diamox i. v. oder Vorderkammerpunktion sowie durch Bulbusmassage. Die Relation von Augeninnendruck zu Gefäßwanddruck wird zugunsten der Druckentlastung der Gefäßwand wirkungsvoll verschoben. Eine Vorderkammerpunktion sollte jedoch stets in der Klinik und unter Verwendung des Operationsmikroskops oder einer Lupenbrille erfolgen.

Kreislauftherapie. Eine entscheidende Maßnahme ist die Behandlung der Kreislaufsituation, d. h. Lagerung des Patienten, maßvolle, nicht zu ausgiebige Senkung des Blutdrucks, Digitalisierung, falls erforderlich, gemeinsam mit dem Hausarzt oder Internisten.

4.2.1.1 Arterielle Verschlüsse

Therapieschema

I. Zentralarterienverschluß, Arterienastverschluß

Bis zu 6 Std alter Verschluß:

A. Diamox i. v.
 Bulbusmassage
 Nitrolingual (1–3 Kapseln) } in der
 u. U. Papaverin (z. B. Eupa- } Praxis
 verin forte, 1 Ampulle [5 ml] }
 [langsam i. v.])

B. Klinikeinweisung (liegend)

C. Rheomakrodex-Infusion (500 ml + 100 mg Papaverin). Es werden insgesamt zwei Infusionen am selben Tag gegeben, u. U. dann 2 Tage lang je noch 1 Infusion, jedoch nach Rücksprache mit dem Internisten; u. U. zusätzlich Kortikoide systemisch (500 mg Prednison i.v. oder Äquivalentdosis anderer Präparate).

Bis zu 24 Std alter Verschluß:[5]
A. Diamox retard
B. Rheomakrodex-Infusion
C. Klinikeinweisung bzw. Bettruhe
D. Kreislauf- und RR-Therapie
E. Heparin (z.B. Liquemin) als Antiko-agulans für die Dauer von 8–10 Tagen (stationäre Aufnahme) mit $2 \times 20\,000$ E tgl subkutan (Depotheparin). Kontrol-le durch Thrombinzeit-Methode. Oph-thalmoskopie. Danach Umstellung auf Langzeittherapie und Prophylaxe (6–12 Monate) mit Cumarinen (Marcumar), mit Quickwerten 20–25%.
Gegebenenfalls Beeinflussung der Plas-maviskosität durch Defibrinierung und Beeinflussung der Erythrozytenfluidität durch Pentoxiphyllin (Trental).

II. Arterieller Verschluß bei Arteriitis crania-lis sive temporalis (Horton):
Kortikoide hochdosiert systemisch 80–120 mg Prednison oder Äquivalentdosis tgl. (Internist!) (s. auch 4.1.5.1, S. 184).

III. Arterieller Verschluß bei jüngeren Patien-ten (Pharmaka, Antikonzeptiva):
Ausschaltung der Noxe, Antikoagulantien, Cumarin-Langzeittherapie? Gute Rückbil-dungstendenz.

IV. Arterieller Verschluß bei Retinopathia dia-betica (vgl. auch 4.1.4, S. 182):
Stabilisierung der Herz- und Kreislauf-situation. Bei intraretinal gelegener Blu-tungsquelle XLK oder ALK. Vorsicht bei Anwendung von Intensivkoagulationen bei Morbus Kimmelstiel-Wilson oder Gefäß-proliferationen in den Glaskörper.

V. Arterieller Verschluß bei Periarteriitis no-dosa (vgl. auch 3.4.4.2, S. 177); 4.1.5.2, S. 184) und bei Endangiitis obliterans (vgl. auch 4.1.5.3, S. 184):
Herz- und Kreislauftherapie, Kortikoide syste-misch.

---

[5] Gefäßverschlüsse über 24 Std sind prognostisch höchst ungünstig, dennoch kann ein Therapieversuch angezeigt sein (z.B. Astverschluß, inkompletter Ver-schluß)

4.2.1.2 Flüchtige Verschlußsymptomatik, sog. intermittierender Verschluß (Amaurosis fugax, Claudicatio visualis)

Einengungen oder Verschlüsse der Carotis in-terna (Arteriitis, Arteriosklerose, Endangiitis, Arteriitis luica), aber auch hypotone Regula-tionsstörungen, Herzfehler, starke Zentrifugal-beschleunigungen können zur nur vorüberge-henden, intermittierenden Erblindung (u.U. nur Flimmern) führen (Sekunden bis Minu-ten). Am Fundus treten u.U. Blutungen, Netz-hautischämie, Optikusatrophie auf. Häufig ist der ophthalmoskopische Befund unauffällig.

Differentialdiagnose. Formen einer flüchtigen homonymen Amaurosis fugax oder auch tota-len Amaurosis fugax (u.U. beidseitiges Flim-merskotom) müssen differentialdiagnostisch abgegrenzt werden (Migraine ophtalmique, kortikale Durchblutungsstörung). Nicht unge-wöhnlich ist die monokulare, transitorische Amaurose bei Migraine ophtalmique; nach Fisher [8a] sind 15% einer einseitigen Amau-rosis fugax eine Migraine ophtalmique. Ana-mnese, Prodromi, neuroophthalmologische Untersuchungen klären die Differentialdia-gnose.

Diagnose. Dynamometrie, Fluoreszenzangio-graphie im Seitenvergleich.

Therapie

Herz- und Kreislauftherapie. Bei organi-scher Ursache (Endangiitis, Arteriosklerose, Thrombose) kommt die Cumarin-Dauerthera-pie (Marcumar) in Frage. Bei progredienter Thrombosierung ist die Heparintherapie indi-ziert; u.U. operative Thrombendarteriektomie an größeren Gefäßen (z.B. A. carotis). *Sofort-maßnahmen* nach Ausschluß einer Migraine ophtalmique:
Kopftieflagerung
Rheomakrodex-Infusion (500 ml)
Herz- und Kreislauftherapie
u.U. Liquemin (Heparin)-Therapie?

4.2.1.3 Venöse Verschlüsse

Zentralvenenverschluß, Venenastverschluß
Leichte Fälle (sog. inkomplette Thrombose)
1. Antikoagulantientherapie, zunächst mit He-parin (z.B. Liquemin) für 8–10 Tage (statio-när), danach Cumarin-Langzeittherapie (Marcumar) mit Quickwerten 20–25%
2. Normalisierung von Herz- und Kreislauf-situation

3. Bei jüngeren Patienten u. U. Kortikoide systemisch oder parabulbär („disc"-Vaskulitis)

Schwere Fälle (sog. komplette Venenthrombose)

1. Antikoagulantien (Liquemin, Marcumar) vorwiegend zur Vermeidung von Sekundärkomplikationen (Sekundärglaukom)
2. Lichtkoagulation bei Ausfall von Kapillararealen oder bei beginnender Neovaskularisation. Fluoreszenzangiographie
3. Bei sog. frischer Thrombose bis zu 8–10 Tagen empfiehlt sich die Antikoagulantientherapie mit Heparinen oder Heparinoiden; bei älteren Thrombosen ist zur Prophylaxe sekundärer Komplikationen und zur Vermeidung einer Zunahme derselben Cumarin-Langzeittherapie wünschenswert
4. Normalisierung der Herz-Kreislauf-Situation
5. Treten sekundäre Gefäßproliferationen nach Venen- oder Venenastthrombose auf, so kommt eine XLK oder ALK intraretinaler Gefäßveränderungen in Frage (Fluoreszenzangiogramm).

4.2.2 Periphlebitis (Eales) (juvenile Glaskörperblutungen)

Es liegt eine ätiologisch uneinheitliche Krankheitsgruppe vor. Es kommt zu flauschigen Einscheidungen der retinalen Venen, Blutungen, Gefäßneubildungen und Wundernetzbildung sowie zu Gefäßobliterationen von der Peripherie her, Shunts, präretinalen Exsudaten. Unterteilung in drei Gruppen ist zweckmäßig [6]:
1. Exsudativ-entzündliche Form
2. Hämorrhagische Form
3. Proliferative Form.
Stillstand der Erkrankung ist möglich. *Komplikationen:* Traktionsablatio, Glaskörpereinblutung, Visus-Verlust.

Therapie

Exsudativ-entzündliche Form. Kortikoide systemisch für 2–3 Wochen; in der akuten Phase parabulbär. Der Effekt ist unsicher. Kontrolle durch Fluoreszenzangiographie. Licht- oder Laserkoagulation gleichzeitig vorhandener Gefäßproliferationen. Ruhigstellung, gegebenenfalls Klimakuren (z. B. Höchenschwand, Davos).

Hämorrhagische Form. Bei hämorrhagischen Formen ist eine Koagulationsbehandlung kontraindiziert. Versuch einer systemischen Kortikoidbehandlung (z. B. 30–40 mg/Tag Prednison oder Äquivalentpräparat, z. B. Ultralan 30–40 mg/Tag über 2–3 Wochen); der Effekt ist fraglich, gegebenenfalls Klimakuren. Nach Abklingen der hämorrhagischen Phase Verödung der Gefäße durch XLK oder ALK.

Proliferative Form. Die Behandlung der Wahl bei proliferativen Veränderungen des Morbus Eales stellt die XLK nach Meyer-Schwickerath dar (oder ALK). Hierbei wird flächenhaft die Gefäßproliferation, das Wundernetz verödet. Gegebenenfalls kommt auch eine Diathermiekoagulation nach Weve oder Franceschetti in Frage. Nach XLK wird häufig ein Stillstand des Leidens beobachtet. Kryokoagulation bei peripheren Prozessen ist möglich.

4.2.3 Morbus Coats, Miliaraneurysmen (Leber)

Morbus Coats (Coats-Syndrom, Coats-Reaktion) und Leber-Miliaraneurysmen stellen wahrscheinlich ein gleiches pathogenetisches Geschehen dar; es handelt sich um eine primäre, angeborene oder erworbene Gefäßwandveränderung, bevorzugt im jüngeren Alter, meist einseitig. Beim Morbus Coats (1912) überwiegt das exsudative, hämorrhagische Moment mit subretinaler Einlagerung von Lipiden und Cholesterin. Je nach Intensität treten arterio-venöse Shunts, multiple Aneurysmen, Teleangiektasien auf. Zahlreiche, teils große, in Gruppen angeordnete Mikroaneurysmen, Gefäßanomalien an den kleineren Gefäßen und sekundär-exsudative Veränderungen bestimmen das Bild des Morbus Leber (1912).

Therapie

In Frühstadien kann durch Diathermie- oder Lichtkoagulation eine Reduzierung der Progredienz gelegentlich erreicht werden. Koaguliert werden Mikroaneurysmen, Randzonen der exsudativen Veränderungen, Gefäßproliferationen. Bei Ablatio retinae kann über eine intrasklerale Diathermie, kombiniert mit Skleraeinfaltung, eine gewisse Stabilisierung erreicht werden. Die Therapie bringt insgesamt nur geringe Resultate; Kortikoide systemisch oder lokal sind ohne Einfluß geblieben.

4.2.4 Vaskulitis bei Uveitis (Vgl. auch 3.1, S. 173)

Bei Uveitis anterior und posterior deckt die Fluoreszenzangiographie häufig eine Begleit-periphlebitis und Exsudation an der Papille auf. Das ophthalmoskopische Bild kann zunächst unauffällig sein. Es sind einzelne Gefäße oder größere Gefäßabschnitte befallen. Generalisierung ist möglich. Der fluoreszenzangiographische Gefäßbefund kann ganz im Vordergrund stehen bei nur geringfügiger Uveitis anterior bzw. posterior (klinisches Bild einer Iridozyklitis).

Therapie
Bei stagnierendem Verlauf, bei intensiver Ausprägung sind Kortikoide systemisch (Prednison oder Äquivalentdosis 60–80 mg/Tag in ausschleichender Dosierung auf 20 mg/Tag über 2 Wochen), auch parabulbär (jeden zweiten Tag 1 Ampulle Urbason solubile à 20 mg) angezeigt (vgl. ferner unter Therapie in Kap. 14, 2.1.1, S. 133).

4.2.5 Arterio-venöse Gefäßfehlbildungen

Razemös-angiomatöse Fehlbildungen der Netzhautgefäße sind selten. Sie können einige oder die gesamten Netzhautgefäße betreffen und manifestieren sich als extreme, grobkalibrige, geschlängelte vermehrte Gefäßanomalien. Keine Blutungstendenz. Eine Kombination mit orbitalen und intrakraniellen Gefäßfehlbildungen ist möglich (Wyborn-Mason-Syndrom).

Therapie
Keine Behandlung bei retinalen arterio-venösen Fehlbildungen. Bei Orbitabefall (intermittierender pulsierender Exophthalmus) empfiehlt sich die neurochirurgische Intervention (Unterbindung, Exstirpation), falls eine Progredienz zu verzeichnen ist (erhebliches operatives Risiko; Blutungsneigung). Nach unserer Meinung ist vor Injektionen gefäßverödender (sklerosierender) Substanzen wegen der Gefahr fortgeleiteter intrakranieller Thrombosen zu warnen.

4.2.6 Netzhautblutungen

Pathogenese und Ätiologie von Netzhautblutungen (subretinal, intraretinal, präretinal)

sind unterschiedlich. Zum größten Teil sind Netzhautblutungen Teilerscheinung eines allgemeinen oder lokal-okulären Leidens. Sie treten auf:
1. Bei Gefäßerkrankungen, hämatologischen Erkrankungen, Paraproteinämien, hämorrhagischen Diathesen, Koagulopathien
2. Bei direkten oder indirekten Traumen
3. Auf toxischer oder medikamentöser Grundlage
4. Bei zentralen dystrophischen Prozessen
5. Bei subarachnoidalen Blutungen (in 20%)
6. Geburtstraumatisch bei Neugeborenen (25–50%).

Pathogenetisch liegen Diapedesis- und/oder Rhexisblutungen vor. Gefäßeinrisse (Trauma, Netzhautformen) sind im allgemeinen mit Glaskörperblutungen kombiniert. Feine retinale Blutungen bei hinterer Glaskörperabhebung sind häufiger, als allgemein angenommen wird (*Differentialdiagnose:* beginnende Netzhautlochbildung).

Therapie
Die Behandlung erfolgt im Rahmen der Therapie des Grundleidens (vgl. jeweiliges Kapitel). Schonung für 1 Woche. Bei größeren, rezidivierenden Blutungen ist Bettruhe anzuraten; in seltenen Fällen ist ein Verschluß der Blutungsquelle durch XLK oder ALK möglich. Der Effekt von Hämostyptika und „gefäßabdichtenden" Präparaten ist m. E. mehr als fraglich. Zur Anwendung kommen: Rutin- und Vitamin C-Präparate sowie konjugierte Östrogene (eine Ausnahme bilden natürlich die Indikationen bei avitaminotisch bedingten Hämorrhagien). Wichtig sind kurzfristige Funduskontrollen mit Kontaktglas, Ophthalmoskopie zum Ausschluß eines Netzhautforamens und Fluoreszenzangiographie. Neugeborenen Netzhautblutungen bedürfen keiner Therapie; sie resorbieren sich bis zum fünften Tag post partum [2].

4.2.7 Posthämorrhagische Retinopathia proliferans

Es liegt eine strang- oder segelartige Proliferation fibrotischen Gewebes in der Netzhautvorderfläche und in den Glaskörper vor. Wahrscheinlich geht diese von der Gefäßadventitia aus.
Unterschiedliche Faktoren können eine Retinopathia proliferans bewirken. Intraretinale

Blutung und mesenchymale Reaktion müssen zusammenwirken [7].

Ätiologische Momente: Trauma, entzündlich-vaskuläre Prozesse, ältere postthrombotische Reaktionen (z. B. Venenthrombose), Diabetes mellitus, Morbus Eales. Die Fundus-Glaskörper-Veränderungen sind progredient.

Komplikationen: Traktionsablatio.

Therapie

Eine erfolgreiche Behandlung ist nicht bekannt. Gegebenenfalls kommt ein Versuch der XLK oder ALK proliferativer Gefäßveränderungen in Frage, solange sie noch nicht in den Glaskörper vordringen (Gefahr der Blutung); u. U. Versuch der Vitrektomie präretinaler Membranen.

4.2.8 Retinaödem

Funktionsreduzierung, Verlust der Transparenz (Ödem), Veränderung des Oberflächenreflexes kennzeichnen das Retinaödem. Pathogenetisch liegt eine Störung der Gefäßfunktion (Permeabilität) oder/und eine Veränderung der intrazellulären Strukturen vor. Traumen (Berlin-Ödem), Gefäßprozesse, Toxine, Nekrobiose, Entzündungen, Leckage der Bruch-Membran (Retinitis centralis serosa) − eine Fülle von Ursachen kommt in Frage. Defektbildungen der Netzhaut können sekundär auftreten (z. B. nach Bulbusprellung).

Therapie

Traumatische Ödeme bedürfen der Schonung des Patienten (3–5 Tage Bettruhe, je nach Ausmaß). Nachkontrolle nach 6 Wochen, 3 und 6 Monaten (Netzhauteinriß? Orariß?). Es besteht eine beträchtliche Tendenz zur Rückbildung des Ödems.

Vaskuläre, entzündliche und toxische Ödeme der Netzhaut werden im Rahmen der Allgemeinerkrankung behandelt. Entquellende Maßnahmen (Diuretika) haben m. E. keinen Einfluß.

5. Netzhautablösung

5.1 Idiopathische Ablatio retinae und Vorstadien

Voraussetzungen zur idiopathischen Ablatio retinae sind Netzhautdefekte, die über Glaskörpertraktionen (z. B. Hufeisenriß, Orariß, Rundloch) und äquatoriale Degenerationen entstehen. Seltene Ursachen sind: Makulaforamen oder ein Konuseinriß an der Papille. Die Ablatio stellt ein vitreoretinales Geschehen dar. Disposition durch Myopie und Aphakie ist gegeben. Bevorzugte Lokalisation der Lochbildungen: temporal oben. Weitere Prädilektionen für Foramina stellen staphylomatöse Skleraabschnitte dar.

Vorstadien sind vitreoretinale Adhärenzen, äquatoriale Degenerationen und anliegende Netzhautrisse oder -löcher. *Differentialdiagnostisch* hiervon abzugrenzen sind sog. Pflastersteine, die eher eine Fixierung der Netzhaut an ihrer Unterlage bedeuten.

Therapie

Operation. Bei bereits *eingetretener Ablatio retinae:* operatives Vorgehen (Skleraeinfaltung, episklerale Kunststoffplomben, Cerclage-Operation [zirkuläre Silikonplombe, Silikonbänder, Silikonschienen]). Eile ist geboten bei drohender Abhebung der Makularegion. Kombiniert werden diese operativen Verfahren mit Diathermiekoagulation, besser jedoch mit Kryokoagulation oder Licht- bzw. Laserkoagulation (XLK, ALK) zum Lochverschluß.

Bei hochgradigen *Glaskörperstrangbildungen* kommen kombiniert vitreo-retinale Operationen in Frage (Vitrektomie und Eindellungsoperation). In desolaten Fällen kann die Wiederanlegung der Netzhaut durch Auffüllung des Glaskörpers mit Silikonöl (300–500 cp) oder über schwer resorbierbare Gase versucht werden.

Bei komplikationslos verlaufenden Operationen ist mit einem Krankenhausaufenthalt von 8–12 Tagen zu rechnen.

Konservative Verfahren. Bettruhe, Ruhigstellung des Auges als alleinige Maßnahmen führen nicht zur dauerhaften Anlegung der Netzhaut, vermögen jedoch zunächst eine Progredienz der Ablatio retinae abzuschwächen. Die unverzügliche Operation ist somit die Therapie der Wahl.

Verhindert eine Glaskörpereinblutung nach Lochbildung den Einblick auf die Netzhaut, so ist Bettruhe anzuraten (*differentialdiagnostische* Mittel: Ultraschall, Diaphanoskopie, Aderfigur); der Patient kann jedoch Waschräume und WC aufsuchen. Lochbrillen sind m. E. nicht unbedingt erforderlich. Hämostyptika haben einen nur fraglichen Effekt.

Prophylaktische Maßnahmen

Anliegende Netzhautlöcher (einschließlich Rundlöcher ohne Zug): Licht-, Laser- oder Kryokoagulation. Liegt eine beginnende Umgebungsabhebung der Netzhaut vor oder finden sich an den größeren Hufeisenforamina Glaskörperstränge mit Zugwirkung, so ist die Kombination mit Skleraeinfaltung bzw. Plombenaufnähung erforderlich.

Äquatoriale Degenerationen. Sie werden prophylaktisch abgeriegelt (Licht-, Laser- oder Kryokoagulation) wenn:
1. Rundlöcher in den äquatorialen Degenerationen vorliegen
2. eine höhere Myopie besteht
3. das Partnerauge eine Ablatio aufwies
4. eine familiäre Ablatiodisposition vorliegt
5. größere äquatoriale Degenerationen in der oberen Äquatorzirkumferenz gelegen sind und
6. beidseits ausgedehnte äquatoriale Degenerationen anzutreffen sind.

Technik der prophylaktischen Koagulation. Kleine *Rundlöcher* und *kleinere äquatoriale Degenerationen* werden mit einem Doppelriegel von ALK-Herden umgeben (Einzelherdgröße: 500 µm, Intensität: 200–500 mW [bei Trübungen u. U. mehr], Expositionszeit: 50 msec).
Hufeisenforamina und *ausgedehnte äquatoriale Degenerationen* umstellen wir mit einem Mehrfachriegel von Koagulationen (ALK, XLK oder Kryokoagulation). Bei Kryokoagulation sollte der umgebende Riegel mindestens die Breite des Foramens haben.

Prophylaxe nach vorangegangener Riesenriß-ablatio. Lag eine idiopathische Riesenriß-ablatio von über 120° vor und finden sich am zunächst unbetroffenen Partnerauge analoge vitreo-retinale periphere Adhäsionen und Veränderungen des Glaskörpers, so sollte zirkulär koaguliert werden (etappenweise). In einem ausgedehnten, hoch gefährdeten Fall einer 340°-Riesenrißablatio führten wir am Partnerauge eine Cerclage mit Koagulation der Bukkelkante durch.

Die *Indikation zur Prophylaxe* ist stets *sorgfältig abzuwägen*. Risiken einer Prophylaxe sind Risiken eines Abwartens gegenüberzustellen. Wichtig ist die Information und Aufklärung des Patienten.

5.2 Kongenitale Ablatio retinae und Vorstufen (vgl. Kap. 14, S. 169)

Die kongenitale Ablatio ist selten (u. U. das Substrat eines Norrie-Syndroms). Sie kann als Ablatio falciformis bei Retinopathia praematurorum auftreten.
Seltene Formen: Begleitablatio bei Retinoblastom, Traktionsablatio nach intrauterinen, entzündlichen Prozessen.

Therapie
Operation. Indikation des Verfahrens je nach Ausmaß und Art der Ablatio.

Prophylaxe
Liegen Vorstadien (Lochbildungen) vor, so ist die prophylaktische Koagulation (Licht-, Laser- Kryokoagulation) anzuraten.

5.3 Familiäre, hereditäre Ablatio retinae und Vorstufen

Vitreo-retinale Degenerationen können hereditär auftreten (Degeneratio hyaloideo-retinalis (Wagner)). Bei der dominant vererbten, makrofibrillären vitreo-retinalen Degeneration (Favre) treten häufig Netzhautablösungen auf.

Therapie. Operation.

Prophylaxe
Licht-, Laser- oder Kryokoagulation im Bereich der äquatorialen Degenerationen und ausgeprägten Glaskörperanheftungen.

5.4 Retinoschisis

Die Retinoschisis tritt idiopathisch, aber auch hereditär auf; vornehmlich temporal-unten gelegen; häufig beidseits. Bei Lochbildungen im äußeren Blatt kommt es bevorzugt zur Ablatio [29, 11].

Hereditäre Formen: geschlechtsgebundene juvenile Retinoschisis (rezessiv); autosomal rezessiv vererbte hyaloideo-tapeto-retinale Degeneration (Goldmann-Favre).

Therapie
Bei hochblasigen progredienten Schisisveränderungen (vor allem in Kombination mit Schichtlöchern) ist die Operation (Eindellungsverfahren) angezeigt. Kleinere Retinoschisisbezirke werden über XLK oder ALK an der Randzone durch einen „Mehrfachriegel" fixiert. Kontrollen sind notwendig wegen der Gefahr des Überschreitens des LK-Riegels.

5.5 Retinopathia stellata, MVR-, MPR-Syndrom

Retinopathia stellata (interno-retinale Fibroplasie). Nach Netzhauteinrissen, vor allem bei zusätzlichen Glaskörperblutungen treten gelegentlich Sternfalten in der Netzhaut auf (bevorzugt paramakular). Analog kann es nach Koagulationen oder Operationen länger bestehender oder mit Glaskörperblutung einhergehenden Netzhautablösungen zur Retinopathia stellata kommen (ungefähr 4–6%).

Therapie
Wirksame Therapie und Prophylaxe sind nicht bekannt. Bei Beginn einer Retinopathia stellata versuchen wir Kortikosteroide (systemisch oder parabulbär); die Wirkung ist fraglich. Bei Retinopathia stellata mit progredienter Ablatio kann die Operation gelegentlich noch ein relativ gutes Resultat erbringen.
MVR-Syndrom (massive vitreous retraction); *MPR*-Syndrom (massive proliferative reaction). Nach Netzhautoperationen, nach Koagulationen kann sich ein MVR, auch MPR entwickeln mit totaler Reablatio (Windenblütenablatio).

Therapie
Cerclage-Operation mit geringen Erfolgsaussichten. Vitrektomie mit Entfernung präretinaler Proliferationen (nach Machemer) kann noch eine Verbesserung erbringen. Intraokulare Silikonauffüllung (300–5000 cp) brachte uns gelegentlich zufriedenstellende Ergebnisse. Eine *Prophylaxe* ist nicht bekannt.

5.6 Netzhautfalten

Horizontal oder radiär am hinteren Funduspol angeordnete Fältelungen von Netzhaut und Aderhaut (getrennt auftretend als chorioidale Falten) sind seltener zu finden. Es kommen unterschiedliche *Ursachen* in Frage: Orbitatumoren und Entzündungen, hohe Hyperopie; fragliche idiopathische Form.

Therapie
Ausschaltung orbitaler Ursachen.

5.7 Sekundäre Ablatio retinae

Vaskuläre und entzündliche Erkrankungen von Aderhaut und Netzhaut führen zur sekundären Ablatio retinae. In der Behandlung steht die Therapie des okulären oder Allgemeinleidens im Vordergrund; eine lokale Therapie kann notwendig werden.

5.7.1 Ablatio retinae bei Entzündungen

Bei Chorioiditis, Skleritis, sympathischer Ophthalmie, parasitären Augenerkrankungen kann es zur umschriebenen oder totalen, meist flachen Ablatio retinae kommen.

Therapie
Bei stark exsudativem Charakter systemisch oder parabulbär Kortikoide (z.B. 40–60 mg Prednison/Tag oder Äquivalenzdosis; 1 Ampulle Urbason solubile à 20 mg jeden zweiten Tag parabulbär). *Kontraindikationen* der Grundkrankheiten sind zu berücksichtigen.
Bei persistierender Ablatio kommt in prognostisch ungünstigen Fällen eine Operation in Frage.

5.7.2 Ablatio retinae vaskulärer Ursache

Permeabilitätsänderungen bei nephrogenen hypertonen (maligner Hypertonus, Phäochromozytom) Gefäßleiden, bei Retinopathia diabetica, Morbus Kimmelstiel-Wilson, Morbus Coats, bei Makroaneurysmen (Leber), bei Angioblastomen (von Hippel-Lindau) können zur Ablatio retinae führen.

Therapie
Bei generalisierten Gefäßerkrankungen erfolgt die Therapie im Rahmen der Allgemeinbe-

handlung. Bei lokalen Gefäßprozessen (Morbus Coats, Makroaneurysmen, Angioblastomen) kommt die Lichtkoagulation der Gefäßveränderungen oder aber intrasklerale Diathermie mit Skleraeinfaltung im veränderten Bezirk in Frage.

5.7.3 Traumatische Ablatio retinae

Die Traktionsablatio nach perforierender Verletzung oder nach Glaskörperhämorrhagie ist nur chirurgisch anzugehen. Die Prognose ist ungünstig. Bei stärkerer Glaskörperveränderung ist eine Vitrektomie oder Strangdurchtrennung angezeigt.
Ausgedehnte Kontusionen der Netzhaut können zur multiplen Lochbildung und Ablatio retinae führen (vgl. 8.1, S. 198). Notwendig ist Abriegelung der Löcher durch Koagulationsverfahren oder bei eingetretener Ablatio operatives Vorgehen.

5.7.4 Tumor-Ablatio

Als Ablatio am Tumorabhang oder als exsudative Ablatio über dem Tumor treten Netzhautablösungen ein. Es liegen metastatische Aderhautblastome oder maligne Melanoblastome der Aderhaut vor.

Diagnostik
Ultraschall, Fluoreszenzangiographie, Intensivlichtdiaphanoskopie, ^{32}P-Test. Selten ist eine Ablatio bei Retinoblastom.

Therapie. Enukleation.

6. Degenerative Netzhauterkrankungen

Degenerative Netzhautveränderungen hereditärer oder altersabhängiger Genese sind häufig. Intensität, Ausmaß und Verlauf der Erkrankungen variieren stark. Eine sichere Therapie ist derzeit nicht bekannt. Eine Fülle von Medikamenten wird angeboten; ein überzeugender Wirkungsnachweis ist in keinem Fall erbracht. Behandlungsversuche anhand hypothetischer therapeutischer Vorstellungen und Polypragmasie erfahren angesichts der Wirkungslosigkeit in der Therapie und in dem Bemühen zu helfen einen gewissen Vorschub.

6.1 Tapeto-retinale Retinopathien

6.1.1 Hereditäre tapeto-retinale Formen

Gemeinsam sind der familiäre Befall, das Auftreten im gleichen Alter, das Auftreten extremer Fälle, aber auch von Formes frustes.

6.1.1.1 Periphere Formen

Lebersche infantile Abiotrophie, tapeto-retinale Amaurose mit nur geringen Fundusveränderungen (Pfeffer-Salz-Fundus), b-Welle im ERG erloschen. Rezessiver Erbgang. Neurologische Störungen können damit kombiniert sein (vor Verwechslung mit kortikaler Blindheit ist zu warnen).

Retinopathia pigmentosa und Vorstadien. Typische Pigmentierung der Fundusperipherie mit Optikusatrophie und meist erloschenem ERG. Vererbungsmechanismus: rezessiv, dominant, geschlechtsgebunden-rezessiv. Varianten und atypische Formen sind bekannt; so z. B. R. punctata albescens, einseitige Formen, Quadrantenausprägungen, Kombinationen mit zentralen Fundusdegenerationen.

6.1.1.2 Zentrale Formen

Hereditäre Makuladegenerationen können während verschiedener Lebensabschnitte auftreten. Kongenital-infantile Form (Best), juvenile Form (Stargardt), virile, präsenile, senile Form, pseudoinflammatorische Form (Sorsby). Anamnese und Familienuntersuchung können die genetische von der nicht-genetischen Makuladystrophie im allgemeinen trennen.

Therapie
Wirksame therapeutische Verfahren sind nicht bekannt. Vitamine, Infusionsbehandlung mit vasoaktiven Substanzen, Frischzellen bringen keinen Effekt (vor Frischzellinjektionen ist wegen möglicher allergischer Nebenwirkungen zu warnen). Bei zentralen Formen kommt der Versuch mit Lesehilfen zur Anwendung (TV-Bildvergrößerer, Lupenbrillen usw.).

6.2 Senile Makuladegeneration

Das Erscheinungsbild ist sehr variabel, die Verlaufsform unterschiedlich. Bei Blutungen, exsudativer Komponente und ausgeprägter Pigmentverschiebung sowie bei pseudotumorösen Formen (Junius-Kuhnt) tritt der Visusverlust schneller und intensiver ein.

Therapie

Eine sichere, wirksame Therapie der senilen Makuladegeneration ist nicht bekannt. Vorsicht ist in der Anwendung gefäßwirksamer Substanzen geboten (vgl. auch 4.2.1, S. 187).

Vasoaktiva (z. B. Ronicol, Cosaldon, Fludilat usw.) sind nicht oder kaum wirksam am organisch veränderten Netzhaut-Aderhaut-Gefäß. Über eine Blutdrucksenkung kann die okuläre Durchblutung u. U. gefährdet werden; die Kombination mit herzwirksamen Medikamenten (Herzglykoside) ist deshalb anzuraten.
Saluretika, Osmotika (z. B. Diamox u. a.) bewirken m. E. keine sichere Entquellung des Makulaödems.
Kortikoide systemisch oder parabulbär bringen nach unserer Erfahrung keine Verbesserung.
Vitamine (A, B, E) bringen gleichfalls keine nachweisbare positive Beeinflussung.
Die Licht- oder Laserkoagulation von Leckagen (im Fluoreszenzangiogramm nachweisbar) hat nach unseren Erfahrungen keinen dauerhaften Einfluß auf die Entwicklung des makulären Leidens, kann jedoch das subretinale Transsudat reduzieren.
Die systematische Übungsbehandlung nach Otto kann subjektive Verbesserung durch bessere Nutzung erhaltener zentraler Gesichtsfeldareale gelegentlich erbringen.

Zusammenfassung. Die Möglichkeiten einer medikamentösen Therapie der senilen Makuladegeneration sind sehr gering. *Der Versuch einer allgemeinen Behandlung ist jedoch gerechtfertigt* und soll bewirken:
1. Stabilisierung der Kreislauf- und Herzleistung
2. Behandlung der Leiden fördernden Faktoren, wie Diabetes mellitus, Hyperlipämie, Arteriosklerose.
Diese Behandlung muß durch den Internisten oder praktischen Arzt erfolgen.

6.3 Makulablutungen bzw. -degenerationen bei Myopie

Therapie

Zentrale Dehnungen und Netzhautblutungen bei höherer Myopie sind therapeutisch nicht wirksam zu beeinflussen. Bei frischer, zentraler Blutung ist der Versuch mit Hämostyptika möglich, aber meist wirkungslos. Um proliferativ-organisatorische Veränderungen der Makula zu reduzieren, können in der ersten Woche nach den Blutungen Kortikoide systemisch (Prednison 20–40 mg/Tag oder Äquivalentdosis) gegeben werden. Ein Verschluß des Gefäßes bei rezidivierenden Blutungen durch Argonlaser ist nach unseren Erfahrungen nur selten möglich; ein solches blutendes Gefäß ist auch nur selten nachweisbar.

6.4 Makulaloch

Rundlöcher der Makula können bei Myopie, aber auch bei Emmetropie und Hyperopie (vornehmlich bei dystrophischen Prozessen) auftreten.

Therapie

Das Makulaforamen bei Myopie kann zur Ablatio retinae führen. Eine prophylaktische Abriegelung durch Argonlaser ist notwendig. Foramina bei Emmetropie oder Hyperopie koagulieren wir nur bei der beginnenden Abhebung der Umgebung (selten).

6.5 Zerebro-retinale Lipoidosen

Die familiären amaurotischen Idiotien (kongenitale, infantile, spätinfantile, juvenile Formen, Spätform) weisen Makuladegenerationen, seltener einen „kirschroten" Fleck auf.

Therapie

Eine wirkungsvolle therapeutische Beeinflussung ist nicht möglich.

6.6 Funktionelle Netzhautstörungen

Farbsinnstörungen, Makulaunterfunktionen bei Farbsinnstörungen, idiopathische Hemeralopien, Fundus albipunctatus cum hemeralopia.

Therapie. Therapeutisch nicht beeinflußbar.

7. Intoxikationen und Arzneimittelschäden

Die Einwirkung anorganischer oder organischer Substanzen kann Netzhautschäden zur

Folge haben, sei es, daß diese als Chemikalien oder aber über Pharmaka aufgenommen werden. Art der Applikation, Dauer der Anwendung bzw. Einwirkung und Eigenschaften des Substrates sind verantwortlich für Charakter und Ausmaß einer Schädigung der Netzhaut (funktionelle Störung [z. B. ERG]; Netzhautödem; Netzhautblutungen). Kombinationen mit Optikusschäden (Neuritis, Atrophie) sind häufig [13, 18].

7.1 Funktionelle Störungen der Netzhaut

Glykoside (z. B. Digitalis, Lanataextrakte) können Chromatopsien (verstärktes Blausehen, Reduzierung für Gelb- und Grünfarben, erworbene Tritanopsien) hervorrufen.

Therapie
Nach Absetzen der Medikamente geht die Störung zurück.
Desgleichen führt Vitamin A-Mangel zur Hemeralopie.
ERG-, EOG-Störungen treten u. a. auf unter Bilirubin, Kupfer, Eisen, Chinin, Chloroquin, Methanol, Jod, Halogenderivaten.

Therapie
Diese sind nur bedingt rückbildungsfähig nach Absetzen der Schädigung.

7.2 Organische Veränderungen der Netzhaut bei Intoxikationen

7.2.1 Netzhautödeme

Sie entwickeln sich u. a. bei höher dosierter Einwirkung von Methanol, Chloramphenicol, Jodaten, Chinin, Zyaniden, Optochin, Ergotamin.

7.2.2 Netzhautblutungen

Sie können selten aufgrund von Intoxikationen oder als Pharmakanebenwirkung eintreten; z. B. Benzene, Sulfonamide, Streptomycin, Sulfanilamid, Sulfapyridin, Antibiotika, wie Streptomycin und Chloramphenicol, in hoher Dosierung, Jodoform, Ethambutol, Serumap-

plikation, Antikoagulantien, Ovulationshemmer, Phenothiazinderivate, Dicumarol, Kontrastmittel. Die Blutungen gehen u. a. auf Störungen des Gerinnungsmechanismus und sekundär auf aplastische Anämien zurück. CO-Einwirkung kann gleichfalls zu Fundusblutungen führen.

7.2.3 Tapeto-retinale Retinopathie

Die hohe Affinität des Chloroquins (z. B. Resochin) zum Melanin bedingt möglicherweise die Retinopathie mit ringförmiger Fermentverschiebung um die Foveola (Bulls eye-disease). Sind Schäden aufgetreten, so bleiben sie nach Absetzen des Medikamentes meist irreversibel. Optochin, Indometazin (z. B. Amuno), Septojod führen gleichfalls zur Pigmentveränderung der Netzhaut; sie sind teils reversibel.

Therapie
Funktionelle Störungen der Netzhaut sind nach Absetzen des Medikamentes reversibel; seltener allerdings bei bereits eingetretener ERG-, EOG-Veränderung.

Organische Störungen (Ödem, Blutung, Pigmentstörung) sind nur bedingt rückbildungsfähig nach Absetzen des Medikamentes. Eine spezifische Therapie der Netzhautveränderung ist nicht bekannt.
Für *Metallosen der Netzhaut* durch Eisen (Siderose) und Kupfer (Chalkose) kommt nur die Sofortextraktion des Splitters in Frage.

8. Traumen

8.1 Prellungsfolgen an der Netzhaut

8.1.1 Netzhautödem

Bei Kontusionen des Auges führen Verformung des Bulbus und Stoßwellen zu beträchtlichen Netzhautschäden. Flächenhafte Netzhautödeme finden sich am hinteren Pol (Berlin-Ödem) oder bei seitlicher Prellungsrichtung in der mittleren und äußeren Peripherie. Kurzfristig kann sich im Bereich des Ödems eine Lochbildung entwickeln (vgl. 8.1.2 unten).

Therapie

Ruhigstellung des Patienten (Bettruhe) bis zum Rückgang des Ödems (3–5 Tage). Verlaufskontrollen: nach 6 Wochen, 3 und 12 Monaten zum Ausschluß einer Lochbildung bzw. eines Orarisses.

8.1.2 Traumatische Netzhautlöcher und -risse

Nach Bulbusprellung kann sich aus einem Berlin-Ödem ein Netzhautforamen entwickeln. Bei großflächigem Ödem (z.B. durch Fußballprellung) sahen wir multiple größere Lochbildungen. Die Bulbusverformung führt häufiger zu Ora- oder oranahen Netzhauteinrissen. Glaskörperblutungen können die Diagnostik zunächst erschweren.

8.1.2.1 Makulaforamen

Therapie

Bei Myopie kommt die Argonlaserkoagulation in Frage (vgl. 6.4, S. 197). Bei Emmetropie und Hyperopie ist eine Retinopexie nicht erforderlich (Ausnahme Glaskörpertraktion am Lochrand).

8.1.2.2 Periphere Foramina

Therapie

Großflächige Foramina bedürfen der Operation (Eindellungsverfahren und Koagulation [XLK, ALK, Kryokoagulation]) nach Rückbildung des Ödems. Kleinere Netzhautlöcher werden nach Abklingen des Ödems durch Koagulationen abgesichert.

8.1.2.3 Ora- und oranahe Risse

Therapie

Große Risse (über 2–3 Std) werden operativ und durch Koagulationen behandelt (Skleraeinfaltung bzw. Plombenaufnähung). Kleinere Orarisse ohne Ablatio werden lediglich durch Koagulation abgeriegelt.

8.1.3 Retinopathia sclopetaria

Grobe, großflächige Pigmentverschiebungen und Verklumpungen kennzeichnen das Bild der Retinopathia sclopetaria als Folge einer starken Bulbusprellung.

Therapie

Therapie und Prophylaxe sind nicht möglich.

8.1.4 Hämosiderosis retinae

Ausgedehnte intraokulare Blutungen führen bei längerem Bestehen (Wochen, Monate) zur Hämosiderose der Netzhaut mit Funktionsverlust.

Therapie

Vitrektomie bei fehlender Resorptionstendenz der i.o. Blutung.

8.2 Perforationsverletzungen der Netzhaut

Perforationsverletzungen und Splitteranschlagstellen der Netzhaut können zur Lochbildung und konsekutiven Ablatio (meist Traktionsablatio) führen.

Therapie

Flächenhafte Abriegelung oder Umstellung des Foramens durch Koagulationen (XLK, ALK, Kryokoagulation) nach Rückgang der Umgebungsblutung (etwa 5–7 Tage nach Verletzung).

Zeigt sich bei der operativen Versorgung der Verletzung, daß eine Ablatio bereits eingetreten ist, so sollte nach Möglichkeit gleich eine Ablatiooperation durchgeführt werden.

Kleine Foramina mit retinaler und subretinaler Blutung müssen nicht unbedingt koaguliert werden. Die Narbenbildung hierdurch kann bereits eine ausreichende Fixierung an der Unterlage bewirken. *Kontrollen dringend erforderlich.*

8.3 Traumatische Fernwirkungen am Auge

8.3.1 Angiopathia traumatica (Purtscher)

Nach Prellungen des Brustkorbes, des Abdomens, des Kopfes kann es zu Netzhautödem und Blutungen kommen (peripapillär oder sektorenförmig von der Papille ausgehend). Gefäßveränderungen, Vernarbungen können als Dauerschädigung zurückbleiben.

Therapie

Ruhigstellung des Patienten. Die Angiopathia Purtscher kann verzögert nach dem Trauma auftreten, deshalb sind kurzfristige Kontrollen des Verletzten anzuraten.

8.3.2 Subarachnoidalblutung

Die akute, massive Subarachnoidalblutung führt häufiger zu korrelierten, intraokularen Blutungen. Neben Glaskörpereinblutung (Terson-Syndrom) treten auch intraretinale und präretinale Blutungen auf (unmittelbar oder verzögert); nach Manschot [20] in etwa 20% der Fälle.

Therapie
Keine Lokaltherapie. Allgemeinbehandlung im Rahmen der neurochirurgischen Therapie. Für nicht resorbierte intensive Glaskörperblutungen kommt gegebenenfalls die Vitrektomie in Frage.

8.4 Strahlenschäden der Netzhaut

8.4.1 Retinopathia solaris

Direktbeobachtung der Sonne oder einer Sonnenfinsternis ohne genügenden Schutz kann zu Strahlenschäden der Makula (rauchig-ödematöse Rundherde) führen. Gelegentlich sind diese Schäden auch bei Patienten zu beobachten, die unter Psychopharmaka stehend ungeschützt die Sonne fixieren.

Therapie
Eine Beeinflussung ist nicht möglich. Bei sehr intensiven Verbrennungen kommt ein Versuch mit Kortikoiden parabulbär zur Reduzierung narbiger Veränderungen in Frage (z. B. Urbason solubile, 1 Ampulle à 20 mg).

8.4.2 Laserschäden

In Industrie, Technik, Laboratorien sowie im klinischen Bereich kann es zu Netzhautschäden durch Laserstrahlen kommen (Einwirkung direkt oder über Spiegelflächen). Kontinuierlich strahlende Laser im Wellenlängenbereich von 400–1100 nm kommen für diese thermischen Schäden der Netzhaut in Frage. Der Schwellenbereich liegt bei 1 mW. Die Expositionszeit ist durch den Blinzelreflex (etwa 150 msec) im allgemeinen begrenzt (siehe hierzu Ergebnisse der Münchner Lasergruppe).

Schwellenwerte für andere sichtbare Strahlungen zu ermitteln ist außerordentlich kompliziert.

Therapie
Eine Therapie ist nicht möglich. Bei ausgedehnten Laserschäden der Netzhaut: Versuch mit Kortikoiden parabulbär. Ruhigstellung des Auges für 2–3 Tage (vgl. 8.4.1, oben).

Literatur

1. Axenfeld, Th., Pau, H.: Lehrbuch und Atlas der Augenheilkunde. Stuttgart: Fischer 1977 12. Aufl.
2. Barsewisch, B. v.: Die Netzhautblutungen des Neugeborenen. Morphologie, Ätiologie, Bedeutung. Habilitationsschrift, München 1972
3. Böke, W.: Kortikosteroide in der Augenheilkunde. München: Bergmann 1973
3a. Bonnet, M., Pecoldowa, K.: Notre expérience du traitement par photocoagulation des choriorétinites récidivantes de la région maculaire. Arch. Ophtal. (Paris) **34**, 669–680 (1974)
4. Buchborn, E., Jahrmärker, H., Karl, H.J., Martini, G.A., Müller, W., Riecker, G., Schwiegk, H., Siegentahler, W., Stich, W. (Hrsg.): Therapie innerer Krankheiten, 2. korrig. Aufl. Berlin-Heidelberg-New York: Springer 1974
5. Coles, R.C.: Steroid Therapy in Uveitis In: Corticosteroids and the eye International Ophthalmology clinics (B. Schwartz, Hrsg.), Bd. 6, No. 4, S. 869–901. Boston: Little, Brown 1966
6. Doden, W.: Zur Klinik und Ätiologie der Periphlebitis retinae. In: Entwicklung und Fortschritt in der Augenheilkunde (H. Sautter, Hrsg.). Stuttgart: Enke 1963
7. Duke-Elder, Sir St.: Diseases of the Retina. System of Ophthalmology, Bd. X. London: Kimpton 1967
8. Fechner, P.U.: Medikamentöse Augentherapie. Grundlagen und Praxis. Bücherei des Augenarztes, Heft 67. Stuttgart: Enke 1976
8a. Fisher, C.M.: Observations of the fundus oculi in transient monocular blindness. Neurology (Minneap.) 9, 333–347 (1959)
9. Françeschetti, A., François, J., Babel, J.: Les Hérédo-Dégénérescences Chorio-Rétiniennes. (Dégénérescences Tapéto-Rétiniennes). Paris: Masson 1963
10. Freyler, H., Sehorst, W.: Gefäßabdichtung bei diabetischer Retinopathie durch Kalzium-dobesilat. Klin. Mbl. Augenheilk. **164**, 246–251 (1974)
11. Göttinger, W.: Senile Retinoschisis. Über den morphologischen Zusammenhang von peripheren cystoiden Degenerationen, seniler Retinoschisis und Schisisablatio. Habilitationsschrift, München 1975
12. Goldmann, H.: Auge und Rheumatismus. Praxis **50**, 163 (1961)
13. Grant, W.M.: Toxicology of the Eye. Second Ed. Springfield Illinois: Thomas 1974

14. Greite, J.-H.: Gefäßprozesse bei Uveitiden. Klinik und Fluoreszenz-Angiographie. Vortr. Münchner Ophthal. Ges., München, Dezember 1975

14 a. Greite, J.-H.: Fluoreszenz-Angiographische Kriterien zur Beurteilung der Retinopathia Diabetica. Habil.-Schr. München 1975

15. Greite, J.-H., Birngruber, R.: Low intensitiy Argonlaser Coagulation in Central serous retinopathy (CSR). Ophthalmologica (Basel) **171**, 214–223 (1975)

16. Hager, H.: Zur Indikation gefäßerweiternder Mittel bei zerebralen und oculären Durchblutungsstörungen. Therapiewoche **16**, 837–845 (1966)

17. Havener, W. H.: Ocular Pharmacology. St. Louis: Mosby 1974

17 a. Hayreh, S. S.: Anterior Ischemic Optic Neuropathy. Berlin-Heidelberg-New York: Springer 1975

18. Heydenreich, A.: Innere Erkrankungen und Auge. Leipzig: Thieme 1975

19. Klein, D., Franceschetti, A.: Mißbildungen und Krankheiten des Auges. In: Humangenetik. Ein kurzes Handbuch (Becker, P. E., Hrsg.). Bd. IV, S. 1–247. Stuttgart: Thieme 1964

20. Manschot, W. A.: Subarachnoid hemorrhage; intraocular symptoms and their pathogenesis. Amer. J. Ophthal. **38**, 501 (1954)

21. Maumenee, A. E., Ryan, St. J.: Photocoagulation of disciform macularlesions in the ocular histoplasmosis syndrome. Amer. J. Ophthal. **75**, 13–16 (1973)

22. Marx, R.: Anticoagulantien und Thrombolytica. In: Therapie innerer Krankheiten. (E. Buchborn et al., Hrsg.). S. 250–259. Berlin-Heidelberg-New York: Springer 1974

22 a. Mathies, H., Schattenkirchner, M.: Cortison-Therapie des Rheumatismus. Internist **8**, 117–123 (1967)

23. Mehnert, H., Förster, H.: Stoffwechselkrankheiten. Stuttgart: Thieme 1970

24. Müller, W., Vischer, E.: Rheumatische Erkrankungen. In: Therapie innerer Krankheiten (E. Buchborn et al., Hrsg.). S. 321–344. Berlin-Heidelberg-New York: Springer 1974

24 a. Neubauer etc. 1962

25. Niesel, P.: Zur Klinik und Therapie der akuten Gefäßverschlüsse. Ophthalmologica (Basel) **162**, 65–75 (1971)

26. Niesel, P., Bachmann, E.: Medikamentöse und physikalische Einwirkungsmöglichkeiten auf die intraocularen Gefäße. In: Sitzungsbericht (Reiser, K. A.), S. 187–194. 125. Vers. d. Vereins Rheinisch-Westfälischer Augenärzte, Bonn 1972

27. Pau, H.: Differentialdiagnose der Augenkrankheiten. Stuttgart: Thieme 1974

28. Reim, M.: Allgemeine biochemische Wirkungen der Glukokortikoide auf Zellen und Gewebe. In: Kortikosteroide in der Augenheilkunde (W. Böke, Hrsg.). S. 75–83. München: Bergmann, Verlag 1973

29. Robert, B.: Le Retinoschisis senil. Thèse de Lyon, 1969

30. Sayegh, F., Kaskel, D., Bechrakis, E.: Beteiligung des Auges an der Arteriitis temporalis. In: Sitzungsbericht, (Reiser, K. A.) S. 176–186. 125. Vers. d. Vereins Rheinisch-Westfälischer Augenärzte, Bonn 1972

31. Sevin, R., Cuendet, J.-F.: Kalziumdobesilat bei diabetischer Netzhauterkrankung. Ophthalmologica (Basel) 159, 126–135 (1969)

31 a. Spalter, H. F., Campbell, Ch. J., Noyori, K. S., Rittler M. C., Koester, Ch. J.: Prophylactic photocoagulation of recurrent toxoplasmic retinochorioiditis. Arch. Ophthal. **75**, 21–31 (1965)

32. Tasman, W.: Retinal Diseases in Children. New York-Evanston-San Francisco-London Harper and Row 1971

33. Thiel, R., Hollwich, F.: Therapie der Augenkrankheiten mit diagnostischen Hinweisen. Stuttgart: Thieme 1970

34. Untersuchungen zur Lichtkoagulation am Auge. Gefördert vom Bundesministerium für Forschung und Technologie, Förderungs-Kennzeichen MT 227 b. (Birngruber, R., Boergen, K.-P., Gabel, V.-P., Hillenkamp, F., Lund, O.-E., Wallow, I. H. L.)

35. Vogel, F.: Neue Untersuchungen zur Genetik des Retinoblastoms (Glioma retinae). Z. menschl. Vererb. u. Konstit.-Lehre, **34**, 205–236 (1957)

36. Vogel, F.: Lehrbuch der allgemeinen Humangenetik. Berlin-Göttingen-Heidelberg: Springer 1961

37. Walsh, F. B., Hoyt, W. F.: Clinical Neuroophthalmology. Vol. I, Third Ed. Baltimore: Williams & Wilkins 1969

38. Walsh, F. B., Hoyt, W. F.: Clinical Neuroophthalmology. Vol. II, Third Ed. Baltimore: Williams & Wilkins 1969

39. Walsh, F. B., Hoyt, W. F.: Clinical Neuroophthalmology. Vol. III, Third Ed. Baltimore: Williams & Wilkins 1969

40. Watzke, R. C., Leaverton, P. E.: Light coagulation in presumed histoplasmic choroiditis. Arch. Ophthal. **86**, 127–132 (1971

41. Wegner, W., Wurm, K.: Der Morbus Boeck der Augen. Bücherei des Augenarztes, Heft 27, S. 116–131. Stuttgart: Enke 1957

42. Wurm, K.: Sarkoidose (Morbus Boeck). In: Therapie innerer Krankheiten (E. Buchborn et al., Hrsg.). Berlin-Heidelberg-New York: Springer 1974

43 Diabetic Retinopathy study research group: Preliminary report on effects of photocoagulation therapy. Amer. J. Ophth. **81**, 383–396 (1976)

Kapitel 18

Sehnerv

O. E. Lund

Vgl. auch die einleitenden Bemerkungen in Kap. 17 (Netzhaut) sowie [1, 3, 4, 6, 7, 9, 11].

1. Entwicklungsstörungen

Aplasie, Hypoplasie und Dysplasien des N. opticus sind oft ein Teil einer zerebralen Entwicklungsstörung.

Therapie
Therapeutisch nicht beeinflußbar.

Grubenpapille, Kolobome des Optikus sowie markscheidenhaltige Nervenfasern (Fibrae medullares)

Therapie
Therapeutisch nicht beeinflußbar.

Unter den Phakomatosen treten bei der tuberösen Hinrsklerose (Bourneville) in etwa 15 bis 20% nicht-blastomatöse Papillenveränderungen auf. Es handelt sich um Corpora amylacea-ähnliche Elemente (Drusen). Die Ausprägung kann sehr intensiv sein und einen Papillentumor vortäuschen.

Therapie. Eine solche ist nicht erforderlich.

2. Blastome

2.1 Primäre Tumoren und Phakomatosen

Tumoren des N. opticus sind relativ selten. Im wesentlichen handelt es sich um Spongioblastome unter dem klinischen Bild der Papillenprominenz oder auch der Optikusatrophie. Jede Optikusatrophie im Kindesalter ist auf ein Spongioblastom verdächtig. Astrozytome sind selten. Ebenfalls selten kommen Meningiome der Optikushüllen zur Beobachtung.

Therapie
Enukleation des Auges mit Resektion des Tumors in der Orbitaspitze. Bei intrakraniellem Befall des N. opticus kommt die zweizeitige Operation mit dem Neurochirurgen in Frage.
Bei *Phakomatosen* können Optikustumoren auftreten: Angioblastome bei Morbus von Hippel-Lindau (selten); Spongioblastome bei Morbus von Recklinghausen (häufiger).
Razemöse Hämangiome bei Wyborn-Mason-Syndrom vgl. Kap. 17, 4.2.5, S. 192.

Therapie

Angioblastome. Lokalbehandlung (XLK) nur bei Größenzunahme. Enukleation nur bei Hinweis auf infiltratives Wachstum (selten).

Spongioblastome. Enukleation (vgl. oben).

Differentialdiagnostische Maßnahmen bei Optikustumoren: Ultraschall, Rhese-Aufnahme des Canalis nervi optici, Computertomographie der Orbita (Scanner).
Das *Melanozytom der Papille* (Papilla nigra) ist selten. Der ophthalmoskopische Befund hierbei ist sehr charakteristisch (intensive Pigmentierung, scharfe Begrenzung). Es liegt ein benignes Geschehen vor.

Therapie
Verlaufskontrolle. Bei nicht einwandfrei zu stellender Diagnose oder Abgrenzung gegen ein malignes Melanoblastom muß das Auge enukleiert werden.

2.2 Metastatische Optikustumoren

Metastasen in den Optikus sind selten und im allgemeinen bereits Ausdruck generalisierter Metastasierung.

Therapie
Enukleation des Auges sollte nur bei Schmerzen erfolgen. Vorzuziehen ist die Orbitabestrahlung.

3. Entzündungen

Die Entzündung des Sehnerven kann sich in verschiedenen Abschnitten abspielen (Papillenniveau, retrobulbär, Chiasma opticum) und differente Faseranteile einbeziehen. Beidseitige retrobulbäre Neuritiden sind möglich, während eine beidseitige Papillitis seltener ist. Visus- und Gesichtsfelddefekte bei Neuritiden variieren von Fall zu Fall stark und geben u. U. Hinweise auf den möglichen Sitz der Veränderung.

3.1 Retrobulbärneuritis

Ätiologisch kommen Viruserkrankungen, Entmarkungsencephalomyelitiden (ungefähr 20%), seltener Erkrankungen der Nasennebenhöhlen und Orbita, Autoimmungeschehen und fokale Infektionsherde (?) in Frage. Die Neuritis ist häufig (50–70%) erste Manifestation einer disseminierten Encephalomyelitis (multiple Sklerose).

Therapie
In den vergangenen Jahren war die systemische und parabulbäre Kortikoidanwendung die Therapie der Wahl. In der letzten Zeit mehren sich Hinweise, daß mit und ohne Kortikoide Ablauf und Ausgang der Neuritis gleich seien, lediglich der zeitliche Verlauf könne durch Kortikoide etwas abgekürzt werden.
Das gilt sicherlich auch für andere Therapiemittel, wie Vitamin B-Präparate, Fieberkuren usw.
Das Risiko, auf eine Therapie der Neuritis nervi optici zu verzichten, vermögen wir nicht einzugehen angesichts der Unkenntnis über den möglichen Verlauf im Einzelfall und seine Prognose. Es soll ferner der antiproliferative Effekt der Kortikoide in der Abheilungs- und Vernarbungsphase genutzt werden.
Unsere *derzeitige Therapie bei Neuritis nervi optici. In der akuten Phase:* stationäre Dehandlung, Bettruhe. Kortikoide systematisch: 100–120 mg Prednison/Tag (oder Äquivalent-

dosis) für 3–5 Tage; danach langsame Reduzierung der Tagesdosis auf 20–30 mg für die Dauer von 8–10 Tagen. Bei schweren und schneller auftretenden Funktionsausfällen kommt u. U. zusätzlich Urbason solubile parabilbär 1 Ampulle à 20 mg jeden zweiten Tag in Frage.
Bei *rhinogener Neuritis* (Nasennebenhöhlen) erfolgt die Behandlung mit dem HNO-Arzt durch Antibiotika systemisch.

3.2 Papillitis

Die Papillitis stellt eine besondere Lokalisation der Neuritis nervi optici dar. *Differentialdiagnostisch* müssen abgegrenzt werden: vaskuläre Papillenprozesse (Arteriosklerose, Morbus Horton), Fundus hypertonicus III–IV, Stauungspapille, Mitbeteiligung der Papille bei Uveitis sowie Intoxikationen (vgl. 7., S. 208).

Therapie
Kortikoide systemisch und parabulbär analog der Neuritis nervi optici.

3.3 Lues

3.3.1 Lues connata und acquisita

Zur Zeit sind *L. connata* und *L. acquisita* selten. Bei L. acquisita kann es zur Papillitis kommen, sehr selten auch bei L. connata.

Therapie
Spezifische Allgemeinbehandlung, wie Penicilline in hoher Dosierung, zusätzlich Kortikoide parabulbär (z. B. Urbason solubile, 20–40 mg parabulbär). Absprache mit dem Dermatologen.

3.3.2 Lues cerebrospinalis

Im Tertiärstadium der Lues ist häufiger eine Neuritis nervi optici, seltener eine Papillitis (u. U. beidseits) zu beobachten. Augenmuskelparesen, absolute Pupillenstarre (u. U. einseitig), Meningitis, Bulbärparalyse u. a. charakterisieren das Krankheitsbild

Therapie
Penicilline und Kordikoide parabulbär oder systemisch. Absprache mit dem Neurologen.

3.3.3 Tabes dorsalis

Die tabische Optikusatrophie als quartäres
Stadium der Lues tritt erst Jahre nach der Infektion (L. acquisita, L. connata) in etwa 10%
auf, ist fast stets doppelseitig ausgebildet und
kann zur völligen Erblindung führen. Kombiniert ist eine reflektorische Pupillenstarre
meist mit Miosis (Argyll-Robertson-Syndrom).
Lanzinierende Schmerzanfälle, Ataxie, vegetative Störungen kennzeichnen das Bild.

Therapie
Eine wirkungsvolle Therapie ist nicht bekannt.
Versuche mit Penicillinkuren. Neurologen hin-
zuziehen.

3.3.4 Progressive Paralyse

Gelegentlich kann bei progressiver Paralyse
(quartäres Stadium) eine Optikusatrophie
(4–12%) auftreten, möglicherweise als Kombi-
nationsbild mit der Tabes dorsalis (Tabopara-
lyse). Persönlichkeitsabbau, psychotische We-
sensänderung und neurologische Ausfälle
kennzeichnen das Bild. Häufig ist eine absolute Pupillenstarre damit kombiniert.
Differentialdiagnose: Exogene Intoxikationen
durch Veronal, Phanodorm, Psychopharmaka,
Morphium usw. [2].

Therapie
Eine wirkungsvolle Therapie ist nicht bekannt.
Versuche mit Penicillinkuren. Psychiater und
Neurologen hinzuziehen.

3.4 Weitere infektiöse, entzündliche Prozesse

3.4.1 Bakterielle Infektionen

Im Verlauf bakterieller Meningitiden kann es
zur Neuritis nervi optici kommen (z. B. puru-
lente Meningitis, Salmonellen-, Pertussis-,
Brucellosen-Meningitis, tuberkulöse, basale
Meningitis). Bei Scharlach, Erysipel, Botulis-
mus, Salmonellose, Brucellosen, Pest, Leptospirosen, Febris recurrens, Diphtherie (selten)
werden Neuritiden im N. opticus beobachtet.

Therapie
Antibiotika, Sulfonamide, Serumbehandlung
im Rahmen der Allgemeintherapie. Zusätzlich

lokale (parabulbäre) Kortikoidtherapie bei
Brucellosen und Leptospirosen (z. B. Urbason
solubile, 1 Ampulle à 20 mg jeden zweiten
Tag).

3.4.2 Granulomatöse Erkrankungen

3.4.2.1 Tuberkulose

Der entzündlich-tuberkulöse Prozeß kann den
N. opticus mit einbeziehen. Bei Miliartuberku-
lose der Chorioidea wurde häufiger eine Neuritis nervi optici, auch Papillitis beobachtet.

Therapie
Im Rahmen der Allgemeinbehandlung: z. B.
Streptomycin, Kanamycin, Ethambutol, Tetra-
cycline, PAS, INH usw.; u. U. Kombination
mit parabulbärer Kortikoidapplikation nach
Rücksprache mit dem Internisten.

3.4.2.2 Boeck-Sarkoidose

Die Uveitis anterior ist die häufigste Form einer okulären Komplikation bei Morbus Boeck.
Selten ist eine Mitbeteiligung des N. opticus.
Retrobulbärneuritis und Papillitis, Papillenödem bei intrazerebralem Morbus Boeck oder
bei Uveitis können beobachtet werden.

Therapie
Kortikoide systemisch (40 mg/Tag Prednison
[oder Äquivalentdosis] für 4–6 Wochen, danach Reduzierung auf eine Erhaltungsdosis
von 5–10 mg/Tag. Die Behandlung erfolgt stationär durch den Internisten; u. U. können
Kortikoide parabulbär gespritzt werden.

3.4.2.3 Lepra

Netzhaut und Aderhaut können bei Lepra
ebenso beteiligt sein wie Lider, Bindehaut und
Hornhaut. Eine Neuritis nervi optici ist relativ
häufig damit kombiniert.

Therapie
Im Rahmen der Allgemeinbehandlung: z. B.
Iminophenazinfarbstoff (Lampren), Chemo-
therapie mit Diaminodiphenylsulfon.

3.4.2.4 Wegener-Granulomatose

Die Ätiologie der meist letalen Erkrankung ist
unbekannt (Infektion? Allergie? Neoplasma?
vaskulär). Neben der intensiven Einbeziehung
von Hornhaut, Netzhautgefäßen und Orbita
kann es auch zur Optikusatrophie kommen.

Therapie

Im Rahmen der Allgemeinbehandlung: Bestrahlung, Kortikoide systemisch, Immunsuppressiva.

3.4.3 Virusinfektion

Es ist anzunehmen, daß ein Teil ätiologisch nicht abklärbarer Entzündungen des N. opticus (vgl. 3.1, S. 203; 3.2, S. 203) auf eine Virusinfektion zurückgeht. Bei einer Reihe von bekannten Virusinfektionen ist die Mitbeteiligung des Sehnerven häufiger zu beobachten.

3.4.3.1 Masern, Windpocken, Pfeiffer-Drüsenfieber, Parotitis epidemica usw.

Sie können gelegentlich durch eine Neuritis nervi optici kompliziert werden. Eine Optikusneuritis bei Poliomyelitis anterior scheint sehr selten zu sein. Bei Influenza, Ornithose, Gelbfieber, Zytomegalie kann eine Neuritis nervi optici auftreten.

Therapie

Im Rahmen der Allgemeinbehandlung.

3.4.3.2 Herpes zoster ophthalmicus

Der Zoster ophthalmicus weist als häufigste okuläre Komplikation eine Keratitis (20–30%) auf. Die Neuritis nervi optici ist nach Walsh und Hoyt [13] selten und entspricht mehr einer ischämischen Neuritis, die in Optikusatrophie übergeht.

Therapie

Im Rahmen der Allgemeintherapie mit Antibiotika, Vitamin B_{12}, u. U. γ-Globuline.

3.4.3.3 Erkrankungen durch vermutete Virusinfektion

Die *Encephalitis lethargica* (von Economo) war im akuten Stadium selten von einem Papillenödem oder einer Neuritis nervi optici begleitet. Die *St. Louis-Encephalitis* und die *Encephalitis japonica* indes weisen keine Optikuskomplikationen auf.

Therapie

Im Rahmen der Allgemeinbehandlung. Symptomatisch.

3.4.3.4 Optikusneuritis nach Impfungen

Eine sog. serogenetische Neuritis und Polyneuritis können nach Anwendungen von Serum (Typhus, Paratyphus, Cholera, Scharlach, Diphtherie, Tetanus usw.) auftreten. Schwere Encephalomyelitiden wurden nach Lyssa-Schutzimpfungen beobachtet. Nach Lyssa-Impfungen treten Opticusneuritiden auf; desgleichen wurden Neuritiden des Opticus nach Pockenschutzimpfung beschrieben.

Therapie

Immunserum vom Menschen? Kortikoide lokal? Die Behandlung muß abgestimmt werden mit dem Internisten und Neurologen.

3.4.4 Rickettsiosen

Flecktyphus (Prowaceki) weist häufig (40–60% nach [8]) eine Neuritis nervi optici auf. Auch bei weiteren Rickettsiosen (Rocky Mountains-Fieber, Q-Fieber) wurden Optikusbeteiligungen beschrieben.

Therapie. Antibiotika.

3.4.5 Kollagenosen und rheumatische Erkrankungen

Zur Definition der Erkrankungen vgl. Kap. 17 3.4.4, S. 177 und 3.4.5, S. 178). Bei *Kollagenosen* (Lupus erythematodes, Periarteriitis nodosa, Dermatomyositis und Polymyositis, Sklerodermie, Morbus Behçet, Morbus Horton) wurden entzündliche Miterkrankungen des N. opticus meines Wissens nicht beschrieben mit Ausnahme von Papillenödemen und Atrophie als Ausdruck vaskulärer Symptomatik (z. B. Morbus Horton, vgl. 5.3, S. 207).

Bei *rheumatischen Erkrankungen* (vgl. auch Kap. 17, 3.4.5, S. 178), treten entzündliche Veränderungen des N. opticus nicht auf, es sei denn, es liegt eine Uveitis posterior bzw. Angiitis retinae vor.

3.4.6 Morbus Harada und Morbus Vogt-Koyanagi

Vgl. in Kap. 17, 3.4.6 (S. 179). Die *Ätiologie* des uveomeningo-enzephalen Syndroms ist noch unbekannt; eine Virusinfektion wird angenommen. Familiäres Auftreten ist nicht ausgeschlossen. Neben der Uveitis anterior und posterior mit exsudativer Ablatio kann selten eine Papillitis auftreten.

Therapie
Hochdosierte systemische Kortikoide in der Initialphase (80–100 mg Prednison/Tag [oder Äquivalentdosis]; u. U. parabulbäre Injektion von Kortikosteroiden [z. B. Urbason solubile, 1 Ampulle à 20 mg/Tag]), Immunsuppressiva, Antilymphozytenglobulin.

3.4.7 Parasitosen

3.4.7.1 Protozoonosen (vgl. Kap. 17, 3.4.7.1, S. 179)

Eine bei *Toxoplasmose* zu beobachtende Atrophia nervi optici geht wahrscheinlich auf die Chorioretinitis zurück oder aber auf ein Papillenödem im Gefolge einer Encephalitis toxoplasmotica [10]. Bei *Malaria* treten Opticusneuritiden häufiger auf; bei *Trypanosomiasis* ist die Neuritis nervi optici seltener.

Therapie
Im Rahmen der Allgemeinbehandlung.

3.4.7.2 Wurmerkrankungen

Bei intraokularem Befall mit Nematoden, Trematoden und Zestoden kann es zur Chorioretinitis und Neuritis nervi optici kommen (vgl. Kap. 17, 3.4.7.2, S. 180).

Therapie
Im Rahmen der Allgemeinbehandlung. Operative Entfernung der intraokularen Zysten oder Parasiten. Versuch der Beeinflussung mit Kortikoiden parabulbär (z. B. Urbason solubile, 1 Ampulle à 20 mg jeden zweiten Tag).

3.4.8 Mykosen

Selten kommt es bei mykotischen Allgemeininfektionen zur Neuritis nervi optici.

Therapie
Im Rahmen der Allgemeinbehandlung (z. B. Amphotericin B, Canesten, Nystatin, Pimaricin; vgl. Kap. 17, 3.4.8, S. 180).

3.4.9 Neuromyelitis optica (Dévic) und Neuromyelitis optica (Albutt-Erb)

Den Erkrankungen liegt eine Kombination von beidseitiger retrobulbärer Neuritis (u. U. Chiasmabeteiligung) mit Rückenmarksbefall (Entmarkungsmyelitis) zugrunde. Wahrscheinlich sind die beiden Krankheitsbilder nur Varianten einer Erkrankung. Bei der Neuromyelitis optica (Dévic) überwiegt ein bulbärparalytischer Prozeß, beim Morbus Albutt-Erb eher eine Querschnittsmyelitis (Paraplegien).
Kennzeichen sind: schneller Visusverlust, Paraplegien, Papillenödem, Optikusatrophie, u. U. bulbäre Symptomatik. In der letzten Zeit werden die Erkrankungen nur noch selten beobachtet. Fraglich bleibt mit Bodechtel und Schrader [2], ob es sich um Erkrankungen sui generis handelt.

Therapie
Eine wirkungsvolle Therapie ist nicht bekannt. Versuche mit Kortikoiden systemisch oder parabulbär sind angezeigt.

4. Papillenödem

Das Papillenödem kann das ophthalmologische Substrat einer Reihe von Erkrankungen sein. Als *Ursache* kommen in Frage: entzündliche Prozesse (Papillitis), vaskuläre Störungen (Hypoxie, Optikusmalazie, Hypertonie, Arteriitis), Intoxikationen (Benzole, Indocin, Phosphor), Tumoren des Optikus. Pseudopapillenödeme können beobachtet werden bei Hypotonia bulbi, Drusenpapille, Hyperopie. Liegt ein Papillenödem vor, so muß stets eine Stauungspapille bei erhöhtem Hirndruck ausgeschlossen werden. Zu denken ist ferner an Störungen des Wachstums der Schädelkalotte mit erhöhtem intrakraniellen Druck (z. B. Morbus Apert, Morbus Crouzon, Mikrozephalie, u. a.).

Differentialdiagnostische Maßnahmen
Neurologische Abklärung, Röntgen, Computertomogramm der Orbita sowie des Schädels, Fluoreszenzangiographie.

Therapie. Im Rahmen der Grunderkrankung.

5. Vaskuläre und hämatologische Schäden des N. opticus

5.1 Arteriosklerose und Hypertonie

Im Verlauf der *Arteriosklerose* kann es bei Einengung oder Verschluß der Carotis interna oder A. ophthalmica (Dynamometrie) zur sog. vaskulären Optikusatrophie kommen.

Bei *Hypertonie* treten, vornehmlich im Stadium III und IV, Papillenödem und Blutungen, bei längerem Verlauf der Erkrankung auch Optikusatrophie auf. Wesentlich ist die Abklärung der Ursache der Hypertonie.

Therapie
Im Rahmen der Allgemeinbehandlung bei Arteriosklerose und Hypertonie (vgl. auch Kap. 17, 4.1, S. 180).

5.2 Apoplexia nervi optici

Organische oder entzündliche Gefäßwandveränderungen im Kapillar- und Arteriolenbereich des N. opticus führen zur akuten anoxischen Schädigung des Sehnerven mit Nekrosen, Ödem, Blutungen und starkem Funktionsverlust. Hypertonische Gefäßerkrankungen (Fundus hypertonicus III und IV), Morbus Horton, Endangiitis obliterans und Arteriolosklerose können eine Apoplexia nervi optici zur Folge haben. Graduelle Übergänge zur langsam entstehenden vaskulären Optikusatrophie bei Arteriosklerose sind gegeben.

Therapie
Behandlung im Rahmen der Grunderkrankung mit vaso-aktiven Substanzen und Herzglykosiden (vgl. hierzu Kap. 17, 4.2, S. 187). In der Initialphase sind Kortikoide parabulbär (z. B. Urbason solubile, 1 Ampulle à 20 mg tgl.) indiziert. Falls keine Kontraindikation besteht, ist für 3–5 Tage ein Kortikoidpräparat systemisch zu geben. Die Prognose ist ungünstig.

5.3 Arteriitis cranialis sive temporalis (Horton)

Es liegt ein obliterierender Gefäßprozeß vor, der den Kollagenosen zugeordnet werden

kann. Eine hochgradige Einengung der A. centralis retinae ist möglich und tritt meist beidseitig nach einem Intervall von 6–8 Wochen auf.

Verlauf entweder akut mit schneller Erblindung (Apoplexia nervi optici) oder langsamer innerhalb einiger Tage mit geringem Papillenödem und Übergang in Atrophia nervi optici. Die *Prognose* ist stets äußerst ungünstig; der Befall des zweiten Auges ist meistens nicht zu verhindern.

Therapie
Kortikoide systemisch (Prednison oder Äquivalentpräparate 80–120 mg/Tag), Kortikoide parabulbär (z. B. Urbason solubile, 1 Ampulle à 20 mg jeden zweiten Tag).
Nach 3–5 Tagen Reduzierung der systemisch verabfolgten Kortikoidmenge auf eine Erhaltungsdosis von 15–20 mg/Tag zur Langzeittherapie. Kontraindikationen beachten. Behandlung gemeinsam mit dem Internisten durchführen (vgl. Kap. 17, 3.4.4.5, S. 177 u. 4.1.5.1, S. 184).

5.4 Sonstige Arteriitiden

5.4.1 Periarteriitis nodosa

Diese seltene Erkrankung kann die retinalen Gefäße betreffen und auch zum Zentralgefäßverschluß führen; u. U. beidseitig in kurzem Intervall [8]. Papillenödem oder Optikusatrophie sowie ein Fundus hypertonicus sind zu beobachten (vgl. auch unter Kollagenosen und Gefäßerkrankungen: Kap. 17, 4.1.5, S. 184).

Therapie
In der akuten Phase: Prednison oder Äquivalentpräparat 60–80 mg/Tag systemisch, danach Enthaltungsdosis von 10–20 mg/Tag; u. U. parabulbäre Inektionen von Kortikoiden (z. B. Urbason solubile, 20 mg jeden zweiten Tag), u. U. Immunsuppressiva.

5.4.2 Endangiitis obliterans

Sie kann neben Veränderungen an den Netzhautgefäßen zur vaskulären Optikusatrophie führen (vgl. auch Kap. 17, 4.1.5.3, S. 184).

Therapie
Ausschaltung exogener Faktoren. Therapie im Rahmen der Allgemeinbehandlung; u. U. Kortikoide parabulbär?

5.5 Diabetes mellitus (Dm)

Das Vorkommen einer diabetischen Retrobulbärneutritis ist umstritten und fraglich. Man wird annehmen müssen, daß es sich um ischämische Neuropathien mit Übergang in Optikusatrophie handelt. Insgesamt sind Optikusveränderungen bei Dm sehr selten. Häufiger sind indes die Gefäßneubildungen auf der Papille mit Wundernetzbildungen.

Therapie
Eine wirkungsvolle Therapie der Gefäßveränderungen auf der Papille ist derzeit nicht möglich. Die Koagulation solcher Gefäßneubildungen ist derzeit nicht möglich und erhöht das Blutungsrisiko beträchtlich.

5.6 Hämatologische Erkrankungen

Anämien (vgl. Kap. 17, 4.1.6.1, S. 185), *hämorrhagische Diathesen* (vgl. Kap. 17, 4.1.6.5, S. 187), *Koagulopathien* (vgl. Kap. 17, 4.1.6.6, S. 187) können zur ischämisch bedingten Optikusatrophie führen (posthämorrhagische Optikusatrophie).
Bei *Hämatoblastosen* (Leukämien [vgl. Kap. 17, 4.1.6.2, S. 185], *maligne Lymphome* [vgl. Kap. 17, 4.1.6.3, S. 186]) kann eine Optikusatrophie, eine Stauungspapille durch Hirndruck oder zellige Infiltration des N. opticus auftreten.
Para- und Dysproteinämien (vgl. Kap. 17, 4.1.6.4, S. 186) weisen gelegentlich ein Papillenödem auf (Anämie, hämorrhagische Diathese).

Therapie
Im Rahmen der Allgemeinbehandlung.

6. Degenerative Optikuserkrankungen

6.1 Hereditäre Optikusatrophien

Geschlechtsgebundene Form (Leber), dominant-autosomale Optikusatrophie, rezessive Formen der Optikusatrophie sowie hereditäre Optikusatrophien mit zerebro-spinalen Störungen (Behr-Optikusatrophie), Friedreich-Ataxie usw.

6.2 Hereditäre, tapeto-retinale Degeneration mit Optikusatrophie

Abzugrenzen sind Optikusatrophien nach intrakraniellen Prozessen, nach Intoxikationen, bei Stoffwechselanomalien, bei vaskulären Erkrankungen sowie nach abgelaufener Entzündung.

Therapie
Eine sichere therapeutische Beeinflussung ist nicht möglich. Der Versuch mit Vitamin B_{12} und Vitamin B_{12a} wird empfohlen.

Anmerkung
Eine glaukomatöse Optikusatrophie ist gleichfalls therapeutisch nicht beeinflußbar. Versuch einer durchblutungsfördernden Therapie und Vermeidung von stark blutdrucksenkenden Medikamenten sind angezeigt.

7. Intoxikationen, Arzneimittelschäden und metabolische Störungen

7.1 Intoxikationen und Arzneimittelschäden

Eine größere Zahl von Substanzen kann bei systemischer Anwendung und bei Überdosierung zu akuten Sehnervenschäden führen (Papillenödem, Optikusneuritis, Optikusatrophie). Die Sehnervenbeteiligung erfolgt entweder direkt am Optikus selbst (z. B. Chinin, Chinolinderivat, Thallium) oder indirekt über ein Papillenödem bei Erhöhung des intrakraniellen Druckes (z. B. Pseudotumor cerebri bei Kortikoiden, intrakranielle Drucksteigerung bei Tetracyclin- und Penicillinallergie). An wesentlichen Substanzen sind zu nennen: Arsen, Blei, Chromate, Mangane, Phosphor, Thallium; Salizylate (z. B. Arpirin, Jodoform, Chinin, Chinolinderivate, vornehmlich Oxychinolin [subakute Myelo-Optico-Neuropathie = SMON]), Sufonamide, Streptomycin, Chloramphenicol, Tetracycline, Penicillin, Kortikoide, Ethambutol, INH, Digitalis, Digitoxin, Äthylalkohol, Absinth?, Methanol, Benzol, Benzene, Tetrachlorkohlenstoff, CO_2, CO, Schwefelkohlenstoff, Kontrazeptiva (?). Weitere Einzelheiten vgl. [5].

Therapie

Absetzen bzw. Reduzierung des Medikaments. Behandlung gemeinsam mit dem Toxikologen und Internisten. Bei entzündlichem Papillenödem und Neuritis nervi optici u. U. Versuch mit Kortikoiden parabulbär. Die Anwendung vasoaktiver Substanzen bei eingetretener Atrophie des N. opticus (z. B. nach Chininintoxikation) oder auch mit hyperbarem O_2 brachte keine sicheren Erfolge. Ein Versuch ist dennoch vertretbar.

7.2 Metabolische Störungen

7.2.1 Vitaminmangel-Neuropathie

Beri-Beri (B_1-Avitaminose) führt häufig zur Neuritis nervi optici mit Optikusatrophie.

Ariboflavinose (B_2-Avitaminose) bedingt gleichfalls eine Neuritis nervi optici.

Pellagra (Nikotinsäureamidmangel) kann u. a. auch zur Optikusatrophie führen.
B_6-Avitaminose und B_{12}-Avitaminose bedingen ebenfalls eine Optikusatrophie; letztere die perniziöse Anämie.

CAMP-Amblyopie. Bei chronischer Mangel- und Unterernährung treten Makulaschäden (Ödem, Pigmentverschiebungen) und Neuritis nervi optici mit Atrophie auf (CAMP-Amblyopie). Das Bild geht sehr wahrscheinlich auf einen Vitamin B-Mangel zurück.

Therapie

Vitaminsubstitution: z. B. Vitamin B_1: 20–100 mg/Tag; Vitamin B_2: 10–20 mg/Tag; Nikotinsäureamid: 100–400 mg/Tag; Vitamin B_6: 40–60 mg/Tag.
Vitamin B_{12}: 30 γ/Tag i. m., bei akuten Optikusveränderungen u. U. bedeutend höhere Dosis als tägliche Stoßbehandlung (1000 γ i. m.), danach Langzeitbehandlung (z. B. 500 γ in 6–8wöchigen Abständen) zur Beeinflussung der perniziösen Anämie; u. U. parenterale Eisentherapie. Die Behandlung erfolgt durch den Internisten.

7.2.2 Sog. Tabak-Alkohol-Amblyopie

Der Begriff Tabak-Alkohol-Amblyopie ist eine mehr allgemeine Bezeichnung und nicht genau abzugrenzen bzw. abgrenzbar. Tabakabusus allein kann allerdings selten auch zur Atrophia nervi optici führen; ebenso die alleinige chronische Anwendung von Alkohol. Man wird einen Vitamin B-Mangel (B_{12}?) ursächlich anschuldigen müssen. Wahrscheinlich kommt als zusätzliches Moment ein Anlagefaktor hinzu; Analogien zur Leber-Optikusatrophie sind zu sehen.

Therapie

Absetzen der Noxen, Vitamin B-Komplex über längere Zeit. Die *Prognose* ist allgemein ungünstig.

7.2.3 Graviditäts-, Laktations-Neuritis

Die endgültige Diagnose einer Graviditäts- oder Laktations-Neuritis ist erst nach langem rezidivfreiem Intervall zu stellen, da erst dann eine Abgrenzung gegen die multiple Sklerose möglich ist [2]. Es mag eine B-Avitaminose und auch ein vasaler Faktor mitspielen.

Therapie

Versuch mit täglichen Gaben von Vitamin B_1 und B_2 bzw. Vitamin B-Komplex.

8. Traumen

Isolierte Verletzungen des N. opticus sind selten und im allgemeinen schwierig zu diagnostizieren.

8.1 Indirektes Trauma, Canalis opticus-Syndrom (Seitz-Syndrom)

Prellungen im Kopfbereich, z. B. nach Sturz, können auch ohne äußerlich erkennbare Verletzungsfolgen zur Läsion des Optikus führen und damit zur sofortigen oder nach Intervall auftretenden Erblindung (Seitz-Syndrom).

Einblutungen in den Sehnerven oder unter seine Hüllen sind kaum klinisch zu diagnostizieren und wurden früher für die Ausfälle nach indirekten Optikustraumatisierungen verantwortlich gemacht. Sehr viel wahrscheinlicher sind indes Nekrosen und Ödem im N. optikus (am Eintrittspunkt des Nerven in das Schädelinnere) Ursache der partiellen oder kompletten Erblindung des Auges [12]. Selbst geringfügige, indirekte Traumen mit Prellung des Kopfes können bereits zum Seitz-Syndrom führen.

Therapie

Die operative Freilegung des Canalis nervi optici hat keinen Erfolg gebracht. Ein operatives Vorgehen kommt nur im Falle einer sicheren Knocheneinsplitterung in den N. optikus in Frage; u. U. Versuch der Ödementquellung in der Frühphase nach Verletzung durch Osmotherapie?

8.2 Direktes Trauma, Evulsio nervi optici, Schnittverletzungen des Optikus

Durch Verletzungen, selten bei Operationen im Bereich der Nasennebenhöhlen (vornehmlich der Siebbeinzellen) kann es zur partiellen oder totalen Durchtrennung des N. optikus kommen.

Therapie

Eine operative oder medikamentöse Beeinflussung ist nicht möglich. Operative Freilegung des Canalis nervi optici nur bei sicherer Knochensplitterverletzung des Sehnerven.

Literatur

1. Axenfeld, Th., Pau, H.: Lehrbuch und Atlas der Augenheilkunde, 12. Aufl. Stuttgart: Fischer 1977
2. Bodechtel, G., Schrader, A.: In: Differentialdiagnose neurologischer Krankheitsbilder. 3. Auflage. Stuttgart: Thieme 1974
3. Böke, W.: Kortikosteroide in der Augenheilkunde. München: Bergmann 1973
4. Cant, St. J.: The Optic Nerve. London: Kimpton 1972
5. Grant, W. M.: Toxiocology of the Eye. Second Ed. Springfield Illinois: Thomas 1974
6. Havener, W. H.: Ocular Pharmacology. St. Louis: Mosby 1974
7. Hayreh, S. S.: Anterior Ischemic Optic Neuropathy. Berlin-Heidelberg-New York: Springer 1975
8. Heydenreich, A.: Innere Erkrankungen und Auge. Leipzig: Thieme 1975
9. Jampel, R. S.: Use of Corticosteroids in Neuroophthalmology. In: Corticosteroids and the Eye. (B. Schwartz, Hrsg.) International Ophthalmology Clinics, Vol. 6, No. 4, S. 903–913. Boston: Little Brown 1966
10. Koch, F. L. P., Wolf, A., Cowen, D., Paige, B. H.: Toxoplasmic encephalomyelitis: VII. Significance of ocular lesions in the diagnosis of infantile or congenital toxoplasmosis. Arch. Ophthal. (Chicago) 29, 1–25 (1943)
11. Pau, H.: Differentialdiagnose der Augenkrankheiten. Stuttgart: Thieme 1974
12. Seitz, R.: Erkrankungen der Netzhaut und ihrer Gefäße bei Allgemeinleiden. In: Almanach für die Augenheilkunde. München: Bergmann 1969
13. Walsh, F. B., Hoyt, W. F.: Clinical Neuroophthalmology. Volume I–III, Third Ed., Baltimore: Williams & Wilkins 1969

Kapitel 19

Glaukom

W. Leydhecker

1. Die Grenze zwischen normalem und pathologischem Augeninnendruck

1.1 Augeninnendruck bei Gesunden

Der Augeninnendruck P_o hängt ab von dem Abflußwiderstand R und der Kammerwasserproduktion F. Dazu ist der episklerale Venendruck P_V zu addieren:

$$P_o = R \times F + P_V \quad \text{(Goldmann-Formel)}.$$

Statt R wird meist der reziproke Wert, die Abflußleichtigkeit $C = \dfrac{1}{R}$ verwendet. Ungefähre Normalwerte sind:

$C = 0,33$ mm³/min/mm Hg, $F = 2$ mm³/min, $P_V = 9$ mm Hg.

Das ergibt ungefähr einen Druck von 15–16 mm Hg als Normalwert.
Bei 99% der gesunden Augen liegt der intraokulare Druck (i. o. Druck) zwischen 10 und 20 mm Hg, der Mittelwert ist 15–16 mm Hg. Das Druckmaximum kommt meist morgens zwischen 5 und 8 Uhr vor. Im Laufe des Tages sinkt der Druck meistens, nachts ist er am niedrigsten. Im Alter ist der i. o. Druck etwas höher als in der Jugend, bei Frauen etwas höher als bei Männern. Auch bei Gesunden kann der i. o. Druck kurzfristig erheblich steigen, so z. B. durch Zukneifen der Lider, Atemanhalten oder Pressen wie zum Stuhlgang sowie durch Kopftieflagerung. Seelische Erregung kann durch Anstieg des Blutdrucks und Herzfrequenzzunahme den Augeninnendruck ein wenig steigen lassen. Bei flachem Liegen ist der i. o. Druck einige mm Hg höher als im Sitzen. Sport ändert den i. o. Druck gesunder Augen nur kurzfristig und unbedeutend. Klima, Kälte, Wärme, Meereshöhe, Rasse, Gesamtflüssigkeitsaufnahme pro Tag, Lesen oder Fernsehen sind ohne wesentlichen Einfluß. 1–2 Tassen Kaffee ändern den i. o. Druck nicht. Alkohol in jeder Form bewirkt in kleinen Mengen eine Drucksenkung um etwa 20%, größere Alkoholmengen senken den Druck nicht stärker.

1.2 Augeninnendruck bei Glaukom

Mit dem Wort „Glaukom" bezeichnet man alle krankhaften Steigerungen des Augeninnendruckes, die sich schädlich ausgewirkt haben oder schädlich auswirken werden. Nicht jede Steigerung des Augeninnendruckes über die statistische Normgrenze bedeutet also Glaukom. Die Fähigkeit eines Auges, einen gesteigerten Augeninnendruck ohne Schaden zu ertragen, nennt man die Tensionstoleranz. Diese ist individuell verschieden. Man ist sich einig darüber, daß ein Schaden an Sehnerv und Gesichtsfeld umso eher zu erwarten ist, je höher der Augeninnendruck gesteigert ist und je länger diese Drucksteigerung anhält. Über diese allgemeine Aussage hinaus läßt sich jedoch bei mäßigen Drucksteigerungen nicht eindeutig definieren, von welchem Augeninnendruck ab man von Glaukom sprechen darf, wenn noch kein Schaden eingetreten ist. Nach meiner Ansicht werden Druckwerte von 26 mm Hg oder mehr auf die Dauer außerordentlich selten ohne Schaden vertragen. Während also die statistische Normgrenze bei 20 oder 21 mm Hg liegt, wird man die „Schädlichkeitsgrenze" nicht so exakt definieren können, im allgemeinen aber etwa bei 26 mm Hg annehmen dürfen. Die Tensionstoleranz hängt weitgehend vom Zustand der Blutgefäße und der Leistung des Herzens ab. Bei Diabetes, erheblicher Arteriosklerose, bei niedrigem Blutdruck oder schlechter Herzleistung liegt die Schädlichkeitsgrenze niedriger, u. U. tritt ein Verfall des Gesichtsfeldes sogar bei statistisch normalen Druckwerten ein. Bei jungen Menschen ohne Arteriosklerose und mit guter Herzleistung liegt die Schädlichkeitsgrenze höher, auch pathologisch erhöhte Druckwerte werden oft erstaunlich lang ohne Schaden vertragen. Für die Therapie ist dies wichtig: Bei Glaukomkranken darf der Blutdruck nicht gesenkt werden. Medikamente, die den Augeninnendruck auf dem Umweg über eine Blutdrucksenkung erniedrigen (z.B. Clonidin stärker als 0,125%), sollten nicht angewandt werden. Sie spiegeln fälschlich ein zu optimistisches Bild der Drucklage vor.

2. Einteilung. Die wichtigsten Formen des Glaukoms

2.1 Übersicht

Die häufigsten Formen sind die *primären* Glaukome, bei denen keine sonstige Augenkrankheit als Ursache erkennbar ist. Als primäre Glaukomformen unterscheiden wir das Glaucoma simplex sowie das akute und das chronische Winkelblockglaukom. Glaucoma simplex entsteht durch eine allmähliche Steigerung des Abflußwiderstandes im Trabekelwerk zwischen der Vorderkammer und dem Schlemm-Kanal. Es ist die weitaus häufigste Glaukomform und besonders gefährlich wegen der Symptomenarmut, die den Patienten die Schwere seines Leidens verkennen läßt. Ätiologisch völlig anders ist das akute Winkelblockglaukom, das durch eine plötzliche Verlegung des Kammerwinkels entsteht. Wird diese beseitigt, so sinkt der i.o. Druck wieder auf normale Werte. Wegen der in der Regel heftigen Symptome sucht der Patient frühzeitig den Arzt auf. Aus einem verschleppten akuten Winkelblockglaukom kann sich ein chronisches Winkelblockglaukom entwickeln, bei dem der Winkelblock nicht mehr völlig zu beseitigen ist und der i.o. Druck auch zwischen den akuten kompletten Winkelverschlüssen erhöht bleibt. Ferner sind Mischformen möglich, nämlich die Kombination des Glaucoma simplex mit einem Winkelblockglaukom.
Die *Hydrophthalmie* ist eine wiederum ätiologisch völlig andere Glaukomform des Kleinkindes, die durch die Mißbildung von Geweben im Kammerwinkel entsteht.
Sekundär nennen wir Glaukomformen, bei denen eine andere Augenkrankheit als Ursache der Drucksteigerung erkennbar ist. Solche Ursachen können Entzündungen der Aderhaut, Mißbildungen, Linsenveränderungen, Verletzungen oder Medikamente sein.
Gemeinsam haben alle Glaukomformen die Steigerung des Augeninnendruckes und die Art der Schäden, die hierdurch entstehen: Der Sehnerv geht durch die Drucksteigerung und die dadurch bedingte Mangeldurchblutung allmählich zugrunde, was sich ophthalmoskopisch als Atrophie und später als Exkavation der Papille erkennen läßt. Infolge des Untergangs von Sehnervenfasern entstehen Gesichtsfeldausfälle, am häufigsten zuerst zwischen 10 und 20°. Die ersten Gesichtsfeldausfälle pflegen in dieser Gegend zu liegen, können jedoch auch näher am Fixierpunkt sein. Die Ausfälle fließen oft zu bogen- oder sichelförmigen Defekten (Skotomen) zusammen, die später mit dem blinden Fleck zusammenhängen. Es kommen periphere Einengungen oder Ausfälle eines Quadranten hinzu, meist nasal-oben oder nasal-unten. Die Bogenskotome fließen mit dem Quadrantenausfall zusammen. Schließlich ist das zentrale Gesichtsfeld dadurch von einer peripheren Insel abgeschnitten. Erst in diesem späten Stadium fällt manchen Glaukomkranken der Gesichtsfeldausfall auf, insbesondere wenn das andere Auge noch ein annähernd normales Gesichtsfeld hat. Die zentrale Sehschärfe ist auch im Spätstadium oft noch annähernd normal oder nur wenig herabgesetzt.
Die Größe der Exkavation der Papille steht nicht immer in einem eindeutigen Verhältnis zur Größe des Gesichtsfeldausfalles. Man kann also nicht den Funktionsverlust mit Hilfe des Augenspiegels abschätzen, sondern muß bei jedem Patienten das Gesichtsfeld untersuchen. Die Größe des exkavierten und atrophischen Bezirks der Papille schätzen und notieren wir, indem wir den Exkavationsdurchmesser in % des Papillendurchmessers annähernd angeben. Im englischsprachigen Schrifttum ist es stattdessen üblich, das Verhältnis in Dezimalen anzugeben. Eine „cup-disc-ratio" = CDR von 0,3 entspricht also etwa einer Exkavation von 30% der Papille. Die Größe von Exkavation und Gesichtsfeldausfall ist für die Therapie wichtig: Je größer die Exkavation, je stärker die Atrophie, je größer der Gesichtsfeldausfall sind, desto dringender wird die Normalisierung des Augeninnendruckes nötig. Im Frühstadium bei noch normal aussehender Papille und annähernd normalem Gesichtsfeld kann die Nor-

malisierung des Augeninnendruckes alle weiteren Funktionsverluste verhindern. Im Spätstadium bei exkavierter und atrophischer Papille, bei einem Gesichtsfeldausfall, der nahe zum Zentrum reicht, kann man dem Patienten nicht mit der gleichen Sicherheit versprechen, durch Normalisierung des Augeninnendruckes alle weiteren Schäden zu verhindern. Hier wirkt die Therapie − vergleichsweise gesprochen − als Bremse, von der wir nicht sicher wissen, ob sie den Wagen noch zum Stillstand bringt, der ohne Therapie mit Sicherheit zum Abgrund rast.

2.2 Glaucoma simplex

Entstehungsweise. Bei Glaucoma simplex ist der Abflußwiderstand im Trabekelwerk erhöht. Dadurch steigt der Augeninnendruck über die statistische Normgrenze. Da die Druckzunahme nur sehr allmählich erfolgt und im Anfang nicht sehr erheblich ist, entsteht zunächst ein Stadium mit Druckwerten von 20–26 mm Hg ohne Gesichtsfeldausfall, in dem sich nicht sicher sagen läßt, ob es sich um eine physiologische Variante des Druckes oder bereits um ein beginnendes Glaucoma simplex handelt. Später, bei Druckwerten über 26 mm Hg, werden wir von Glaucoma simplex auch dann sprechen dürfen, wenn noch keine Gesichtsfeldausfälle vorhanden sind. Im Laufe der Jahre entstehen Gesichtsfeldausfälle, zunächst innerhalb der zentralen 20°, und die unter 2.1 (oben) beschriebenen weiteren Folgen.

Subjektive Symptome fehlen bei etwa 60% der Patienten völlig, bis sie endlich im Spätstadium einen Gesichtsfeldausfall bemerken. Bei ungefähr 20% der Patienten kommen atypische subjektive Symptome im Anfang vor (Brennen der Augen, Kopfschmerzen, zeitweilig schlechteres Sehen). Weitere 20% der Patienten geben Symptome an, die nach der bisherigen Lehrmeinung dem Winkelblockglaukom zugeordnet werden: Nebelsehen, Stirnkopfschmerzen, Farbringe um Lichtquellen.

Diagnose. Da die Krankheit lange Zeit subjektiv symptomlos verläuft, können wir uns vor dem Übersehen des Leidens nur schützen, indem wir bei jedem Patienten den i.o. Druck messen, falls dies nicht wegen einer äußeren Entzündung verboten ist. Die Diagnose ergibt sich aus Tonometrie, Perimetrie und Untersuchung der Papille. Manche Autoren sprechen noch nicht vom Glaukom, wenn nachweisbare Schäden fehlen. Sie nennen diese Phase „okulare Hypertension". Das mag bei Druckwerten zwischen 20–25 mm Hg richtig sein, scheint mir aber ab 26 mm Hg nicht mehr erlaubt, da die weitaus größere Wahrscheinlichkeit für eine Krankheit, Glaucoma simplex, spricht.

Soziale Bedeutung. Das Glaucoma simplex ist die *häufigste Ursache der Erblindung* in Ländern mit ausreichender ärztlicher Versorgung: 15–20% aller Blinden haben ihr Augenlicht durch Glaukom verloren, 10–20% der stationären Patienten einer Augenklinik und 8–12% der Patienten eines niedergelassenen Augenarztes haben Glaukom.

Für die Höhe des Augeninnendruckes lassen sich keine eindeutigen Werte angeben, jedoch pflegt sehr häufig bei Glaucoma simplex der Augeninnendruck nicht viel höher als 30–45 mm Hg zu sein.

Medikamentöse Therapie des Glaucoma simplex. Grundsätze

Wann ist eine medikamentöse Therapie nötig? Je höher der Druck ist und je ausgeprägter Gesichtsfeldausfälle und Sehnervenschäden sind, desto notwendiger ist natürlich die Therapie. Bei ganz beginnendem Glaukom wird jedoch die Frage verschieden beantwortet, bei welchen Symptomen man mit einer Therapie beginnen soll oder wann man noch ohne Therapie abwarten darf. Wenn Papille und Gesichtsfeld normal sind und nur der Augeninnendruck ein wenig gesteigert ist, so beginnen wir im allgemeinen mit einer medikamentösen Therapie, wenn *der i.o. Druck im Mittel 24 mm Hg oder höher ist* oder wenn wiederholt Druckwerte über 24 mm Hg vorkommen. Druckwerte von 21–23 mm Hg sind mit starker Wahrscheinlichkeit pathologisch, bedürfen aber nicht unbedingt einer Behandlung, da sie in absehbarer Zeit nicht zu Schäden führen, außer wenn zusätzlich Gefäßschäden vorhanden sind, die die Tensionstoleranz erniedrigen. Bei jeder Glaukombehandlung muß man sich nicht nach einem einzelnen Symptom richten. Es kommt auch nicht auf 1 mm Hg mehr oder weniger an, sondern alle Gesichtspunkte, die den Patienten betreffen, sind zu berücksichtigen: Wenn Miotika schlecht vertragen werden oder den Druck individuell nicht oder nur unbedeutend senken oder wenn der Patient sehr alt ist und nur eine leichte Drucksteigerung bei normalem Gesichtsfeld hat, kann man von einer Behandlung absehen. Die Belästigung durch Miotika kann dann größer als deren Nutzen sein. Eine vorbeugende Gabe der Miotika bei unsicherer Diagnose ist falsch. Gleichfalls ist es ein Fehler, aus einem vermeintlichen Sicherheitsbedürfnis heraus bei unsicherer Diagnose gelegentlich oder nur 1mal tgl. Pilocarpin zu tropfen: Pilocarpin wirkt etwa 6 Std lang. 1 Tropfen/Tag ist in der Regel also zu wenig, wenn der Patient Glaukom hat, oder zuviel, wenn er gesund ist.

Die Wahl der Medikamente. Vor Beginn der medikamentösen Behandlung beobachten wir das spontane Verhalten der Tension mit Hilfe einer *Tagesdruckkurve*, die um 6 oder 7 Uhr morgens beginnt und gegen 18 Uhr endet. Dazwischen wird der Druck etwa alle 2 Std gemessen. Diese Tagesdruckkurve zeigt die Stärke der Druckschwankungen und die Tageszeit der Maximalwerte.

Wir suchen sodann das Medikament, das dem Schlagwort entspricht: So wenig wie möglich, so viel wie nötig. Mit anderen Worten: Das schwächste Medikament, mit dem eine Druckregulierung durch die 24 Std hindurch gelingt.

Miotika. Nach der klinischen Wirkung kann man im allgemeinen als schwache oder milde Miotika bezeichnen: Pilocarpinlösungen 1–2%, Aceclidin (Glaucostat), Neostigmin (Prostigmin) 1–3% oder Carbachol 1–3%. Clonidin verwende ich nicht in stärkerer Lösung als $1/8$%, weil nach den bisher vorliegenden Forschungsergebnissen das Mittel dann durch eine Blutdrucksenkung wirkt, die Schädlichkeitsgrenze also herabgesetzt wird. Arzt und Patient täuschen sich dann über den Ernst der Lage, weil der Blutdruck am Auge beim Menschen nicht ohne weiteres meßbar ist und die Augeninnendrucksenkung einen Heilerfolg vortäuscht, der bei gleichzeitiger Senkung des Blutdruckes natürlich nicht vorhanden ist. Clonidin ist deshalb auch in Verbindung mit anderen Miotika nicht angezeigt.

Stärkere Medikamente, wie z. B. Demecariumbromid (Tosmilen) oder die irreversiblen Cholinesterasehemmer Mintacol, Phospholinjodid oder DFP verordnen wir fast nie. Die einzige Indikation wäre das Glaukom bei Aphakie, wenn andere Medikamente versagen und eine Operation nicht angezeigt ist.

Adrenalin. Bei weitem Kammerwinkel kann zu den Miotika noch ein *Adrenalinpräparat* hinzugegeben werden. Es gibt Mischpräparate von Pilocarpin mit Adrenalin (Piladren) sowie von Glaucostat mit Adrenalin (Glaucadrin). Die Mischung dieser beiden Präparate hat die Vorteile der Kombination zweier verschiedenartig wirkender Mittel und einer weniger stark verengten Pupille.

Stets muß man vor der Wahl des Medikamentes *gonioskopieren, denn bei engem Kammerwinkel dürfen Adrenalinpräparate nicht angewendet werden.*

Carboanhydrasehemmer geben wir im Gegensatz zu amerikanischen Autoren in der Regel nicht als Dauertherapie, sondern nur um Zeit zu gewinnen, wie z. B. bei akutem Glaukom oder zum Aufschieben einer Operation oder bei Sekundärglaukom.

Die Technik der Druckeinstellung. Der i.o. Druck ist reguliert, wenn er nie mehr als 20 mm Hg beträgt. Niedrigere Druckwerte sind nur dann erforderlich, wenn erhebliche Gefäßschäden mit einer mangelnden Durchblutung der Papille vorliegen. Man kontrolliert den Erfolg der Therapie bei jedem Patienten individuell an den „Nahtstellen": Man mißt den Augeninnendruck unter der Therapie kurz bevor erneut Tropfen fällig werden. In der Regel kann man die *Tropfengabe gleichmäßig über den Tag verteilen:* morgens nach dem Aufstehen, also etwa um 7 Uhr, mittags gegen 12 Uhr und nachmittags gegen 17 Uhr. Vor dem Einschlafen gibt man ein Medikament, dessen Wirkung durch eine ölige Lösung, durch Lösung in Methylzellulose oder in Salbenform, verlängert wird. Ein weiteres Individualisieren der Therapie durch zusätzliche Tropfen kann nötig werden, wenn die Tagesdruckkurve regelmäßig zu einer bestimmten Tageszeit einen Druckanstieg zeigte, der einen zusätzlichen Tropfen des Miotikums 1 Std vorher erfordert. Umgekehrt kann bei beginnendem Glaukom mit spontanen Drucksenkungen auf normale Werte am späten Nachmittag auf den 17-Uhr-Tropfen verzichtet werden. Alle diese Maßnahmen müssen *individuell kontrolliert* und begründet sein.

Etwa 60% aller Patienten mit Glaucoma simplex lassen sich mit Pilocarpin 1–2% 3mal tgl., vor dem Schlafengehen Pilocarpin in öliger Lösung (Pilocarpol) oder als Salbe oder 1 Tropfen der wäßrigen Lösung Carbachol 3% regulieren. Nur wenn diese Therapie nicht aus-

Merkblatt

für Patienten mit Augendrucksteigerung

1.

Die Nachricht hat Sie erschreckt, daß der Arzt bei Ihnen Glaukom (grüner Star) fand. Sie haben vielleicht in älteren Büchern gelesen, daß man am grünen Star erblinden kann. Heutzutage trifft das bei rechtzeitiger Behandlung nicht mehr zu, denn wir haben bessere Medikamente und, falls nötig, auch bessere Operationen als früher. Sie müssen aber den Ratschlägen Ihres Arztes genau folgen und die verordneten Augentropfen regelmäßig anwenden und bei sich tragen. Wenn das Auge rot wird, wenn Sie Schmerzen haben oder das Sehen sich verschlechtert, gehen Sie sofort zu Ihrem Augenarzt. Andernfalls **kommen Sie alle 4 bis 6 Wochen zu ihm.**

2.

Ohne Behandlung schreitet die Krankheit fort. Sie **spüren davon zunächst nichts.** Mit ausreichender Behandlung verschlechtert sich aber der Zustand nicht mehr. **Medikamente** oder Operationen können allerdings Ihr Sehvermögen bei grünem Star nicht bessern, sondern nur **weiteren Schaden verhindern**.

3.

Im Augeninnern wird dauernd eine Flüssigkeit gebildet. Wenn sie schlecht abfließen kann, steigt der Augeninnendruck und der Sehnerv leidet. Der Druck sollte möglichst nicht höher als 20 mm Hg sein. Er schwankt im Laufe des Tages und muß deshalb häufig gemessen werden. Der Augenarzt mißt mit einem feinen Instrument. Mit dem Finger **kann man nicht selbst fühlen, ob der Druck zu hoch ist.**

4.

Wir benutzen Tropfen und Salbe, um den Druck normal zu halten. Welche Tropfen Sie nehmen müssen und wie oft, kann der Arzt nur durch häufige Druckmessungen entscheiden. Falls Medikamente nicht ausreichen, stellt man mit einer Operation einen neuen Abfluß für die Flüssigkeit her. Da das Auge lebendiges Gewebe ist, kann sich manchmal der Abflußkanal wieder schließen, und man muß eine neue Operation vornehmen. Manchmal gewöhnt sich auch das Auge an die Tropfen, so daß sie unwirksam werden. Deshalb sollten Sie **regelmäßig zum Augenarzt** kommen, auch wenn Sie die Medikamente nach Vorschrift nehmen oder wenn eine erfolgreiche Operation vorgenommen worden ist.

5.

Durch die Tropfen werden die Pupillen kleiner, wodurch manche Menschen einen ziehenden Schmerz und die Abnahme des Sehvermögens nach dem Eintropfen empfinden. Das geschieht besonders dann, wenn man zum ersten Mal Tropfen benutzt. Fast immer gewöhnt man sich bald daran, es treten dann keine Schmerzen mehr auf.

6.

Wenn Sie einen anderen Augenarzt aufsuchen wollen, bitten Sie den bisher behandelnden Arzt, einen **Bericht** über den Verlauf an den neuen Arzt zu senden.

7.

Sie brauchen Ihre **normale Lebensweise nicht einzuschränken!** 2 Tassen Kaffee oder Tee sind erlaubt. **Mäßiger** Alkoholgenuß ist unschädlich und wirkt bei manchen Menschen sogar drucksenkend. Versuchen Sie seelische Aufregungen zu vermeiden. Tragen Sie keine engen Kragen. Mehr als 5 Zigaretten sollten Sie nicht rauchen. Sorgen Sie für regelmäßigen Stuhlgang. Verschaffen Sie sich 8 Std Nachtruhe und $\frac{1}{2}$ Std Mittagsruhe.

Aus der Universitätsaugenklinik Würzburg, Direktor Prof. Dr. W. Leydhecker

Einregulierung des Augeninnendruckes

Bei dem Einregulieren Ihres Augeninnendruckes wollen wir das Medikament finden, das bei Ihnen den Augeninnendruck auf normale Werte (bis zu 20 mm Hg) reguliert. Der Druck schwankt im Laufe des Tages und ist überdies nicht an allen Tagen gleich. Deshalb sind viele Druckmessungen nötig, bis man sicher sein kann, daß der Druck reguliert ist. Im allgemeinen muß man vier Tage lang morgens, mittags und am späten Nachmittag normale Druckwerte gemessen haben, wenn man den Druck „reguliert" nennen will. Ein normaler Druck **kurz** nach dem Eintropfen bedeutet sehr wenig. Wichtig ist vielmehr, daß er auch dann noch normal ist, wenn gerade wieder Augentropfen fällig wären. Wenn Sie also morgens um 7 oder 8 Uhr gemessen werden, dürfen Sie an diesem Morgen noch nicht getropft haben. Wir wollen ja prüfen, ob das abends angewandte Medikament den Druck bis zum nächsten Morgen normalisiert. Wenn Sie mittags gemessen werden, wollen wir prüfen, ob die morgens angewandten Tropfen den Druck bis zum Mittag normalisieren. Also sollen Sie morgens wie üblich die Tropfen anwenden, aber mittags erst **nach** der Druckmessung. Gegen 17.00 Uhr wollen wir prüfen, ob die Mittagstropfen den Druck bis 17.00 Uhr regulieren. Tropfen Sie also an diesem Tag mittags wie gewöhnlich, jedoch um 17.00 Uhr erst **nach** der Druckmessung.

Die 4 Tage der Druckregulierung brauchen nicht unmittelbar nacheinander zu liegen. Sie können also auch z.B. Montag als ersten Tag, Donnerstag als zweiten Tag, in der folgenden Woche Dienstag und Freitag wählen. Führen Sie dabei möglichst Ihr gewohntes übliches Leben weiter. Wir wollen Sie nicht für günstige Bedingungen einregulieren, sondern für Ihr tägliches Leben mit allen seinen beruflichen und sonstigen Belastungen und Aufregungen. Gegen jeweils 1 bis 2 Tassen Kaffee zum Frühstück oder nachmittags bestehen keine Bedenken. Alkohol wirkt druck**senkend**. Sie dürfen also ruhig Alkohol oder Kaffee trinken, wenn Sie dies gewohnt sind. Fernsehen steigert ihren Augeninnendruck nicht.

Nach erfolgreicher Druckeinstellung müssen Sie die Medikamente genauso weiter anwenden, denn wenn Sie die Medikamente weglassen, steigt der Druck wieder. Lassen Sie den Druck erneut alle 4 Wochen wenigstens einmal kontrollieren. Am besten wechselt man mit der Tageszeit dabei ab, z.B. Januar um 8 Uhr, Februar um 12 Uhr, März um 17 Uhr, April wieder um 8 Uhr, usw. Auch bei diesen Kontrollmessungen muß der Abstand zur letzten Tropfengabe mindestens 5 stunden betragen, genau wie bei der ersten Druckeinstellung. Das Gesichtsfeld lassen Sie bitte etwa alle 3 bis 6 Monate kontrollieren.

Bei manchen Kranken sind besondere Untersuchungen nötig, über die Ihnen der Arzt näher Auskunft gibt: eine Tagesdruckkurve mit Messung alle 2 Std oder, wenn Sie stationär in die Klinik aufgenommen wurden, eine Druckmessung morgens im Bett vor dem Aufstehen. Mit dieser Methode will man herausfinden, ob der Druck auch morgens vor dem Aufstehen noch normal ist. An diesem Tag dürfen Sie keinesfalls vor der Druckmessung aufstehen, weil innerhalb von wenigen Minuten der Augeninnendruck auf niedrigere Werte absinkt. Trinken Sie also am Abend vorher nicht zu viel Flüssigkeit, damit Sie nicht in den frühen Morgenstunden den Drang zum Wasserlassen verspüren. Lassen Sie sich sicherheitshalber ein Urinbecken neben das Bett stellen, damit Sie nicht aufzustehen brauchen.

Aus der Universitätsaugenklinik Würzburg, Direktor Prof. Dr. W. Leydhecker reicht, gehen wir auf Carbachol 1–3% 3mal tgl. oder Prostigmin 1%, danach Prostigmin 3% 3mal tgl. über. Vor einer solchen Steigerung wäre es zweckmäßig, zunächst ein Kombinationspräparat von Pilocarpin und Adrenalin (Piladren) oder die zusätzliche Gabe eines der vielen stabilisierten Adrenalinpräparate (Epitrat, Glaucon, Eppy) zusätzlich zum Pilocarpin zu erproben. Wir betrachten einen neu einzuregulierenden Patienten als druckreguliert, wenn wir 12 *Kontrollmessungen an den Nahtstellen* vorgenommen und alle normal gefunden haben, nämlich 4 Messungen um 8 Uhr, 4 Messungen gegen 12 Uhr und 4 Messungen gegen 17 Uhr. Mit weniger Kontrollmessungen hat man keine Sicherheit über die erste Einstellung.

Die Überwachung des eingestellten Glaukomkranken. Der Druck muß *alle 4–6 Wochen* durch eine Tonometrie an den Nahtstellen überwacht werden. Hierbei wechseln wir mit den Tageszeiten ab und kontrollieren in dem einen Monat z. B. um 8 Uhr, im nächsten um 12 Uhr und im folgenden um 17 Uhr. Häufigere Kontrollen sind nötig, wenn die Druckwerte nahe der oberen Grenze liegen. Tag und Stunde der Kontrolle soll jeweils genau verabredet und in einem Terminkalender vorgemerkt werden. Wir dürfen uns nicht auf die üblichen Sprechstundenzeiten verlassen, die im allgemeinen zwischen 9 und 17 Uhr liegen, weil bei 60% der Glaukomkranken die Druckspitzen außerhalb dieser Zeit vorkommen. Eine ungenügende Druckeinstellung hilft dem Kranken wenig. Durch eine laxe, ungenügende Überwachung entstand früher die veraltete Vorstellung, das Glaukom nehme seinen schicksalmäßigen Verlauf zum Schlechteren. Bei zuverlässiger Normalisierung des i. o. Druckes ist die Prognose des Glaukoms jedoch gut. Hierzu ist aber nötig, daß der Druck immer unter 20 mm Hg liegt. Bei allen Angaben über den Druck sind Messungen mit dem Goldmann-*Applanationstonometer* gemeint. Bekanntlich zeigt das Schiötz-Tonometer zu niedrige Werte an, wenn die Rigidität des gemessenen Auges erniedrigt ist.

Lebensweise, Aufklärung, Merkblatt. Die *Lebensweise* des Patienten braucht nicht geändert zu werden. Es ist sachlich falsch und außerdem töricht, den Patienten in seiner Lebensfreude einzuschränken. Die meisten Glaukomkranken sind alt und neigen ohnehin durch die Kenntnis ihrer Krankheit zu depressiven Befürchtungen. Aufgabe des Arztes ist es nicht, dem Patienten den Rest seiner Lebensfreude zu rauben, sondern ihn so einzuregulieren, daß er dem täglichen Leben gewachsen ist und sich keine Sorgen zu machen braucht. Der Patient kann unbedenklich soviel Flüssigkeit während des Tages zu sich nehmen, wie er mag, denn Flüssigkeitszufuhr wirkt nur dann vorübergehend drucksteigernd, wenn innerhalb von 5 min mehr als $\frac{1}{2}$ l Flüssigkeit getrunken wird, was ein vernünftiger Mensch nicht tut. 1–2 Tassen Kaffee ändern den Augeninnendruck nicht. Mäßiger Alkoholgenuß senkt den Druck. Die einzige einschränkende Forderung an Patienten mit *fortgeschrittenem Gesichtsfeldverfall* sollte sein, den *Nikotingenuß völlig aufzugeben*, da eine Behandlung mit gefäßerweiternden Mitteln sonst natürlich sinnlos ist.

Wir *klären den Patienten über seine Krankheit auf*, da nur dann eine vernünftige Mitarbeit und regelmäßiges Erscheinen zu Kontrollen zu erwarten sind. Man kann die Diagnose dem Patienten so mitteilen, daß er sie nicht als Schock empfindet. Er muß aber wissen, daß das Weglassen der Tropfen den Druck sogleich wieder ansteigen läßt und daß die Wirkung der Tropfen im Laufe der Zeit nachlassen kann und deshalb immer wieder augenärztlich überwacht werden muß. Ich pflege dem Patienten auch seine Druckwerte mitzuteilen und den Namen seines Medikaments. Wir geben dem Patienten zwei Merkblätter mit (Abb. 4 und 5), in dem der Patient die wesentlichen Ratschläge zur Lebensweise und Behandlung findet. (Die Merkblätter können von der Fa. Dr. Winzer, Konstanz, kostenlos bezogen werden.)

2.3 Akutes Winkelblockglaukom

Entstehungsweise. Das akute Winkelblockglaukom entsteht im Gegensatz zum Glaucoma simplex durch einen plötzlichen Verschluß des anlagemäßig engen Kammerwinkels. Im Kammerwinkel des Auges liegt der Schlemm-Kanal, der durch das Trabekelwerk von der Vorderkammer getrennt ist. Das Kammerwasser fließt durch das Maschenwerk der Trabekel in den Schlemm-Kanal. Während bei Glaucoma simplex der Abflußwiderstand höchstwahrscheinlich in diesem Maschenwerk gesteigert ist, entsteht das akute Winkelblockglaukom durch eine plötzliche, völlige Verlegung des Abflusses, wenn z. B. bei sehr engem Kammerwinkel die Pupille erweitert wird und nun plötzlich überhaupt kein Kammerwasser mehr abfließt. *Auslösende Ursache* des akuten Anfalls kann aber nicht nur die Pupillenerweiterung, sondern auch eine erhebliche Pupillenverengung sein, weil durch Miotika die Iris fest auf die Linse gepreßt wird und nun hierdurch ein wasserdichter Abschluß der hinteren Kammer von der vorderen Kammer entsteht. Das Kammerwasser wird in der hinteren Kammer gebildet und kann nun nicht mehr zwischen Linse und Iris in die Vorderkammer abfließen. Es staut sich hinter der Iris, drängt diese nach vorne (Napfkucheniris), so daß die Irisperipherie den Kammerwinkel verlegt. Andere Ursachen des akuten Glaukomanfalls können z. B. Gefäßerweiterungen bei einer Erkältung sein. Trotz sorgfältigen Befragens der Patienten mit akutem Glaukom bleibt aber bei 75% der Anfälle unklar, durch welches Ereignis sie ausgelöst wurden.

Der Augeninnendruck pflegt auf Werte über 60 oder 70 mm Hg anzusteigen. Durch die starke Drucksteigerung kann innerhalb einer Woche eine Sehnervenatrophie mit Erblindung entstehen. Die *subjektiven Symptome* sind meist entsprechend heftig: starke Schmerzen um das Auge, Kopfschmerzen, die auch in die Zähne oder in den Leib ausstrahlen und bis zum Erbrechen gesteigert sein können. Die Schmerzen sind das häufigste Symptom (90% aller Anfälle). Man muß aber wissen, daß bei 8% aller Patienten mit akutem Winkelblockglaukom subjektive Symptome fehlen.

Diagnose. Die starke Drucksteigerung über 60–70 mm Hg läßt sich auch für den ungeübten Arzt leicht feststellen, indem man mit dem rechten und linken Zeigefinger durch das Oberlid des Patienten palpiert, während er nach unten blickt. Mit dieser einfachen Methode kann man mäßige Drucksteigerungen wie bei Glaucoma simplex nicht feststellen, jedoch fühlt auch der Ungeübte bei akutem Glaukom das Auge als „steinhart“. Zum Vergleich dient das andere Auge des Patienten und das eigene Auge des Arztes.

Notfall. Das akute Glaukom ist ein typischer augenärztlicher Notfall. Eine sofortige Klinikaufnahme ist erforderlich; am gleichen Tag muß noch der Augeninnendruck auf normale Werte gesenkt werden. Gelingt dies medika-

mentös nicht, so muß spätestens am nächsten Tag operiert werden.

Akute Glaukomanfälle pflegen sich bei nur medikamentöser Behandlung zu wiederholen. Die Operation ist der einzig sichere Schutz vor erneuten Anfällen. Auch das zweite Auge wird trotz medikamentöser Behandlung bei der Hälfte aller Patienten in den ersten 4 Jahren einen Anfall erleiden. Es sollte deshalb gleichfalls vorbeugend operiert werden.

Therapie

Bei akutem Verschluß des Kammerwinkels, dem akuten Glaukomanfall, kommt es darauf an, zunächst den Augeninnendruck zu senken, damit die Operation bei nicht zu hohem, möglichst normalisiertem Druck erfolgen kann. Grundsätzlich sollte nämlich die Therapie des akuten Glaukoms chirurgisch sein. Medikamente können zwar meist den akuten Anfall beseitigen, aber nicht verhindern, daß neue Anfälle entstehen.

Miotika. Wir beginnen bei bisher noch nicht behandeltem Auge zunächst mit Eintropfen von Pilocarpin 0,5%, dann Pilocarpin 2% alle 10 min, 1 Std lang, d. h. wir geben die 2%ige Lösung 6 mal.

Carboanhydrasehemmer. Zusätzlich geben wir Acetazolamid (Glaupax, Diamox) 750 mg oral oder bei Brechreiz Diamox i.v. Dieses Medikament bewirkt eine Verminderung der Kammerwasserproduktion. Die vermehrte Wasserausscheidung ist bei der Glaukomtherapie ein Nebeneffekt und wirkt nicht drucksenkend.

Zentrale Dämpfung. Ferner geben wir eine kleine Menge Alkohol in irgendeiner Form, z. B. 20 ml 38%igen Weinbrand. Eine größere Alkoholgabe steigert die drucksenkende Wirkung des Alkohols nicht.

Osmotische Therapie. Falls der Druck in 3 Std nicht zu sinken beginnt, geben wir Glyzerin oral 1,2 ml/kg Körpergewicht mit Zitronensaft als Geschmackskorrigens, möglichst eisgekühlt, oder bei Brechreiz 250 ml Mannit 20% als Infusion. Diese osmotische Therapie bewirkt eine vorübergehende Drucksenkung. Wenn der Augeninnendruck in 6 bis höchstens 12 Std nicht gesunken ist, muß operiert werden. Andernfalls kann man 1–2 Tage warten, bis die Gefäßerweiterung, die einen akuten Glaukomfanfall zu begleiten pflegt, abgeklungen ist.

Keinesfalls darf man pupillenerweiternde Mittel (z. B. Adrenalinpräparate) bei akutem Glaukomanfall geben. Der früher empfohlene „Lytische Cocktail" ist in seiner Wirkung sehr unsicher, wir wenden ihn seit vielen Jahren nicht mehr an.

2.4 Chronisches Winkelblockglaukom

Das chronische Winkelblockglaukom entsteht durch ein allmähliches Zuwachsen des Kammerwinkels nach wiederholten Anfällen von akutem Winkelblockglaukom. Bei dem akuten Winkelblockglaukom tritt die Iris in Kontakt mit dem Trabekelwerk. Wenn dieser Kontakt sich nicht völlig löst, wächst der Kammerwinkel nach jedem Anfall ein wenig mehr zu. Das chronische Winkelblockglaukom zeichnet sich also durch wiederholte, oft nur leichte akute Anfälle aus, zwischen denen der Augeninnendruck allmählich durch eine chronische Verlegung des Kammerwinkels nicht mehr ganz zur Norm zurückkehrt.

Therapie
Bei chronischem Winkelblockglaukom können immer wieder im Abstand von Wochen oder Monaten Verlegungen des Kammerwinkels mit mehr oder weniger ausgeprägten subjektiven Symptomen, ähnlich denen bei akutem Glaukom vorkommen. Hierbei sollte man den Druck normalisieren, wie im vorstehenden Abschnitt beschrieben, und dann operieren, um Rückfälle zu verhindern. Wenn infolge der wiederholten Anfälle allmählich eine dauernde Drucksteigerung eingetreten ist, weil die wiederholten Anfälle zu einem Zuwachsen des Kammerwinkels geführt haben, wird man meist mit Miotika keine Drucknormalisierung erzielen können und sollte operieren. Acetazolamid (Glaupax), Alkohol sowie Glyzerin oder Mannit sind keine Dauertherapie, sondern nur dann angezeigt, wenn eine Drucksteigerung kurzfristig beseitigt werden soll, damit später operiert werden kann. Auch bei chronischem Winkelblockglaukom darf natürlich kein pupillenerweiterndes Medikament gegeben werden.

2.5 Mischform

Es kommt vor, daß bei einem Auge mit Glaucoma simplex (Abflußwiderstandserhöhung im Trabekelwerk) außerdem der Kammerwinkel anlagemäßig eng ist. Wenn es hier einmal zu einer anfallsweisen Verlegung des Kammerwinkels kommt, liegt eine Mischform vor. Auch nach Lösen der Kammerwinkelsperre ist dann der Abflußwiderstand nicht normal, der Augeninnendruck bleibt erhöht. Da das Glaucoma simplex jahrelang keine Symptome macht, kommt es nicht selten vor, daß das erste Symptom, das den Patienten zum Arzt bringt, der akute Glaukomanfall ist, und dem Patienten nicht bewußt ist, daß er außerdem ein Glaucoma simplex hat, also an einer Mischform des Glaukoms leidet.

Therapie
Für die Therapie ist dies bedeutungsvoll, weil als klassische Operation gegen den reinen Kammerwinkelblock die Iridektomie gilt, die jedoch bei Glaucoma simplex nicht zu einer Druckregulierung führt. Da man im allgemeinen bei einem akuten Glaukomanfall nicht wissen kann, ob nicht außerdem ein Glaucoma simplex besteht, empfiehlt es sich, nicht nur eine Iridektomie, sondern zugleich auch eine periphere Iridenkleisis vorzunehmen, weil man hierdurch keine schwierige oder länger dauernde Operation als bei der einfachen Iridektomie hat, aber zwei Fliegen mit einer Klappe schlägt, nämlich den akuten Anfall behebt und zugleich das Glaucoma simplex heilt. Falls kein Glaucoma simplex zusätzlich zu dem akuten Anfall vorliegt, ist die Iridenkleisis zwar unnötig, schadet aber nichts.

2.6 Hydrophthalmie

Als Hydrophthalmie bezeichnet man die pathologische Vergrößerung des Auges bei Kleinkindern, die eine Folge der Drucksteigerung ist. Die Drucksteigerung bei Kleinkindern kann als Ursache die Verlegung des Kammerwinkels durch fetales Gewebe haben. Die Ansichten gehen darüber auseinander, ob dieses Gewebe sich ungenügend gespalten hat, mangelhaft differenziert oder übermäßig gebildet ist. Diskutiert wurde auch eine Abflußbehinderung in den Trabekeln selbst oder eine Fehlinsertion des Ziliarmuskels an den Trabekeln. Sekundäre Formen der Hydrophthalmie können durch alle Ursachen entstehen, die auch bei Erwachsenen zu einem Sekundärglaukom führen können, wie z. B. Entzündungen oder Verletzungen.

Die Diagnose einer Hydrophthalmie läßt sich eindeutig nur durch Druckmessung in Narkose stellen. Anfangssymptome sind Tränen des Auges, anfallsweise hauchige Trübung der Hornhaut (Ödem bei Druckanstieg) mit Rötung der Bindehaut, dann Verbreiterung des Limbus, dauernde Trübung der Hornhaut, Descemet-Membran-Einrisse (Haab-Leisten) und schließlich Vergrößerung des Vorderabschnittes, besonders der Hornhaut. Oft wird die Krankheit im Anfang als „Bindehautentzündung" fehlgedeutet, später von den Eltern als „schöne große Augen" zu unrecht bewundert.

Therapie
Therapeutisch wichtig ist, daß Miotika im Gegensatz zum Glaukom des Erwachsenen hier wirkungslos sind und als einzige Therapie die Operation in Frage kommt.

2.7 Absolutes Glaukom

Als absolutes Glaukom bezeichnet man die Erblindung des betroffenen Auges an Glaukom, unabhängig von der ursprünglichen Form der Krankheit.

Therapie
Diese dient nur dazu, *Schmerzen zu beseitigen.* Miotika steigern meist die Beschwerden. Die Ruhigstellung des Ziliarmuskels durch Atropin kann gelegentlich die Beschwerden lindern und ist erlaubt, wenn die Pupille mit der Iris synechiert ist, also durch Atropin keine Pupillenerweiterung eintritt. Am sichersten ist es, das an Glaukom erblindete Auge zu entfernen, weil sich in ihm ein Melanoblastom entwickeln kann, ohne daß dies dem Patienten auffällt, da das Auge ja blind ist. Wenn der Patient die Entfernung des Auges verweigert, so spritzt man Alkohol retrobulbär: Durch drei konvergierend eingeführte 3,5 cm lange Nadeln wird je 0,8 ml Procain hinter den Bulbus gespritzt. Wir führen zunächst temporal-unten eine Nadel ein, injizieren 0,8 ml, warten bis eine genügende Anästhesie eingetreten ist und spritzen die gleiche Menge Novocain durch eine zweite Nadel nasal-unten und schließlich durch eine dritte Nadel temporal-oben. Alle drei Nadeln bleiben zunächst liegen. Wenn man nach etwa 4 min feststellt, daß die Bewegung der Nadeln keine Schmerzen mehr hervorruft, spritzt man

durch jede Nadel 0,8 ml 80%igen sterilen Alkohol. Danach entfernt man die Nadeln.
Meist entstehen zunächst eine Okulomotoriuslähmung mit Ptosis und eine mäßige Chemosis. Diese bilden sich in 2 Wochen zurück. Schmerzfreiheit erreicht man in mehr als $^2/_3$ der Fälle. Bei den übrigen kann man die Injektion wiederholen. In der Klinik ziehen wir es vor, die Injektion in einer kurzen Allgemeinnarkose vorzunehmen.

2.8 Sekundäre Glaukomformen

Hier sollen nur einige der häufigeren Sekundärglaukomformen genannt werden, bei denen therapeutisch Besonderheiten zu beachten sind.

2.8.1 Glaukom bei Iridozyklitis

Bei etwa 20% aller Iridozyklitiden kommt Glaukom vor.

Therapie
Es können Schwierigkeiten entstehen, wenn man wegen der Entzündung die Pupille weitstellen will, dies wegen des engen Kammerwinkels aber nicht erlaubt ist (vgl. Allg. Therapie unten). Wir behandeln wegen der Iritis mit anfangs hochdosiertem Cortison örtlich (Dexamethasontropfen 6mal tgl.) und bei schwerer Zyklitis auch allgemein, ferner örtlich mit Wärme. Bei weitem Kammerwinkel stellen wir die Pupille weit (Atropinsalbe), bei engem Kammerwinkel erweitern wir täglich mindestens 1mal unter Acetazolamidschutz. Gegen die Drucksteigerung geben wir Acetazolamid, aber keine Miotika.

2.8.2 Heterochromie-Zyklitis

Bei ihr findet man weiße Präzipitate, bei 80% Katarakt und bei rund 10% der einseitigen Fälle Glaukom. In der Regel ist der Kammerwinkel offen und zeigt neugebildete Gefäße.

Therapie
Die Entfernung der Linse ist anzuraten, wobei ich sicherheitshalber zwischen zwei Hornhautskleranähten das Kautern nach Scheie anwenden würde, um einem Rückfall des Glaukoms vorzubeugen.

2.8.3 Glaukomato-zyklitische Krisen (Posner-Schloßmann-Syndrom)

Hierbei findet man wiederholte einseitige, sehr selten auch einmal beidseitige akute Druckanstiege bis 80 mm Hg bei blassem Auge, die Stunden bis Wochen anhalten, und bei denen der Kammerwinkel offen bleibt. Die subjektiven Beschwerden sind meistens gering. Präzipitate verschwinden nach dem Anfall wieder, Synechien entstehen in der Regel nicht.

Therapie
Im allgemeinen werden schwache Pilocarpinlösungen (0,5–1,0%) und Carboanhydrasehemmer empfohlen. Falls Gesichtsfeldausfälle eintreten, sollte man mit der Operation nicht zögern. Ich habe mit der Trepanation nach Elliot gute Erfahrungen gemacht.

2.8.4 Mißbildungen

Glaukom kommt auch bei *angeborener Aniridie* vor, bei *essentieller Irisatrophie* und bei *Iridoschisis*. Bei der *Dysgenesis mesodermalis corneae et iridis* kommen auch noch sonstige Mißbildungen des Auges, wie Mikrocornea, Cornea plana oder Hydrophthalmie vor.

Therapie
Medikamente versagen bei diesen Mißbildungen. Die Behandlung kann nur operativ sein, wobei die Prognose schlechter als bei primärem Glaukom ist. Bei angeborener Aniridie sind Operationen mit Einschneiden des Kammerwinkels von der Vorderkammer aus mit dem Risiko einer Linsenverletzung belastet. Die Trabekulotomie ist deshalb vorzuziehen. Bei essentieller, progressiver primärer Irisatrophie entstehen Synechien im Kammerwinkel. Um deren Ausdehnung zu verhindern, soll man frühzeitig eine möglichst breite Iridektomie ausführen. Zusätzlich kommt eine Trepanation nach Elliot ebenso wie bei der Iridoschisis in Frage.

2.8.5 Pigmentglaukom

Irispigment wird ausgeschwemmt und schlägt sich auf der Hornhautrückfläche als Krukenberg-Pigmentspindel sowie auf der Irisvorderfläche nieder, wodurch die Iris wie mit Pfeffer bestreut aussieht. Im Kammerwinkel findet man eine dichte Pigmentausstreuung, vor allem im Schlemm-Kanal.

Therapie
Wenn Miotika den Druck nicht regulieren, ist die Trepanation nach Elliot am ehesten angezeigt. Die Krankheit tritt vorzugsweise bei myopen Männern auf.

2.8.6 Hämorrhagisches Glaukom

So nennt man ätiologisch verschiedene Formen einer prognostisch ungünstigen Drucksteigerung mit Gefäßneubildung auf der Iris und am Fundus. Dieses schwere Krankheitsbild kann nach Verlegung der Zentralvene, auch nach Verschluß der Zentralarterie oder bei Diabetes entstehen.

Therapie
Miotika steigern durch ihre gefäßerweiternde Wirkung oft den Augeninnendruck. Carboanhydrasehemmer, Mydriatika und Adrenalinverwandte wirken manchmal einige Monate lang drucksenkend. Als Operation wird man wegen der Blutungsbereitschaft im allgemeinen die Verfahren nach Preziosi-Scheie wählen. Die Prognose ist schlecht.

2.8.7 Angiomatosis trigemino-cerebralis (Sturge-Weber-Syndrom)

Therapie
Miotika versagen im allgemeinen gleichfalls. Die Operation ist wegen der großen Blutungsbereitschaft riskanter als bei anderen Formen des Glaukoms. Wie bei hämorrhagischem Glaukom kommt nur die Operation nach Preziosi-Scheie in Frage.

2.8.8 Linsenbedingte Glaukomformen

Diese können durch eine Verlagerung der Linse entstehen, wenn sie in die Pupille eingeklemmt oder in die Vorderkammer luxiert ist und so den Abfluß des Kammerwassers mechanisch behindert. Bei engem Kammerwinkel kann eine *Cataracta intumescens* oder eine *Kugellinse* den Winkel verlegen und so zu akutem Glaukom führen. Bei überreifem Star kann ein *phakolytisches Glaukom* entstehen, bei dem Linseneiweiß und Makrophagen den Abfluß des Kammerwassers verlegen. Zur Therapie s. 2.8.9.

2.8.9 Malignes Glaukom

Es entsteht nach einer Filteroperation, wenn die Linse für das Auge zu groß ist und sich in die Abflußöffnung hineinlegt. Der Druck ist außerordentlich hoch und kann in kurzer Zeit zur Erblindung führen. Deshalb nennt man das Glaukom maligne.

Therapie
In allen in 2.8.8 und in 2.8.9 genannten Fällen von linsenbedingtem Glaukom sind Miotika kontraindiziert, weil sie den Druck steigern! Mydriatika, wie 10%iges Neosynephrin oder Atropinlösungen, können den Druck senken. Die kausale Therapie ist die Entfernung der Linse, auch wenn diese klar ist.

2.8.10 Glaukom bei Aphakie

Therapie
Diese richtet sich nach der verschiedenartigen Genese der Drucksteigerung. Wenn vorgefallener Glaskörper in die Pupille eingeklemmt ist, wird eine Pupillenverengung den Druck steigern, eine Pupillenerweiterung ihn senken. Wenn sich Synechien im Kammerwinkel gebildet haben oder Glaskörper- oder Linsenmassen den Kammerwinkel verlegen, wird meist auch hierbei Mydriasis eher drucksenkend wirken als Miosis. Filteroperationen werden manchmal durch flüssigen Glaskörper in der Vorderkammer verlegt. Dies kann auch den Erfolg einer Zyklodialyse verhindern. In der Regel wähle ich zuerst eine Zyklodialyse und nehme bei deren Versagen bei Aphakieglaukom eine Trepanation nach Elliot vor.

2.8.11 Glaukom nach Verletzungen

Therapie
Die medikamentöse oder operative Therapie wird sich nach der Schwere der Verletzung und dem sonstigen Augenbefund richten müssen. Die Therapie ist wie bei primärem Glaukom.

2.8.12 Glaukom durch Kortikosteroide

Bei 5% der Bevölkerung besteht die Erbanlage zu starker Drucksteigerung (um mehr als 15 mm Hg) nach 3–4 Wochen örtlicher oder allgemeiner Behandlung mit Kortikosteroiden. Meistens verläuft diese Glaukomform wie Glaucoma simplex, also ohne subjektive Beschwerden. Selten kommen einmal bei offenem Kammerwinkel Symptome vor, die wir sonst dem Winkelblockglaukom zuschreiben: Rötung der episkleralen Gefäße, Hornhautödem, Kopfschmerzen, Augenschmerzen, Nebelsehen.

Therapie
Diese besteht im Weglassen der Kortikosteroide und zunächst Behandlung mit Miotika und Carboanhydrasehemmern. Falls der i.o. Druck keine Tendenzen zur Senkung zeigt und bereits erhebliche Gesichtsfeldausfälle bestehen, muß man sich zur Operation entschließen. Ich habe mit der Trepanation nach Elliot gute Erfahrungen gemacht.

Allgemeine Therapie
Bei sekundären Glaukomformen wird man zunächst versuchen, die *Grundursache* zu *beseitigen*, wenn dies möglich ist. Wenn die Drucksteigerung, die die Grundkrankheit begleitet, nur geringfügig ist, und die Grundkrankheit in absehbarer Zeit ausgeheilt werden kann, ist die Behandlung des Sekundärglaukoms nicht sehr wichtig. Wenn es sich dagegen um langdauernde Krankheiten mit starker Drucksteigerung handelt, so muß man nach den gleichen Grundsätzen verfahren, wie sie bei primärem Glaukom geschildert wurden. In 2.8 (S. 220) wurde die spezielle Therapie der wichtigsten Sekundärglaukome besprochen. Hier sei auf einige *Kontraindikationen von Miotika* hingewiesen.

In therapeutische Schwierigkeiten gerät man, wenn z.B. die Behandlung der Iris eine Pupillenerweiterung erfordert, diese jedoch wegen eines engen Kammerwinkels nicht erlaubt ist. Es wird dann nichts anderes übrig bleiben, als unter Acetazolamidschutz 1mal tgl. die Pupille zu erweitern und dabei den Augeninnendruck sorgfältig zu kontrollieren. Keinesfalls ist es erlaubt, die Pupille bei sehr engem Kammerwinkel mit einem stark und entsprechend lange wirksamen Medikament weitzustellen, weil es dann zu Verwachsungen im Kammerwinkel mit hohem i.o. Druck kommt. Umgekehrt ist es bei Sekundärglaukom durch *Iritis* keineswegs erlaubt, wegen der Drucksteigerung die Pupille mit Miotika dauernd engzustellen, weil es dann zu hinteren Synechien bei enger Pupille mit Napfkucheniris kommt. Gerade bei sekundären Glaukomformen, bei denen mit einem Ausheilen der Grundkrankheit zu rechnen ist, wird man sich mit Acetazolamid oft einige Zeit helfen können.

Kontraindiziert sind Miotika stets, wenn sie drucksteigernd wirken können. Dies ist bei *hämorrhagischem Glaukom* wegen der Gefäßerweiterung der Fall, bei *Iridozyklitis* wegen der hinteren Synechien bei enger Pupille (Napfkucheniris), ferner bei *linsenbedingten Sekundärglaukomen*, wie Kugellinse, Cataracta intumescens, oft bei *Glaukom nach Staroperationen* und bei *malignem Glaukom* (vgl. 2.8, S. 220).

Die sicherste Therapie bei *malignem Glaukom* ist die Entfernung der Linse, selbst wenn diese klar ist. Die medikamentöse Therapie bei malignem Glaukom besteht in der Gabe von Mydriatika, wozu man 10%ige Neosynephrinlösung oder 1–3%ige Atropinlösung eintropft. Die Drucksenkung durch die Pupillenerweiterung erfolgt hierbei durch die Entspannung des Ziliarkörpers und durch die Möglichkeit, das hinter dem Iris-Linsen-Diaphragma gestaute Kammerwasser in die Vorderkammer fließen zu lassen.

3. Medikamentenübersicht

3.1 Miotika

Die physiologische, miotisch wirksame Substanz ist *Acetylcholin*, das jedoch nur bei Operationen anwendbar ist, wenn man es unmittelbar auf die Iris tropft. Am nicht-eröffneten Auge wird es durch Cholinesterase zerstört, ehe es die Hornhaut durchdrungen hat. Pilocarpin ist seit 100 Jahren das wichtigste Medikament bei der Glaukombehandlung. 60% der Patienten mit Glaucoma simplex können mit 1–2%iger Pilocarpinlösung, 3mal tgl., druckreguliert werden. Zu Behandlungsbeginn gibt man besser eine 0,5%ige Lösung, um die unangenehmen Anfangssymptome zu mildern: akkommodative Myopie, Schmerzen des Ziliarmuskels. Stärkere Lösungen als 2% bringen nach unserer Erfahrung keine bessere Drucksenkung.

Aceclidinum (Glaucostat) greift ebenso wie Pilocarpin an der Muskelzelle an. Es wird seit 1960 synthetisch hergestellt. Man gibt die 2%ige Lösung 3–4mal tgl. Die Myopie ist geringer als nach Pilocarpin, das Mittel eignet

sich deshalb insbesondere für junge Glaukomkranke sowie bei Pilocarpinallergie.

Carbachol entspricht in der Stärke und Dauer der Drucksenkung etwa dem Pilocarpin. Das Mittel wirkt wie Pilocarpin und Aceclidinum direkt an der Muskelzelle und hemmt außerdem die Cholinesterase. Man gibt 1,5–3% 3mal tgl. (8, 12 und 17 Uhr), sowie einen weiteren Tropfen vor dem Schlafengehen.

Eserin (Physostigmin) ist ein reversibler Hemmer der Cholinesterase. Die Lösung zersetzt sich bei Lichteinwirkung und verursacht dann Bindehautreizungen. Wir haben keine Vorteile gegenüber Pilocarpin gesehen und verwenden das Mittel nicht.

Neostigmin (Prostigmin) wirkt gleichfalls als Hemmer der Cholinesterase, wodurch das vom Körper produzierte Acetylcholin angereichert wird und seine miotische Wirkung entfalten kann. Das Mittel ist im Handel als 3%ige Lösung erhältlich, genügt aber häufig als 1%ige Lösung, die man rezeptieren muß: Rp. Prostigmini 3% 3,0; Aqua dest. steril ad 10,0.

Galanthamin (Nivalin) ist ein Alkaloid des Schneeglöckchens, das Cholinesterase hemmt, den Druck ebenso stark senkt wie Pilocarpin, aber bei uns nicht im Handel ist.

Demecariumbromid (Tosmilen) ist ein reversibler Hemmer der Cholinesterase, wirkt jedoch klinisch so stark wie die irreversiblen Hemmer und wird deshalb von mir ebenso wenig wie diese zur Behandlung empfohlen.

Diäthyl-p-nitrophenylphosphat (Mintacol) ist als Mintacol solubile im Handel und wird rezeptiert: Rp.Mintacol solub. 0,1; Aqua dest. steril. ad 10,0. Es wirkt durch irreversible Zerstörung der Cholinesterase. Stärker als die angegebene Lösung wirkt *Diisopropylfluorophosphat (DFP)*, das als 0,1%ige Lösung verwendet wird.

Ecothiopat-Jodid (Phospholinjodid) hat als 0,06%ige Lösung 2mal tgl. eine ebenso stark drucksenkende Wirkung wie Pilocarpin 2% 4mal tgl. Stärkere Lösungen sollte man wegen der Nebenerscheinungen nicht verwenden.

Alle hier genannten *irreversiblen Cholinesterasehemmer geben wir nur in seltenen Ausnahmefällen* und auch dann nur bei Aphakie wegen der starken Nebenerscheinungen, die im folgenden Absatz besprochen sind.

Nachteile der Miotika

Die Nachteile aller Miotika können sein: Ziliarmuskelschmerz bis zum Ziliarspasmus, akkommodative Myopie, enge Pupille, dadurch schlechtes Sehen in der Dämmerung. Das Ausmaß dieser Beschwerden hängt von der Stärke der Anspannung des Ziliarmuskels ab und ist also im allgemeinen bei Pilocarpin, Aceclidinum, Carbachol, Eserin und Neostigmin erträglich, bei den irreversiblen Hemmern der Cholinesterase meist kaum erträglich. Die Art der Belästigung hängt auch vom Lebensalter ab: Ein junger Mensch ist durch die akkommodative Myopie mehr behindert als ein älterer Mensch, während im Alter die enge Pupille bei beginnender Linsentrübung besonders stören kann. Alle Miotika können eine Allergie verursachen. Iriszysten kommen besonders häufig nach irreversiblen Cholinesterasehemmern vor, sind aber nach längerem Gebrauch aller Miotika möglich. Eine Iritis kann nach langjähriger Therapie mit Miotika entstehen. Infolge der Behinderung des Linsenstoffwechsels können sich nach irreversiblen Cholinesterasehemmern bereits in 6 Monaten Vakuolen unter der hinteren oder vorderen Kapsel zeigen. Bei Überdosierung, insbesondere von irreversiblen Cholinesterasehemmern, kann ein Vagusschock bis zum Herzstillstand und zur Bewußtlosigkeit vorkommen. Bei peripheren Netzhautdegenerationen kann als Folge des Ziliarspasmus eine Netzhautablösung entstehen, die leicht verkannt wird, weil die Gesichtsfeldeinschränkung und das schlechte Sehen fälschlich auf die enge Pupille bezogen werden. Bei den eingangs genannten milderen Medikamenten braucht man mit diesen Komplikationen nicht zu rechnen. Sie betreffen vor allem die irreversiblen Cholinesterasehemmer, die wir deshalb nach Möglichkeit nicht verordnen. Oft stört bei jüngeren Glaukomkranken die akkommodative Myopie. Man kann dann die Druckregulierung mit Ocusert, Glaucadrin, Betablockern oder Clonidin 0,125% versuchen.

3.2 Sympathikolytika

Die Blocker der α-Rezeptoren sind in der Glaukombehandlung ohne klinische Bedeutung. Die Blocker der β-Rezeptoren werden zur Zeit intensiv erforscht. Bei lokaler Gabe senken sie den i.o. Druck bei dem ersten Eintropfen um 40–60%, bei Dauertherapie um 20–30%. Bei manchen Mitteln dieser Gruppe (Practolol) stört die lokalanästhetische Nebenwirkung und Verminderung der Tränensekre-

tion, was bei hoher Dosierung bis zum Einschmelzen der Cornea führen kann. Sehr gute Erfahrungen machten wir mit Bupranolol (Ophtorenin), sowie mit Timolol, von denen wir bisher keine nachteiligen Nebenwirkungen sahen und die den i.o. Druck ohne Änderung der Pupillenweite oder der Akkommodation senken. Der tiefste Druck ist etwa 3–4 Std nach dem Eintropfen erreicht. Die täglich 2malige Gabe genügt in der Regel. Man muß den Behandlungserfolg wegen des manchmal in Wochen bis Monaten eintretenden Wirkungsverlustes besonders sorgfältig, mindestens alle 4 Wochen, überwachen. *Guanethidine* (Ismelin) hemmt die Freisetzung von Arterenol postganglionär. Die 5–10%ige Lösung hemmt bei lokaler Anwendung die Kammerwasserbildung ˙und senkt den i.o. Druck etwa ebensogut wie Pilocarpin 1%. Der Nachteil des Mittels ist die Gefäßerweiterung. Die 0,125%ige Lösung von *Clonidin* senkt bei lokaler Gabe den i.o. Druck meist ohne wesentliche Änderung des allgemeinen Blutdruckes. Stärkere Lösungen dagegen senken den Blutdruck fast immer und verringern somit das Sauerstoffangebot an den Sehnerv. Das Medikament ist für die Glaukombehandlung nur geeignet, wenn durch laufende Messungen individuell nachgewiesen ist, daß der allgemeine Blutdruck nicht sinkt. Die i.o. Drucksenkung ist sonst therapeutisch wertlos, da die Schädlichkeitsgrenze des i.o. Druckes entsprechend mit absinkt.

3.3 Parasympathikolytika

Zu diesen Mitteln gehören Atropin, Homatropin und Scopolamin. Bei der Behandlung des primären Glaukoms haben diese Medikamente keine Bedeutung. Bei engem Kammerwinkel kann die Anwendung dieser Mittel ein schwerer Fehler sein, der einen akuten Glaukomanfall auslöst. Bei allen Zuständen, bei denen Miotika drucksteigernd wirken, können die genannten Mydriatika den Druck senken: bei Iridozyklitis, malignem Glaukom, hämorrhagischem Glaukom und vielen Formen des linsenbedingten Glaukoms.

3.4 Sympathikomimetika

Alle Adrenalinverwandten können bei weitem Kammerwinkel drucksenkend wirken, indem sie die Kammerwasserproduktion drosseln und zugleich den Abfluß bessern. Die Pupille wird in 15–30 min erweitert, die Mydriasis dauert 7–20 Std. Bei weitem Kammerwinkel ist die Kombination mit Miotika besonders zu empfehlen, weil deren Wirkung unterstützt wird. Bei engem Kammerwinkel ist die Gabe pupillenerweiternder Mittel streng kontraindiziert, auch in Kombination mit Miotika, weil sie einen Glaukomanfall auslösen können.

Alle Sympathikomimetika haben den Nachteil, daß nach einer individuell verschiedenen Zeit eine Gewöhnung eintreten kann und sie nicht mehr drucksenkend wirken, ferner, daß sie eine Lidallergie oder die Ablagerung von schwarzen Körnchen, dem Oxidationsprodukt Adrenochrom, verursachen können. Bei Aphakie kann eine Makuladegeneration beschleunigt werden.

3.5 Lösungsmittel und Medikamententräger (Ocusert)

Die Anwendungsweise der Medikamente ist für die Wirkung mitentscheidend. *Wäßrige Lösungen* der Miotika gelangen nur zum geringen Teil ins Augeninnere an die Stelle, an der sie angreifen können. Der größte Teil eines Tropfens, der in den Bindehautsack eingebracht wird, fließt über die Tränenwege in den Magen.

Im Auge selbst entsteht kurz nach dem Eintropfen eine relativ hohe Konzentration des Medikaments, die im Laufe der nächsten Stunden absinkt und nach 6 Std (bei Pilocarpin und verwandten Medikamenten) unter den Wirkungsspiegel fällt.

Eine bessere Durchdringung der Hornhaut läßt sich durch die Zugabe von *Netzmitteln* oder die *Lösung in Methylzellulose* erreichen. Carbachol war unter dem Handelsnamen Doryl schon vor dem Zweiten Weltkrieg erhältlich, wurde dann aber aus dem Handel gezogen, weil die Zubereitungsform in wäßriger Lösung eine zu geringe Konzentration im Auge ergab. In der neuen Zubereitungsform von Isoptocarbachol ist die Durchdringung der Hornhaut wesentlich besser.

Eine länger dauernde Wirkung läßt sich auch durch *Lösung in Öl* (Beispiel: Pilocarpin, in Öl gelöst = Pilocarpol) oder in *Salbenform* erreichen.

Ocusert ist ein neuer Medikamententräger, bei dem der Wirkstoff zwischen zwei sehr dünnen Membranen eingebracht ist, die eine gleichbleibende Abgabe über 1 Woche hin bewirken. In dieser Anwendungsform braucht bei Patienten, die mit Pilocarpin einreguliert werden können, das Ocusert nur 1mal/Woche in den Bindehautsack eingelegt bzw. daraus entfernt zu werden. Die Vorteile dieser Anwendungsweise sind die gleichmäßige Abgabe einer viel geringeren Gesamtmenge des Wirkstoffes. In erster Linie kommt diese Anwendungsform in Frage für junge Menschen mit Glaukom, die durch 4mal tägliches Eintropfen von Pilocarpin unter stets wechselnden Akkommodationszuständen zu leiden haben und dadurch arbeitsunfähig sein können. Ferner ist Ocusert geeignet für alte Menschen, die durch körperliche oder geistige Behinderung nicht in der Lage sind, das Medikament selbst mehrmals täglich einzutropfen. Dies trifft zu z. B. für Menschen mit pathologisch gekrümmter Wirbelsäule, mit zittrigen Händen, mit Lähmungen sowie auch für Menschen mit seniler Vergeßlichkeit.

3.6 Carboanhydrasehemmer

Das Ferment Carboanhydrase ist für die Kammerwasserbildung wichtig. Durch Carboanhydrasehemmer läßt sich die Kammerwasserbildung verringern, aber nicht ganz unterdrücken. Örtlich ist Carboanhydrase unwirksam. *Acetazolamid* ist in Deutschland am verbreitetsten (Glaupax, Diamox). Bei Unverträglichkeit oder Unwirksamkeit dieses Medikamentes können andere Carboanhydrasehemmer nützlich sein: *Methazolamid* (Neptazane), das etwa 2–3mal stärker als Acetazolamid wirkt, *Ethoxzolamid* (Cardrase, Diurase, Glaucotensil u. a.)., das etwa doppelt so stark wie Acetazolamid wirkt und *Dichlorphenamid* (Daranid, Fenamid, Oralcon, Oratrol u. a.), das 2–3mal stärker als Azetazolamid wirkt. Die Dosis beträgt im allgemeinen 250–500 mg Acetazolamid tgl. oral, bei akutem Glaukom maximal bis zu 1000 mg i.v. Die Drucksenkung beginnt 30–90 min nach der Einnahme der Tabletten, ist maximal nach 3–5 Std und abgeklungen nach 8–12 Std. Bei Retardtabletten ist der tiefste Druck nach 8–13 Std erreicht, und die Wirkung nach 24 Std noch nicht vorbei, so daß sie bei leichten Fällen nur jeden zweiten Tag gegeben zu werden brauchen. Wie bei allen anderen Medikamenten muß dies individuell kontrolliert werden. Die Nebenwirkungen der Carboanhydrasehemmer sind Parästhesien in den Fingern und Zehen, manchmal auch Atemnot, Schläfrigkeit, Appetitverlust und Nierenkoliken. Gegenanzeigen sind Leberzirrhose und Nierensteine. Angezeigt sind Carboanhydrasehemmer vor allem bei kurzzeitig zu behandelnden Drucksteigerungen, also bei akutem Glaukom, Sekundärglaukom oder Aufschub einer Operation.

3.7 Osmotisch wirksame Medikamente

Alle osmotisch wirksamen Medikamente senken den i.o. Druck nur für einige Stunden, nämlich so lange, wie die Änderung des Druckgefälles zwischen den i.o. Flüssigkeiten Kammerwasser und Glaskörper einerseits, Blut andererseits andauert. Die maximale Wirkung ist nach etwa 45 min erreicht. Wegen dieser kurzen Dauer ist die osmotische Behandlung für chronische Glaukomformen nicht angezeigt, sondern eignet sich nur für das akute Glaukom oder für die Vorbereitung von Operationen, vor denen der Augeninnendruck gesenkt werden soll. Wir geben *Glyzerin* oral eisgekühlt mit Zitrone als Geschmackskorrigens, 1 g/kg Körpergewicht, falls der Patient nicht erbricht und es sich nicht um die Vorbereitung einer in Narkose auszuführenden Operation handelt. Falls der Patient erbricht, gibt man *Mannit* i.v. als Infusion, 250 ml 20%ige Lösung. Der Ausgangsdruck ist in 3–4 Std wieder erreicht. Die Infusion dauert 30–40 min bei einer Infusionsgeschwindigkeit von 1 Tropfen/sec.
Nach meiner Ansicht kann man mit diesen beiden Medikamenten gut auskommen. *Ascorbinsäure* wurde von manchen Forschern empfohlen. Sie senkt den i.o. Druck bei intravenöser Infusion (20%ige Lösung, 0,5–1,0 g/kg Körpergewicht, pH 7,4). Für eine orale Therapie sind sehr große Mengen nötig (0,5 g/kg Körpergewicht mehrmals tgl.). Glyzerin verursacht bei intravenöser Infusion Anurie und Hämaturie, jedoch als 30%ige Lösung mit Natriumascorbat 20% (pH 7,2–7,4) soll es nach mehreren Berichten gut verträglich sein. Da Mannit gut wirksam und verträglich ist, habe ich diese beiden Medikamente nicht angewendet. *Urea* verwenden wir nicht mehr, weil es bei paravenöser Infusion Nekrosen verursacht.

3.8 Alkohol und Psychopharmaka

Äthylalkohol senkt durch die sedierende Wirkung bei den meisten Menschen den Druck. Die wirksame Dosis ist 250 ml Wein oder Sekt oder 500 ml Bier oder 21 ml Weinbrand oder Whisky. Eine Steigerung der Dosis bringt keine stärkere Drucksenkung. Wir benutzen Alkohol als zusätzliche Therapie bei akutem Glaukomanfall. Keinesfalls sollte man dem Glaukomkranken ein Glas Wein verbieten, wenn er dies zum Tagesausklang zu trinken gewohnt ist. Bei seelisch sehr labilen Menschen kann die Beruhigung durch *Meprobamat* gleichfalls drucksenkend wirken, jedoch ist dies nicht so regelmäßig der Fall wie bei Alkohol. Auch Marihuana wirkt durch Erregung der Betarezeptoren drucksenkend, eignet sich aber als suchterzeugendes Narkotikum natürlich nicht für die Glaukomtherapie.

3.9 Gefäßerweiternde Medikamente zur Bewahrung des Gesichtsfeldes

Gesichtsfeldausfälle sind im allgemeinen nur geringfügig reversibel. Am ehesten ist dies zu erwarten, wenn die Drucksteigerung stark war und kurz dauerte. Bei den chronischen Glaukomformen dürfen wir nicht damit rechnen, viel verlorenes Gesichtsfeld wiederzugewinnen. Jedoch scheint es mir zweckmäßig, einem Patienten nach der medikamentösen Druckregulierung gefäßerweiternde und herzstützende Medikamente zu geben, um einen weiteren Verfall des Gesichtsfeldes zu verhindern. In höherem Alter sind ja mindestens zwei Komponenten am Zustandekommen des Gesichtsfeldverfalles beteiligt, die Drucksteigerung und die mangelhafte Gefäßversorgung durch Sklerose. Eindeutig beseitigen können wir nur die Drucksteigerung. Die Einwirkung auf die Gefäßkomponente ist unsicher. Nach heutigen Erkenntnissen erscheint es zweckmäßig, Kombinationspräparate zu geben, die einen Digitalisabkömmling und ein gefäßerweiterndes Mittel kombinieren. Solche Präparate sind die Kombination von Digitalis mit Bencyclan (Card-Fludilat). Natürlich ist es auch möglich, zu anderen gefäßerweiternden Medikamenten Digitalis hinzuzugeben. Ohne Regulierung des Augeninnendruckes ist diese Therapie sinnlos. Man muß darauf bestehen, daß der Patient jeglichen Tabakgenuß vermeidet, da die Gefäßerweiterung nicht das geringste nutzen kann, wenn er weiter raucht.

4. Die häufigsten Fehler bei der medikamentösen Therapie der Glaukomformen

Es ist falsch, jede geringfügige Drucksteigerung als Glaukom zu deuten und jedes beginnende Glaukom unbedingt zu behandeln. Der umgekehrte Fehler wird jedoch häufiger gemacht, vorhandene Drucksteigerungen zu spät oder mit ungenügender Kontrolle zu behandeln. Die Wahl des Medikaments soll nicht aufgrund einer kurzfristig, im Laufe von 1 Std beobachteten Medikamentenwirkung erfolgen. Nur eine 4tägige Beobachtung bei der primären Druckeinstellung mit täglich wenigstens drei Messungen um 8, 12 und 17 Uhr zeigt uns, ob das Medikament ausreicht. Die Tonometrie 1–2 Std nach der Tropfengabe ist sinnlos, denn dann ist sehr häufig der Druck auch bei solchen Augen normal, die nach 5 Std, also an den Nahtstellen der Therapie, bereits nicht mehr reguliert sind. Dies gilt auch für die spätere Überwachung.

Eine medikamentöse Therapie soll unterbleiben, wenn sie nichts nutzt: Bei Hydrophthalmie und sonstigen Mißbildungen des Kammerwinkels, bei Aniridie, bei iridokornealer Dysgenesis Rieger, bei essentieller Irisatrophie, hämorrhagischem Glaukom oder bei schmerzlosem absolutem Glaukom. Falsch ist die Gabe von Miotika bei all den Glaukomformen, bei denen sie drucksteigernd wirken. Falsch ist die Gabe von Mydriatika bei engem Kammerwinkel. Die langfristige medikamentöse Therapie des Glaukoms mit engem Kammerwinkel soll man nicht empfehlen, weil Miotika Anfälle nicht sicher verhindern, sondern dies nur durch eine Operation möglich ist. Miotika, die den Patienten durch eine akkommodative Myopie oder Nachtblindheit arbeitsunfähig machen, sollten nicht verordnet werden. Die Verträglichkeit muß in jedem einzelnen Fall überprüft und diskutiert werden. Medikamente, deren Wirkung fraglich ist, soll man zusätzlich zu Miotika nur dann verordnen, wenn man individuell exakt nachgewiesen hat, daß sie den Druck senken. Zu diesen im allgemeinen nutzlosen Medikamenten rechne ich Mutterkor-

nalkaloide, Rauwolfiaalkaloide, Barbiturate, Magnesiumsalze, Ganglienblocker und Hormone, sowie bei akutem Glaukom den lytischen Cocktail.

Eine verzettelte Therapie mit Miotika ist sinnlos, wie z. B. Pilocarpin nur 1mal tgl. oder Pilocarpin zur Vorbeugung.

Für falsch halte ich es, dem Patienten unbegründete Vorschriften zur Einschränkung seiner Lebensweise zu geben, wie z. B. Kaffeeverbot, beschränkte Flüssigkeitsaufnahme während des Tages, das Verbot sich zu bücken. Die einzige Vorschrift, die wir geben, ist das völlige Nikotinverbot bei Gesichtsfeldschäden. Die Therapie der Gesichtsfeldausfälle mit gefäßerweiternden und herzstützenden Medikamenten wird oft vergessen. Sie hat nur Sinn, wenn der Augeninnendruck reguliert ist.

Für falsch halte ich es, Medikamente zu geben, deren drucksenkende Wirkung nur eine Folge der Blutdrucksenkung ist, was wir nach dem gegenwärtigen Stand des Wissens z. B. bei Clonidin annehmen müssen, wenn die Augentropfen stärker als 0,125% sind.

Das Notieren eines Druckwertes ohne Uhrzeit und Zeitabstand zur letzten Tropfengabe und ohne Angabe, mit welchem Tonometertyp gemessen wurde, ist sinnlos.

Im allgemeinen halte ich es auch für falsch, den Patienten über seine Krankheit im unklaren zu lassen, ihm den Namen der Medikamente und die Güte der Druckregulierung nicht mitzuteilen. Selten sind einmal Ausnahmen von dieser Regel erforderlich, wenn es sich um psychisch abwegig reagierende Menschen handelt.

Bei den meisten Patienten mit Glaucoma simplex ist es falsch, eine Dauerbehandlung mit Carboanhydrasehemmern und/oder mit irreversiblen Cholinesterasehemmern zu verschreiben. Durch Klima- oder Jodkuren habe ich bei Glaukom nie eine Besserung gesehen. Auch Akupunktur nützt hierbei nichts.

5. Operationen

5.1 Entscheidung zwischen der medikamentösen und operativen Therapie

Bei einigen Glaukomformen entscheiden wir uns *stets für die Operation:* Bei Hydrophthalmie, weil Medikamente nichts nützen. *Bei einem akuten Glaukomanfall ist die Operation nötig, wenn die medikamentöse Behandlung den Druck in 6 bis längstens 12 Std nicht in die Nähe der Normalwerte senkte. Nach einem akuten Glaukomanfall schützt die Operation* sicherer vor erneuten Anfällen als eine fortgesetzte medikamentöse Behandlung. Auch am zweiten, klinisch noch gesunden Auge mit sehr engem Kammerwinkel ist die periphere Iridektomie eine bessere Sicherung gegen künftige akute Anfälle als die medikamentöse Behandlung. Bei einigen Sekundärglaukomformen, insbesondere den linsenbedingten Glaukomformen einschließlich des malignen Glaukoms, ist die Entfernung der Linse die kausale Behandlung und somit der medikamentösen Therapie vorzuziehen.

Schwieriger ist die Entscheidung zwischen medikamentöser Therapie und Operation bei *Glaucoma simplex*. Hierbei müssen wir stets mehrere Faktoren ihrem Gewicht nach berücksichtigen. Diese sind: Höhe des i.o. Druckes, allgemeiner Gesundheitszustand, Tempo des Gesichtsfeldverfalles, Lebenserwartung, Aussehen der Papille. Grundsätzlich ist die medikamentöse Therapie vorzuziehen. Wir werden jedoch immer dann uns zur Operation entschließen, wenn das Gesichtsfeld sich bei erhöhtem Druck verschlechtert oder wenn der Druck mit Medikamenten nicht zu normalisieren ist, und die Lebenserwartung 10 Jahre oder mehr beträgt. Nicht operieren sollte man also bei Gesichtsfeldverfall ohne Drucksteigerung, dem Glaukom ohne Hochdruck. Leicht erhöhte Druckwerte bei Menschen über 75 Jahren sind gleichfalls keine Anzeige zur Operation, wenn das Gesichtsfeld normal ist oder nur ganz unbedeutende Ausfälle zeigt, die nicht zunehmen. Erhöhte Druckwerte wird man umso weniger bestehen lassen dürfen, je schlechter der Zustand des Gefäßsystems ist (vgl. 2.1.2, 2.1 u. 2.2). Die Schwierigkeit liegt im individuellen richtigen Abwägen aller Einflußfaktoren. Auch bei dem Einschätzen der Lebenserwartung müssen wir erwägen, ob der Patient voraussichtlich dem statistischen Durchschnitt entspricht oder eine längere oder kürzere Lebenserwartung haben dürfte.

Die Höhe des i.o. Druckes sollte man zusammen mit dem Lebensalter bewerten. Je jünger der Patient ist, desto eher wird er einen leicht gesteigerten Druck bis 26 mm Hg vertragen. Bei Druckwerten von 21–25 mm Hg würde ich

nur dann zur Operation raten, wenn ein fortschreitender Gesichtsfeldverfall nachgewiesen ist. Druckwerte von 25–30 mm Hg unter dem bestwirksamen, noch vom Patienten vertragenen Miotikum würde ich bei Menschen unter 50 Jahren selbst bei noch normalem Gesichtsfeld nicht hinnehmen, sondern dann eher zur Operation raten. Bei älteren Menschen mit diesem Druck und normalem Gesichtsfeld würde ich eher abwarten. Druckwerte unter 35 mm Hg trotz Medikamente würde ich nur dann ohne Operation lassen, wenn die Lebenserwartung des Patienten höchstens 5 Jahre ist.

Das Gesichtsfeld wird man am besten zusammen mit der Papille bewerten. Bei normalem Gesichtsfeld und normal aussehender Papille braucht man nicht mit der Operation zu drängen. Je weiter der Gesichtsfeldverfall zum Zentrum fortgeschritten ist, je größer die Exkavation und je ausgeprägter die Atrophie der Papille sind, desto dringender wird die Druckregulierung. Wenn diese mit Medikamenten nicht gelingt, soll man mit der Operation nicht mehr zögern. Eine blasse oder exkavierte Papille bei eindeutig normalem Gesichtsfeld sehe ich nicht als Indikation zur Operation an. Falsch ist es, wegen des bedrohten Zentrums oder der exkavierten und atrophischen Papille mit der Operation zu zögern. Man soll den Patienten vorher darauf aufmerksam machen, daß eine weitere Verschlechterung nicht wegen, sondern trotz der Operation möglich ist.

In *Zweifelsfällen* sind *weitere Faktoren* zu berücksichtigen. Für die Operation sprechen dann: erfolgreicher Eingriff am anderen Auge, rascher Gesichtsfeldverfall ohne Operation an einem der beiden Augen, Unzuverlässigkeit des Patienten bei der Anwendung von Miotika oder im Einhalten der verabredeten Kontrollen, große Entfernung seiner Wohnung von dem nächsten Augenarzt, Allergie gegen Medikamente oder sonstige Behinderung durch Miotika. Im Zweifelsfall sprechen für die Operation ferner: Familiäre Belastung mit Glaukom, Diabetes, niedriger Blutdruck, Arteriosklerose, Herzschwäche, Anämie, Hypotonie.

Immer muß man die seelische Einstellung des Patienten für oder gegen eine Operation mitberücksichtigen. Die Gründe für oder gegen den Eingriff soll man mit dem Kranken besprechen und ihn auch darauf hinweisen, daß etwa bereits vorhandene Linsentrübungen weiterschreiten können, daß ein Filterkissen vernarben kann, daß nach einer Iridenkleisis die

Pupille leicht entrundet ist, daß nach einer Filteroperation ein Sickerkissen vorhanden ist.

5.2 Wirkungsweisen der Operationsmethoden

Operationen können drucksenkend wirken, indem sie die Verbindung zwischen der hinteren und vorderen Kammer wieder herstellen (periphere Iridektomie, nur bei akutem Glaukom angezeigt) oder indem sie den normalen Abfluß in den Schlemm-Kanal wieder herstellen, weil das Gewebe zwischen dem Schlemm-Kanal und der Vorderkammer vom Schlemm-Kanal aus durchtrennt wird (Trabekulotomie) oder von der Vorderkammer her eingeschnitten wird (Goniotomie oder Angulozision). Diese Operationen eignen sich vor allem für das angeborene Glaukom. Am häufigsten werden bei Glaucoma simplex Operationen angewendet, die das Kammerwasser nach außen unter die Bindehaut ableiten, wo sich ein Filterkissen bildet. Der Ausdruck „Fisteloperation" ist nicht richtig, da ja keine Fistel (offene Verbindung zwischen dem Augeninneren und dem Bindehautsack) entstehen soll. Das Ableiten des Kammerwassers kann entweder durch Einklemmen von Iris geschehen (Iridenkleisis) oder durch Ausstanzen eines kreisrunden Stückes der Augenhülle am Limbus (Trepanation nach Elliot) oder durch Ausschneiden eines rechtwinkligen Limbusstückes (Operation nach Lagrange). Von allen diesen Verfahren gibt es unzählige Modifikationen. Das Limbusgewebe kann auf eine Länge von 4–6 mm auch durch Kautern zerstört werden: filternde Iridektomie nach Preziosi-Scheie.
Schließlich ist eine Drucksenkung noch durch zwei weitere Verfahren möglich, nämlich die Ableitung des Kammerwassers zur Aderhaut durch Ablösen des Ziliarkörpers (Zyklodialyse) sowie die teilweise Zerstörung des Ziliarkörpers durch Diathermie (Zyklodiathermie).
Es sollen nun die Wirkungsweise, Anzeigen, Gegenanzeigen und Vorteile oder Nachteile der verschiedenen Operationen im Telegrammstil als Übersicht besprochen werden, ohne die Operationstechnik zu schildern. Diese, sowie die zahlreichen Modifikationen, sind in meinen beiden Büchern [14, 15] nachzulesen.

5.3 Anzeigen und Gegenanzeigen verschiedener Operationsverfahren

Periphere Iridenkleisis nach Leydhecker

Wirkungsweise. Einklemmen einer möglichst dicken Irisfalte mit unbeschädigtem Pigmentblatt, wobei die Iris als Docht wirkt, der eine Verbindung zwischen der Vorderkammer und dem subkonjunktivalen Raum herstellt. Bei engem Kammerwinkel wird dieser erweitert durch das Hochziehen der Iris zur Einklemmungsstelle.

Anzeigen. Alle chronischen Glaukomformen, insbesondere die mit engem Kammerwinkel. Bei akutem Glaukomanfall zusätzlich Iridektomie am nicht eingeklemmten Schenkel.

Gegenanzeigen. Irisatrophie, besonders Pigmentblattdefekte (mit diaskleraler Durchleuchtung vor der Operation zu prüfen), periphere Synechien mit Irisatrophie, hämorrhagisches Glaukom.

Vorzüge. Nur geringe kosmetische Entstellung durch Entrundung der Pupille, Sickerkissen meist nicht so dünnwandig wie nach Elliot-Trepanation. Vorderkammer fließt bei der Operation nicht ab, deshalb ist die Linse nie der Ernährung durch das Kammerwasser beraubt, Linsentrübungen nehmen nach dieser Operation nicht beschleunigt zu.

Zwei-Schenkel-Iridenkleisis

Wirkungsweise. Wie bei der peripheren Iridenkleisis. Die Zwei-Schenkel-Iridenkleisis nehmen wir nur ausnahmsweise vor, wenn aus optischen Gründen die Wirkung einer totalen Iridektomie gewünscht wird. Die Drucksenkung ist nicht stärker als mit der peripheren Iridenkleisis.

Trepanation nach Elliot.

Wirkungsweise. Freie Verbindung zwischen der Vorderkammer und dem subkonjunktivalen Raum.

Anzeigen. Alle chronischen Glaukomformen, bei denen eine Iridenkleisis nicht angezeigt ist (Irisatrophie, Kammerwinkelsynechien), viele sekundäre Glaukomformen; Versagen der Iridenkleisis.

Nachteile. Oft entsteht ein sehr dünnes Sicker-kissen, deshalb insbesondere Gefahr der Spät-infektion. Bei der *Modifikation nach Fronimo-poulous* wird die Elliot-Trepanation ausge-führt, indem eine rechtwinklige Skleralamelle mit Basis am Limbus präpariert wird und nach der Trepanation wieder in die ursprüngliche Lage zurückgenäht wird. Mit dieser Modifika-tion ist die Gefahr des Spätinfekts geringer, eine senile dünne Bindehaut ist dann keine Gegenanzeige mehr. Bei sehr flacher Vorder-kammer hat die Elliot-Trepanation den Nach-teil, daß die Linse leichter verletzt werden kann als bei tiefer Vorderkammer.

Filternde Iridektomie nach Scheie.

Wirkungsweise. Wie bei Trepanation nach Elliot.

Anzeigen. Das Verfahren hat den Vorteil, leicht lehrbar und Schritt für Schritt überwach-bar zu sein. Deshalb wenden es manche Ope-rateure anstelle der Elliot-Trepanation an. Be-sondere Anzeigen sind: eine starke Gefäßbil-dung am Limbus, hämorrhagisches Glaukom, Sturge-Weber-Syndrom, bei Hydrophthalmie nach Versagen der Goniotomie, der Angulozi-sion oder der Trabekulotomie, ferner in Kom-bination mit der Staroperation bei Drucksteige-rung.

Gegenanzeigen. Vernarbte oder sehr dünne se-nile Bindehaut am oberen Limbus, chronische Infektionen des äußeren Auges, Lagophthal-mus, Unreinlichkeit bei sehr alten Menschen oder schmutziger Beruf.

Periphere Iridektomie

Wirkungsweise. Die Verbindung zwischen hin-terer und vorderer Augenkammer wird herge-stellt, der Abfluß aus dem Auge nicht verbes-sert.

Anzeigen. Sehr enger Kammerwinkel am zwei-ten Auge eines Patienten, der am anderen Auge einen akuten Glaukomanfall hatte, also als prophylaktische Operation. Am Auge mit akutem Glaukomanfall ziehe ich die Kombina-tion der Iridektomie mit der peripheren Irid-enkleisis vor, weil oft eine Mischform des Glaukoms vorliegt, die durch die Iridektomie nicht behoben wird und im Anfall nicht er-kennbar ist.

Gegenanzeigen. Wirkungslos bei allen chroni-schen Glaukomformen.

Zyklodialyse

Wirkungsweise. Die Operation stellt den Ab-fluß aus der Vorderkammer zur Uvea her und bewirkt zusätzlich eine Hyposekretion des Kammerwassers durch Atrophie des Ziliarkör-pers.

Anzeigen. Glaukom mit Aphakie.

Gegenanzeigen. Linsenhaltige Augen nach dem 40. Lebensjahr, weil Linsentrübungen bei Patienten über 40 Jahren oft beschleunigt zu-nehmen. Sehr enger Kammerwinkel, da hier-bei postoperativ eine Verlegung des Zyklodia-lysespalts möglich ist, und dann ein akuter Glaukomanfall entstehen kann.

Komplikationen. Blutungen in die Vorderkam-mer oder in den Glaskörper, weshalb man vor dem Eingriff gonioskopisch eine Stelle ohne Synechien oder Blutgefäße aussuchen soll. Hy-potonie, die sich nicht vorausberechnen läßt, da die Größe des Sickerspaltes nicht in einem genau zu definierenden Verhältnis zur Stärke der Drucksenkung steht.

Goniotomie nach Barkan

Wirkungsweise. Das Gewebe zwischen Vor-derkammer und Schlemm-Kanal wird durch-trennt, so daß ein normaler Abfluß wiederher-gestellt wird.

Anzeigen. Hydrophthalmie, mesodermales Ge-webe im Kammerwinkel bei gutem goniosko-pischen Einblick.

Nachteile. Operation nur bei guten goniosko-pischen Beobachtungsverhältnissen angezeigt, sonst besser Trabekulotomie.

Angulozision

Eigene Modifikation der *Barkanschen Gonio-tomie* mit gleichen Anzeigen und Gegenanzei-gen, jedoch mit besonderer, selbstleuchtender Gonioskopielinse ohne Methylzellulose, durch-bohrtes Messer, so daß die Vorderkammer nicht abfließt, tieferer Einschnitt des Kammer-winkels als von Barkan angegeben.

Trabekulotomie

Wirkungsweise. Wie Goniotomie und Angulozision, jedoch mit Aufsuchen des Schlemm-Kanals unter dem Operationsmikroskop von außen und Einführen einer Sonde in den Schlemm-Kanal, die zur Vorderkammer hin geschwenkt wird.

Anzeigen. Bei Hydrophthalmie, wenn der Kammerwinkel gonioskopisch nicht gut sichtbar ist, also Goniotomie oder Angulozision nicht möglich sind. Manche Operateure wenden diese Operation stets bei Hydrophthalmie an und überdies beim Glaukom Erwachsener. Die Diskussion über diese Anzeige ist noch nicht abgeschlossen.

Zyklodiathermiepunktur

Sie ist eine Notoperation nach Versagen aller sonstigen Eingriffe mit schlechten Aussichten eines Dauererfolges. Wir wenden diese Operation nur auf der tiefsten Skleralschicht an, nachdem eine Sklerallamelle abpräpariert wurde, die nach dem Eingriff wieder in die ursprüngliche Lage zurückgenäht wird, um eine Skleratrophie zu vermeiden.

Wenn *Katarakt und Glaukom gleichzeitig* bestehen, verbindet man die Kataraktoperation mit einer Filteroperation. Ich pflege bei Druckwerten über 30 mm Hg eine Trepanation nach Elliot mit lamellärem Skleralappen, bei niedrigeren Druckwerten die Filter-Iridektomie nach Scheie auszuführen.

Literatur

1. Adriani, J., Bernstein, H.N., Burns, R.P., Drance, S.M., Ellis, P.P., Havener, W.H., Richardson, K.T.: Symposium on Ocular Pharmacology and Therapeutics. Transactions of the New Orleans Academy of Ophthalmology. St. Louis: Mosby 1970
2. Chandler, R.A., Grant, W.M.: Lectures on Glaucoma. Philadelphia: Lea & Febiger 1965
3. Duke-Elder, S., Jay, B.: Glaucoma and Hypotony. In: System of Ophthalmology, Vol. **XI**, S. 379–754. London: Kingston 1969
4. Ellis, P.P., Smith, D.L.: Handbook of Ocular Therapeutics and Pharmacology, 3rd Ed. St. Louis: Mosby 1969
5. Fechner, P.U.: Medikamentöse Augentherapie. Grundlagen und Praxis. Stuttgart: Enke 1975
6. Gorin, G.: Clinical Glaucoma. New York: Marcel Dekker Journals 1977
7. Havener, W.H.: Ocular Pharmacology, 3rd Ed. St. Louis: Mosby 1974
8. Heilmann, K.: Medikamentöse Glaukomtherapie. Stuttgart: Enke 1974
9. Kolker, A.E., Hetherington jun., J.: Becker-Shaffer's Diagnosis and Therapy of the Glaucomas, 3rd Ed. St. Louis: Mosby 1970
10. Leydhecker, W.: Glaucoma Symposium, Tutzing Castle. Basel-New York: Karger 1967
11. Leydhecker, W.: Round Table Discussion on Glaucoma, Würzburg 1972. Docum. ophthal. (Den Haag) **33**, 221 (1972)
12. Leydhecker, W.: Glaukom. Ein Handbuch, 2. Aufl. Berlin-Heidelberg-New York: Springer 1973
13. Leydhecker, W.: Glaukom in der Praxis. Ein Leitfaden. 2. Aufl. Berlin-Heidelberg-New York: Springer 1973
14. O'Connor Davies, P.H.: The Actions and Uses of Opthalmic Drugs. London: Barrie & Jenkins 1972
15. Shaffer, R.N.: Stereoscopic Manual of Gonioscopy. St. Louis: Mosby 1962
16. Shaffer, R.N., Weiss, D.I.: Congenital and Paediatric Glaucomas. St. Louis: Mosby 1970
17. Tuovinen, E.: Therapeutic Results in Primary Glaucoma. Helsinki: Raittiuskansan Kirjapaino Oy 1961
18. Worst, J.G.F.: The Pathogenesis of Congenital Glaucoma. Assen: Royal van Gorcum 1966

Kapitel 20

Hypotonie

W. Leydhecker

Von Hypotonie spricht man bei intraokularen Druckwerten unter 7 mm Hg (3σ-Grenze). Wir können eine akute Hypotonie von der chronischen unterscheiden. Akut tritt eine Hypotonie nach Perforation des Bulbus auf (Verletzung, Operation) sowie nach erheblichem Wasserentzug durch Medikamente oder durch Kompression des Auges. Eine akute spontane Hypotonie ist meist Folge einer Aderhautabhebung oder Netzhautabhebung [4, 1]. Die häufigeren chronischen Formen sind im folgenden beschrieben.

Sinnvoller erscheint mir die Einteilung nach den Ursachen zu sein:

1. Ursachen

1.1 Vergrößerter Abfluß

Hypotonie durch zu viel Abfluß von Kammerwasser oder Glaskörper. Hierzu gehört die Hypotonie nach Filteroperation, nach Zyklodialyse, nach Perforation eines Hornhautgeschwüres oder eines Keratokonus mit offener Fistel vom Augeninnern zum Bindehautsack sowie die Hypotonie nach perforierender Verletzung mit Glaskörperverlust.

1.2 Verminderter Zufluß

Hypotonie durch verminderten Zufluß kann nach einer operativen Verödung des Ziliarkörpers oder nach einer Zyklodialyse entstehen, die außer dem Abfluß zur Aderhaut auch eine Hyposekretion von Kammerwasser bewirkt, ferner nach Medikamenten (Adrenalinpräparaten) als Folge einer Sekretionshemmung neben der Abflußbesserung oder als Folge einer Azidose (Carboanhydrasehemmer). Nach einer Prellung oder nach einem akuten Glaukomanfall kann das Ziliarepithel vorüberge-hend zu wenig Kammerwasser bilden. Hyposekretion tritt auch als Folge einer ungenügenden arteriellen Blutzufuhr auf (Gefäßstenose oder Herzinsuffizienz). Auch die Hypotonie bei einer großen Aderhautabhebung oder Netzhautablösung nach Kataraktoperation oder Glaukomoperation gehört wohl hierher. Eine chronisch zunehmende Sekretionseinschränkung kommt bei langdauernder Entzündung oder Phthisis bulbi vor.

1.3 Wasserentzug

Hypotonie kann durch Wasserentzug zugleich mit der Urinausscheidung entstehen (z. B. nach Lasix) oder nach mechanischem örtlichen Wasserverlust durch Kompression des Auges. In beiden Fällen dauert die Hypotonie kaum 30 min. Bei Kachexie kann die Austrocknung zusammen mit einer ungenügenden Aktivität des Ziliarepithels Hypotonie verursachen.

1.4 Nervöser Einfluß

Auch durch nervöse Einflüsse ist Hypotonie möglich: in tiefer Narkose nach Sympathikus-ausschaltung, nach Verödung des Ganglion Gasseri oder bei Herpes [3].

2. Folgen

Eine Hypotonie hat oft keine schädlichen Folgen am Auge. Dies sollte sich jeder Arzt sagen, der einen Patienten mit Hypotonie berät. Es ist falsch, den von der Glaukomfurcht kaum Genesenen mit unnützen Ausrufen über den niedrigen Augeninnendruck nach einer sonst erfolgreichen Glaukomoperation zu beunruhigen, wenn keinerlei schädliche Folgen am Auge vorhanden sind und schädlich nur der

Arzt ist, der dem Patienten seinen Seelenfrieden nimmt. In anderen Fällen jedoch kann bei gleicher Hypotonie das typische *Fundusbild* entstehen: leichtes Ödem der Netzhautmitte mit Sternfältchen, Papillenödem. Dem entsprechen die subjektiven Symptome: Die Sehschärfe ist herabgesetzt, der Kranke sieht verschleiert oder verzerrt.

3. Medikamentöse Therapie

Eine medikamentöse Therapie ist unsicher. Bei engem Kammerwinkel sind Mydriatika nicht erlaubt. Bei weitem Kammerwinkel kann man erproben, ob sie den Augeninnendruck steigern. Kortikosteroide lassen zwar nach 3 Wochen bei hierfür empfindlichen Menschen den Abflußwiderstand im Trabekelwerk ansteigen, aber nur ⅓ der Bevölkerung reagiert überhaupt hierauf, und selbst bei diesen ist eine Dauerbehandlung mit Kortikosteroiden nicht zu empfehlen, da diese Medikamente bereits in einer Woche Hornhautschäden verursachen können, nach einem Jahr zur irreversiblen Linsentrübung führen. Der Nutzen einer Widerstandssteigerung im Trabekelwerk ist ohnehin sehr zweifelhaft, wenn z.B. eine offene Fistel oder ein großer Zyklodialysespalt die Ursache der Hypotonie ist. Somit erscheint die medikamentöse Therapie kaum aussichtsreich.

4. Operative Therapie

Bei Hypotonie durch eine offene Fistel oder Wunde ist der Verschluß der Wunde die Therapie der Wahl. Wenn ein Glaukomfilterkissen eine offene Fistel entwickelt, läßt sich dies am besten nach Auftropfen von Fluoreszein und anschließendem Druck mit einem Glasstab auf das anästhesierte Auge erkennen: In der Farbstoffschicht erkennt man eine helle farbstoffarme Straße von Kammerwasser (Seidel's Versuch). Wir tragen dann das Sickerkissen ganz ab, mobilisieren einen Bindehautlappen und verankern diesen auf der Hornhaut, die peripher abradiert wurde, mit feinsten Nylonfäden.

Schwieriger kann die Entscheidung bei zu großem Sickerkissen ohne offene äußere Fistelierung sein. Man kann dabei einen normalen Augeninnendruck ohne Abtragen des Sickerkissens erreichen, indem man etwa die halbe Zirkumferenz des Kissens mit Kälteherden ($-60°$ C) umgibt. Dabei drückt man leicht die Wand des Sickerkissens gegen die Sklera, so daß eine Verklebung zwischen einem Teil des Sickerkissens und der Sklera entsteht.

Bei einer großen Aderhautabhebung ist nicht immer klar, ob sie Ursache oder Folge der Hypotonie ist. Falls postoperativ eine Aderhautabhebung länger als 3–4 Wochen zusammen mit Hypotonie besteht, punktiert man die Aderhaut mit der Diathermienadel. Bei reizfreiem Auge und tiefer Vorderkammer kann man länger abwarten, bei sehr flacher Vorderkammer, die im Irisbereich aufgehoben ist, wartet man besser nicht länger als 4 Wochen. Bei gänzlich auch im Pupillenbereich aufgehobener Vorderkammer wartet man nicht länger als 5–7 Tage, weil sich sonst Linsentrübungen und Endothelschäden der Hornhaut entwickeln können.

Bei Hypotonie nach einer Goniotomie oder Trabekulotomie öffnet man die Sklera etwa 4 mm vom Limbus und näht die Ziliarmuskelsehne wieder am Skleralsporn fest, von dem sie bei dem Eingriff abgetrennt worden war. Einen zu großen Zyklodialysespalt verschließt man durch Einnähen eines Fibrospumschwammes [2, 5]. Ich habe in solchen Fällen auch mit einer Methode ohne Bulbuseröffnung Erfolge gehabt: Freilegen der Sklera im Bereich der Zyklodialyse, lamelläres Aufsplittern, Diathermie mit 1-mm-Nadel in diesem Bereich, Aufnähen eines Stückes lyophilisierter Dura als Plombe und Wiedervernähen der Skleralamelle. Immer handelt es sich um sehr schwer zu dosierende Eingriffe, denn unternimmt man zu wenig, so bleibt die Hypotonie; beseitigt man sie, so kann der i.o. Druck wieder zu hoch ansteigen und man steht wieder vor demselben Problem, wie vor dem ersten Eingriff.

Literatur

1. Gonin, J.: Die Hypotonie des Auges in ihrem Zusammenhang mit der Netzhautablösung. Klin. Mbl. Augenheilk. **93**, 104 (1934)
2. Hager, H.: Besondere mikrochirurgische Eingriffe. Klin. Mbl. Augenheilk. **161**, 265 (1972)
3. Heath, P.: Ocular Hypotony. Trans. Amer. Acad. Ophthal. **53**, 613 (1948)
4. Hertz, V.: Acute Hypotonia. Brit. J. Ophthal. **38**, 364 (1954)
5. Mackensen, G., Corydon, L.: Verbesserter Eingriff gegen das Hypotonie-Syndrom mit Kammerwinkelspalt nach drucksenkender Operation. Klin. Mbl. Augenheilk. **165**, 696 (1974)

Kapitel 21

Verletzungen

H. Neubauer

1. Grundsätzliches und Definitionen

Verletzungen des Auges und seiner Schutzorgane sind wesentlich häufiger, als man nach der Größe des Organs, seiner Beteiligung an der Körperoberfläche und seiner relativ geschützten Lage annehmen sollte. Die große Mehrzahl der Augenverletzungen wäre vermeidbar, wenn *zweckmäßige Augenschutzmaßnahmen* bindend vorgeschrieben wären. Das gilt vor allem für Arbeitsunfälle (Vergleich USA) und Verkehrsunfälle.

Bei zwei Unfallgruppen, die in den letzten 20 Jahren deutlich zugenommen haben, spielt mangelnde Erfahrung eine wichtige Rolle; bei den häuslichen und Freizeitunfällen der Erwachsenen und bei den Spielunfällen der Kinder. Sicherlich wäre es denkbar, die Spielzeugindustrie an der Herstellung mancher gefährlicher Objekte zu hindern. Ob dadurch aber die Gesamtbilanz der „Spielunfälle" wesentlich gebessert würde, muß dahingestellt bleiben.

Die Behandlung ist auf diesem Gebiet der Augenheilkunde überwiegend chirurgisch. Da die schnelle Entwicklung der Ophthalmotraumatologie sich in den Hand- und Lehrbüchern nur unbefriedigend widerspiegelt, sollen hier auch kurze Hinweise auf wesentliche Probleme der chirurgischen Behandlung gegeben werden. Dies gilt vor allem für die Verletzungen von Orbita und Lidern.

1.1 Bedeutung der Anamnese

Für die Konzeption des richtigen Therapieplanes ist oft die *Kenntnis des Verletzungsvorganges* entscheidend. Die Angaben der Verletzten sind zu etwa 50% unzuverlässig, zu mehr als 20% in für die Therapie wichtigen Punkten bewußt unwahr. Besonders Kinder sind oft

schwer zu bewegen, nach Spielunfällen den wahren Hergang anzugeben.

Der Augenarzt muß lernen, zum Verletzungshergang sorgfältige Überlegungen anzustellen. Er vermeidet damit Fehlhandlungen. Vor allem bei Erwachsenen muß er klären, ob vor der aktuellen schon andere Verletzungen im Augenbereich abgelaufen sind.

1.2 Erstuntersuchung

Bei jeder Verletzung im Augenbereich ist zunächst zu klären, ob eine Augapfelperforation vorliegt und ob nach Art des Verletzungsvorganges das Verbleiben eines Fremdkörpers im Augeninneren möglich ist.

Bei jeder Schädelverletzung mit der Möglichkeit einer Schädigung des Sehorgans sollte der Augenarzt so früh wie möglich hinzugezogen werden. Noch immer werden Augenverletzungen gelegentlich zunächst übersehen.

Stets sollte bei der ersten Untersuchung auch der Visus des zweiten Auges geprüft werden.

Ist die Anwesenheit eines Fremdkörpers im Augenbereich nach Unfallhergang oder Beruf denkbar, so sind *Röntgenaufnahmen* erforderlich. Mit der dem Patienten heute von verschiedenen Seiten zunehmend nahegelegten Tendenz, bei Ausbleiben einer völligen Restitution fehlerhaftes Verhalten des Arztes zu vermuten, sollte sich auch jeder Augenarzt daran gewöhnen, die wesentlichsten Daten einer Augenverletzung kurz und prägnant, aber gerichtsnotorisch zu dokumentieren. Wer häufiger mit ausgedehnteren Verletzungen zu tun hat, sollte sich einer einfach durchführbaren *Photodokumentation* bedienen (z. B. Polaroid).

1.3 Konsilium der beteiligten Disziplinen

Handelt es sich um eine wesentliche Mitbeteiligung der Augen bei Schädeltraumen oder

Mehrfachverletzungen, so muß im Konsilium auch die Reihenfolge der Wundversorgung festgelegt werden. *Nur vitale Indikationen gehen der Versorgung einer penetrierenden Augapfelverletzung vor.*

1.4 Verletzungstypen

Oft kombinieren sich verschiedene Formen der Gewalteinwirkung. Bei der Festlegung des Behandlungsplanes sollten die verschiedenen Verletzungsmechanismen und ihre möglichen, oft von außen nicht erkennbaren Folgen bedacht und abgewogen werden. Typische Verletzungsformen im Bereich der Orbita sind:

Großflächige Prellung der Orbita ohne oder mit Schädelfraktur

kleinflächige Prellung der Orbita und/oder des Augapfels

Pfählung der Orbita

Riß-Platz-Wunden der Orbita und des Augapfels

Schnittverletzungen der Orbita und des Augapfels

Fremdkörperverletzungen der Orbita und des Augapfels

Verätzung und Verbrennung

Schädigung durch strahlende Energie

Elektrotrauma.

Bei der Besprechung der Therapie ist es jedoch zweckmäßig, eine andere Einteilung vorzunehmen.

1.5 Grundsätzliches zur Therapie

Eine *Tetanusprophylaxe* sollte regelmäßig erfolgen. *Systemische antibiotische Prophylaxe* ist sinnvoll, wenn es sich um schwere Verletzungen der Lider und Tränenwege und/oder um penetrierende Verletzungen des Augapfels handelt. *Lokale antibiotische Therapie* ist obligat. Immer wieder sollte man im Laufe der Behandlung die Notwendigkeit einer *Mydriasis* und einer den Augeninnendruck senkenden Behandlung überprüfen.

Mit dem systemischen Einsatz von *Kortikosteroiden* sind wir bei posttraumatischer Uveitis und bei Glaskörperblutungen relativ großzügig. Bei den meist jüngeren Verletzungspatienten handelt es sich nach Dosis und Verabreichungsdauer um eine durchaus zumutbare Be-

handlung, die allerdings antibiotische Abschirmung zur Voraussetzung hat.

Wir beginnen z. B. mit tgl. 40 mg Prednison, gehen nach 3 Tagen auf 35, nach weiteren 3 Tagen auf 30, auf 20, auf 10 mg zurück und lassen die Behandlung mit 1 Woche unter 5 mg ausklingen (22 Tage). Selbstverständlich gibt es hier keinen Schematismus, sondern Anfangsdosis und Dosisverlauf richten sich nach der individuellen Situation.

Zweifellos hat die Verordnung eines *beidseitigen oder einseitigen Verbandes* oft mehr psychologische als kurative Bedeutung. Führt ein Binoculus zu starker physischer Unruhe, so ist oft die sofortige Freigabe eines Auges unter einer einseitigen Schutzklappe mit 10-mm-Loch eine Hilfe. Der einseitige Verband wird ebenfalls oft mit Nutzen durch eine solche Lochklappe ersetzt. Das trifft besonders zu, wenn der Patient das Auge unter einem einseitigen Verband nicht geschlossen halten kann.

Gegenüber der sterilisierbaren Lochklappe ist die überkommene Lochbrille bei Verletzungen nur selten sinnvoll und für den Patenten mit einigen Nachteilen verbunden.

Allgemeine „Ruhigstellung" durch völlige oder überwiegende *Bettruhe* sollte wie jeder andere Faktor der Therapie immer wieder auf ihren Nutzen überprüft werden. Entscheidungen über die Ruhigstellung von Körper, Kopf und Auge werden durch die Persönlichkeit des Patienten und seiner Umgebung im Krankenhaus mitbestimmt und auch von jüngeren Verletzungspatienten als Ausdruck der ärztlichen Lagebeurteilung verstanden.

2. Orbitafrakturen

Zahlreiche Verletzungsarten, vor allem aber Prellungen führen zu Frakturen am Skelett des mittleren Gesichtsschädels.

Therapie

Nur bei Beeinträchtigung der Sehbahn oder der okulären Durchblutung ist sofortige chirurgische Korrektur erforderlich. Gelegentlich ergibt sich die Möglichkeit zu ihrer Durchführung anläßlich einer rhinologischen Versorgung.

Häufig behindern massive Verletzungsfolgen am Orbitainhalt, vor allem *Hämatome*, nicht nur eine chirurgische Behandlung, sondern auch die unerläßliche exakte präoperative

Diagnostik

Einfache Röntgenaufnahmen lassen in einem sehr hohen Prozentsatz knöcherne Veränderungen der zarten Orbitawände kaum erkennen. Selten führt die Aufnahme nach Rhese-Goalwin zur Darstellung des Sehnervenkanals weiter. Am zuverlässigsten sind die verfeinerten Methoden der *Tomographie*.

2.1 Prellungsfrakturen der Orbita

Auch ohne apparative Diagnostik sind bestimmte Vermutungen aufgrund des klinischen Bildes möglich: Vertikale Motilitätsstörungen des Augapfels deuten auf eine Bodenfraktur (Blow-out), Luftemphysem und Nasenbluten auf eine nasale, eine Liquorfistel auf eine obere, Ophthalmoplegie und Visusverlust auf eine hintere Orbitafraktur, Jochbeinbrüche auf kombinierte Frakturen hin.

Therapie

Zur Behandlung zwischen Verletzung und operativer Korrektur bieten sich nur wenige Möglichkeiten an:

Bei massivem Orbitahämatom mit sekundärer Steigerung des intraokularen Druckes können eine laterale Kanthotomie und die Injektion von Hyaluronidase (150 E auf 1 ml Ringerlösung) hilfreich sein. Der Versuch „operativer Ausräumung" wird bei einem Orbitahämatom meist negativ enden und ist in der Regel nicht zu empfehlen.

Muß eine fortgeleitete Infektion der Orbita — z. B. von der Nase her — befürchtet werden, so empfiehlt sich hochdosierte antibiotische Behandlung.

Die *operative* Frakturbehandlung sollte in der Regel in *Allgemeinanästhesie* erfolgen. Wegen der Möglichkeit, daß während des Eingriffes zusätzlich der transorale Zugang erforderlich werden könnte, sollte eine naso-tracheale Intubation auf der nicht-verletzten Seite vorgenommen werden.

Der Anästhesist sollte dem Operateur die Möglichkeit verschaffen, bei Bedarf Suprarenin örtlich anzuwenden [7]. In der Regel ist eine Bluttransfusion nicht erforderlich.

Die ideale Form der Versorgung von Orbitafrakturen ist die enge und langzeitige Zusammenarbeit aller beteiligten Disziplinen („Orbitazentrum"). Auf sich allein gestellt, wird der Ophthalmochirurg sich in der Regel auf die operative Korrektur von Orbitabodenfrakturen beschränken.

2.1.1 Depressionsfraktur des Orbitabodens (Blow-out)

Sachkundige Röntgendiagnostik, vor allem Tomographie ist unerläßlich, bevor darüber entschieden werden kann, ob sich die Funktionsstörungen durch Reposition der Antrumhernie bereinigen oder deutlich bessern lassen. Entscheidende Erkenntnisse vermittelt der *Traktionstest.* Sowohl am bewußtlosen (narkotisierten) Patienten als auch bei maskierendem Orbitahämatom kann durch passive Bewegung beider Augäpfel mit einer bei 12 Uhr am Limbus angesetzten Pinzette ermittelt werden, ob auf der verletzten Seite die Hebung des Augapfels infolge einer Muskeleinklemmung in die Hernie behindert ist. Auch die übrigen Bewegungen können eingeschränkt sein, wenn eine massive Einklemmung als Hemmung wirkt.

Therapie

Die *Indikation der operativen Korrektur* ist in der Regel erst nach Rückgang der traumatisch bedingten Volumenzunahme der Orbita (Blutung, Ödem) zu klären. Nicht in allen Fällen ist operatives Handeln erforderlich. Wenn der Patient bei der ersten Untersuchung und auch nach 2 Wochen visuell ungestört und seine kosmetische Beeinträchtigung unerheblich ist, käme chirurgische Therapie nur in Betracht, falls die Tomographie einen so ausgedehnten Defekt des Orbitabodens nachweist, daß mit erheblichem Enophthalmus zu rechnen ist.

Nach der Verletzung kann man, ohne Risiko irreversibler Fibrose an der Hernie, bis zu 2 Wochen abwarten. Bildet sich in dieser Zeit eine leichte Diplopie zurück, so muß die Notwendigkeit der Operation überprüft werden. Auch durch den Eingriff kann ja gelegentlich Diplopie entstehen. Andererseits können auch vernachlässigte Fälle noch nach mehr als 4 Wochen mit Erfolg operiert werden, wenn auch zweifellos oft mit größeren Schwierigkeiten.

2.1.1.1 Operation der Blow-out-Fraktur

Drei Schnittführungen bieten sich an: am leichtesten ist die Operation bei Inzision in Höhe des unteren Orbitarandes. Sie führt jedoch nicht selten zu unbefriedigenden kosmetischen Resultaten. Trotz guten Etagenverschlusses ist eine Vernarbung zwischen Haut und Knochen oft nicht zu vermeiden (derbe Narbe, Staungslid).

Kosmetisch günstig ist der Inframarginalschnitt. Doch fordert die saubere Präparation der dünnen Haut — ausgehend von einem Schnitt etwa 1,5 mm unterhalb der Wimpernreihe — Sorgfalt; durch die Lappenbildung bis zur Höhe der Orbitalkante ist die Zugänglichkeit der Orbita beeinträchtigt.

Damit dürfte der Schnitt in der physiologischen Unterlidfalte — falls vorhanden — am sinnvollsten sein. Man führe ihn nasal nicht zu weit an die Strukturen der abführenden Tränenwege heran. Die Eröffnung der Periorbita sollte möglichst vermieden werden. Dies ist jedoch keineswegs immer möglich.

Zum weiteren Ablauf des Eingriffes sei an die Variabilität des N. infraorbitalis und seiner Knochenrinne erinnert, die mit den periostalen Fixationen manchmal fälschlich als Frakturlinie gedeutet wird.

Das von Bleeker [2] empfohlene und von der Kopfseite her auszuführende „hand-over-hand"-Manöver mit zwei flachen Spateln ermöglicht am ehesten die Darstellung und Mobilisation der Hernie ohne Ruptur einer noch intakten Periorbita.

Voraussetzung einer einwandfreien Reposition ist die vollständige Darstellung der Ränder des Orbitabodendefektes. Erst wenn dies erreicht ist, wird ein passendes, die Defektränder nach allen Richtungen um 3–4 mm überlagerndes Verschlußstück eingeführt und fixiert. Gegenüber den früher häufig verwandten Knochen- und Knorpelstücken haben sich heute flache Synthetics-Blätter (Teflon, Supramid u. a.) durchgesetzt. Sie bringen kaum das Risiko einer sekundären Hypertrophie mit sich.

Ergibt sich einmal die Situation eines falltürartig in der Kieferhöhle fixierten, irregulär geformten Fragmentes, so ist die Heranziehung des Rhinologen zu empfehlen. Vor Verschluß der Wunde sollte der Traktionstest wiederholt werden.

Anschließend ist ein guter Verschluß der Periorbita von Bedeutung. Auch der M. orbicularis sollte readaptiert werden. Zarte oberflächliche Hautnaht folgt.

Postoperativ sind Visus und Augeninnendruck zu kontrollieren, letzterer vor allem nach Antrumauffüllung.

Kalte Kompressen sind von Nutzen, orale Antiphlogistika können gegeben werden.

Die Motilität wird meist erst allmählich in den Normbereich zurückkehren.

2.1.1.2 Komplikationen nach Operation

Als intraoperative Komplikation ist vor allem die Läsion der unteren äußeren Augenmuskeln zu erwähnen.

Postoperativ kann über eine Reoperation erst entschieden werden, wenn nach 8 Wochen noch eine wesentliche Behinderung der Hebung besteht und der Traktionstest dies bestätigt (neuerliche Tomographie!).

Ein nachfolgend zunehmender Enophthalmus kann auf die mit Rückbildung des Hämatoms sichtbar werdende Fettatrophie zurückgehen.

Die Ausstoßung des Implantates ist selten und macht — nach antibiotischer und antifibrotischer (Steroide) Vorbehandlung — eine zweite Operation nötig.

Eine Dakryozystitis geht meist auf primäre Beschädigung des Tränensackes (Fraktur des Os lacrimale) zurück.

Ein Ektropium wird durch Nahtzug am Septum orbitale beim Wundverschluß hervorgerufen und ist entsprechend zu korrigieren.

2.2 Pfählungsfraktur der Orbita

Während die Fraktur der nasalen Orbitawand und die bei schwersten Zertrümmerungen im Bereich des mittleren Gesichtsschädels auftretenden Jochbeinfrakturen (trimalar fracture) sowie Frakturen des Orbitadaches hier nicht näher erörtert werden sollen, weil ihre chirurgische Behandlung (Reposition und Verdrahtung) meist nicht Sache des Ophthalmochirurgen ist, sollte die Pfählungsfraktur der Orbita kurz erwähnt werden.

Therapie

Bei Pfählungsverletzungen der Augenhöhle kommt es oft zu so schweren Zerstörungen am Augapfel, daß ein Wiederherstellungsversuch sinnlos ist (z. B. Speerwurf mit von Kindern entsprechend zugespitzten Holzstangen, Sturz in Armierungseisen beim Spielen in Stahlbetonbauten). Man muß dabei stets an die Möglichkeit der Gehirnbeteiligung und bei entsprechenden Vorgängen an in der Orbita zurückgebliebene Teile denken.

Gelegentlich wird aber der Augapfel beim Eindringen eines langen spitzen Gegenstandes in die Orbita auch beiseite gedrängt und trägt nur Prellungsschäden davon. Dennoch kann das Orbitadach durchstoßen sein und eine Beteiligung des Stirnhirns vorliegen. Das kommt nicht nur dann in Frage, wenn der pfählende Gegenstand am Verletzungsort mehr oder weniger sachkundig wieder entfernt wurde. Vielmehr können bei Verletzungen durch einen hölzernen Gegenstand nach dessen Entfernung und trotz eines relativ harmlosen Aspektes *Fragmente im Bereich des Orbitadaches* zurückbleiben, die neurochirurgische Revision auf transfrontalem Wege erforderlich machen. Dabei führt oft die einfache Röntgenuntersuchung nicht zur richtigen Deutung.

Wenn nach Entfernung des pfählenden Gegenstandes der akute Oberlidabszeß unter antibiotischer Behandlung zunächst abklingt, aber eine „*Fisteleiterung*" zurückbleibt, muß man daran denken, daß abgebrochene Teile des pfählenden Gegenstandes (meist Holz) als Ursache in Betracht kommen. Tomographie und u. U. Kontrastmittelinjektion durch den Wundkanal sind erforderlich.

Keinesfalls soll man sich durch eine scheinbar widersprechende Anamnese von dieser Untersuchung abhalten lassen. Nach einer übersehenen frontobasalen Pfählungsfraktur drohen ernste zerebrale Komplikationen.

3. Verletzungen der Lider und Tränenwege

Für ihr Zustandekommen sind Schnitt- und Stichwunden ohne und mit zurückbleibendem Fremdkörper, Riß-, Quetsch- und Schürfwunden (Autounfälle) mit oft erheblicher Scherwirkung und schwere Platzwunden nach massiver Prellung in Betracht zu ziehen.

Die Genese der Verletzung, u. U. mit Zusammenwirken verschiedener der genannten Faktoren, ist für die richtige Festlegung des Operationsplanes von Bedeutung.

Therapie

Immer ist zunächst *die mikrochirurgische Rekonstruktion eines evtl. mitverletzten Augapfels vorrangig.* Die Lidverletzungen sind aber in komplizierten Situationen zuvor daraufhin zu inspizieren, in welcher Form anschließend eine primär-plastische Wundversorgung durchzuführen ist. Dies deswegen, weil in manchen Fällen zur korrekten Versorgung des Augapfels und zur Ausräumung intraorbitaler Fremdkörper Entlastungsschnitte an den Schutzorganen des Auges erforderlich werden

können, die der plastischen Wiederherstellung der Lider anzupassen sind.

Sehr wichtig ist die eingehende *Suche nach Fremdkörpern* oder Fremdkörpernestern im Fett der mittleren Orbita. Sie finden sich nach Frontscheibenverletzungen vor allem nahe der temporalen oder medialen Orbitawand. Zurückbleibende Splitter verursachen Granulationsvorgänge und Fibrosen, die bei sekundärer Revision das Behandlungsresultat deutlich verschlechtern.

Leider beginnen viele Unfallchirurgen auch heute noch die Wundversorgung von Lidverletzungen mit Hautnähten. Um eine möglichst günstige Wiederherstellung der Funktionen zu erreichen, müssen wir aber zuvor die „*wichtigsten Strukturen*" im Bereich der Lider möglichst anatomisch genau wiederherstellen [18]. Diese sind:

Stütz- und Halteapparat (Lidbändchen, Septum orbitale, Lidknorpel und Lidkante) abführende Tränenwege Lidhebermuskulatur (M. levator palp., M. tarsalis sup.).

Erst nachdem diese funktionell − und kosmetisch − befriedigend rekonstruiert sind, kommt die Hautnaht der Lider und ihrer Umgebung an die Reihe. Zur Vermeidung unnötiger Narben näht man mit feiner Seide (6/0) in 3-mm-Abständen und vermeidet dabei die Einklemmung subkutanen Gewebes, die zu keloidartigen Narben führt.

Gelegentlich fehlen Hautstücke. Bei der dann erforderlichen plastischen Wundversorgung verhindert man durch ausgiebige Mobilisation jede Vertikalspannung der Haut. Sie würde zum Ektropium führen.

3.1 Lidhautdefekt bei erhaltener Lidkante

Solche Defekte kommen meist durch Schürfverletzungen zustande.

Therapie

Wenn ihre Grenzen nach sauberer Anfrischung 5 mm von der Lidkante entfernt sind, kann man sie − bei Vermeidung jeder Vertikalspannung − am Oberlid durch Horizontalverschiebung, am Unterlid durch Drehlappen decken.

Ist der Rand des Hautdefektes weniger als 5 mm von der Lidkante entfernt, sollte man sich die Wegnahme eines Lidkantenstückes bis zu 6 mm Länge überlegen. Ein solcher Verlust ist auch bei jungen Patienten ohne Kanthotomie funktionell gut zu schließen und erleichtert eine Hautplastik ohne Vertikalspannung. Mit intra- und epitarsaler Adaptation hat die Keilexzision aus dem Lid ihr früheres Risiko verloren.

3.2 Lidkanteneinriß ohne Beteiligung der abführenden Tränenwege

Therapie
Begradigung und sehr exakte (senkrechte) Anfrischung der Wunde, intra- und epitarsale Naht mit feinem Synthetic-Faden (z. B. Suturamid 5/0), wie unter 3.3 geschildert.

3.3 Lidkanteneinriß mit Beteiligung der abführenden Tränenwege

Therapie
Nach Begradigung der Hautwunde erfolgt zunächst die Darstellung des Canaliculus-Einrisses über einer Sonde. Zur Wiederherstellung durchtrennter Tränenkanälchen muß man bei liegender Dauersonde (3–4 Wochen) eine epikanalikuläre Naht vornehmen. Silberdraht, biegsame Kanülen und Kunststoffäden werden verwendet [22]. Die Wiederherstellung eines durchtrennten unteren Kanälchens gelingt in mehr als der Hälfte der Fäle mit Spontanfunktion. Ausrisse des unteren Canaliculus aus dem Tränensack haben eine schlechte Prognose. Bei intaktem unteren Kanal darf man davon ausgehen, daß der Tränenabfluß funktioniert. Eine Durchtrennung des oberen Kanälchens fällt dann kaum ins Gewicht.
Nun folgt die Readaptation des Tarsus oder auch eines ausgerissenen inneren Lidbändchens, die exakte Wiedervereinigung der Lidkante durch zwei intermarginale und je eine weitere Lidkantennaht auf der Haut- und der Bindehautseite des Lides und schließlich die Hautnaht. Auf der Bindehautseite kommt man bei guter Tarsusadaptation durch versenkte Tarsusnähte in der Regel mit einer 5–6 mm von der Lidkante entfernten Seidennaht 6/0 aus. Das hat den Vorteil, daß die Hornhaut nicht beeinträchtigt werden kann.

3.4 Lidabriß

Der Abriß eines oder beider Lider erfolgt meist vom inneren Lidwinkel aus. Der temporale Stiel des Lidlappens kann mehr oder weniger breitbasig sein.
Als Ursachen kommen Hundebiß, Kuhhornverletzung, Hakenausriß (z. B. am Band laufende Fleischerhaken), Abscherung bei Autounfällen oder durch Kreissäge in Frage.

3.4.1 Abriß des Unterlides

Diese Verletzung stellt gegenüber 3.3 (oben) nur insofern eine weitere Aufgabe, als es darum geht, die Tarsusunterkante wieder anatomisch korrekt zu refixieren.

Therapie
Dazu genügt eine saubere Darstellung des M. orbicularis und der Bindehaut im Bereich der Ausrißwunde. Danach sind 6–8 versenkte Synthetic- oder Catgutnähte (6/0) mit einer leichten Zugtendenz nach nasal zu setzen. Es folgen eine saubere fortlaufende Catgutnaht (6/0) der Bindehaut von temporal her, Vereinigung des Tränenkanälchens und Einlegen einer Dauersonde (vgl. 3.3, oben), Refixation des Lidbändchens und eine sorgsame Rekonstruktion im inneren Lidwinkel.
Entfernung der Dauersonde nach 6 Wochen. Tägliche Spülung durch den oberen Tränenkanal mit anschließender Terracortril-Gel-Plombe.

3.4.2 Abriß des Oberlides

Bei der ersten Inspektion soll man den Augapfel mit einer Pinzette nach unten führen, um den Rand der retrahierten Bindehaut zu markieren und den Ansatz des M. rectus sup. zu überprüfen.

Therapie
In dieser Situation tritt dann gegenüber 3.4.1 (oben) lediglich die wichtige Aufgabe hinzu, eine sorgsame Refixation der durchtrennten Lidhebermuskulatur vorzunehmen. Man versucht das, nach präparatorischer Darstellung der Wunde, am besten zunächst am temporalen Ende der Ausrißwunde. Ist der Lidheber nicht völlig abgerissen, so kann man sich von den erhaltenen Bündeln aus nach nasal weiter-

tasten. 5–6 Catgutnähte (nicht über 6/0), die die proximalen Muskelenden an der Oberkante des Tarsus fixieren, genügen. Der weitere Verlauf entspricht 3.4.1 (oben). Die Rekonstruktion des inneren Lidwinkels ist jedoch wegen Unregelmäßigkeit des Ausrisses kosmetisch meist schwieriger. Dabei vergewissere man sich der Spülbarkeit des unteren Kanälchens, bevor man auf die funktionell meist wenig erfolgreiche Rekonstruktion des oberen Kanals verzichtet.

3.4.3 Abscherung beider Lider

Selten kommt es, z.B. durch sich lösende Blätter von Rotationssägen, zur Abscherung beider Lider einer Seite.

Therapie
Es handelt sich um eine anspruchsvolle rekonstruktive Aufgabe [22].

3.5 Multiple Lidverletzung mit Substanzdefekt

Bei unregelmäßig zerfetzten Lidern ist die „Bestandsaufnahme" vor der eigentlichen Wiederherstellung besonders wichtig.

Therapie
Selbst kleinere Hautteile werden benutzt, wenn sie Lidkantenstücke von mehr als 5 mm Länge enthalten. In den lidkantenfernen Bereichen wird man eher geneigt sein, bei einer großzügigen primär-plastischen Lösung von der Verwendung kleiner Hautstückchen abzusehen.
Bestehen große Lidkantendefekte durch partielle Verluste, so ist die freie Vollplastik vom zweiten Auge in Erwägung zu ziehen. Zuvor aber sollte man sich vergewissern, daß die vermißten Lidkantenteile nicht in die Wunde nach innen eingestülpt sind, wie es nach Frontscheibenverletzungen und besonders am Unterlid vorkommt.

4. Mechanische Verletzungen des Augapfels

In diesem Abschnitt werden Hinweise auf die chirurgische Therapie nur selten auftauchen, weil die Richtlinien der mikrochirurgischen Wundversorgung am Augapfel sich schon weitgehend durchgesetzt haben [11]. Die Grundsätze der medikamentösen Therapie sind oben wiedergegeben (vgl. 1.5, S. 235).
Zweifellos hat das *Operationsmikroskop* eine neue Ära eingeleitet. Dies wird wohl auf keinem Gebiet der Ophthalmochirurgie so deutlich wie bei der Behandlung von Verletzungen. Die primäre Enukleation ist stark zurückgegangen. Wir selbst führen sie nur durch, wenn bei einer schweren Zertrümmerung des Augapfels auch die retroäquatoriale Netzhaut zerrissen ist oder eine präpapillare Massenblutung mit Amaurose vorliegt. Allerdings sollten Patienten und Angehörige so früh wie möglich über den experimentellen Charakter der Augapfelerhaltung informiert und ihnen die möglicherweise unvermeidbare sekundäre Enukleation angekündigt werden. Sonst kann es später zwischen Therapeut und Patient zu grundsätzlichem Dissens kommen. Auch wenn nur jedes zehnte bis dahin als „hoffnungslos" bezeichnete Auge mit brauchbarem Visus und jedes dritte derartige Auge mit kosmetisch befriedigendem Erfolg und ohne weiteres Risiko erhalten werden kann, bedeutet das einen Gewinn. Vor allem aber ist zu bedenken, daß wir nur auf diesem Wege noch weiter fortschreiten können. Schon jetzt zeigt sich, daß mit zunehmender Erfahrung unsere rekonstruktiven Möglichkeiten auch bei schweren Augapfelverletzungen schrittweise ausgedehnt werden können. Es ist natürlich, daß diese Grundsätze nur allmählich Anerkennung finden werden.
Die sympathische Ophthalmie spielt, wie zahlreiche Mitteilungen zeigen, unter den Bedingungen der mikrochirurgischen rekonstruktiven Wundversorgung, bei antibiotischer und Kortikosteroidbehandlung und unter sorgfältiger postoperativer Spaltlampenkontrolle bei weitem nicht mehr die Rolle wie noch vor 20 Jahren.
Verletzungschirurgie, soweit es sich nicht um „Bagatellfälle" ohne Perforation des Augapfels handelt, sollte unter den gleichen Bedingungen durchgeführt werden wie die klassischen intraokularen Operationen. Sie stellt an den Operateur oft höhere Anforderungen, die er nur erfüllen kann, wenn Sterilität, Technik und Hilfspersonal keine Probleme verursachen.
Außer dem Mikroskop gehört ein *Ultraschallgerät* in den Verletzungs-Operationssaal. Die Echographie ermöglicht nicht nur wichtige kli-

nische Feststellungen an schwerverletzten Augen (u. U. Augapfellänge, rückwärtige Blutung, Netzhautablösung, Fremdkörperlokalisation), die auf anderem Wege vor der Wundversorgung nicht möglich sind. Sie ist darüber hinaus auch eine wesentliche Hilfe bei der intra-operativen Fremdkörperlokalisation. Wer häufiger mit intraokularen Fremdkörpern zu tun hat, bedarf neben der präoperativen Röntgenlokalisation (Comberg) einer *zweiten Lokalisationstechnik,* um zweifelhafte Befunde präoperativ zu präzisieren und intraoperativ zu korrigieren. Die Ultraschalluntersuchung bietet dazu mehr Möglichkeiten als die elektroakustische Fremdkörperortung.

Auf dem Gebiet der Fremdkörperortung ist natürlich eine intraoperativ anwendbare Röntgenmethode sehr wünschenswert. Die Fernseh-Röntgen-Bildwandler-Technik [31] bewährt sich bei Anwendung des „Handmagneten"; demnächst wird man sich wohl auch gepulster Magnetfelder [15] zur intraoperativen Lokalisation von magnetischen intraokularen Fremdkörpern bedienen. Bei nichtmagnetischen Fremdkörpern ist die Stereo-Röntgen-Bildwandler-Technik [20] überlegen. Für manche Belange ist die Intensivtransillumination [17] von Nutzen.

Primäre und sekundäre *Infektionen* sind in Anbetracht der oft komplexen Gewebsbeteiligung auch der Umgebung des Augapfels heute verblüffend selten. Bei schweren Zertrümmerungen im Bereich des Orbitainhaltes ist eine antibiotische Prophylaxe ratsam. Hier empfehlen sich Breitbandpenicilline in geeigneter Kombination (z. B. Totocillin in Kombination mit Penicillin G systemisch, lokal Gentamicin in Form von Refobacin subkonjunktival und in Form von Augentropfen/Augensalbe), um auch gegen gramnegative Erreger gesichert zu sein [7]. Das von der Pharmakotherapie akuter Hornhautgeschwüre her bekannte Problem, daß die bakteriologische Diagnose dem klinischen Verlauf oft wesentlich nachhinkt und sich der Therapeut daher breit absichern muß, spielt bei Vorliegen einer primären Infektion am traumatisch eröffneten Auge eine noch größere Rolle.

Perforierende Augapfelverletzungen mit intraokularem Fremdkörper sind hochgradig infektionsverdächtig, wenn es sich um *pflanzliche Fremdkörper* handelt. Abgesehen von diesen seltenen Fällen ist die primäre Infektion bei Vorliegen eines intraokularen Fremdkörpers glücklicherweise die Ausnahme. So wird sie bei den kleinen metallischen Fremdkörpern, die durch Absprengung von Stahlwerkzeugen (Meißel) oder durch Explosion (kupferhaltige Patronenhülsenfragmente u. a.) in das Augeninnere gelangen, in weniger als 2% beobachtet. Es ist daher erlaubt, in diesen Fällen unter fortlaufender kritischer Befundkontrolle von der primären Infektionsprophylaxe abzusehen. Bei kupferhaltigen intraokularen Fremdkörpern wird ein infektiöser Vorgang im Glaskörper durch die rapide aseptische zellige Infiltration („Kupferabszeß") vorgetäuscht.

Auch bei erst im Verlauf der weiteren Behandlung aufkommendem Infektionsverdacht muß man zunächst mit Breitbandtherapie „sicher gehen", um die Medikation nach Vorliegen der bakteriellen Befunde der Resistenzbestimmung anzupassen. Es gelten insgesamt die Regeln, die in 1.5 (s. S. 235) wiedergegeben sind.

4.1 Nicht perforierende Verletzungen des Augapfels

4.1.1 Prellungsverletzungen des Augapfels

Bei den vielfachen Ursachen und Folgen einer Augapfelkontusion kommen *zahlreiche Kombinationen* vor. Solange es nicht zur Berstungsruptur (vgl. 4.2, S. 242) des Augapfels kommt, spielt die primäre chirurgische Behandlung im Augenblick noch keine wesentliche Rolle.

Therapie
Es wird sich zeigen, ob die frühe Vitrektomie durch erfahrene Operateure bei massiven Prellungsblutungen in den Glaskörper eine Berechtigung hat.

Insgesamt geht es zunächst um relative Ruhigstellung in Abhängigkeit vom Befund (Gefahr der Netzhautablösung?) und um Kontrolle des Augeninnendruckes.

Sowohl bei ausgedehnter Iridodialyse wird die mikrochirurgische Refixation der Iriswurzel (Iridopexie) als auch bei Subluxation oder Luxation der Linse mit Sekundärglaukom die Entfernung der Linse später zu erfolgen haben.

Bei massiver Glaskörperblutung kann die *Echographie* diagnostisch weiterhelfen. Sie ist auch der Verlaufskontrolle dienlich.

Bei vorbestehender Glaskörperdestruktion,

also bei älteren Patienten, kann man durch permanente Hebung des Bettes an der Kopfseite und halbsitzende Haltung tagsüber das Absinken des Blutes nach unten beschleunigen. Sobald die Blutungsquelle erkennbar wird, können sich licht- oder kryochirurgische Konsequenzen ergeben, vor allem wenn es sich um eine prääquatoriale Kontusionszone handelt. Auch eine transkonjunktivale Kältebehandlung ($-80°$ C, 10–15 sec) sollte möglichst ophthalmoskopisch oder am Kontaktglas kontrolliert werden.

Die zahlreichen Medikamente, denen bei intraokularer Blutung eine resorptionsbeschleunigende Wirkung oder Teilwirkung zugeschrieben wird, sind bei sonst „gesunden" Verletzten wohl überwiegend unter psychologischen Gesichtspunkten zu betrachten. Wenn die Situation eine beschleunigte Stabilisation unter Kortikosteroiden erhoffen läßt (retrobulbäres und fragliches „Optikusscheiden"-Hämatom), so ist zusätzliche antibiotische Medikation angezeigt. Schon nach 5 Tagen sollte man die Indikation überprüfen.

Die Lokalbehandlung besteht in Atropinmydriasis, antibiotischer Augensalbe und Augenverband, solange okuläre Ruhigstellung nötig erscheint. Nach Ablauf einer Woche ist der objektive Wert eines Monokulus sicher relativ gering.

Trotzdem sprechen − vor allem bei jüngeren Patienten − oft psychologische Faktoren dagegen, den Verband zu früh wegzulassen.

Sicher ist es bei entsprechenden Kontusionsverletzungen nötig, den Patienten vorsorglich auf die Möglichkeit einer späteren Linsentrübung oder peripheren Netzhautschädigung mit Amotiogefahr hinzuweisen. Man sollte dann stets die nach mehreren Monaten zu vereinbarende Sicherheitskontrolle in den Papieren einwandfrei notieren (Zeugenvermerk).

4.1.2 Schnittverletzungen ohne Perforation des Augapfels

Therapie
Verletzungen der Bindehaut werden nach sorgfältiger Inspektion mit feiner Seide (6/0–8/0) genäht. Nichtperforierende Skleraverletzungen sollten mit feinem Synthetic-Faden (9/0) versorgt werden.

Unter dem Operationsmikroskop geht dem eine sorgfältige Inspektion mit *Entfernung von Schmutzteilchen* voraus.

Man denke daran, daß scheinbar nichtperforierende Skleraverletzungen gelegentlich hinter benachbarten geraden Augenmuskeln weiter nach rückwärts verlaufen und dort die Sklera penetrieren können (Fremdkörpersuche!). Nicht nur der Abriß eines äußeren Augenmuskels, auch ein Muskeleinriß erfordert sorgfältige Wiederherstellung mit möglichst verdeckt liegenden Nähten.

Medikamentöse Therapie
Atropinmydriasis, antibiotische Augensalbe lokal.

Auch wenn bei der Erstbehandlung am hinteren Augenabschnitt nichts festgestellt werden konnte, sollte nach Abheilen der Wunden nochmals eine genaue Inspektion des Kammerwinkels und der Fundusperipherie mit dem Kontaktglas erfolgen.

4.2 Perforierende Augapfelverletzung ohne intraokularen Fremdkörper

Schnitt-, Riß-, Quetsch- oder Berstungsverletzungen erzeugen eine Vielfalt von Verletzungssituationen. Oft wirken mehrere Verletzungsmechanismen zusammen. So wird z. B. bei penetrierenden Frontscheibenverletzungen des Augapfels der Prellungsfaktor oft unterschätzt.

Therapie
Nach der ersten Sichtung mikrochirurgischer Erfahrungen bei perforierenden Augenverletzungen [11] und Diskussionen über diese ausgedehnte Problematik [19] haben sich zur rekonstruktiven Versorgung mit dem Operationsmikroskop Vorstellungen entwickelt, die über die reine Rekonstruktion hinaus die Vermeidung sicher voraussehbarer Komplikationen einbeziehen [6, 14, 23].

Medikamentöse Therapie
Systemische Anwendung eines Breitbandpenicillins über 5–7 Tage, wenn eine Eröffnung des Glaskörperraumes vorliegt (vgl. 4., S. 240). Lokal Atropinmydriasis, antibiotische Augensalbe (z. B. Refobacin), meist kortikosteroidhaltige Augensalbe. Augenverband 5–8 Tage, dann Lochklappe. Kontrolle des Augeninnendruckes.

Allgemeine Ruhigstellung nach Befund (Glaskörperblutung, Netzhaut).

Es sei daran erinnert, daß sich bei Schnittverletzungen des Augapfels nach Frontscheibenunfällen nicht selten später − trotz sorgfältigster Revision bei der Wundversorgung − Glasbröckelchen im Augeninneren nachweisen lassen.

4.2.1 Geschlossene Hornhautperforation

Bei *spontan readaptierten* perforierenden Hornhautverletzungen handelt es sich meist um relativ kurze Schnittwunden mit glatten Rändern oder um schräge Lappenschnitte, bei denen nur eine Teilpenetration vorliegt.

Therapie
Spontan readaptierte Schnittwunden im Pupillarbereich, deren Schnittebene senkrecht zur Hornhautoberfläche steht, werden besser unter Vermeidung nachträglicher Naht durch Auflegen einer weichen Kontaktlinse abgesichert. Außerhalb des engeren Pupillarbereiches kann man mit der Anwendung einer nachträglichen fortlaufenden Naht (Nylon 9/0–10/0) großzügiger sein.
Wenn möglich, sollte man im Zusammenhang mit der Hornhautnaht auch evtl. hintere Synechien mobilisieren, die sich medikamentös nicht lösen ließen.
Bei sehr *schrägen Schnittverletzungen mit Hornhautlappenbildung* ist eine der Lage angepaßte Nahtfixation günstiger als die Behandlung mit den heute zur Verfügung stehenden Gewebeklebern.

Medikamentöse Therapie
Atropinmydriasis, antibiotische Lokalbehandlung, kortikosteroidhaltige Augensalben bei randnaher Wunde. Augenverband für 2 Tage, dann Lochklappe.

4.2.2 Hornhautperforation mit Iriseinklemmung

Therapie
Liegt keine Linsenverletzung vor, so muß der Operateur nur die Entscheidung treffen, *ob die vorgefallene oder eingeklemmte Iris exzidiert oder reponiert werden soll.* Letzteres wird auch bei einem bis zu 24 Std bestehenden Irisvorfall vorzuziehen sein, falls im Bereich des Prolapses nicht eine weitgehende Depigmentierung der Iris eingetreten und damit nach Reposition mit einer flächigen hinteren Synechie zu rech-

nen ist. Nicht selten ist es ratsam, vor dem Verschluß einer korneoskleralen Schnittwunde an der reponierten Iris eine sehr kleine und ganz basale Iridektomie im Kammerwinkel anzulegen. Gerade Schnittwunden werden fortlaufend, lazierte mit Einzelknopfnähten (Nylon 9/0–10/0) versorgt.

Medikamentöse Therapie. Vgl. 4.2, S. 242.

4.2.3 Korneosklerale Perforation ohne Linsenverletzung

Therapie
Hier ist dem eben Gesagten nur hinzuzufügen, daß die Wundadaptation nach vorsichtiger Inspektion unter dem Operationsmikroskop zunächst skleral und korneal am Limbus erfolgt.

4.2.4 Korneosklerale Perforation mit Linsenverletzung

Therapie
In dieser Situation muß entschieden werden, ob − zur Vermeidung einer nachfolgenden Reaktion zwischen Linsen- und Glaskörpergewebe − die zertrümmerte Linse und u. U. auch geschädigter Glaskörper [14], primär mit entfernt werden sollen.
Diese Entscheidung wird leicht fallen, wenn eine ausgedehnte *Linsenzertrümmerung* vorliegt. Ist dagegen die Linse nur durchstochen oder von einem kleinen Fremdkörper durchschossen, also mit einer ganz allmählich zunehmenden Linsentrübung zu rechnen, so wird man das Operationstrauma lieber beschränken, es sei denn, es liege insgesamt eine sehr schwere Verletzung mit massiver Glaskörperblutung vor und die primäre Vitrektomie erschiene angezeigt.

Medikamentöse Therapie. Vgl. 4.2, S. 242.

4.2.5 Schwere Zertrümmerung des Augapfels

Erscheint unter den obenangegebenen Kriterien (vgl. 4., S. 240), der Versuch einer mikrochirurgischen Rekonstruktion angezeigt, so wird in der Regel anschließend auch dann eine *prophylaktische Band-Cerclage* durchzuführen sein, wenn eine Netzhautablösung nachweisbar ist.

Besonders sorgfältige Verlaufskontrolle, auch des nicht betroffenen Auges, ist erforderlich. Forensische Absicherung durch frühzeitige Aufklärung des Verletzten und seiner Angehörigen mit entsprechendem Krankenblattvermerk (Zeugenangabe) ist zu empfehlen.

Medikamentöse Therapie

Vgl. 4.3, S. 244.

Während des postoperativen Verlaufes ist die Frage der sekundären Enukleation ständig zu überprüfen. Sie ist beim Auftreten von kleinen kortikosteroidresistenten Reizerscheinungen (Kammerwasser, Präzipitate) am verletzten Auge und selbst bei leichten Reizerscheinungen am nicht-verletzten Auge in der Regel unverzüglich durchzuführen. Dabei kann durchaus die Implantation einer Plombe erfolgen.

Je jünger der Patient, desto eher kann man geneigt sein, auch ein zum Sehen nicht brauchbares und kosmetisch beeinträchtigtes Auge sicherheitshalber sekundär zu entfernen.

4.3 Perforierende Augapfelverletzung mit intraokularem Fremdkörper

Therapie

Die Erfahrung lehrt, daß bei richtigem Vorgehen praktisch alle intraokularen Fremdkörper, soweit sie nicht als inert im Auge belassen werden können, auch operativ zu entfernen sind. Mehr noch als bei anderen Augenverletzungen kommt es hier auf das für den speziellen Fall richtige Vorgehen, auf die technische Ausrüstung und die Erfahrung des Operateurs an. Eine Fremdkörperoperation sollte durch oder in Anwesenheit eines erfahrenen Chirurgen, nicht aber von einem jungen diensthabenden Arzt durchgeführt werden. Scheut ein Augenchirurg den Eingriff, so ist es im Interesse des Patienten sinnvoller, ihn *sofort* weiterzuüberweisen. Bei dieser Gelegenheit sollten alle klinischen Unterlagen, einschließlich der Röntgenaufnahmen, sowie das Ergebnis der Nachforschungen über das vorliegende *Fremdkörpermaterial* mitgegeben werden.

4.3.1 Magnetischer intraokularer Fremdkörper

Voraussetzung für die erfolgreiche Entfernung magnetischer intraokularer Fremdkörper ist die Möglichkeit zu *exakter präoperativer Ana-*

lyse des einzelnen Falles. Nach dem Versuch einer Rekonstruktion des Verletzungsherganges aufgrund des klinischen Befundes (Rekonstruktion des „Schußkanals" durch Inspektion der Lider, Spaltlampenbefund, Ophthalmoskopie) spielt eine den Vorschriften entsprechend vorgenommene Comberg-Röntgenaufnahme [4] die wesentliche Rolle. Ob sie bei größeren Kliniken in eigener Regie oder aber in einem zentralen Röntgeninstitut durchgeführt wird – der Ophthalmochirurg muß sich in beiden Fällen immer wieder um korrekte Durchführung und Auswertung kümmern.

Therapie

Gestützt auf eine korrekte Voruntersuchung ist auch dem Belegarzt in einem kleineren Krankenhaus die Entscheidung möglich, ob er mit den zur Verfügung stehenden technischen Mitteln den Fremdkörper extrahieren kann. In der Regel sind nur zwei Situationen bedenklich: *der primär im Ziliarkörper liegende Fremdkörper* und *der fraglich doppeltperforierende Fremdkörper* im hinteren Bulbusdrittel. Der erste Fall gehört zu den wenigen Situationen, in denen auch heute noch ein „blinder" Magnetversuch erlaubt ist. Gelingt damit der Nachweis der Magnetisierbarkeit, so ist die transsklerale Extraktion am Ort kein Problem. Im zweiten Falle sollte immer zunächst die Sklera in dem Bereich dargestellt werden, in dem evtl. eine rückwärtige Ausschußwunde zu suchen wäre. Ergeben diese beiden Zusatzuntersuchungen nichts, sollte der Patient ohne operative Eröffnung des Augapfels einer besser ausgerüsteten Klinik überwiesen werden.

Während früher unter dem Aspekt der eingeschleppten Infektion jeder intraokulare Fremdkörper als dringlicher Eilfall behandelt wurde, sollte unter den heutigen medikamentösen Möglichkeiten mit der Extraktion abgewartet werden, bis eine befriedigende Klärung der Ausgangslage erzielt ist [27]. Zum Infektionsproblem vgl. 4. (S. 240). Bei vorhandenem Infekt ist es ratsam, diesen zunächst mit energischer antibiotischer Therapie zu bekämpfen und erst dann den Fremdkörper anzugehen. Die Indikation der Vitrektomie bei Anophthalmien läßt sich gegenwärtig noch nicht abgrenzen [9, 10, 12].

Der überlieferte „blinde" Magnetversuch ist obsolet. Undosierter Magnetzug in einer mehr oder weniger undefinierten Richtung kann nicht nur ein vermeidbares sekundäres Trauma setzen, sondern ist auch nicht selten die Ursache für eine − im Widerspruch zu Verletzungshergang und Schußkanal stehende − Fremdkörperlokalisation im Ziliarkörper. Mit seltenen Ausnahmen ist der Magnetversuch nur optisch (Ophthalmoskop, Kontaktglas, Kontaktglas unter dem Operationsmikroskop), echographisch oder röntgenologisch kontrolliert und damit auch situationsgerecht dosiert anzuwenden.

Eine jahrzehntelange Diskussion über die Zweckmäßigkeit des *Extraktionsweges* kann heute als beendet angesehen werden. Mit Ausnahme der großen Fremdkörper, die beim Einschuß bereits Vorderabschnitt und Linse zertrümmert haben, werden die im Glaskörperraum befindlichen Fremdkörper transskleral extrahiert. Alle frei beweglichen oder mit zumutbarem Sekundärtrauma wieder beweglich zu machenden Stahlsplitter entfernt man durch die Pars plana (Limbusabstand 2,5–6,0 mm). Bei den unvermeidbar hinter der Ora serrata „am Ort" zu entfernenden Fremdkörper muß anschließend über der Extraktionszone eine Plombenoperation in Abhängigkeit von dem Befund, u. U. sogar eine zusätzliche Band-Cerclage durchgeführt werden. Bei der Beurteilung der Netzhautsituation prä- und postoperativ ist die Echographie eine wertvolle Hilfe.

Sagittal eingedrungene, große retrolentale Fremdkörper werden am zweckmäßigsten sofort bei der Wundversorgung am vorderen Abschnitt entfernt. Dabei ist in der Mehrzahl der Fälle die Entfernung der Linse und die Bereinigung des vorderen Glaskörpers durch open sky-Vitrektomie über einen Kataraktschnitt ab externo – nach vorheriger Naht der Einschußwunden – übersichtlicher als der Versuch einer Bereinigung durch die Einschußwunde.

Über einen Limbusschnitt werden also nur die in der Vorderkammer oder einer zertrümmerten Linse befindlichen Stahlsplitter extrahiert.

Die **medikamentöse Therapie** vor der Operation macht systematische Gabe antibiotischer Mittel nur bei Verdacht auf intraokulare Infektion erforderlich. Im allgemeinen genügen eine lokale antibiotische Behandlung und Atropinmydriasis.

Postoperativ läuft die Behandlung in dieser Form weiter. In vielen Fällen ist eine Ultraschallkontrolle ratsam.

Bleibt der Extraktionsversuch erfolglos, so sollte sich kein Operateur scheuen, den Patien-

ten sobald als möglich weiterzuüberweisen. Die in dieser Lage vom Operateur oft angenommene Nichtmagnetisierbarkeit des Fremdkörpers ist in der Mehrzahl der Fälle eine (Selbst-) Täuschung. In jedem Falle aber muß die postoperative Verlaufskontrolle gesichert werden, damit das Auge nicht erst wegen äußerlich sichtbarer Zeichen einer schweren Siderose wieder zur Behandlung kommt.

Auch nach komplikationsloser Extraktion sind Kontrollen nach 3 Monaten und 1 Jahr erforderlich. Dabei müssen Einschuß- und evtl. Anschlagsnarben inspiziert und die Frage lichtchirurgischer Absicherung nochmals überprüft werden.

4.3.2 Nicht-magnetische intraokulare Fremdkörper

Mit neuen technischen Möglichkeiten in Diagnostik (Stereo-Röntgen-Bildwandler, Ultraschall, Intensivtransillumination) und Therapie (Instrumentarium zur transskleralen Extraktion, Vitrektomie) hat sich die *Prognose* dieser früher meist hoffnungslosen Verletzung Schritt für Schritt gebessert [18, 24]. Wenn mit der zunehmenden Unkenntnis der Gefährlichkeit aller Explosivkörper die Zahl der nicht-magnetischen intraokularen Fremdkörper auch etwas zunimmt, so sind sie im ganzen doch eine Seltenheit. Andererseits bedarf es zur glücklichen Lösung dieser schwierigen Situation eines erheblichen apparativen Aufwandes. So erscheint es zweckmäßig, diese Patienten einem entsprechend ausgerüsteten Zentrum zuzuschicken.

Der erstuntersuchende Augenarzt muß sich jedoch darüber im klaren sein, daß die *Operationsindikation,* insbesondere die Wahl des Zeitpunktes von denjenigen Kollegen beurteilt werden sollten, die Möglichkeiten und Risiken der Spezialtechnik beurteilen können. Es ist unlogisch, nach früher erlernten Richtlinien eine operative Behandlung zunächst für Monate zurückzustellen und dann nach „plötzlichem" Eintreten schwerer irreversibler Schäden den Patienten als „Eilfall" zu überweisen. *Jeder intraokulare kupferhaltige Fremdkörper ist ein dringender Eilfall.*

Medikamentöse Therapie

Diese beschränkt sich auf die systemische antibiotische Behandlung einer intraokularen Infektion, in der Mehrzahl der Fälle auf die pro-phylaktische lokale Gabe antibiotischer Mittel und Erzeugung einer Mydriasis. Die in wenigen Tagen auftretende massive Trübung des Glaskörpers bei Anwesenheit eines kupferhaltigen Fremdkörpers ist aseptisch und wird durch antibiotische Behandlung nicht beeinflußt.

Selbstverständlich ist die postoperative Kontrolle nach Entfernung nicht-magnetischer Fremdkörper von besonderer Wichtigkeit. Der überweisende und nachbehandelnde Augenarzt sollte Verständnis für die Bitte des Operateurs aufbringen, wenn er selbst in größeren Abständen Spätbefunde zu kontrollieren wünscht.

5. Verätzungen

Der Grad der Gewebsschädigung durch chemische Einwirkung hängt vor allem von Menge, Konzentration und pH des schädigenden Agens, seiner Einwirkungsdauer und der Wirksamkeit der Behandlung ab. Die schwersten Augenverätzungen liefert die chemische Industrie. Nicht nur bei Unglücksfällen im Laboratorium, vor allem bei Arbeiten an Rohrleitungen, in denen Chemikalien unter Druck stehen, kommt es bei Unterlassung der vorgeschriebenen Schutzmaßnahmen zu massiven Ätzschäden des Gesichtes. Dabei können am Augapfel auch mechanische Verletzungsfaktoren wirksam werden (Prellung).

Säuren führen zu einer Eiweißfällung im betroffenen Gewebe und damit zu einer relativ schnellen Demarkation des geschädigten Bezirkes. *Alkalische Ätzmittel* verbinden sich mit den Lipiden der Zellmembranen und führen eine progrediente Kolliquationsnekrose herbei. In der Hornhaut werden sehr schnell die Mukopolysaccharide zerstört. Wirken starke Laugen auf die Hornhaut ein, so sind sie schon nach 10 sec in der Vorderkammer nachweisbar und greifen Kammerwinkelstrukturen, Iris, Linse und Glaskörper an. Ein initialer *Anstieg des Augeninnendruckes* kann allein durch die chemisch bedingte Schrumpfung der äußeren Hüllen hervorgerufen werden [5, 26]. Häufiger aber spielen die intraokulare Freisetzung von Prostaglandinen oder die Folgen der Alkalischädigung im Bereich der kammerwasserabführenden Wege die entscheidende Rolle.

Bei der Besprechung exogener chemischer Augenschäden muß man die Einwirkung durch *Kampfgase* wenigstens erwähnen. Zwar wurden derartige Stoffe im Zweiten Weltkrieg praktisch nicht eingesetzt, doch existiert eine unbekannt große Anzahl von chemischen Agentien, bei deren Verwendung es zu schweren Schäden der Körperoberfläche und auch des vorderen Augenabschnittes kommt.

Reizgase (z. B. Tränengas) werden gelegentlich von der Polizei eingesetzt. Sie sind auch in Selbstschutzpistolen üblich. Deren Mißbrauch mit Abschuß dicht vor dem Gesicht führt neben einem chemischen Oberflächenschaden und meist leichteren Verbrennungen zur multiplen Einsprengung von Pulverpartikeln. Diese im kriminellen Großstadtmilieu immer wieder vorkommende kombinierte Verletzung kann durch Hornhauttrübung und sekundäre Iridozyklitis mit Glaukom zur Erblindung führen.

Medikamentöse Therapie

Entscheidend ist die Sofortbehandlung am Unfallort. Sie besteht in schleunigster massiver Spülung (15 min) unter fließendem Wasser. Dabei werden die Lider bei dem oft noch schockierten und nicht selten widerstrebenden Verletzten energisch vom Augapfel abgezogen und möglichst alle Fremdkörperpartikel (Kalk!) entfernt.

Beim erstbehandelnden Arzt muß besonders der obere Fornix conjunctivae mit einem Lidhalter dargestellt, sorgfältig inspiziert und gereinigt werden. Manchmal ist wegen massivem Blepharospasmus eine Fazialisausschaltung durch Injektion erforderlich, um den Bindehautsack gründlich reinigen zu können. Dies geschieht mit Wattestäbchen und Pinzette.

Während man bei der ersten Behandlung ein Oberflächenanästhetikum von kurzer Wirkungsdauer (Kerakin, Novesin u.a.) geben muß, sollte man die wiederholte Anwendung solcher Mittel wegen ihrer epithelschädigenden Nebenwirkung unbedingt vermeiden. Die *Regeneration des Hornhautepithels* stellt einen sehr wesentlichen Faktor im Heilgeschehen dar. Bei Bestehen einer Erosion setzt das Epithel u.a. Kollagenase frei, die bei Eindringen ins Hornhautgewebe die primäre chemische Schädigung noch verstärkt.

Sind entsprechende *Pufferlösungen* (z. B. Titriplex III, EDTA) griffbereit, so kann man die Spülung damit fortsetzen [13, 21, 26, 29, 30]. Es ist jedoch viel wichtiger, in den ersten Sekunden das noch freie Ätzmittel mit Leitungswasser auszuspülen als nach der jeweils chemisch neutralisierenden Lösung zu suchen.

Solche Lösungen können dann am liegenden Patienten aus Infusionsflaschen über spezielle Lidretraktoren oder geeignete Spülkanülen angewandt werden. Man denke an die pH-Kontrolle mit Lackmuspapier. In schweren Fällen ist fortgesetzte Spülbehandlung über einen intravenösen Kather möglich, der in den Fornix eingelegt oder an einer Infusions-Skleral-Schale befestigt wird. Nur der wirklich Erfahrene sollte unter ständiger Kontrolle in diesem Stadium eine weiche Kontaktlinse verwenden.

Die weitere medikamentöse Behandlung besteht in Atropinmydriasis, nötigenfalls Gaben von Carboanhydrasehemmern zur Senkung des Augeninnendruckes und systemische Anwendung von Kortikosteroiden. Ihre lokale Anwendung verbietet sich im Frühstadium meist wegen der zytostatischen Hemmung der Reepithelialisierung der Hornhaut.

Wichtig ist außer dem stets lauernden Sekundärglaukom die Behandlung der den Ätzschaden am vorderen Augenabschnitt häufig kennzeichnenden Iritis, u. U. mit Hypopyon. Nur unter strenger Spaltlampenkontrolle des Befundes sollte man zur systemischen Anwendung von Kortikosteroiden die lokale hinzunehmen.

Nicht selten ist relativ bald eine *deutliche Mydriasis* erkennbar, die nicht medikamentös, sondern durch eine schwere Gewebsatrophie bedingt ist. In dieser Situation sollte man Carboanhydrasehemmer auch dann geben, wenn die palpatorische Prüfung des Augeninnendruckes für normale Werte spricht, da mit erheblichen Schäden an den kammerwasserabführenden Wegen zu rechnen ist. Zeigt die Tension dennoch eine Tendenz zu erhöhten Werten, so sollte man eine Zyklokryothermie in Erwägung ziehen.

Die weitere medikamentöse Behandlung ist zunächst durch das Bemühen gekennzeichnet, das *Hornhautepithel möglichst schnell zu schließen.* Dazu werden Enzyminhibitoren eingesetzt. Eine frisch angesetzte Cysteinlösung (L-Cystein, 0,1) oder Cystein-Gel 3% (Robugen) sollte stündlich instilliert werden. Aber auch andere Medikamente wie EDTA-Kalzium [28], Penicillamin [8], Acetylcystein [5], Medroxyprogesterase [5], α_2-Makroglobulin [1] u. a. wurden empfohlen.

Erst nach Regeneration des Epithels sollten

Kortikosteroide lokal angewandt und evtl. eine Skeraschale zur Verringerung der Bindehautvernarbung eingesetzt werden.

Da sich nach Verätzungen oft bakterielle Infektionen etablieren, empfiehlt sich eine fortlaufende antibiotische Behandlung. Vor allem kommen gramnegative Erreger vor (Refobacin).

Chirurgische Therapie

Bei *ausgesprochener Chemosis der Bindehaut* sollte man nach der ersten gründlichen Spülung *radiäre Inzisionen* der Bindehaut zwischen den geraden Augenmuskeln vornehmen, von denen aus nach Ablassen des toxischen subkonjunktivalen Transsudats auch gespült werden kann. Ist bei Alkalischäden die Hornhaut deutlich betroffen, so muß eine Beteiligung auch der inneren Gewebe angenommen werden. Eine *Vorderkammerpunktion* mit anschließender vorsichtiger Spülung (Phosphatpuffer oder Ringerlösung) ist angezeigt.

Nur wenn größere Bezirke der Bindehaut völlig pränekrotisch sind, sollte man eine *freie Schleimhauttransplantation* vornehmen. Man muß davon ausgehen, daß in den Fällen, bei denen man sich zu dieser Maßnahme entschließt, das Implantat später meist narbig verändert wird und relativ häufig eine sekundäre Korrektur erforderlich ist. Daher erscheint es mir nicht sinnvoll, primär eine Bindehaut-Drehlappen-Plastik am verletzten Auge vorzunehmen oder Bindehaut vom zweiten Auge zu transplantieren [26]. Vielmehr bevorzuge ich Schleimhaut von der Innenseite der Lippe, die allerdings mit dem elektrischen Mucotom von Castroviejo sehr exakt und dünn geschnitten werden muß. Diese Transplantate sind frei präparierten und sekundär verdünnten Schleimhautlappen deutlich überlegen.

Gelegentlich muß wegen schnellen Abschmelzens einer nekrotischen Hornhaut eine *Keratoplastik* − lamellär oder penetrierend − erfolgen, von der man aber *nur tektonische Hilfe* erwarten darf. Wegen des dann praktisch immer vorhandenen Sekundärglaukoms ist die Prognose trübe. Sollte es gelingen, das Auge mit einem hinreichenden Restgesichtsfeld zur Ruhe zu bringen, so hat heute noch die spätere Keratoprothesis mehr experimentellen Charakter und führt in diesen schweren Fällen sehr selten zu mehr als der Erhaltung eines groben Orientierungssehens. Sie ist daher auch nur Patienten mit beidseitiger schwerer Schädigung vorzuschlagen. Bei einäugig Betroffenen sollte man die Erhaltung oder Wiederherstellung eines ausreichenden Fornix anstreben, damit nach späterem Verlust des Augapfels eine befriedigende kosmetische Lösung möglich wird. Auch dies ist eher die Ausnahme, und mancher Patient hat viel Mühsal durchlitten, um sich nach Jahren schließlich doch mit einer Epithese behelfen zu müssen.

Man kann deshalb bei der Besprechung mit dem Patienten die Bedeutung einer Alkaliverätzung für die Gewebsreaktionen nach sekundären plastischen Operationen kaum übertreiben.

6. Verbrennungen

Schwere thermische Schäden treffen meist die *Lider* deutlich stärker als den Augapfel. Ausgenommen ist das Einspritzen glühend-flüssigen Metalls von hohem Schmelzpunkt in den Bindehautsack.

Bei schwerer Gesichtsverbrennung der Lider stellt sich zunächst die Frage der *Schockbehandlung* und *Infektionsprophylaxe*. Intravenöse Flüssigkeitszufuhr und transnasaler Nährkatheter sind oft nötig.

Therapie
Eine rein konservative Therapie von Lidverbrennungen kommt in Frage, wenn nur eine partielle Hautnekrose vorliegt. Es geht dann um unkomplizierte Heilung der Hautwunde und Schutz des Augapfels unter sterilen antibiotischen Verbänden. Dazu kann man *Plastikfolien* verwenden. Bei starker Krustenbildung empfiehlt sich die Anwendung feuchter antibiotischer Verbände, die täglich 5–6mal gewechselt werden.

Ist die ganze Dicke der Lidhaut betroffen, so sollte so früh wie möglich eine *Vollhauttransplantation* erfolgen. Zunächst muß die nekrotische Lidhaut mit eventuellen Granulationen sorgfältig entfernt werden. Retroaurikuläre Haut- oder Ganzhautlappen vom inneren Oberarm sind für das Transplantat geeignet. Ist nach Abstoßung der Haut bereits ein solider Granulationsgrund vorhanden, so kann man auch *Spalthautlappen* verwenden.

Bei Kontaktverbrennungen des Augapfels, insbesondere der unteren Übergangsfalte durch Metallschmelze gelten ähnliche Regeln wie bei der Behandlung von Verätzungen. Erhebliche

Narbenschrumpfung des unteren Fornix macht trotz bester Behandlung später meist sekundäre plastische Operationen nötig. Späte Keratoplastiken haben eine bessere Prognose als nach Alkalischäden.

7. Schädigungen durch strahlende Energie

Der Effekt jeder Strahlung wird bestimmt durch den Grad ihrer Absorption in dem betreffenden Medium und durch die am Ort der Absorption wirksame Quantenenergie, die als eine Funktion der Wellenlänge anzusehen ist. Am Auge kommt es je nach der Strahlenart aufgrund spezifischer Absorption in den einzelnen Geweben zu Keratokonjunktivitis, Katarakt oder Chorioretinitis.

7.1 Ultraviolettschädigung

Die UV-Schädigung des Auges entspricht der der Haut und wird vor allem durch Strahlung unterhalb 310 nm verursacht, die in großen Höhen stärker vertreten ist (Gletscherbrand, Schneeblindheit = Keratoconjunctivitis nivalis). Beim „Verblitzen" der Augen des Schweißers durch die UV-Strahlung des Lichtbogens (Keratoconjunctivitis electrica), bei Einwirkung von Quecksilberdampflampen („Höhensonne") auf das ungeschützte Auge handelt es sich um den gleichen Vorgang.

Medikamentöse Therapie
Trotz der Schmerzen sind Lokalanästhetika kontraindiziert, weil sie an sich − vor allem aber durch die Aufhebung der Schonstellung der Augen − die Reepithelialisierung erheblich verzögern und damit u. U. auch sekundären Infekten Vorschub leisten. Im allgemeinen wird man eine antibiotisch wirkende Augensalbe zum Infektionsschutz und als Gleitmittel verordnen. Je vollkommener die Ruhigstellung der Augen (Bettruhe, Binokulus) gelingt, desto schneller vollzieht sich die Wiederherstellung des Epithels.

Von besonderer Wichtigkeit ist es, den Patienten auf diesen Zusammenhang nachdrücklich hinzuweisen, ihm klarzumachen, wie er durch sein eigenes Verhalten Schmerzen vermeiden kann und ihm Analgetika in vernünftiger (d. h. nicht zu starker) Dosierung zu verordnen. Der „Warnschmerz" sollte nicht ganz aufgehoben werden.

7.2 Ultrarotschädigung

UR-Strahlung über 1300 nm wird größtenteils noch von der Hornhaut absorbiert [25]. Die Wellenlängen bis 750 nm dürften vor allem für Verbrennungen der Netzhaut verantwortlich sein, wie sie bei unsachgemäßer Beobachtung einer Sonnenfinsternis zustande kommen.

Dem kurzwelligen UR waren in früheren Zeiten vor allem Glasmacher und Eisengießer ausgesetzt. Nach mehr als einem Jahrzehnt zeigte sich bei vielen von ihnen eine charakteristische Linsentrübung.

Therapie. Kataraktextraktion.

7.3 Schädigung durch ionisierende Strahlung

Die am längsten bekannte Schädigung, die Katarakt nach Röntgenstrahlen und Radiumtherapie, ist bisher experimentell am besten erforscht. Die untere Kataraktdosis wird zwischen 200 und 500 rad angesetzt. Neben der Gesamtdosis spielt die Fraktionierung der Bestrahlung eine Rolle.

Die Explosionen der ersten Atombomben 1945, die anschließenden Versuche und die zunehmende Verwendung von Atomkraft zu industriellen Zwecken haben eine weitere Form des Strahlenstars interessant gemacht. Beim „Atomstar" können verschiedene Strahlungen zusammenwirken (β- und γ-Strahlen, Neutronen).

Obwohl in Tierversuchen eine gewisse Schutzwirkung verschiedener vor der Bestrahlung verabreichter Stoffe erwiesen wurde, konnte bisher keine praktikable Prophylaxe entwickelt werden.

Therapie. Kataraktextraktion.

8. Elektrotrauma

Neben den „Blitzstar" trat mit industrieller Verwendung der Elektrizität die Cataracta electrica. In der Regel liegt das geschädigte Auge zwischen Eintritts- und Austrittsmarke.

Bei der Elektroschädigung können verschiedene Noxen zusammenwirken [16]. Der eigentliche Elektroschaden am Linsenepithel führt zur Katarakt, der Ultraviolettschaden durch Lichtbogenwirkung kann eine schwere Ophthalmia electrica hervorrufen und ist reversibel. Verbrennungen an Haut, Lidern und Hornhaut (bei augennaher Eintrittsmarke) erreichen gelegentlich den dritten Grad. Schließlich kann auch eine Kontusionswirkung auf den Augapfel mit entsprechenden Folgen nachweisbar sein.

Therapie
Die letztgenannten Teilfaktoren werden entsprechend behandelt. Die Therapie der Cataracta electrica ist operativ.

Literatur

1. Berman, M.C., Barber, J.C., Talamo, R.C., Langley, C.E.: Corneal ulceration and the serum antiprotease I. α-1-Antitrypsin. Invest. Ophthal. **12**, 759–770 (1973)
2. Bleeker, G.M.: Blow-out fractures of the orbit. Ophthalmologica Add. ad vol. **158**, 315–317 (1969)
3. Boruchoff, S.A.: Practical management of ocular injuries. Int. Ophthal. Clin. **14**, 4 (1974)
4. Comberg, W.: Ein Verfahren zur Röntgenlokalisation am Auge. Arch. Ophthal. **118**, 175 (1927)
5. Dohlman, C.H.: Corneal Burns. In: Management of Ocular Trauma (Freeman, H.M., Hrsg.). Int. Congress, Boston 17.–19.6.1976, im Druck
6. Faulborn, J.: Die Vitrektomie bei der Versorgung perforierender Verletzungen. Erste Erfahrungen. Ber. Ver. Rhein.-Westfäl. Augenärzte **122**, 55–59 (1970)
7. Fechner, P.U.: Medikamentöse Augentherapie. Bücherei des Augenarztes **67**. Stuttgart: Enke 1976
8. Francois, J., Cambie, E., Feher, J., van den Eeckhout, E.: Collagenase Inhibitors (Penicillamine). Ann. Ophthal. **5**, 391–408 (1973)
9. Graham, R.O., Peyman, G.A., Fishman, G.: Intravitreal injection of Cephaloridine in the treatment of endophthalmitis. Arch. Ophthal. **93**, 56–61 (1975)

10. Hanselmayer, H.: Therapie der Panophthalmie nach perforierenden Fremdkörperverletzungen. In: Intraokularer Fremdkörper und Metallose (Neubauer, H., Rüssmann, W., Kilp, H., Hrsg.). München: J. F. Bergmann 1977, im Druck

11. Harms, H., Mackensen, G.: Augenoperationen unter dem Mikroskop. Stuttgart: Thieme 1966

12. Heimann, K.: Diskussion zu Hanselmayer (10)

13. Honnegger, H.: Experimentelle Untersuchungen zur Spülungsbehandlung frischer Kalkverätzungen mit komplexbildenden Lösungen. Klin. Mbl. Augenheilk. **135**, 347–352 (1959)

14. Kasner, D., Miller, G. R., Taylor, W. H., Bever, R. J., Norton, E. W. D.: Surgical treatment of amyloidosis of the vitreous. Trans. Amer. Acad. Ophthal. Otolaryng. **72**, 410–421 (1968)

15. Landwehr, G.: Der Magnet als Hilfsmittel zur Extraktion von Fremdkörpern aus dem Auge. In: Intraokularer Fremdkörper und Metallose (Neubauer, H., Rüssmann, W., Kilp, H., Hrsg.). München: J. F. Bergmann, 1977, im Druck

16. Neubauer, H.: Die Absorption der Linse im Bereich des kurzwelligen Infrarot. Albrecht v. Graefes Arch. Ophthal. **158**, 241–263 (1956)

17. Neubauer, H.: Intensiv-Diaphanoskopie. Ophthalmologica (Basel) **160**, 297–317 (1965)

18. Neubauer, H.: Der intraoculare Fremdkörper. Ber. dtsch. ophthal. Ges. **67**, 297–317(1965)

19. Neubauer, H.: Surgical treatment of primary injuries to the eyeball. In: Microsurgery of ocular injuries (Troutman, R. C., Hrsg.). Basel: Karger 1972

20. Neubauer, H.: Die Extraktion nichtmagnetischer intraokularer Fremdkörper mit dem Stereo-Röntgen-Bildwandler-Gerät. Ber. dtsch. ophthal. Ges. **72**, 403–410 (19 (1972)

21. Neubauer, H.: Verletzungen des Auges und sympathische Ophthalmie. In: Lehrbuch und Atlas der Augenheilkunde (Axenfeld, Th. und Pau, H., Hrsg.). Stuttgart: Fischer 1973

22. Neubauer, H.: Wichtige Eingriffe im Bereich der Augenlider, am Tränenapparat und in der Orbita. In: Kopf- und Halschirurgie (Naumann, H. H., Hrsg.), Bd. 2/1, S. 133–195. Stuttgart: Thieme 1974

23. Neubauer, H.: Treatment of Major Trauma of the Anterior Segment. – With a Discussion of more radical Primary Surgery. Trans. ophthal. Soc. U.K. **XCV**, 322–325 (1976)

24. Neubauer, H.: Intraokularer Fremdkörper und Metallose (Neubauer, H., Rüssmann, W., Kilp, H., Hrsg.). München: J. F. Bergmann 1977, im Druck

25. Neubauer, H., Krause, H.: Die Absorption der Linse im Bereich des kurzwelligen Infrarot. Ber. dtsch. ophthal. Ges. **64**, 335–343 (1961)

26. Paton, D., Goldberg, M. F.: Management of ocular injuries. Philadelphia: Saunders 1976

27. Roper-Hall, M. J.: Review of 555 cases of intraocular foreign body with special reference to prognosis. Brit. J. Ophthal. **38**, 65–99 (1954)

28. Slansky, H. H., Dohlman, C. H.: Collagenase and the Cornea. Surv. Ophthal. **14**, 402–416 (1970)

29. Thiel, R.: Behandlung von Verätzungen. Klin. Mbl. Augenheilk. **146**, 581–587 (1965)

30. Thiel, R., Hollwich, F.: Therapie der Augenkrankheiten. Stuttgart: Thieme 1970

31. Waubke, Th. N.: Fernseh-Röntgen intraokularer Fremdkörper. Bücherei des Augenarztes **47**. Stuttgart: Enke 1967

Kapitel 22

Kortikoide

J. Wollensak

Viele Erkrankungen des Auges können mit Kortikoiden wirksam behandelt werden. Das Anwendungsgebiet hat sich mit den Jahren stetig ausgeweitet. Allerdings sind auch eindeutige Kontraindikationen bekannt geworden. Therapeutisch genützt werden im wesentlichen die Hemmung von Entzündungen (antiphlogistische Wirkung) und die damit einhergehenden antiexsudativen, antiallergischen, antitoxischen und antirheumatischen Eigenschaften.

1. Physiologie der Kortikoide

Von der Nebennierenrinde werden hauptsächlich Glukokortikoide, Mineralokortikoide sowie Androgene gebildet. Die wichtigsten physiologischen Steroide sind Cortisol und Kortikosteron, die überwiegend den Kohlenhydratstoffwechsel beeinflussen, sowie Aldosteron, das eine wichtige Rolle bei der Regulation des Natrium-Kalium-Haushalts spielt. Die in der Praxis verwendeten Kortikoide stellen synthetische Substanzen dar, die sich chemisch von Kortisol und Kortikosteron, also natürlichen Nebennierenrindenhormonen ableiten.

Die tägliche Sekretion beträgt bei gesunden Personen etwa 20 mg Cortisol und 3 mg Kortikosteron. Die Sekretion zeigt einen zirkadianen Rhythmus; etwa $^2/_3$ der Gesamtproduktion fallen auf die Zeit zwischen 4 und 12 Uhr, so daß die Höchstwerte im Blut in den frühen Morgenstunden zu finden sind. Diese Steuerung erfolgt zentral unter Vermittlung des adrenokortikotropen Hormons im Hypophysenvorderlappen (ACTH). Beim Cushing-Syndrom ist der physiologische Rhythmus aufgehoben. Eine Kortikoidausschüttung kann erfolgen in Streßsituationen, bei körperlicher Arbeit, durch hydrotherapeutische Maßnahmen, durch Rauchen u. a. m. Die Inaktivierung erfolgt im wesentlichen in der Leber, die Halbwertszeit für Cortisol im Plasma beträgt etwa 2 Std (Tabelle 4), während synthetische Derivate eine längere Inaktivierungszeit aufweisen.

2. Pharmakologie der Kortikoide

2.1 Allgemeine Stoffwechselwirkungen

Für den Ophthalmologen sind die allgemeinen Stoffwechselwirkungen meist von untergeordneter Bedeutung. Da in der Regel bei peroraler Verabreichung keine Langzeittherapie

Tabelle 4. Schwellen- und Äquivalenzdosis sowie Halbwertzeiten einzelner Kortikoide

Kortikoid	Arzneispezialität z. B.	Cushing-Schwellendosis (mg)	Therapeutische Äquivalenzdosis (mg)	Halbwertszeit (min)
Cortisol		40	40	120
Prednison/Prednisolon	Decortin/Decortin H	10	10	200
6-Methyl-Prednisolon	Urbason	8	8	188
6-Methylen-Prednisolon	Decortilen	18	12	160
Triamcinolon	Volon, Delphicort	8	8	300
Dexamethason	Fortecortin, Dexa Scheroson	2	2	200
Betamethason	Celestan	2	1,5	–
Paramethason	Monocortin	4	4	–
Fluocortolon	Ultralan	15	10	–

durchgeführt wird, sei eine stichwortartige Darstellung erlaubt:
In erster Linie sind der Kohlenhydrat- und Eiweißstoffwechsel betroffen. Es besteht Neigung zur Hyperglykämie und Glukosurie mit Glykogenablagerungen in der Leber. Hinzu kommt ein Antagonismus zur Insulinwirkung, eine Steigerung des Stoffwechsels von Proteinen und gleichzeitig eine Hemmung der Proteinsynthese. Ferner führen sie zur typischen Verteilung des Fettgewebes, allgemein bekannt durch das Cushing-Syndrom.

2.2 Hemmung der Entzündung und Immunität

Durch Hemmung zellulärer Elemente (RES, Fibroblasten, Leukozyten und Makrophagen) sowie eine Herabsetzung der Permeabilität der Gefäße werden Entzündungsvorgänge wesentlich beeinflußt. Die hemmende Wirkung auf das lymphatische Gewebe hat eine Herabsetzung der Antikörper- und Interferonbildung zur Folge, so daß vor allem die Immunreaktion vom verzögerten Typ gebremst wird. Für die antiphlogistische, antiallergische und antirheumatische Wirkung der Kortikoide mögen die gleichzeitig beobachtete Erhöhung der fibrinolytischen Aktivität und die Verminderung des Plasmafibrinogens eine wichtige Rolle spielen. Im Vordergrund steht aber die antiphlogistische und membranaktive Wirkung.

3. Indikation zur Therapie mit Kortikoiden

Eine Indikation zur Substitutionstherapie kennen wir bei der Behandlung von Augenerkrankungen nicht. Entsprechend der Wirkung dieser Pharmaka auf Zellen und Gewebe steht die pharmakodynamische Therapie weit im Vordergrund.
An erster Stelle steht die lokale Applikation cortisonhaltiger Augentropfen bei entsprechenden Erkrankungen der vorderen Abschnitte, ferner eine allgemeine Verabreichung bei Erkrankungen der hinteren Augenabschnitte, des Sehnerven und der Orbita. Zur Verwendung gelangen Kortikoide, die praktisch keinen Einfluß auf den Elektrolythaushalt nehmen.

3.1 Applikationsart

Aus Untersuchungen am gesunden Auge sowohl im Tierexperiment als auch beim Menschen wissen wir, daß durch lokale Applikation von Kortikoiden eine therapeutisch wirksame Dosis im Bereich der Hornhaut, der vorderen Lederhautanteile, der Iris und des Ziliarkörpers erreicht wird. Gleichzeitig lassen sie sich auch in der Linse nachweisen. Umstritten bleibt ob im Gebiet der peripheren Anteile der Ader- und Netzhaut eine wirksame Konzentration auftritt.
Durch subkonjunktivale Injektion von Kristallsuspension können wohl ein höherer Wirkungsspiegel und eine Depotfunktion erwartet werden.
Eine gewisse Kontraindikation bei lokaler Anwendung bildet ein Epitheldefekt der Hornhaut, eine nahezu absolute Kontraindikation, die primär oberflächliche Herpes simplex-Infektion der Hornhaut.
Bei Erkrankungen der hinteren Augenabschnitte, des Sehnerven und des Muskelapparates sowie der Orbita werden Kortikoide bei entsprechender Indikation in der Regel peroral verabreicht. Die intravenöse Injektion kann im Notfall notwendig sein, wobei die kurze Verweildauer der wasserlöslichen veresterten Kortikoide zu beachten ist. Eine para- oder retrobulbäre Injektion birgt in sich die Gefahr der Embolie durch direktes Einbringen in die Blutgefäße der Orbita.
Kürzlich erschien eine Mitteilung über eine unbeabsichtigte Injektion in den Aderhautkreislauf ohne Komplikationen.
Insbesondere wird im amerikanischen Schrifttum die subkonjunktivale, Sub-Tenon- oder retrobulbäre Injektion von Depotkortikosteroiden bei Episkleritis, Uveitis, Pseudotumor und endokriner Orbitopathie empfohlen, besonders bei einseitigen Erkrankungen oder Kontraindikationen einer systemischen Anwendung.

3.2 Richtlinien für die Anwendung

Folgende Grundsätze sind bei der Anwendung einer pharmakodynamischen Therapie mit Kortikoiden zu erwägen:
Bestehen im vorderen Augenabschnitt ausgeprägte Entzündungszeichen, u. U. in Zusammenhang mit immunologischer Aktivität (z. B.

nekrotisierende Skleritiden, Iridozyklitiden, Keratoplastik u. a. m.), werden kortikoidhaltige Augentropfen (bei Gefahr einer Superinfektion mit Antibiotika kombiniert) in den Bindehautsack eingebracht oder es wird eine Kristallsuspension subkonjunktival injiziert (aus der Ampulle wird möglichst viel überstehende Flüssigkeit abgesaugt, so daß die Kristalle nur noch in 0,1–0,2 ml suspendiert bleiben). Je nach Aktivität der Entzündung werden die Tropfen 1–5mal tgl. angewendet, nur in seltenen Fällen ist eine zusätzliche allgemeine Verabreichung notwendig. Anfangs ist der Therapieerfolg kurzfristig zu kontrollieren.

Bei Erkrankungen der hinteren Augenabschnitte einschließlich der Augenmuskeln, des Sehnerven und der Orbita wird eine hohe Anfangsdosierung bis 120 mg Prednisolon/Tag befürwortet. Die Reduzierung der Dosis erfolgt in Abhängigkeit vom Krankheitsbild, so daß nach etwa 8 Tagen 60 mg/Tag unterschritten werden. Ist eine Dauertherapie erforderlich, so sollte die Erhaltungsdosis unterhalb der Cushing-Schwellendosis (Tabelle 4) liegen, die bei Prednisolon etwa 10 mg beträgt. Beim Kind bleibt zu beachten, daß bei längerdauernder Therapie irreversible Wachstumsstörungen auftreten.

Nach wie vor umstritten ist die Gabe von Kortikoiden zusammen mit einer hohen Antibiotikadosierung bei intraokularen Infektionen. Statistiken mit und ohne gleichzeitige Kortikoidanwendung verweisen auf ähnliche Resultate. Da aber ein beträchtlicher Teil intraokularer, oft foudroyant verlaufender Entzündungen nach Kataraktoperationen auftritt (hierbei wieder bevorzugt nach Diszissionen der Linse), dürfte bei dem vorgenannten Resultat die unverzügliche kombinierte Anwendung bevorzugt werden. Denn hierbei handelt es sich meist um eine hyperergische Entzündung.

Bei der Langzeittherapie, wie sie beispielsweise für die Arteriitis temporalis (Morbus Horton) gefordert wird, sollten als Erhaltungsdosis nur kleine Mengen von zunächst 15–30 mg, später 5–15 mg Prednisolon/Tag verordnet werden. Einen gewissen Anhalt für den Therapieerfolg gibt die laufende Kontrolle der BKS. Dabei sind insbesondere die Nebenwirkungen und die Kontraindikationen zu beachten.

Vom Cortisol und Kortikosteron ausgehend wurden synthetische Kortikoide entwickelt: 9 sind als Reinsubstanzen im Handel (Tabelle 4). So wird beim Prednisolon die antiphlogistische Aktivität verfünffacht und die Retention

von Kochsalz praktisch eliminiert. Da individuelle Unterschiede der Patienten, die Art der Grundkrankheit und die Dauer der Therapie oft von größter Bedeutung für die Applikation von Hormonen sind, wird auf eine detaillierte Darstellung der unterschiedlichen Wirkung der einzelnen Kortikoide verzichtet und auf die entsprechende Spezialliteratur verwiesen.

4. Kontraindikationen

4.1 Ophthalmologische Kontraindikationen

Bei lokaler Applikation: die primär oberflächlichen und sekundär tiefen herpetischen Keratitiden und selbstverständlich alle rein bakteriell bedingten Hornhaut-, Bindehaut- und Liderkrankungen. Zu beachten ist bei jeder lokalen Applikationsform die Infektion oder Superinfektion durch Pilze. Ebenso sprechen die Formen der Conjunctivitis simplex natürlich nicht auf Kortikoide an.

4.2 Allgemeine Kontraindikationen

Sie sind vor allem bei länger dauernder peroraler Medikation zu beachten. Bei drohendem Verlust des Auges oder des Sehvermögens ohne Kortikoidtherapie müssen in Zusammenarbeit mit Kollegen anderer Fachdisziplinen, insbesondere dem Internisten, die allgemeinen Kontraindikationen meist hintangestellt werden.

Klassische Kontraindikationen der Kortikoidbehandlung stellen das Magenulkus, extremer Bluthochdruck, Infektionen (bestimmte Stadien der Tuberkulose) sowie eine ausgeprägte Osteoporose dar. Als weitere Kontraindikationen gelten: unkompliziert verlaufende Hepatitiden, Leberzirrhose mit Aszites oder Ösophagusvarizen, das nephrotische Syndrom des Erwachsenen, chronisch-myeloische Leukämie, Endstadium der chronischen Polyarthritis, degenerative Wirbelsäulen- und Gelenkleiden sowie eine stationäre multiple Sklerose.

Hinzu kommen weitere unerwünschte Wirkungen bei der Behandlung mit Kortikoiden: Gewichtszunahme, Gesichtsrötung, gastrische Beschwerden, psychische Störungen, Tuberkulose, Steroid-Cushing, -Diabetes, -Osteopathie,

-Myopathie, -Magenulkus, zentralnervöse Störungen, Resistenzminderungen und Nebennierenrinden-Unterfunktion. Ferner ist an Störungen des Kalium-Natrium-Haushaltes, Ödeme, Hypertonie und Störungen beim Abetzen nach Langzeittherapie zu denken.

Teratogene Schäden durch verordnete Kortikoide während der Gravidität sind beim Menschen nicht sicher bekannt geworden. Im Tierversuch wurden Gaumenspalten gesehen.

4.3 Cortisonglaukom

Die lokale Kortikoidapplikation am Auge führt innerhalb von 4–6 Wochen zu einer *reversiblen* Erhöhung des intraokularen Drucks bei hierzu disponierten Personen. Wird dieser Test bei normaler Population durchgeführt, so zeigen etwa 58% eine geringe, 36% eine mäßige und 6% eine deutliche Erhöhung des intraokularen Drucks. Diese deutliche Drucksteigerung als Antwort auf Kortikoidgaben wird rezessiv vererbt. Der Nachweis hierfür läßt sich auch im Kortikoidhemmtest peripherer Blutlymphozyten erbringen. Hierbei wird quantitativ die Hemmung der Lymphozytentransformation durch Kortikosteroide bestimmt.

92% der Personen mit primärem Weitwinkelglaukom antworten mit einer Drucksteigerung auf Glukokortikoide, sei die Anwendung lokal oder peroral [2]. Nicht ganz ungewöhnlich sind hohe Drucksteigerungen bei blassen Augen. Nach Abseten der Kortikoide kehrt der intraokulare Druck meist, aber nicht immer zur Norm zurück.

4.4 Cortisonkatarakt

Sie ist insbesondere durch eine Trübung im Bereich der hinteren Linsenkapsel charakterisiert. Diese im wesentlichen subkapsulär lokalisierte Katarakt kann sowohl durch allgemeine als auch durch lokale Anwendung von Kortikoiden erzeugt werden. Bei Behandlungen unter 1 Jahr oder bei Dauertherapie mit weniger als 10 mg Prednisolonäquivalent/Tag werden Katarakte nicht beobachtet. Der Entstehungsmechanismus der Linsentrübungen ist bisher nicht sicher geklärt. Einer der Faktoren dürfte die gestörte Permeabilität für Kationen darstellen. Im Gegensatz hierzu ist im Kleinkindes- und Kindesalter mit einer Cortisonkatarakt schon nach einer wenige Monate dauern-

den Therapie zu rechnen. Da bereits nach 2monatiger Gabe von Kortikoiden bei Kindern erste Anzeichen einer Katarakt gesehen werden, ist einer sorgfältigen Überwachung und Untersuchung der kindlichen Linse an der Spaltlampe große Bedeutung beizumessen.

4.5 Verhinderung und Therapie der Nebenschäden

Eine Verminderung der Nebenschäden scheint durch eine alternierende Kortikoidtherapie möglich zu sein. Hierbei soll die Gesamtdosis (bis zu 120 mg Prednison) jeweils alle 48 Std morgens auf einmal eingenommen werden. Diese Applikationsart scheint günstiger zu sein als die zirkadiane (Tagesdosis jeden Morgen) oder eine intermittierende Therapie an 3 oder 4 Tagen in der Woche. Schließlich bieten sich alternativ andere immunrepressive Mittel, wie Zytostatika, an.

Dieses Therapieschema bewährt sich neuerdings auch in der Behandlung von Augenkrankheiten. Es ist jedoch nur bei langfristig geplanter Therapie sinnvoll und nicht in allen Fällen anwendbar. Die intramuskuläre Verabreichung von Depotpräparaten scheint dieser Therapieform nicht überlegen zu sein, weder effektiv noch im Hinblick auf Nebenwirkungen.

Eine therapeutische Anwendung von Dexamethason und Betamethason wird bei zirkadianer Medikation bevorzugt.

Literatur

1. Bethge, H.: Corticoide. In: Therapie innerer Krankheiten, 2. korr.. Aufl. (E. Buchborn et al., Hrsg.). Berlin-Heidelberg-New York: Springer 1974
2. Bigger, J. F., Palmberg, P. F., Zink, H. A.: In vitro Corticosteroid: Correlation response with primary open-angle glaucoma and ocular Corticosteroid sensitivity. Amer. J. Ophthal. **79**, 92–97 (1975)
3. Böke, W.: Kortikosteroide in der Augenheilkunde. Symposion der DOG, München: J. F. Bergmann 1973
4. Kaiser, H.: Cortisonderivate in Klinik und Praxis, 6. Aufl. Stuttgart: Thieme 1973
5. Leopold, I. H.: Symposium on Ocular Therapy. St Louis: Mosby 1968
6. Wollensak, J., Klare, U.: Untersuchungen zur Therapie der experimentellen Keratitis superficialis herpetica. Vergleich mit klinischen Ergebnissen. Albrecht v. Graefes Arch. Ophthal. **167**, 214–224 (1964)

Kapitel 23

Antibakterielle Chemotherapie

J. Wollensak

Die bakteriellen Erkrankungen des Auges nehmen in vielfacher Hinsicht eine Sonderstellung ein:
Nicht immer ist eine bakteriologische Diagnose durchführbar, und oft kann das Ergebnis dieser Untersuchung nicht abgewartet werden. So muß oft, ehe der Erregernachweis erbracht ist, aufgrund des Befundes und der klinischen Erfahrung eine möglichst wirksame chemotherapeutische Behandlung durchgeführt werden. Dies gilt meist bei foudroyant verlaufenden Hornhautulzera oder intraokularen Infektionen.
Es kann jedoch auch heute keinen Zweifel darüber geben, daß der Nachweis des Krankheitserregers im gefärbten Direktpräparat und in der Kultur auf jeden Fall versucht werden muß. Erst nach der bakteriologischen Klärung kann im Antibiogramm die Empfindlichkeit des Keimes oder der Keime getestet und mit Zuverlässigkeit ermittelt werden.

1. Auswahl der Chemotherapeutika

Ist der Erreger bekannt und liegt ein Antibiogramm vor, so stellen sich kaum Probleme: Die wirksamsten Chemotherapeutika mit der geringsten lokalen oder allgemeinen Toxizität werden ausgewählt. In Tabelle 5 sind die Keime der normalen und klinisch infizierten Bindehaut zusammengefaßt. Daraus ergibt sich, daß bei Infektion der Konjunktiva vermehrt Haemophilus influenzae, Bacterium coli und Pseudomonas aeruginosa anzutreffen sind.

1.1 Wirkungsweise

Bei intraokularen Infektionen sind bakterizid wirkende Chemotherapeutika in höchstmöglicher Dosierung anzuwenden.

Tabelle 5. Keime der normalen (A_1 eigene Befunde; A_2 Befunde von Roemer [11] und der klinisch infizierten Bindehaut (B) in % [11]

A_1	A_2		B
81,4	58,2	Staph. albus	57,6
1,7	11,3	Staph. aur. haem.	10,9
1,7	0,4	Strept. haem.	
	9,0	Strept. vergrün. w.	6,5
3,0	3,1	Pneumokokken	2,2
	0,9	H. influenzae	5,4
0,9	1,4	Kolibakterien	6,5
2,6	0,9	B. Proteus	
0,4	0,1	Ps. aeruginosa	4,3
3,0	12,8	Xerose- u. a.	
		apathogene Corynebakt.	4,4
4,3	1,9	Sonstige	2,2

Anzustreben bleibt eine optimale Konzentration am gewünschten Wirkort. Denjenigen Antibiotika oder Chemotherapeutika ist der Vorzug zu geben, die am Ort der gewünschten Wirkung die höchste Konzentration erreichen und gleichzeitig die geringsten Nebenwirkungen − sowohl lokal als auch allgemein − aufweisen.

1.2 Pharmakodynamik

Ist eine hochdosierte innerliche Therapie durch Chemotherapeutika angezeigt, sollte immer die Frage nach dem Ausscheidungsmodus der Substanz sowie ihrer Metaboliten gestellt werden:
Da die meisten Antibiotika durch die Niere (glomerulär oder tubulär) ausgeschieden werden, besteht die Gefahr der Kumulation des Chemotherapeutikums, wenn eine Erkrankung der Nieren mit verzögerter Ausscheidung vorliegt. Hierdurch wird die biologische Halbwertszeit verlängert und damit die Dosierung sich ändern. Soweit die biologischen Halbwertszeiten am Menschen überhaupt ermittelt wurden, stellen die von der pharmazeutischen Industrie angegebenen Daten meist Durch-

schnittswerte mit nicht unbeträchtlicher Streubreite dar. Daher sollten bei Niereninsuffizienz Chemotherapeutika mit geringer therapeutischer Breite vermieden werden. Eine nicht zu unterschätzende Hilfe bieten dann Dosierungsrichtlinien in Abhängigkeit von der Kreatinin-Clearance. Ist Eile geboten, kann ein ungefährer Anhalt für die Dosierung der schnell bestimmbare Serumkreatiningehalt bieten:
Bis 1 mg% Serumkreatinin kann die Kreatinin-Clearance als normal angesehen werden, über 2 mg% ist eine sichere und über 8 mg% eine erhebliche Verminderung der Antibiotikumausscheidung zu erwarten. Das meist fortgeschrittene Alter unserer Patienten sollte daher das Chemotherapeutikum wählen lassen, das die geringsten Nebenwirkungen (u. a. Nephrotoxizität) zeigt und somit höher dosierbar ist.

1.3 Arzneimittelinterferenz

Schließlich stehen Wechselwirkungen bei der antiinfektiösen Therapie zur Diskussion: So rufen Ampicillin, Chloramphenicol und Tetracyclin eine verstärkte Antikoagulantienwirkung hervor. Bei Infusionen von Penicillinen in alkalischen Zuckerlösungen erfolgt eine nahezu vollständige Inaktivierung in wenigen Stunden, bei neutralem pH sind sie hingegen stabil. Gentamicin ist bei Infusion inkompatibel mit Penicillinen oder Cephalosporinen. Aminoglykosid-Antibiotika und die der Polymyxin-Gruppe (Colistin, Polymyxin B) führen bei gleichzeitiger Gabe von Muskelrelaxantien oder Äther zu einer verlängerten neuromuskulären Blockade. Probenecid (Gichtmittel) verstärkt die Wirkung von Penicillinen, Cephalosporinen, Bacitracin und Aminosalizylsäure durch Hemmung der tubulären Sekretion. Weitere Wechselwirkungen sind bekannt, sind jedoch in der Ophthalmotherapie von untergeordneter Bedeutung.

2. Applikationsform

Die meisten Chemotherapeutika sind sowohl lokal als auch oral und parenteral verabreichbar. Besondere Bedeutung am Auge gewinnen die subkonjunktivale Injektion und das Einbringen von Antibiotika in die Vorderkammer oder den Glaskörper. Wird außer der lokalen Therapie eine allgemeine Verabreichung notwendig, so sollte aus verschiedenen Gründen die orale bevorzugt werden. Wichtig ist auch hier, daß eine möglichst große Wirkstoffkonzentration nur dann zu erreichen ist, wenn deren Absorption, Pharmakodynamik, Verteilung im Organismus, Kammerwassergängigkeit, biologische Halbwertszeit, Ausscheidung u. a. m. bekannt sind.

2.1 Allgemeine Regeln für die orale und parenterale Verabreichung

Liegt ein Antibiogramm vor, so ist das wirksamste Chemotherapeutikum in optimaler Dosierung anzuwenden. Falls mehrere Substanzen die gleiche Wirksamkeit aufweisen, wird dem bestverträglichen der Vorzug gegeben. Durch die gleichzeitige Gabe von mehreren, gleich gut wirkenden Substanzen wird im allgemeinen keine additive Wirkung erzielt. Bei eindeutigen Mischinfektionen können Kombinationen indiziert sein. Dies kann auch für intraokulare Infektionen gelten, da ein bakteriologisches Ergebnis nicht abgewartet werden kann. Zu vermeiden ist die Kombination von in der Teilungsphase bakterizid (Penicilline, Cephalosporine und mit Einschränkung Aminoglykosid-Antibiotika) mit bakteriostatisch wirkenden (z. B. Tetracycline und Chloramphenicol) Substanzen.
Wichtig ist der Hinweis, daß jedes einzelne Präparat so dosiert wird, als ob es allein gegeben würde.
Folgende *Kombinationen* werden empfohlen: bei Staphylokokkeninfektionen z. B. Penicillin-Oxacillin.
Weitere Kombinationen: Ampicillin (Carbenicillin)-Oxacillin (Ampiclox, Pyoclox, Resistopen, Summopen, Totocillin). Sie gelten als wirksamste und breiteste Kombinationen von Penicillinen. Dann die Kombination Ampicillin-Gentamicin oder Ampicillin-Colistin, des weiteren die Kombination Gentamicin-Colistin, wobei jeweils Colistin gegen Polymyxin B im Bedarfsfalle ausgetauscht werden kann. Bei den Präparaten Gentamicin, Colistin, Chloramphenicol und Streptomycin ist vor allem auf die toxischen Nebenwirkungen zu achten. Als deren Indikationen gelten speziell Infektionen mit gramnegativen Erregern, wie Pseudomonas, Proteus und Klebsiellen.

Eine Kombination von Sulfonamiden mit Penicillin wird heute nicht mehr empfohlen, ebenso sollte Streptomycin der Tuberkulosebehandlung vorbehalten bleiben. Die Mindesttherapiedauer wird bei bakterizid wirkenden Substanzen mit 4–7 Tagen, bei bakteriostatisch wirkenden mit mindestens 2–3 Wochen angegeben.

2.2 Lokale Applikationsarten

2.2.1 Augentropfen

Durch die vermehrte Tränensekretion und die Hyperämie der Bindehaut sowie den vermehrten Lidschlag kann eine erhebliche Verminderung der Wirkstoffkonzentration am gewünschten Ort eintreten. Sie kommen daher am ehesten in Betracht bei bakteriell bedingten Bindehautentzündungen. Sie sollten bei akuten Entzündungen anfangs alle 1–5 min, später alle 2 Std in den Bindehautsack eingebracht werden.

2.2.2 Augensalben

Da sie eine länger anhaltende Wirkungsdauer im Bindehautsack garantieren, werden sie bei leichteren Infektionen für die Therapie während der Nacht verwendet und bei stärker ausgeprägten Infektionen zunächst ebenfalls in kürzeren Abständen, dann in stündlichen und bei Nachlassen der entzündlichen Erscheinungen in 2stündlichen Abständen appliziert.

2.2.3 Subkonjunktivale Injektion

Ihr Anwendungsgebiet liegt vor allem bei bakteriell bedingten Hornhautprozessen, wie Ulcus serpens corneae, und bei intraokularen Infektionen. Die Injektionsmenge ist in der Regel auf weniger als 1 ml beschränkt; in den ersten Tagen ist bis auf wenige Ausnahmen eine 2- oder mehrmalige Injektion tgl., bei Besserung des Befundes eine 1mal tägliche anzuwenden. Die subkonjunktivale Injektion ist zu ergänzen durch lokale Salbenapplikation desselben Antibiotikums. In besonderen Fällen kann die Beimischung eines Lokalanästhetikums die sonst schmerzhafte Injektion (z.B. Reverin) erst ermöglichen. Zusatz von Adrenalin kann die antibiotische Wirksamkeit begünstigen.

2.2.4 Retrobulbäre Injektion

Meist ist eine perorale oder parenterale Verabreichung des Chemotherapeutikums neben der subkonjunktivalen Injektion vorzuziehen.

2.2.5 Spülung der Vorderkammer

Bei Infektionen nach bulbuseröffnenden Eingriffen ist gleichzeitig mit der diagnostischen Punktion zum Nachweis des Erregers eine Spülung der Vorderkammer mit einem Antibiotikum indiziert. In bestimmten, ausgewählten Fällen kann auch eine Injektion derselben gelösten Substanzen in den Glaskörper vorgenommen werden. Bei linsenhaltigen Augen wird durch die Pars plana mit einer 20-Nadel in den vorderen Anteil des Glaskörpers injiziert (zuvor Parazentese der Vorderkammer).

3. Ist Prophylaxe angezeigt?

Allgemein hat zu gelten, daß Antibiotika und andere antibakterielle Chemotherapeutika nicht prophylaktisch angewendet werden. Ausnahmen bestätigen auch hier die Regel.
Jedem klinisch tätigen Augenarzt sind die Probleme der Keimbesiedlung der Konjunktiva zur Genüge bekannt. Obgleich der präoperative Bindehautabstrich negativ ist, kann sich eine intraokulare Infektion einstellen und umgekehrt. Von verschiedenen Autoren wird neuerdings die Meinung vertreten, daß eine präoperative Behandlung mit wirksamen, lokal angewandten Antibiotika die beste Methode darstellt, intraokulare Infektionen zu vermeiden. Auf der anderen Seite sind zu beachten: Händedesinfektion (Handschuhe?), steriles Instrumentarium u.a.m.

3.1 Desinfektion des Bindehautsackes

Wenn an Prophylaxe gedacht wird, sollte man die für eine Desinfektion sehr guten Verhältnisse des Bindehautsackes nicht vergessen. Seit langer Zeit haben sich hierfür quarternäre Ammoniumbasen (0,5% Quartamon) und Oxycyanat 1:5000 in Form von Spülungen bewährt (vgl. auch Credé-Prophylaxe). Jedoch ist ein Desinfektionsmittel meist nicht wirksam gegen Problemkeime, wie Pseudomonaden. Zu beachten ist auch, daß Tropfflaschen nach mehr oder minder langer Zeit immer pathogene Keime enthalten. Daher sind immer frische und steril zubereitete Lösungen zu verwenden.

3.2 Antibiotische Einzelpräparate

Neben Chloramphenicol stehen für die Praxis weitere (Tabelle 6a) wichtige Präparate, wie Gentamicin (Refobacin) und Kanamycin (Kanamytrex) für gezielte Anwendungsbereiche zur Verfügung.

3.3 Antibiotische Kombinationspräparate

Zur weiteren lokalen Prophylaxe stehen Kombinationen (Tabelle 6b) von antibiotikahaltigen Augentropfen mit Polymyxin-Oxytetracyclin (Terramycin) einerseits, mit Tetracyclin, Bacitracin-Neomycinsulfat (Polyspectran) andererseits zur Diskussion. Durch Tetracycline und Polymyxin werden vorwiegend gramnega-

tive Bakterien, durch Bacitracin sowie Neomycin die wichtigsten grampositiven Keime, gramnegative Kokken und einige gramnegative Bakterien erfaßt. Auch Kanamycin und Chloramphenicol stehen zur Diskussion, doch werden von beiden Pseudomonas aeruginosa nicht erfaßt. Es versteht sich von selbst, daß eine einmalige Anwendung von Tropfen oder Salben der erwähnten Antibiotika keine Prophylaxe darstellt. Wenn lokale antibiotische Prophylaxe geboten erscheint, dann alle Stunden und über mehrere (2–3) Tage (z.B. Nebacetin). Weitere Empfehlungen lauten: am Nachmittag vor der Operation Tropfen von 0,4%igem Chloramphenicol und 0,1%igem Polymyxin B, lokal und stündlich, 0,5%ige Erythromycin-Augensalbe zur Nacht.

3.4 Durchgängigkeit der Tränenwege

Die Prüfung der Durchgängigkeit der tränenabführenden Wege bei einer Konjunktivitis, einem Hornhautulkus oder vor intraokularen Eingriffen darf auch heute noch als selbstverständlich gelten. Wohl auch ein Bindehautabstrich mit Färbung nach Gram.

Tabelle 6. Lokale Anwendungsformen von Antibiotika am Auge (a) Einzelpräparate, (b) Kombinationspräparate (S = Salbe, T = Tropfen)

(a)			
Aureomycin (S)	(Chlortetracyclin)		
Kanamytrex (S)	(Kanamycinsulfat)		
Aquamycetin (T)			
Chloramphenicol (T)			
Leukomycin (S)			
Leukomycin N (T)	(Chloramphenicol)		
Oleomycetin (T)			
Paraxin (S)			
Refobacin (T+S)	(Gentamicinsulfat)		
Rovamycin	(Spiramycin)		
Rifamycin SV			
Didrosulfon	(5 mg Dihydrostreptomycin)		
(b)			
Batrax	(Bacitracin	+	Neomycinsulfat 5 mg)
Bykomycin F	(Hydrocortisonacetat	+	Neomycinsulfat 6 mg)
Dorithricin	(Tyrothricin	+	Neomycinsulfat 2,8 mg)
Nebacetin	(Bacitracin	+	Neomycinsulfat 5 mg)
Neotracin	(Bacitracin	+	Neomycinsulfat 0,5 g)
Polyspectran	(Polymyxin B-Sulfat 0,75 mg, Bacitracin	+	Neomycinsulfat 5 mg)
Peniazol	(Tyrothricin	+	Cibazol)
Penimycin	(Tyrothricin	+	Dihydrostreptomycinsulfat)
Pima-Biciron	(Chloramphenicol	+	Pimaricin)
Scheroson F ophthalmicum	(Chloramphenicol 2 mg	+	Hydrocortison 0,5%)
Terramydin	(Oxytetracyclin	+	Polymyxin B-Sulfat 1 mg)

3.5 Allgemeine Chemoprophylaxe

Ist das Risiko nach einem intraokularen Eingriff als hoch abzuschätzen, so kann eine zusätzliche allgemeine Chemoprophylaxe durchaus indiziert sein. Das Chemotherapeutikum sollte dann einige Stunden vor dem intraokularen Eingriff gegeben werden, um die Chance zu nützen, die Blut-Kammerwasser-Schranke für Antibiotika durch den Eingriff günstiger zu gestalten. Hierzu bieten sich im Augenblick Kombinationen von Breitbandpenicillin mit penicillinasefesten Penicillinen einerseits (z. B. Totocillin) und Gentamicin oder Colistin andererseits an. Hierbei ist an die Toxizität der beiden letzten Präparate und an die ausreichend hohe Dosierung jedes einzelnen Antibiotikums zu denken.

Von einigen Autoren wird auch empfohlen, am Ende des intraokularen Eingriffs Antibiotika subkonjunktival zu injizieren. Hierfür spricht, daß eine Reihe von Antibiotika subkonjunktival verabreicht eine ausreichend hohe Konzentration im Kammerwasser garantieren; dies ist bei allgemeiner Gabe nicht immer der Fall (vgl. subkonjunktivale Injektion von Antibiotika, 2.2.3, S. 257). Andererseits kann diese Applikationsart die rechtzeitige klinische Diagnose einer intraokularen Infektion wegen der auftretenden Chemosis stören.

4. Ophthalmologische Chemotherapie

4.1 Sulfonamide

Eine Indikation zur innerlichen Verabreichung von Sulfonamiden gibt es kaum mehr. Ihr Hauptindikationsgebiet stellt zur Zeit die Toxoplasmose dar, in dem ein Sulfonamid zusammen mit Pyrimethamin (Daraprim) verabreicht wird.

4.2 Antibiotika

Nur für Praxis und Klinik wichtige Informationen sind hier wiederzugeben. Der Übersicht wegen erfolgt die Einteilung nach Hauptgruppen.

4.2.1 Penicilline

Aus Tabelle 7 sind die wichtigsten Daten abzulesen. Wir unterscheiden biosynthetische (Penicillin G und V) und halbsynthetische Penicilline. Ferner ist die Unterteilung in penicillinasefeste Penicilline und Breitbandpenicilline für die Therapie von Bedeutung. Anwendungsgebiet, Dosierung und Wirkungsbereiche sind ebenfalls der Tabelle 8 zu entnehmen.

Wegen ihrer bakteriziden Wirkung und dem breiten Wirkungsspektrum bei minimaler Toxizität haben sie bis heute, trotz zahlreicher

Tabelle 7. Orientierungstabelle für die Chemotherapie

	Staphylokokken	Staphylokokken (penicillinasefest)	Streptokokken	Pneumokokken	H. influenzae	Kolibakterien	B. Proteus	Ps. aeruginosa (Pyocyaneus)	Leptospiren	Listerien
Penicillin (G, V, Propicillin)	+ +	Ø	+ +	+ +	+	Ø	Ø	Ø	+	+
Oxacilline	+	+ +	+	+	(+)	Ø	Ø	Ø	(+)	(+)
Ampicillin	+	Ø	+ +	+	+	+	(+)	Ø	(+)	(+)
Carbenicillin *)	+	Ø	+	+	+	+	+	+	(+)	(+)
Cephalosporine	+ +	+ +	+ +	+ +	+	+	(+)	Ø	(+)	+
Tetracycline	(+)	(+)	+	+ +	+	+	Ø	Ø	+	+
Chloramphenicol	+	+	+	+	+	+	(+)	Ø	Ø	(+)
Polymyxin-Gruppe (Polymyxin B, Colistin)	Ø	Ø	Ø	Ø	(+)+	+	Ø	(+)+	Ø	Ø
Gentamicin	+	+	+	+	(+)	+	(+)	+	Ø	+

Tabelle 8. Wichtigste Penicilline

			Anwendung	Dosierung Min.-Max.	biol. Halbwertsz. (Std)	Wirkungsbereich gram-neg.	gram-pos.	penicillinasefest
Penicillin G	Biosynthet. P.		i.m. i.v.	1–120 Mill. E	0,5 (−1,0)	(+)	++	∅
Penicillin V (Oratren, Isocillin)	Biosynthet. P.		oral	1–5 Mill. E.		(+)	++	∅
Propicillin (Baycillin, Oricillin)	Halb-synthet. P.		oral	1–5 Mill. E	0,5 (−1,0)	(+)	+	(+)
Methicillin (Cinopenil)	Halb-synthet. P.	penicil-linase-feste P.	i. m. i.v.	4–12 g	0,5 (−1,0)	(+)	+	++
Oxacillin (Cryptocillin, Stapenor)	Halb-synthet. P.	penicil-linase-feste P.	oral i.m. i.v.	2–6 g	0,5	(+)	+	++
(Di-) Cloxacillin (Dichlorstapenor, Gelstaph)	Halb-synthet. P.	penicil-linase-feste P.	oral i.m. i.v.	(2 g)–1 g	0,5	(+)	+	++
Ampicillin (Amblosin, Binotal)	Hal-synthet. P.	Breit-band-P.	oral i.m. i.v.	3–15 g	1–2	+	+	∅
Hetacillin (Penplenum)	Halb-synthet. P.	Breit-band-P.	oral	3–6 g	1–2	+	+	∅
Carbenicillin *) (Microcillin, Anabactyl)	Halb-synthet. P.	Breit-band-P.	i.m. i.v.	6–30 g	1–2	+	+	∅

*) Azlocillin (Securopen) entspricht weitgehend der Wirkung von Carbenicillin, soll aber wirksamer und bei Resistenz gegen Carbenicillin immer noch wirksam sein. Es gilt heute als Antibiotikum der 1. Wahl bei Pseudomonasinfektionen.

neu entdeckter Antibiotika ihre Bedeutung nicht verloren. Ihr Wirkungsbereich erreicht sowohl gramnegative als auch grampositive Keime, ferner Spirochäten und andere mehr. Lediglich ein Teil der ophthalmologischen Problemkeime werden nicht erfaßt.

Nicht selten ist die Penicillinallergie, besonders bei parenteraler Anwendung. Liegt eine Allergie gegen Penicillin G oder V vor, darf kein weiteres Penicillinderivat verwendet werden. Hingegen bedeutet eine Allergie gegen halbsynthetische Penicilline noch nicht eine gegen biosynthetische. Bei oraler Therapie sind allergische Reaktionen äußerst selten. Bei intravenösen Höchstdosen treten gelegentlich zerebrale Symptome auf. Insbesondere ist zu beachten, daß Carbenicillin (Microcillin) die Problemkeime Proteus und Pseudomonas erreicht. Vgl. Azlocillin (S. 260)

4.2.2 Cephalosporine

Da eine Kreuzallergie mit Penicillin selten ist, gelangen sie zum Einsatz bei Penicillinallergien. Sie wirken bakterizid und sind den Penicillinen sowohl chemisch als auch in ihrer Wirksamkeit verwandt. Inaktiv bei B. proteus und Pseudomonas aeruginosa-Infektion!

Dosierung:
Cephaloidin: 2–6 g, Intervall nicht über 8 Std, Halbwertszeit 3 Std
Cephalotin: 4–24 g, Intervall nicht über 4 Std, Halbwertszeit unter 1 Std
Cephalexin: 2–4 g, Intervall nicht über 6 Std, Halbwertszeit 3–4 Std.

4.2.3 Aminoglykosid-Antibiotika
(Streptomycingruppe)

Sie werden in der Ophthalmologie heute meist nur noch als Lokalantibiotika gebraucht.

Streptomycine sollten der Tuberkulosebehandlung vorbehalten bleiben. Nur im Ausnahmefall anzuwenden, da genügend Alternativen vorhanden sind (Antibiogramm!).

Für *Kanamycin* gilt dasselbe wie für die Streptomycine. Sie sind als Lokalantibiotika allerdings oft von großem Wert. Proteus, Pseudomonas und Streptokokken sind meist resistent gegen Kanamycin.

Gentamicin. Wegen seiner hohen Wirksamkeit, speziell gegen gramnegative Keime, wie Bacterium coli und Pseudomonas, im geringeren Ausmaß gegen Proteus (Antibiogramm!) stellt es das wichtigste Antibiotikum dieser Gruppe dar.

Dosierung: 80–240 mg, Intervall nicht über 12 Std, Halbwertszeit bei 2 Std, Behandlungsdauer nicht über 2 Wochen.

Sisomicinsulfat (Extramycin) aus dieser Gruppe wurde neuerdings in den Handel gebracht und scheint eine interessante Ergänzung zu Gentamicin darzustellen. In der ophthalmologischen Literatur finden sich aber noch keine eindeutigen Erfahrungen, so daß der Hinweis auf dieses Antibiotikum genügen möge.

Das ebenfalls zu dieser Gruppe gehörende *Neomycin* zeigt eine gute Wirkung bei gramnegativen Keimen (Applikation möglichst nur lokal).

Alle Antibiotika dieser Gruppe besitzen eine hohe Neuro-, Oto- und Nephrotoxizität, während Allergien selten sind.

4.2.4 Tetracycline

Wirken bakteriostatisch und nur bei hoher Dosierung bakterizid auf sensible Keime. Außer den gramnegativen Keimen Proteus und Pseudomonas zeigen sie eine Wirkung auf fast alle anderen wichtigen Erreger. Auch hier ist ein Antibiogramm wichtig, da ein hoher Prozentsatz resistenter Stämme festgestellt wurde.

Gefahr der Mißbildung bei Gaben in der Frühschwangerschaft, Einlagerung in die Zahnsubstanz sich entwickelnder Zähne (Kinder!). Photodematosen sind bekannt, daher Sonnenbestrahlung vermeiden.

Da eine komplette Kreuzresistenz zwischen den Tetracyclinen besteht, reicht die Testung eines Präparates.

Dosierung

Tetra- und Chlortetracyclin (Achromycin, Hostacyclin, Tetracyclin, Tetramycin, Achromycin

und Chlortetracyclin: Aureomycin): 1 g, Halbwertszeit 8 bzw. 5 Std.

Demethyl-Chlortetracyclin (Ledermycin): 2× 300 mg, Halbwertszeit 8–10 Std,

Oxythetracyclin (Terramycin): 250 mg, Halbwertszeit 8 Std,

Rolitetracyclin (Reverin): 2× 250 mg, Halbwertszeit 12 Std,

Doxycyclin (Vibramycin): 1. Tag 200 mg, dann 100 mg, Halbwertszeit 18 Std.

4.2.5 Chloramphenicol

Wirkt wie die Tetracycline bakteriostatisch. Auch sein Anwendungsbereich deckt sich weitgehend mit dem der Tetracycline. Wegen hämatotoxischer und neurotoxischer (u. a. N. opticus) Wirkung ist eine strenge Indikationsstellung angezeigt und sollte daher nur ausnahmsweise Verwendung finden. Als Lokalantibiotikum weit verbreitet.

Dosierung

1 (–3)g. Intervall nicht über 6–8 Std, Halbwertszeit 5 Std, Gesamtdosis nicht über 28 g!

4.2.6 Polymyxingruppe

Zu dieser Gruppe gehören Polymyxin B und Colistin. Es besteht eine komplette Kreuzresistenz. Besondere Wirksamkeit bei Pseudomonas- und Bacterium-Coli-Infektionen; wirken bakteriostatisch, bei sensiblen Keimen bakterizid. Oral nur geringe Resorption, hohe Neuro- und Nephrotoxizität (cave: Niereninsuffizienz). Nicht ototoxisch ist Colistin.

Dosierung

Polymyxin B: 150–200 mg, i. m. 300–400 mg oral Intervall nicht über 8 Std, Behandlungsdauer 3–4 Tage,

Colistin: 3–6(–9) Mill. E (100–300 mg). Intervall nicht über 8–12 Std, Behandlungsdauer 7–10 Tage.

4.2.7 Makrolid-Antibiotika (Erythromycingruppe)

Bakteriostatisch wirksam, kaum Kumulationsgefahr auch bei Niereninsuffizienz, begrenzter Wirkungsbereich.

Zu dieser Gruppe gehören Erythromycin, Oleandomycin, Spiramycin, Novobiocin und Lincomycin (ophthalmologisch z. T. als Lokalantibiotika verwendet).

Bedeutung. Infektionen durch grampositive Kokken (Staphylokokken) bei Resistenz gegenüber anderen Antibiotika.

4.3 Lokale Wirkung der Antibiotika

Übersicht (Tabelle 6a und b)

4.3.1 Tropfen und Salben

Als *Einzelpräparate* finden sich *im Handel* zur lokalen Anwendung: Chloramphenicol, Chlortetracyclin, Kanamycinsulfat, Gentamicinsulfat, Spiramycin, Rifamycin (SV) und Streptomycin.
Aus Gründen der hohen Sensibilisierung finden Sulfonamide und Penicilline nur gelegentlich Anwendung.
Chloramphenicol (vergleiche Tabelle 6a) ist nicht wirksam gegen Pseudomonas, kaum wirksam gegenüber Proteus, hingegen gut gegen grampositive Kokken.
Chlortetracyclin ist dem Wirkungsbereich nach mit Chloramphenicol gleichzusetzen.
Kanamycinsulfat, das als Aminoglykosid-Antibiotikum der Streptomycingruppe zuzurechnen ist, zeigt eine hohe Wirksamkeit gegen gramnegative Erreger, gelegentlich sprechen auch Proteusstämme an, während Pseudomonasbakterien resistent sind. Bei grampositiven Keimen ist vor allem eine gute Wirkung bei Staphylokokken zu erwarten, während Streptokokken resistent sind.
Ebenso verhält es sich mit Pseudomonas.
Gentamicinsulfat wurde schon bei der allgemeinen Anwendung besprochen. Sein Anwendungsbereich gilt vor allen Dingen den Kolibakterien und Pseudomonas, im wechselnden Ausmaß Proteus.
Spiramycin: gute Wirksamkeit bei grampositiven Keimen, wie Staphylokokken und Diphtheriebakterien. Wirksam auch bei gramnegativen Kokken, wie Meningo- und Gonokokken, hingegen nicht bei gramnegativen Bakterien, wie Pseudomonas und Proteus.
Rifamycin. geringe Wirkung bei gramnegativen Keimen, gute bei Staphylokokken und Streptokokken! Rasche Resistenzsteigerung!
Wie aus Tabelle 6b hervorgeht, enthalten die meisten *Kombinationspräparate Neomycinsul-*

fat, oft in Kombination mit Bacitracin oder Tyrothricin.
Neomycinsulfat gehört der Aminoglykosid-Antibiotika-Gruppe (Streptomycingruppe) ebenso wie das Gentamicin an und wird vorwiegend als Lokalantibiotikum gebraucht. Es wirkt bakteriostatisch vorwiegend gegen gramnegative Keime. Resistent sind jedoch Pseudomonas und zum Teil Proteus. Empfindlichkeit zeigen Staphylokokken und Diphtheriebakterien, während Streptokokken weitgehend resistent sind.
Bacitracin wirkt bakterizid auf grampositive Bakterien und Kokken, gramnegative Kokken und einige gramnegative Bakterien.
Tyrothricin. Hauptanwendungsgebiet grampositive Erreger, wie Staphylo-, Strepto- und Pneumokokken.
Polymyxin B. Wirksamkeit besonders gegen gramnegative Keime, vor allem Pseudomonas und Bacterium coli.
Natamycin (Pimacirin): Lokalantibiotikum, das vor allem gegen Pilze (Candida, Cryptococcus u. a.) Verwendung findet.
Aus der Wirksamkeit der Einzelkomponenten läßt sich der Anwendungsbereich der Kombinationspräparate ermitteln.

4.3.2 Parenterale Applikation

Penicilline: Penicillin G weist schon nach 30 min einen therapeutisch wirksamen Kammerwasserspiegel auf.
Oxycillin und Ampicillin spätestens nach etwa 1 Std.
Auch Carbenicillin wird im Kammerwasser nachweisbar, jedoch nur in einer Konzentration, die beispielsweise Pseudomonas aeruginosa noch nicht erfaßt.
Cephalotin findet sich nach 30 min nur in einer Konzentration, die sehr empfindliche Erreger therapeutisch erfassen läßt.
Von den Tetracyclinen läßt sich in Abhängigkeit von ihrer Eiweißbindung sagen, daß Tetracyclin und Oxytetracyclin therapeutisch wirksame Konzentrationen im Kammerwasser erreichen. Allgemein gilt: mit steigender Lipoidlöslichkeit und abnehmender Eiweißbindung steigt die Konzentration der Tetracycline im Kammerwasser (Handelsnamen von *Tetracyclin:* Terramycin; *Chlortetracyclin:* Aureomycin; *Demethyl-Chlortetracyclin:* Ledermycin; *Rolitetracyclin:* Reverin; *Doxycyclin:* Vibramycin).

Chloramphenicol läßt wohl im Blut einen sehr langsamen Abfall erkennen, ist jedoch bei Dosierung von 1 g im Kammerwasser praktisch nicht nachweisbar. Sowohl die Polymyxine als auch Gentamicin zeigen bei nicht entzündeten Augen und parenteraler Applikation ebenfalls keine ausreichenden Wirkstoffkonzentrationen im Kammerwasser.

Da die Kammerwasserkonzentration von Antibiotika nach parenteraler oder peroraler Gabe üblicher Dosierung bestimmt wurden, lassen sich auch nur Aussagen in dieser Beziehung treffen. Daher sollte dasjenige Antibiotikum ausgewählt werden, welches aufgrund eines Antibiogramms einen optimalen therapeutischen Effekt verspricht. Es hat sich nämlich gezeigt, daß bei intraokularen Infektionen infolge der veränderten Gefäßpermeabilität praktisch alle zur Diskussion stehenden Antibiotika meist eine ausreichend hohe Konzentration im Kammerwasser und Glaskörper erreichen.

Ferner scheint erwiesen, daß durch eine Parazentese der Vorderkammer ebenfalls eine erhöhte Wirkstoffkonzentration im Kammerwasser zu erreichen ist.

4.3.3 Subkonjunktivale Applikation

Ein Zusatz von Hyaluronidase bringt keinen positiven Effekt. Bei subkonjunktivaler Injektion sollte zum Antibiotikum Adrenalin in einer Endverdünnung von 1:10000 und 0,25 ml von 2%igem Lidocain zugegeben werden. Außerdem sind Penicillin G, Polymyxin B-Sulfat und Colistinsulfat schmerzhafter als Cephalotin, Gentamicin und die semisynthetischen Penicilline.

Aus Tabelle 9 wird ersichtlich, welche Antibiotika für die subkonjunktivale Injektion zur Verfügung stehen. Ebenfalls ist die Dosierung angegeben. Die subkonjunktivale Injektion ist ein- oder mehrfach täglich in Abhängigkeit vom klinischen Befund vorzunehmen.

4.3.4 Spülung der Vorderkammer

Spülungen der Vorderkammer mit Antibiotika können vorgenommen werden im Zusammenhang mit einer diagnostischen Punktion. Hierbei ist zu berücksichtigen, daß sich nicht alle Antibiotika eignen. Die wichtigsten, bisher bewährten Präparate finden sich in Tabelle 9 zusammengestellt. Auch hierbei gilt: keine kritiklose Anwendung! Ein guter Teil der angeführten Präparate wird praktisch kaum zum Einsatz gelangen (vgl. Tabelle 9B, S. 264).

4.4 Therapie der bakteriellen intraokularen Infektion bei unbekanntem Erreger

Zu den wichtigsten Faktoren in der Behandlung intraokularer Infektionen gehören:
1. Die Zeit zwischen Infektion und Therapiebeginn
2. Der Erreger und dessen Möglichkeit, proteolytische Enzyme und Exotoxine zu bilden.

Eine erfolgreiche Behandlung ist nach Literaturberichten möglich, wenn 12–24 Std nach der Infektion die Therapie beginnt. So läßt sich verstehen, daß Spätinfektionen nach fistelbildenden Operationen auch heute oft noch deletär verlaufen, da die Patienten meist erst nach Tagen den Augenarzt oder die Klinik aufsuchen.

Folgendes Vorgehen wird empfohlen:
Vorderkammerpunktion mit Aspiration zur bakteriologischen *Diagnose*. Gleichzeitige Injektion von Gentamicin (0,4 mg, Konzentration nicht höher als 2%). Dasselbe kann durch die Pars plana in den Glaskörper injiziert werden (0,1 ml, entspr. 0,4 mg), da im Glaskörper keine genügend hohe Konzentration auf anderem Wege zu erreichen ist.

Auch liegt die Empfehlung vor, gleichzeitig Kortikosteroide zu verabreichen.

Lokale Medikation Gentamicinsalbe, Atropinsalbe.

Allgemeine Therapie

Gentamicin i.m. oder i.v. 80–160 mg, ausnahmsweise bis 240 mg. Kortikosteroide 60–100 mg tgl. oral für die ersten 7–10 Tage, dann langsame Verminderung der Dosis.

Neben Gentamicin wird empfohlen: Ampicillin und höchste Dosen von Penicillin G bei gleichzeitiger subkonjunktivaler Injektion von Gentamicin, lokal Bacitracin mit Neomycin, oral Kortikosteroide.

Gentamicinlösung zur Vorderkammer- und Glaskörperinjektion läßt sich folgendermaßen herstellen: Es wird Gentamicin für die intramuskuläre Injektion in der gewöhnlichen Dosierung von 40 mg/ml genommen. 0,1 ml dieser Lösung wird in einer Tuberkulinspritze aufgezogen und dann wieder auf 1 ml

Tabelle 9. Dosierung von Antibiotika bei subkonjunktivaler Injektion (A) und bei Vorderkammerspülung (B)

	A	*B*
Penicilline:		
Penicillin G	500000–1 Mill.E.	20.–100000 E
Methicillin	0,1–1,0 g	1–2 mg
Ampicillin	50 mg (–100 mg)/ml	5 mg
(Carbenicillin)	250 mg (500 mg/ml)	
	II. Wahl, besser Gentamicin	5 mg
Cephalosporine		
Cephaloidin	50–100 mg/ml	(0,25 mg)
Cephalotin	50 mg (250 mg/ml)	
Tetracycline	5 mg	2,5–5 mg
(Reverin)	10–25 mg (schmerzhaft)	
Chloramphenicol	150 mg	2 mg
Polymyxine		
Polymyxin B	10 mg (1 mg=10000 E)	
Colistin	20–40 mg/ml	0,1 mg
Streptomycingruppe		
(Aminoglykosid-Antibiotika)		
Streptomycin	10–50 mg	0,5–5 mg
Gentamicin	10–40 mg	0,4 mg (nicht höher als 2%ig)
Kanamycin	10–20 mg	0,5 mg
Neomycin	0,1–0,5 g	2,5 mg
Erythromycingruppe		
(Makrolid-Antibiotika)		
Erythromycin	25–50 mg/ml	0,5 mg
Novobiocin –	12 mg	0,5 mg
Lincomycin	75 mg (300 mg/ml)	(1,5 mg)
Bacitracin	10000 E	100–1000 E
+ Polymyxin B	10 mg (1 mg = 10000 E)	0,1 mg
oder Colistin	15–20 mg	
Nebacetin		
(Bacitracin + Neomycinsulfat)	1 ml (Orig.-Lösung)	0,4 ml (Org.-Lösung)
Amphotericin B	100–500µg	(20–30 µg)
	oder 750 µg jeden 2. Tag	

verdünnt. Hiervon wird 0,1 ml in die Vorderkammer injiziert. Falls gleichzeitig Kortikosteroide verabreicht werden sollen, können die 0,1 ml Gentamicin mit 0,9 ml löslichem Dexamethason in derselben Spritze aufgezogen werden. Nach genügender Vermischung werden zunächst 0,4 ml aus der Spritze abgegeben, dann die Vorderkammer mit 0,1 ml dieser Mischung aufgefüllt, sodann finden sich 0,4 mg Gentamicin und 0,36 mg Dexamethason in dieser 0,1-ml-Lösung. Ebenso können 0,1 ml dieser Lösung in den Glaskörper appliziert werden, entweder durch die Pars plana oder bei Aphakie direkt von der Vorderkammer aus. Diese Kombination wird in Zusammenhang mit allgemeiner und lokaler Administration bei intraokularen Infektionen unbekannter Keime empfohlen.

Literatur

1. Böke, W., Thiel, H. J.: Zur konservativen Therapie der Hypopyonkeratitis und des Hornhautabszesses. Klin. Mbl. Augenheilk. **163**, 125 (1973)
2. Dieckhues, B.: Antibiotikabehandlung intraokularer Infektionen Klin. Mbl. Augenheilk. **153** 338 (1968)
3. Doden, W.: Augeninfektionen. In: Antibiotika-Fibel, 4. Aufl. Stuttgart: Thieme 1975
4. Fahmy, J. A., Möller, S., Bentzon, M. W.: Bacte-

rial flora in relation to cataract extraction. Acta phthal. (Kbh.) **52**, 786 (1974) und **53**, 237, 458, 476, 765 (1975)

5. Jaffe, N.S.: Cataract surgery and its complications. St. Louis: Mosby 1972
6. Lang, W.: Antibakterielle Chemotherapie. In: Therapie innerer Krankheiten. Berlin-Heidelberg-New York: Springer 1974
7. Meyer, K., Matz, K., Utermann, D., Fedder, J.: Über antibakterielle Wirkstoffkonzentrationen im Kammerwasser des Menschen nach parenteraler Applikation verschiedener Antibiotika Albrecht v. Graefes Arch. Ophthal. **188**, 55 (1973)
8. Moog, E.: Pharmakokinetische Probleme am Auge, dargestellt am Beispiel der Tetracycline. Ber. dtsch. ophthal. Ges. **70**, 442 (1970)
9. Otten, H., Plempel, M., Siegenthaler, W.: In: Antibiotika-Fibel. Arzneimittelinterferenz. Stuttgart: Thieme 1975
10. Peyman, G.A., Vastine, D.W., Meisels, H.I.: The experimental and clinical use of intravitreal antibiotics to treat bacterial and fungal endophthalmitis. Docum. ophthal. (Den Haag) **39, I**, 18 (1975)
11. Roemer, G.B.: Zur Bakteriologie und Virologie der Infektionen des vorderen Augenabschnittes. In: „Probleme entzündlicher Augenaffektionen". Bücherei des Augenarztes, Heft **64**, (1974)

Arzneimittelregister

Arzneimittelverzeichnis

Arzneimittelverzeichnis

Sachverzeichnis

Sachverzeichnis

SPRINGER OPHTHALMOLOGIE

S.S.HAYREH
Anterior Ischemic Optic Neuropathy

139 figures, 16 stereoscopic illustrations.
VIII, 145 pages. 1975.
Cloth DM 97,–; US $ 42.70
ISBN 3-540-06916-X

Intraokularer Fremdkörper und Metallose

Symposium der Deutschen Ophthalmologischen Gesellschaft vom 30. März–2. April 1976 in Köln.
Herausgeber: H.Neubauer, W.Rüssmann, H.Kilp.
Etwa 250 Abbildungen, etwa 100 Tabellen. Etwa 480 Seiten. 1977.
DM 98,– US $ 43.20
München: Verlag von J.F.Bergmann.
ISBN 3-8070-0301-0

Kortikosteroide in der Augenheilkunde

Symposion der Deutschen Ophthalmologischen Gesellschaft vom 28.–30. September 1972 in Kiel.
Herausgeber: W.Böke.
132 Abbildungen. 340 Seiten. 1973.
DM 66.–; US $ 29.10
München: Verlag von J.F.Bergmann.
ISBN 3-8070-0289-8

W.LEYDHECKER
Glaukom

Ein Handbuch

2., völlig neu bearbeitete Auflage. 36 Abbildungen.
XXVI, 868 Seiten. 1973.
Gebunden DM 296,–; Cloth US $ 130.30
ISBN 3-540-06346-3

Springer-Verlag
Berlin
Heidelberg New York   Preisänderungen vorbehalten.

W. LEYDHECKER
Glaukom in der Praxis
Ein Leitfaden.
2., völlig neu bearbeitete Auflage. 43 Abbildungen, 2
Ausklapptafeln mit Tabellen zum praktischen Arbei-
ten. XII, 178 Seiten. 1973. (Kliniktaschenbücher).
DM 12,80; US $ 5.70
ISBN 3-540-06452-4

W. LEYDHECKER
Grundriß der Augenheilkunde
Mit einem Repetitorium, einem Hinweisindex zum
Gegenstandskatalog und einer Sammlung von Exa-
mensfragen für Studenten.
Begründet von F. Schieck. Fortgeführt von
E. Engelking.
19., überarbeitete Auflage von W. Leydhecker.
291 z. T. farbige Abbildungen in 362 Einzeldarstell-
ungen. VI, 289 Seiten. 1976.
DM 48.-; US $ 21.20
ISBN 3-540-07880-0

W. LEYDHECKER
Manual der Tonographie
für die Praxis
84 Abbildungen, 4 Tabellen, 2 Ausklapptafeln. VII,
115 Seiten. 1977. (Kliniktaschenbücher).
DM 18,80; US $ 8.30
ISBN 3-540-08093-7

Recent Advances in Glaucoma
International Glaucoma Symposium Prague 1976.
Editors: S. Řehák- M. M. Krasnov, G. D. Paterson.
76 figures, 47 tables. XIII, 283 pages. 1977.
Cloth DM 78,-; US $ 34.40
Prague: Verlag Avicenum.
ISBN 3-540-07944-0

W. D. SCHÄFER
Strabismus in der Praxix
Untersuchungstechnik und Behandlungsablauf.
Mit einem Geleitwort von W. Leydhecker.
37 Abbildungen. XII, 132 Seiten. 1976.
(Kliniktaschenbücher).
DM 18,80; US $ 8.30
ISBN 3-540-07782-0

Preisänderungen vorbehalten.

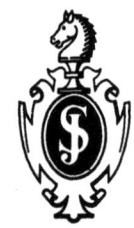

**Springer-Verlag
Berlin
Heidelberg
NewYork**

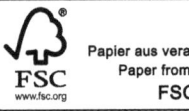

MIX
Papier aus verantwortungsvollen Quellen
Paper from responsible sources
FSC® C105338

If you have any concerns about our products,
you can contact us on
ProductSafety@springernature.com

In case Publisher is established outside the EU,
the EU authorized representative is:
Springer Nature Customer Service Center GmbH
Europaplatz 3, 69115 Heidelberg, Germany

Printed by Libri Plureos GmbH
in Hamburg, Germany